之宝贝书系66

定本 妈妈宝宝护·理·大·全

北京协和医院妇产科副主任医师 马良坤
北京协和医院儿科副主任医师 孙秀静
编著

中国人口出版社

图书在版编目(CIP)数据

定本妈妈宝宝护理大全 / 马良坤，孙秀静编著 —北京：中国人口出版社，2010.7

ISBN 978-7-5101-0418-3

Ⅰ.定… Ⅱ.①马…②孙… Ⅲ.①妊娠期-妇幼保健-基本知识②分娩-基本知识③婴幼儿-哺育-基本知识 Ⅳ.①R715.3②R714.3③TS976.31

中国版本图书馆CIP数据核字（2010）第071223号

定本妈妈宝宝护理大全

马良坤 孙秀静 编著

出版发行 中国人口出版社
印　　刷 北京振兴华印刷有限公司
开　　本 880×1230 1/16
印　　张 36
字　　数 550千字
版　　次 2010年7月第1版
印　　次 2010年7月第1次印刷
书　　号 ISBN 978-7-5101-0418-3
定　　价 38.80元

社　　长 陶庆军
网　　址 www. rkcbs. net
电子信箱 rkcbs@126. com
电　　话 (010)83519390
传　　真 (010)83519401
地　　址 北京市宣武区广安门南街80号中加大厦
邮政编码 100054

前言 Preface

为自己的爱人孕育一个健康的宝宝——这是无数女性的美丽梦想，是每对夫妻爱的升华。当你憧憬这一刻的时候，也许是轻松畅快的，也许是五味杂陈的。无论你有何种感受，任何情况也不能磨灭一个女人渴望成为母亲的感受。无论在桃花灿烂的季节，还是在白雪皑皑的岁月，都不会改变新生命的降生所带来的无限喜悦。

也许你曾徘徊在婴儿用品商店，注视着那些小小的衣服、漂亮的鞋子、精致的小床，想象自己的宝宝拥有这一切的样子，这一刻再一次让你感受到了生命的美好。不可否认，这是为迎接宝宝应做的准备，然而要想拥有一个可爱的宝宝，仅仅有这些是远远不够的。你对宝宝的爱需要从他还没出现开始，这要求你必须做好充分的准备，为他的生长发育储备充分的、合理的营养，在你的身体内为他创设健康的生长环境。

在你得知宝宝在你的体内生根发芽的时候，不要为宝宝带给你的身体不适而苦恼或心烦气躁，因为那是孕育一个新生命所必须的。你要做的是怎样才能坚守一个母亲的承诺，让宝宝安全地来到这个世界上，要知道，这是生命给你的恩赐。

为了消散你对怀孕和分娩的误解，帮你缓解由于迷惑而带来的紧张和恐惧，本书为你提供了从孕前准备到孕期营养、运动、情绪调节、夫妻关系的协调，再到分娩方式、分娩疼痛和分娩时的呼吸调节等方面的专业性建议。当然，我们还将带你见证宝宝从胚胎至胎儿期，再到新生儿期的变化，这会让你在初次见到宝宝的时候也如久别重逢一般。为了让你更快地适应为人父母的转变，这本书特设角色适应篇，让你随时感受，更巧妙地应对宝宝到来后的家庭关系变化。和刚成为父母的你一样，我们也格外关注宝宝出生后的第一年，为你提供了全面的养育方案，让宝宝更健康、更快乐地成长。

无数人一次次地感叹生命的神奇，为宝宝的第一声响亮的啼哭而泪流满面，而欣喜若狂。无论你拥有怎样的感觉，请记得：我们和你一样爱你的宝宝，为你的勇敢而赞叹！为你们的幸福而喜悦！

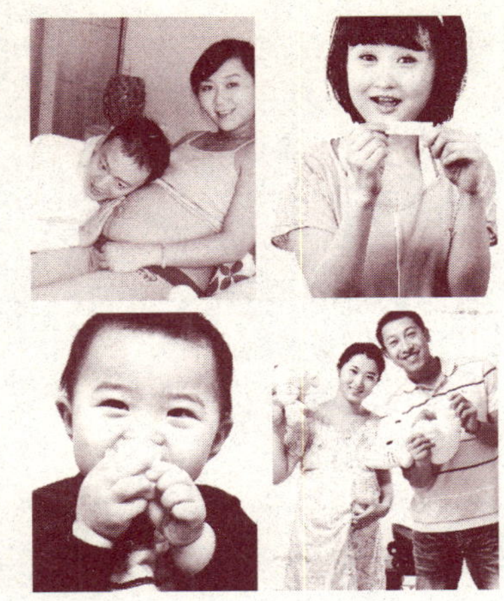

Contents 目录

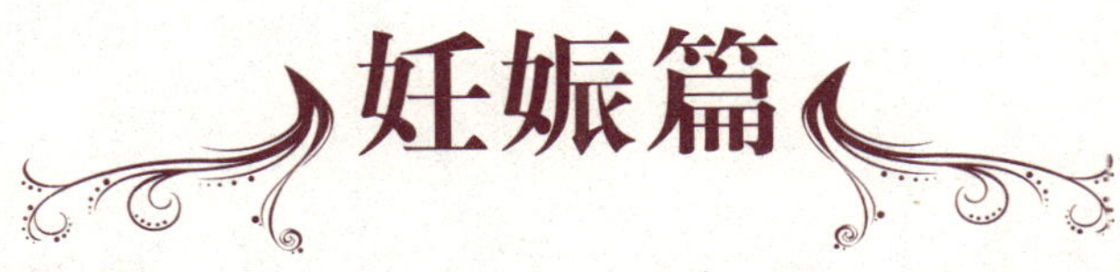

妊娠篇

第一章 预知奇妙的怀孕：生命的神奇力量

第二章　预知宝宝的变化：从胎儿期至出生后

第三章　孕期生理变化：与新生命一起成长

第四章　孕期情绪变化：体味新生命

第五章 孕期护理与检查：守护健康

第六章　孕期日常生活：规划生活

第七章　孕产期饮食与体重：平衡膳食

第八章　孕期锻炼：让怀孕更轻松

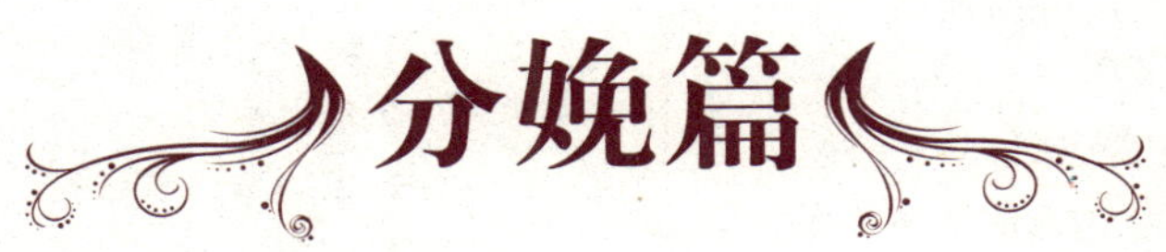

分娩篇

第一章　分娩：和新生命重生

第二章 产后保健：恢复你的光彩

育儿篇

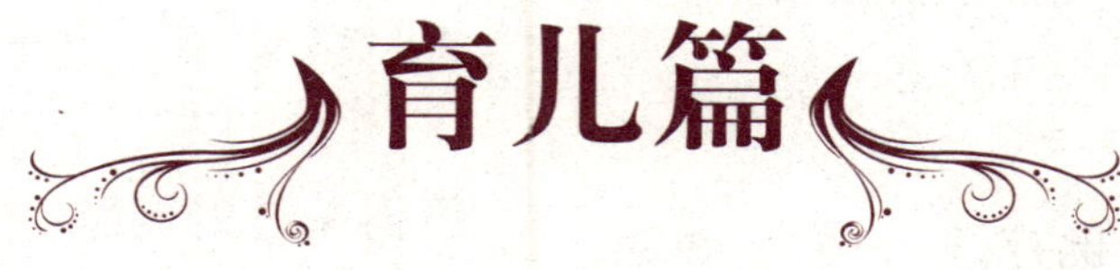

第一章　母乳喂养：与宝宝更亲近

第二章 人工喂养：与宝宝交流的机会

第三章 1个月：为新生命喝彩

第四章　2个月：和你更熟悉的宝宝

第五章 3个月：和你更亲近的宝宝

第六章　4～6个月：爱笑的宝宝

第七章 7～9个月：爱哭的宝宝

第八章 10～12个月：向往独立的宝宝

角色适应篇

第一章 爸爸的角色：成为爸爸

第二章 妈妈的角色：成为妈妈

第三章　全新的家庭：享受爱

鸣谢

特邀模特：崔晶晶 果果妈妈 晶晶 璐麓 李岚 李枫 刘静 刘亚鹏 梦然 妮妮妈妈 妮妮爸爸 瞿力 王淼 王艳 谢晖 朱燕Charity

宝宝模特：边畅 畅畅 鼎鼎 黄煜宸 李佳颖 刘腾文 穆思妤 妮妮 赛吉雅 王泽凯 小k 熊熊 杨睿琪 杨熙 杨一帆 牙牙 悦歌 Caleb Luke Jacob

摄影师： 大雄 李晋 武勇

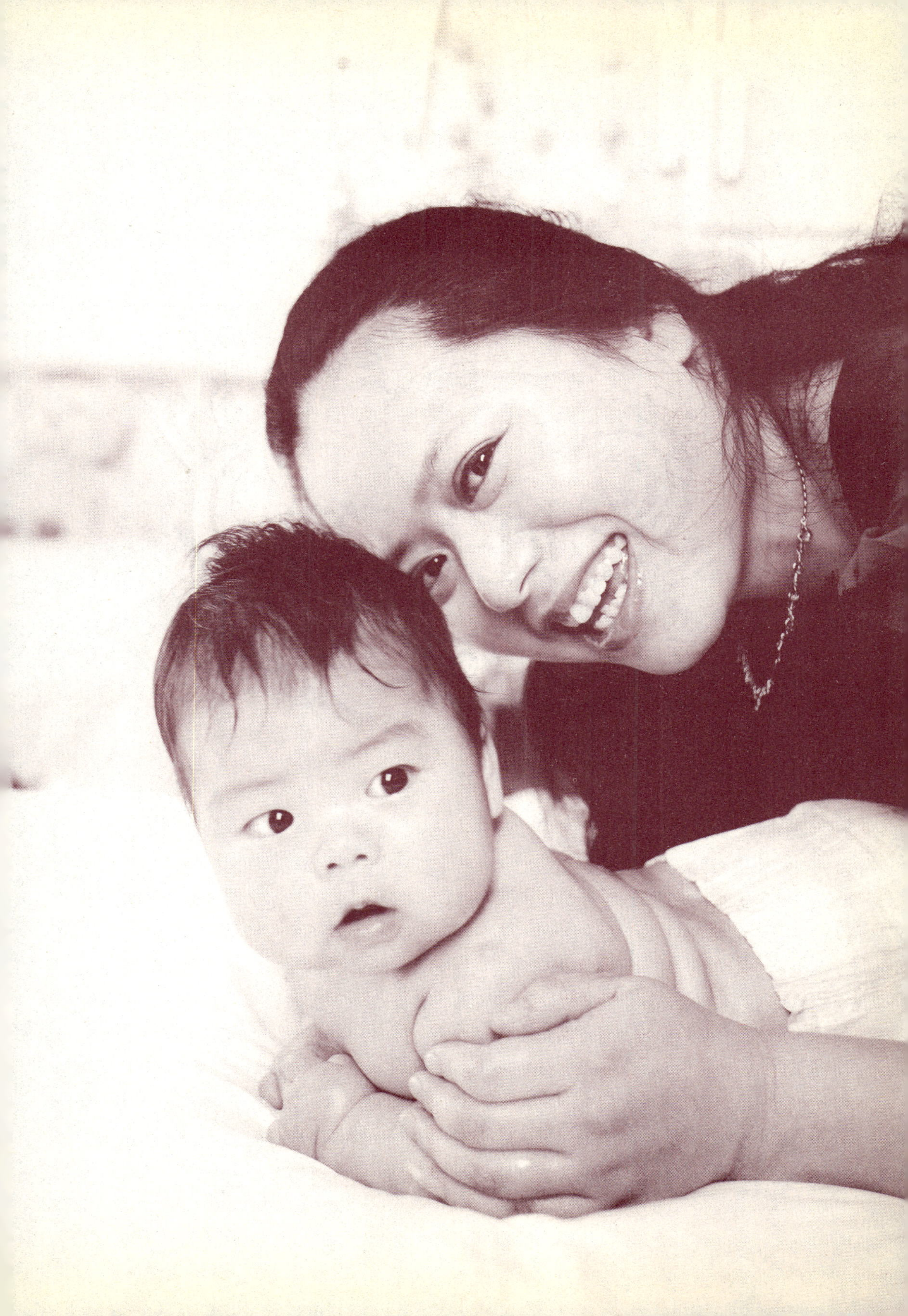

妊娠篇

第一章

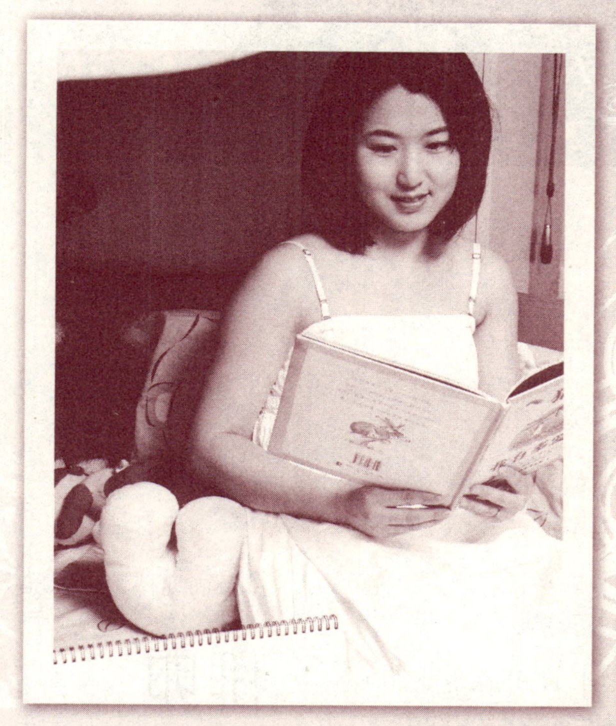

Pregnancy
预知奇妙的怀孕：生命的神奇力量

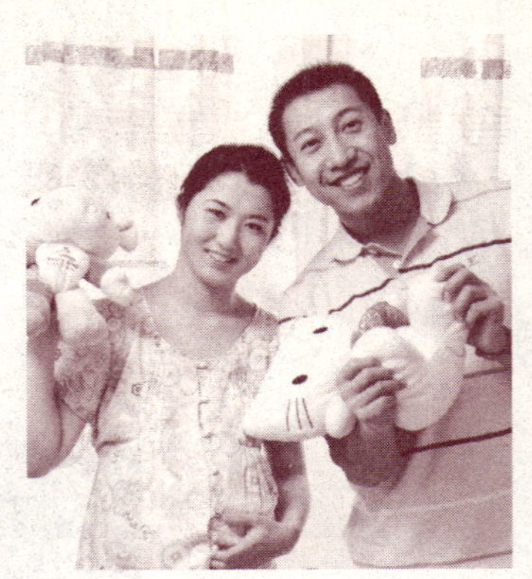

怀孕的条件

月经

月经得名于月相的变化。身体发育到一定程度的女性大约每过1个月，就周期性地排出一个卵子，并为受精创造适宜的生理环境。有些女性的月经周期像钟表一样准确，但很多女性的月经并不那么规律。尽管月经周期主要受卵巢和脑垂体分泌的激素调控，但是它也受身体的健康状况和精神状态影响。疾病、营养不良、膳食变化、压力、激动或沮丧心情都会影响排卵的时间。因此，很多想怀孕的女性要通过调整生活方式为怀孕创造最佳条件。女性一生平均有500次月经，从月经来潮第1天开始计算，每个月经周期持续21～35天。

排卵

你和宝宝很早时候就开始了共处和交流——卵子在受精前便有生命，它在受精前后都竭力为自己创造存活的机会。在月经周期的前半段——也就是月经开始后的14天左右，脑垂体释放出卵泡刺激素（FSH）和黄体生成素(LH)，这两种激素能促进卵巢里的卵子成熟。卵泡里充满液体，在它的刺激下，雌激素成倍增长。有10～50个卵子在卵泡发育成熟。雌激素会刺激子宫颈释放一种润滑黏液以协助精子顺利通过，并促使子宫发生一系列变化为怀孕做好准备，同时提高卵泡刺激素和黄体生成素的分泌水平。

大约在月经周期的中期，较高的激素水平为排卵提供了最佳条件。一个成熟的卵子（偶尔也会多于一个）到达卵泡的表面，然后排入输卵管中。而其他的卵泡则会慢慢消失。卵子虽然只有针尖大小，却已比精子大了整整100倍。卵子内富含使其存活所需的营养成分，它在输卵管内壁表层细胞纤毛的推动下游向子宫。

卵子排入输卵管后，破裂的卵泡就会吸收血液中的脂质胆固醇而变成黄色，由此得名黄体。黄体继续产生雌激素和孕激素，为受精的卵子创造有利条件。然后子宫的内膜会变厚，为受精卵的植入做好准备；输卵管和子宫中的腺体产生一种营养液，使得子宫颈的黏液变稠，以阻止其他精子进入。如果受精不成功，黄体就会在排卵后的10天左右被解体、吸收，激素水平也会下降，于是子宫内膜脱落并排出，形成月经，然后开始新的周期。

卵子的因素

卵子的中心是由46条染色体构成的细胞核，细胞核受到一层蛋白质膜的保护，这层膜就像鸡蛋壳一样，称之为透明带。在透明带与细胞核之间有一层营养物质，用于滋养怀孕早期的胚胎。当你还是母亲子宫里一个小小胚胎的时候，卵巢里的卵子就已经存在了。不过这些卵子一直处于休眠状态，直到月经来潮后，卵子才按月经周期逐个发育成熟。

在月经周期的早期阶段，正在发育成熟准备排放的卵子变得十分活跃，其中的染色体也开始分裂。46条染色体中的23条保留在卵子中，另外23条则储存于由透明带包裹形成的小体中。在受精过程中，卵子的23条染色体与精子的23条染色体相遇并重新组合为46条染色体，这是除精子以外每个成年人体内细胞所包含的正常的染色体数目，受精卵包含了来自父母双方的DNA。在受精后几天内透明带保持完整的结构，直到5天后胚胎植入子宫壁后才脱落。

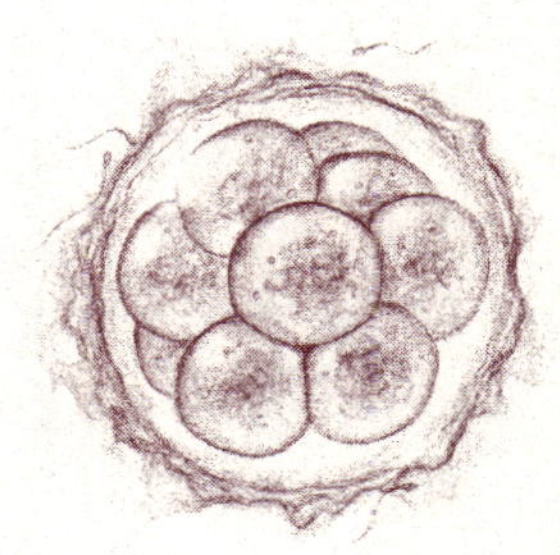

精子的因素

在16世纪，西方医学家认为男性的精液中包含小的胚胎。直到19世纪，人们才意识到女性在受精过程中所起的作用，再后来，两性在受精过程中的平等地位才被人们普遍接受。由于生殖方式的巨大变革，现在不通过性交而直接受孕已经完全成为可能。然而即使是试管婴儿仍然离不开精子：一旦缺少了精子，是不会有婴儿的。

从青春期开始，男性的睾丸每天可产生数以亿计的精子。形如蝌蚪的精子大约长0.05毫米，一条细长的尾巴占据了大部分，这条尾巴使得精子能够四处游走。精子的头部呈黑色，里面是精子所有的遗传物质——23条染色体，等着与卵子中另外23条染色体配对——以及可以穿透卵子的酶。精子的头部通过一段很短的中心体与尾部相连，中心体包含有线粒体以及一些可以为精子游行供应能量的特殊结构。

精子的形成

精子由男性生殖系统产生并通过阴茎输送到体外。精子在睾丸的输精管中产生，然后被输送到睾丸背后的附睾中，在低于体温1℃～2℃的最佳温度下发育数周后成熟。精子的传输需要依靠一种液体，即精液。当男性产生性冲动时，肌肉的收缩促使精子从附睾中游出融入精液，混有精子的精液在性高潮时沿着阴茎射出。每次射精大约产生1茶匙的液体，其中含有1.5亿～7.5亿个精子。但其中只有1/3的精子是发育完全而且可以游动的。

精子的游走路程漫长而“危机四伏”。在射出的数以亿计的精子中只有几百个精子能够到达输卵管与卵子相遇。阴道中的酸性液体会阻碍精子的进程并杀死许多精子。一旦精子通过宫颈进入子宫中，其游动速度就会加快，但是许多精子会被“清除细胞”杀死。精子从子宫底进入输卵管，由于每次只有一侧的卵巢排卵，所以有些精子会因进入没有卵子的输卵管而一无所获；另外的精子则沿着另一侧的输卵管游走而遇到了卵子，其中还有大量的精子在遇到卵子之前就死掉了。

受精

男性的性高潮对于受孕十分重要，女性的性高潮则无关紧要，然而性高潮时子宫的收缩会有助于吸引精液进入子宫腔。到达输卵管的精子可能在输卵管长度的1/3处与成熟的卵子相遇。当卵子与精子相遇时，卵子发生一种化学反应来吸引精子。精子则释放一些能使其穿透卵子的坚硬外膜的酶。一旦有一个精子成功进入卵子，卵子的外膜立即发生变化以阻碍其他精子进入。这个精子则在卵子中继续前进，通过一层薄薄的内膜到达卵子内部，同时精子的头部与其体、尾部分离。当精子的头部到达卵子的细胞核时，受精便完成了。精子和卵子合二为一，形成受精卵。

着床

通常来说，女性宫颈中的黏液会

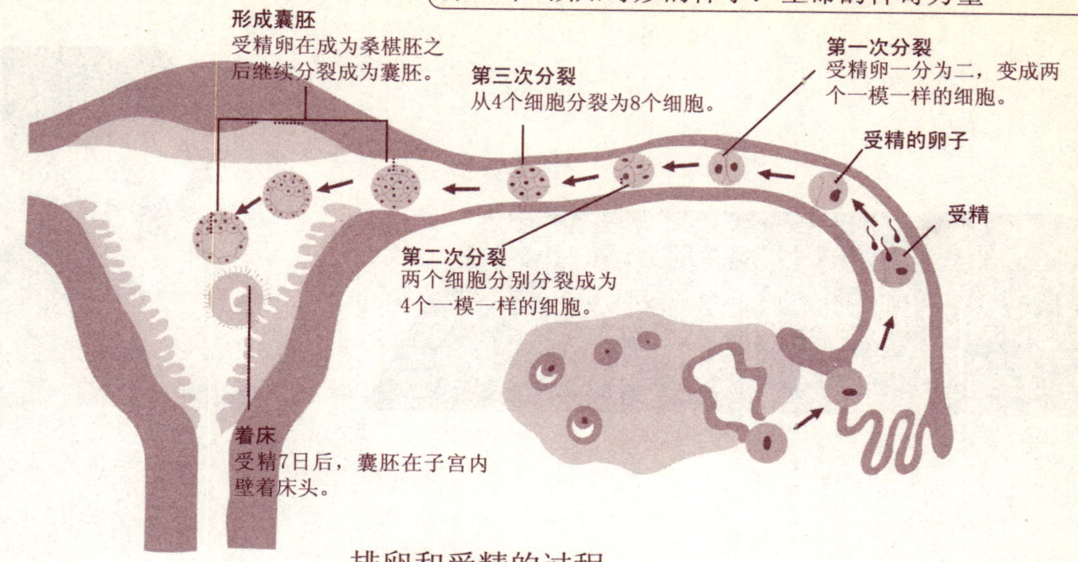

排卵和受精的过程

先产生一层无法穿透的网状物，但在排卵前后的3～4天里，这层黏液会变成营养物质并保护精子，这种作用可持续数天。

受精卵即刻一分为二，这两个细胞又各自再次分裂，然后每个细胞继续分裂下去。一些细胞将形成胚胎而另一些将形成胎盘。这一团细胞由于外观似桑葚而被称为桑葚胚。输卵管内壁上的细胞将桑葚胚向子宫推送。桑葚胚到达子宫需要4天时间，到达子宫时，桑葚胚已形成一个由大约100个细胞组成，中心充满液体的细胞团。在这个阶段，你未来的宝宝叫做囊胚，漂浮在由子宫内膜分泌的营养液中。受精约5天后囊胚失去其外膜，为植入子宫壁做好准备。

当囊胚在松软的子宫内膜着陆下来，囊胚中的胎盘细胞便形成细小的突起，称为绒毛。绒毛伸入子宫内膜，与你的血流相通，负责吸收氧气、蛋白质、糖、矿物质、维生素及其他必需的营养物质。

一旦植入子宫，胎儿发育很快：脊柱、神经系统、四肢、头面部等逐渐发育成形。胎盘细胞产生绒毛膜促性腺激素（HCG），这表明黄体继续产生孕激素和雌激素来营养子宫内膜。随着胎儿的发育，胎盘继续产生这些激素，而黄体逐渐萎缩，这大约出现于怀孕10周。这时，胚胎基本发育为胎儿，看起来就像人的缩影。

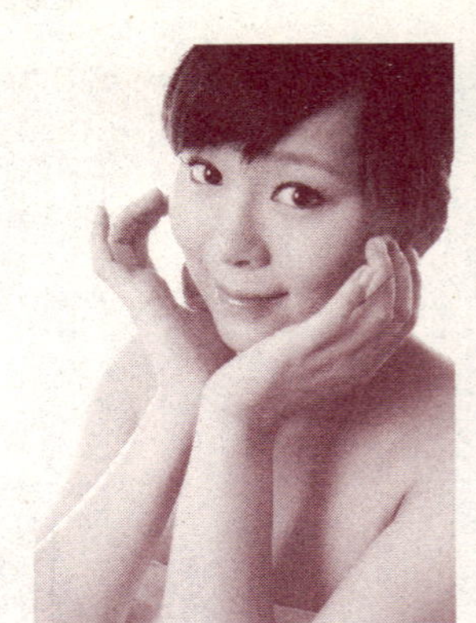

怀孕的科学

怀孕是多种因素作用的结果

为什么2亿精子中只有一个能够顺利走完旅程与等待它的卵子相遇呢？为什么是这一个精子而不是其他的呢？为什么你会在这一周期而不是上一周期中怀孕？科学能解答你绝大部分的疑问，但依旧难以解释生命创造过程中的种种奇迹。世界各地的人们通过故事和歌曲来表达对生命奉如奇迹的观念。有些国家的人们认为新生命来自于精神世界，其到来依赖于丰收的雨水、月亮的圆缺等。

一些女性认为怀孕只有在合适的时间才能发生，另一些女性则认为尚在腹中孕育的胎儿已在耐心等待着同父母相会。当精子和卵子融合以后，受精卵就产生了，这一过程的发生需要适宜的条件：卵子必须处于适宜的位置，精子要在这一位置出现，而子宫也要做好准备。只有当这些条件都具备了，在性交之后的3～36小时，精子才能与卵子相会并结合。而且只有此后的条件继续保持适宜，受精卵才会发育为一个胎儿。

怀孕的表现

你可能凭直觉感到自己已经怀孕。有些女性会在梦中梦到自己已经怀孕，而有些则是她们的丈夫首先感知到这种变化。虽然怀孕初期基本没什么感觉，你还是很有可能在孕后2周左右感到自己的变化，其中最早、最明显的变化是月经迟迟不来。随着时间的推移，你更确信自己的判断，这时其他的症状也将表现得更加明显了。

女性怀孕后依其生理机能，表现会有差异，在孕后几天至几周内，你可能注意到自身的外观、体感和举止有所变化。你会感到乳房又胀、又沉、又痛，胸罩勒得喘不过气来。孕早期你会猛然发现裤子的纽扣系不上了，1个月后小肚变得松软圆隆。孕激素还可引起许多其他的变化，比如心绪阴晴不定，小便次数增加，对食物挑三拣四，感到恶心，皮肤和头发也会发生一些变化。

此外，你还会有日渐严重的疲乏感，所以睡得比较早。有时还会伴有晕眩，体质变得很虚弱，随时都想坐下休息。如果还会恶心，常伴有呕吐，主要发生于清晨，不过在其他时候也可能发生，那么这些症状通常很难缓解了。恶心呕吐可能是身体对孕激素作出的反应，或是由于焦虑，或是因为你本人对恶心有易患性。不管你是否感到恶心，胃口都将发生天翻地覆的变化：厌恶某些食物而对另外一些食物突然产生兴趣。

如果感觉不适，你通常会想办法缓解一下。虽然不是所有的恶心和疲乏感都有办法消除，不过通过改变自己的生活方式确实可以收到很不错的效果。

即便你的身体没有任何不适，情绪也会有一些变化。怀孕初期就像来月经前几天一样，心绪飘忽不定，有时会莫名其妙地感到烦躁和忧郁，还会做一些奇怪的梦，这些梦会潜意识地向你传递你已经怀孕的信息。

医生可能还会对你进行体检，触摸你的子宫，看它是否增大变软，但这种检查一般没有其他检测手段准确。

Q 我相信我已经怀孕了，因为我出现了很多怀孕的症状，而且我的月经已经很长时间没来了。问题是我做的妊娠试验结果却是阴性的，这是怎么回事呢？

A 尽管妊娠试验的准确率超过95%，但是还是有一定误差的。像你这样月经周期延长，HCG（绒毛膜促性腺激素）水平却不见升高的妊娠试验结果，很有可能是假阴性。如果你的妊娠反应强烈，自己感觉极有可能怀孕了，可以要求医生复查一次，这时最好改测血液中的HCG，不过医生通常会要求你一周后再做这项检查。

假如复查结果仍然为阴性，而你的月经始终姗姗来迟，可以咨询医生是什么原因导致月经延迟。这时医生很可能要求你做一个超声波检查。如果是发生了宫外孕，一般会有诸如腹部压痛、子宫少量出血等症状。也有可能是孕后HCG水平确实没有升高，导致妊娠试验阴性，这种情况很少见，但不排除其可能性。

确诊怀孕的方法

现在妊娠试验的设备已经相当先进，精确度很高。孕后7天内，胎盘细胞会分泌绒毛膜促性腺激素（HCG）。由于HCG进入血液和尿液，所以妊娠试验是通过检测血液和尿液中是否存在HCG来判定是否怀孕的。

在怀孕第1天，就可以通过尿液成功检测到HCG。检测结果的判定因检测设备而异，可以是一个点，一条直线或者是一种特殊颜色的呈现。你可以一个人在家里自己做检测，也可以与丈夫或者好友一起检测。看到了好的结果，你可以独自享受这种快乐，为之雀跃不已，或是难以置信地喜极而泣。

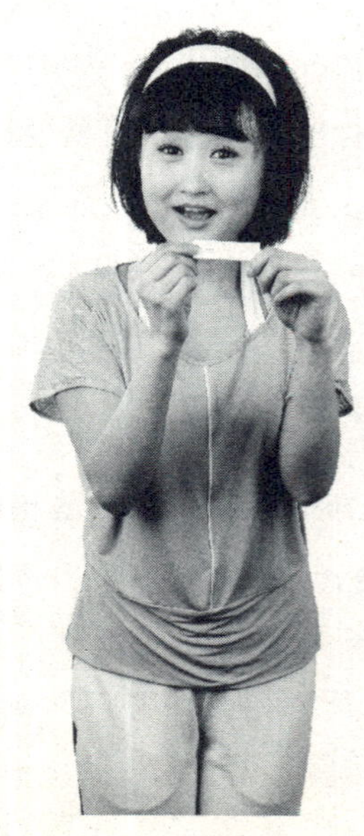

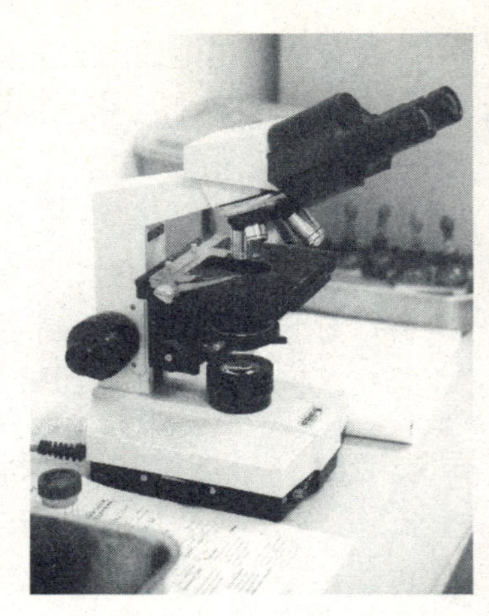

不管你做妊娠试验时如何小心翼翼，通常都需要重做一次。有时候是你希望再确证一下，不过很多医生也很乐意为你再效劳一次；有时候是你需要早点确认是否已经怀孕（比如在进行了不孕不育的治疗之后），医生会推荐你查血中的HCG，这种检测手段最准确，不过往往需要等更长的时间，花更多的钱。

通过月经周期推算预产期

女性的月经周期与月相周期十分相似，每个月相周期为28天，怀孕通常持续40周，即10个月相周期，用我们平时使用的月历法计算为9个月。

受孕时间是由排卵时间和射精时间共同决定的，但分娩的时间则主要由你的宝宝决定。即使是一个对自己受孕时间了如指掌的孕妇，也无法确定自己什么时候生。据统计，目前有超过80%的新生儿在预产期2周左右产下，只有4%的新生儿如期产下，而有2%～5%的新生儿在预产期2周之外降生。分娩的时间实际上是由受孕时间和胎儿的发育情况共同决定的。

人们常常使用月经周期（通常为28天）来推算预产期：上次月经来潮的第一天为怀孕的第1天，排卵在第14天，预产期在排卵后的38周，即离上次月经来潮第一天为40周。当然，月经周期是因人而异的：有些女性为3周，有些为5周或6周，还有的女性很不规则。因此要计算预产期，需要综合考虑上次月经来潮的时间以及平均月经周期。

对于4周1个月经周期的女性，预产期为上次月经第1天之后的40周（或是280天）；

如果月经周期为3周，预产期则为上次月经第1天之后的39周（或是273天）；

如果月经周期长达5周，排卵时间通常比较晚，预产期则为上次月经第1天之后的41周（或是287天）；

如果你知道确切的受孕时间，预产期大概为38周后（或是266天）。

通过超声波检查推算预产期

超声波检查是推算预产期的最佳检测手段，还能够监测胎儿的生长发育情况。尤其在怀孕后12周计算的精确度最高，多次重复测量相差大多少

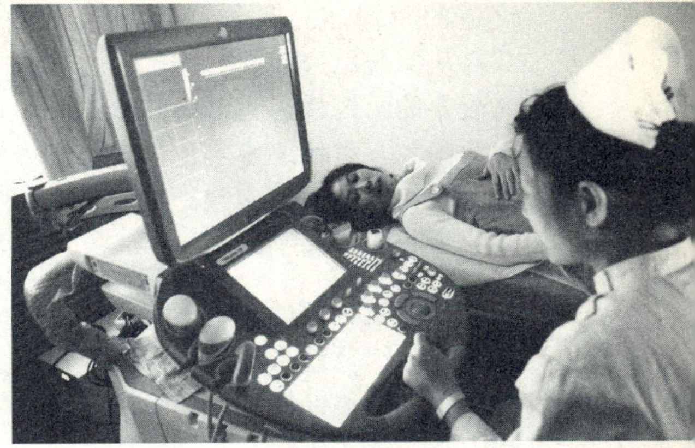

于3天。由于胎儿的生长受多种因素的调控，随着怀孕天数的增加，超声波检测的准确度越来越差，在怀孕最后12周，多次重复测量的查值可从3天增至3周。如果检测结果与实际受孕天数出入很大，最好过几周后再复查1次。

怀孕和分娩时的激素

激素在每个人的身体中都发挥着重要作用。你体内分泌的激素通过血液运输，作用于各个器官。一些激素仅旅行了几个毫米就到达了作用部位，另一些激素的行程却要长达几米。在怀孕期间，由你的大脑和内分泌腺、胎盘和发育中的宝宝所分泌的激素促使你的身体为维持受孕、滋养宝宝和分娩做出重要的调适。

由卵巢中的黄体及宝宝的胎盘产生的雌激素和孕激素，随着怀孕的进展而逐渐增加进入你的循环系统的量。它们不仅能松弛子宫、膀胱和消

化道的平滑肌，还能松弛韧带和关节，从而帮助腹腔和盆腔扩张，并提高两者的柔韧性，为分娩打下基础。与此同时，它们还影响你的情感和心绪。它们的负面效应包括引起便秘、静脉曲张及液体潴留。

由胎盘分泌的松弛素能进一步提高结缔组织及韧带的弹性，并提高盆腔和脊柱的柔韧性，促使子宫颈变软和成熟。

肾上腺分泌额外的可的松，它的远期效应包括减少诸如哮喘和湿疹之类变态反应的发生。

分娩开始时，由宝宝的大脑和胎盘分泌的激素能刺激你的子宫内膜释放前列腺素，引起子宫强力收缩。

催产素与内啡肽共同作用，可以引导分娩发生并维持子宫的持续收缩。如果你感觉温暖和安全，它们会分泌得特别多。这些激素能激发你的母性，使你接纳宝宝并为分娩做好准备。在宝宝出生以后，这些激素的分泌会促进母子之间建立情感联结、促进哺乳并激发母性。

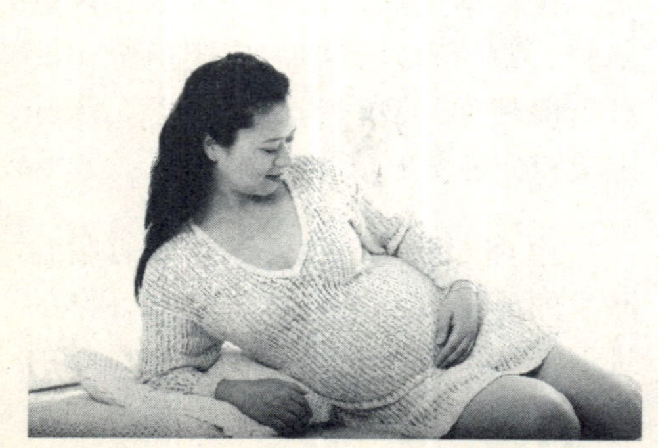

小知识

内啡肽的作用

内啡肽、肾上腺素等构成了一个复杂的激素混合物，作为自主神经系统的一部分，来维持身体的非自主功能，包括心脏的工作、血压、消化和排尿活动。它们还会影响你的情感和心绪。内啡肽是一种天然的止痛剂、镇定剂和“极乐激素”。笑、冥想和运动都有助于提高你体内的内啡肽水平，使你在整体上感到健康和乐观。内啡肽在整个怀孕过程中呈持续增高状态，在分娩时达到分泌的顶峰；同样，宝宝也在分娩的全过程中分泌内啡肽。

产后的激素

在产后，原来起主导作用的雌激素和孕激素的水平迅速下降，仅仅在两天之内，这两种激素在全身组织中的水平几乎恢复到它们在怀孕以前的水平。如此迅速的激素变化，使大多数女性情绪起伏很大，通常表现为眼泪汪汪，有的还会受到忧郁的困扰。然而激素的作用依旧强烈，它能帮你平静下来，减轻痛苦。和宝宝的亲密接触，尤其是肌肤接触能大大促进这些激素的分泌，比如在哺乳时，你和宝宝的接触能促进催产素分泌，而催产素也能刺激乳汁分泌。

乳汁的实际分泌量是由一种垂体激素——催乳素决定的。催乳素是月经周期的关键激素。但在哺乳期，由于催乳素的分泌过于旺盛，以致产生抑制排卵的作用而使它变成一种天然的避孕药。你和宝宝的频繁接触能促进催乳素的分泌。在分娩后的几个月，催乳素的分泌水平逐渐下降。

小知识
爱的激素

- 为了描述能使人感觉很好乃至感觉“好极了”的催产素和内啡肽，法国产科医师MichelOdent创造了“爱的激素”这个名词。它们在性交、性高潮、分娩以及哺乳的时候释放。催产素也是一种母性的激素，能促进母子之间产生强烈甚至势不可挡的情感联结。哺乳过程中释放的催乳素，也能唤起母性。这些激素同胎盘分泌的雌激素、孕激素一起，对器官和组织、精神和大脑产生深刻的影响。它们的浓度很高，抑制你的理性思考而激发感性和母性方面的发展。
- 肾上腺素激发“战斗或逃避”的反应机制，但也能引起恐惧、焦虑或身体积蓄能量的爆发。在分娩的最后时刻，在你努力战胜分娩的困难时，肾上腺素的释放会引起“排斥反射”。

怀孕和分娩时的体液

你或许会觉得在怀胎十月的过程中，你就像在巨大的海绵上生活，身体不断吸收水分。在怀孕的第28周，血容量已经翻了一番，身体每小时能产生一杯羊水。从孕早期开始，激素软化血管壁，使血管能容纳日益增加的液体量。水的增加量总计可达7升，其中一半分布在肾脏、宝宝和羊水中，另一半则分布在你的血流、细胞和其余组织中。增加的这些液体，占孕期自然体重增加量的大部分，而且具有重要功能：

羊水为宝宝提供一个支持、保护的环境。

增加的肾血流量能供给胎盘并为宝宝提供营养。

你的肌肉和关节变得更加柔韧，因而能容纳一天天长大的宝宝，也使骨盆的关节在分娩时能够顺利打开。

多余的体液可能增加浮肿的发生率，最常见于手指、踝部和脚。

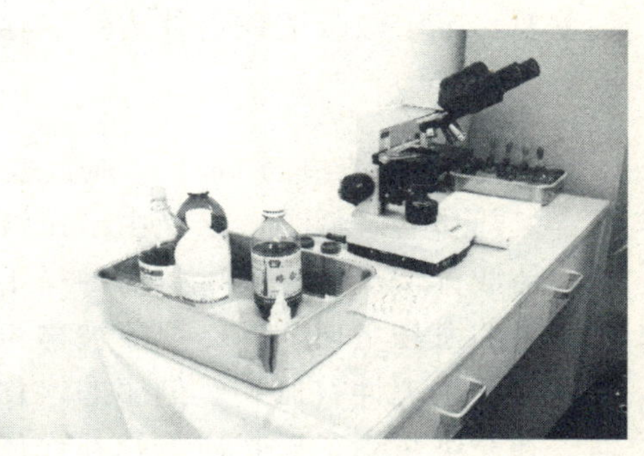

产后的体液

在分娩的过程中，随着宝宝出生、羊水流出，怀孕时增加的一部分体液排出体外。其余的体液则通过肾脏排泄掉。因此分娩后的几天之内，排尿量会增加。随着体液的重新分配，脚腕可能出现浮肿，但这种情况常常会在5天之内消失。同时乳房中的液体量也增加了。腹壁和皮下组织的液体量逐渐减少，但多余的脂肪组织可能要几个月后才会消失。

怀孕和分娩时的血液

血量和血红蛋白

怀孕前，循环血量是3.5～4升，在孕期第20周会增加到4.5升，在孕40周，大约可达5.2升。血量的增加主要是源于体液的增加，但也伴随着红细胞数量的增加。红细胞含有血红蛋白。血红蛋白含铁，能携带氧气，而氧气对增强全身活力和宝宝的健康至关重要。宝宝吸收的铁占体内铁储存量的1/3。

虽然血氧浓度提高了，血红蛋白含量却显著降低了，这是由于血液的液体成分增加得更多，从而稀释了血液中的血红蛋白，这一现象被称为“妊娠期生理性贫血”。健康的饮食辅以补充维生素、矿物质能弥补你体内被宝宝利用的铁和其他矿物质的损失。尽管如此，如果血液中的血红蛋白含量偏低，则提示红细胞计数同样偏低，你身体内的含氧量可能会因此降低。如果你患有贫血，建议使用补血药物。

高动力循环

在怀孕过程中，胎盘和子宫作为特殊的器官接受心脏增加的血液供给。每分钟你的心脏泵出比平时多30%的血液，形成“高动力循环”。你的心率稍有增加，每搏输出量也相应增加。心输出量不断增加，直到孕晚期（怀孕的最后3个月），即产前的平台期，心输出量在胎盘剥离时达到顶峰。心输出量的增加从孕8周开始明显。总循环量可能增加（冬天不至于冻伤手指、脚趾），皮肤摸起来比手腕暖。心脏比从前更加卖力工作。如果你身体健康，心功能良好，增加心输出量的需要将很容易被满足，但有时你也会觉得呼吸困难。

静脉和动脉

激素的作用使静脉和动脉管壁的肌肉功能增强，从而帮助血液更迅速地循环到全身。较大静脉的静脉瓣也会变软，使静脉血管内部压力上升。一些孕妇甚至会发生静脉曲张（多见于下肢和阴道口）或肛门出血。

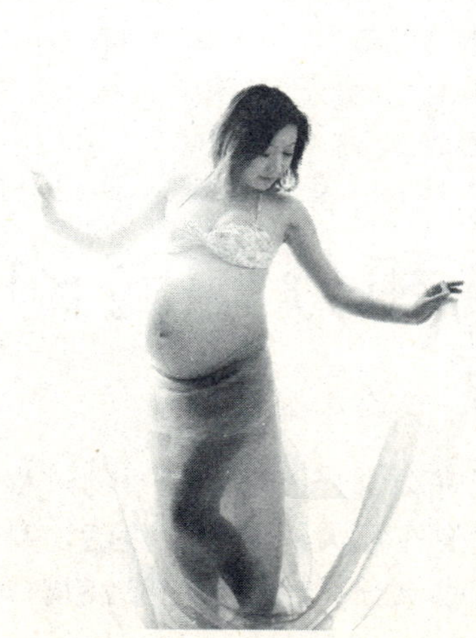

血压

正常孕妇的血压与未怀孕时相差不多，可能稍有下降。如果血液积存在下肢（可能发生在站立或平躺时），血压就会大幅度降低，同时会有头晕的感觉。孕期的高血压情况则需要监测并记录。

失血和出血

怀孕期间的阴道出血可能提示存在健康问题，需要尽早检查。

产后的血液

血量和血红蛋白

产后血量下降的主要原因是产后第一周的液体排出。然而，怀孕期间血液中增加的红细胞留了下来，所以产后血液中的血红蛋白浓度会升高。这对产后失血的身体很有好处。注意营养以及摄入一些补充剂，也能提高血红蛋白的含量。

高动力循环

高动力循环在产后几小时内达到顶峰。几天后循环恢复到怀孕以前的状态。

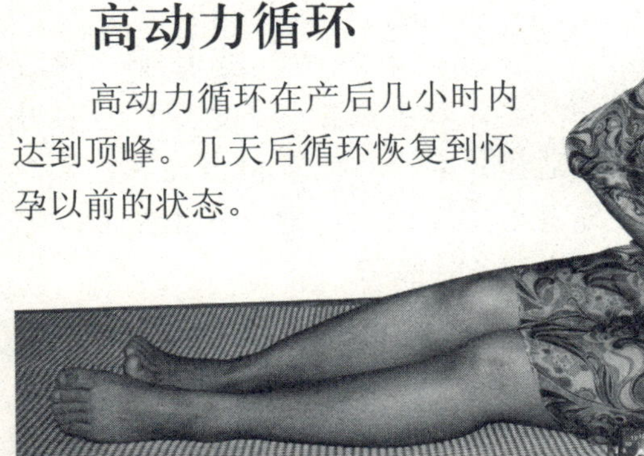

静脉和动脉

静脉和动脉血管的弹性在产后逐渐恢复到怀孕前的状态。如果你患有静脉曲张，曲张的静脉会逐渐复原，但是下肢的静脉曲张可能无法完全复原。在产后的最初几天中，凝血系统处于最容易形成血栓的时期，此时有发生血栓的危险。产后身体锻炼和穿有支持作用的长袜能预防这种情况的发生。

恶露

不论是采取阴道分娩还是剖宫产，随着胎盘剥脱和子宫收缩，分娩后你都会发生恶露。这好像是一个艰难时期的开始，产后的最初几周里，出血为鲜红色，之后变为褐色，出血量也随之减少，最后则转为浅粉或黄色。恶露通常要持续4～6周，但也可能要到第9周才完全停止。如果在产后排出血凝块，1周后失血仍然严重，或者阴道分泌物带有异味，就应该咨询医生。

怀孕和分娩时的子宫和卵巢

子宫

子宫形状就像一个梨，位于膀胱和直肠之间。在怀孕期间它扩张进入腹腔，上达肋骨，下抵骨盆。在整个孕期，子宫拥有充足的血液供给，以便滋养胎盘和宝宝。

卵巢

两个杏仁状的卵巢分别位于子宫的两侧，在盆腔的深处，不容易受到外部伤害。当年你在妈妈的子宫里发育时，大约400万个卵细胞就已经生成并储存在你小小的卵巢里了。到你月经初潮的时候，卵巢里只剩下50万个卵细胞，绝经之前能排出大约500个卵子。

卵巢不仅能保藏卵细胞，还能作为内分泌腺产生一些激素，这些激素包括排卵和受孕必不可少的雌激素和孕激素。受精后的6～10周，卵巢激素维持着幼小却生长迅速的宝宝。卵巢的孕激素如果分泌不足，会导致流产。

输卵管

输卵管从子宫向卵巢延伸。在排卵期，卵细胞从卵巢释放到输卵管里，当它遇到一个精子并与之结合以后，将长成宝宝的小小细胞团，在朝子宫飘荡而去的路上，一直受到输卵管内膜细胞的滋养。

子宫体

子宫体的上1/3部分含有很多平滑肌纤维，它们的收缩属于不随意运动，类似于血管壁和肠道的肌纤维。子宫的内壁衬着一层含有黏液腺的内膜，具有滋养胎盘的作用。不论胎盘形成还是增大，它始终植根于子宫内膜。子宫内膜的表层在每次月经到来时脱落一次。

子宫颈

怀孕期间，宫颈管保持紧闭，一个黏液栓在阴道和子宫之间形成，起到防止细菌入侵胎膜（羊水和宝宝都在胎膜形成的封闭环境中）的作用。在整个孕期，黏液腺保持活跃，分泌一种黏性很强的液体。有些孕妇的黏液栓可能在产前几天或几小时与血液混和在一起排出阴道——这称为“见红”。

在分娩过程中，随着子宫的收缩，宫颈口不断扩张。宫颈一旦打开并达到“完全”张开至直径10厘米，能够为宝宝的头部通过腾出空间，第一产程就完成了。

产后的子宫

宝宝出生以后，胎盘随之剥落娩

出。此时的子宫内膜称为蜕膜，它也在随后的几周内脱落。子宫的肌纤维缩小变短，子宫在胎盘娩出后数分钟之内显著缩小——在产后6周内就可以恢复到怀孕以前的大小了。

由于子宫用了9个月的时间才扩张到分娩时那么大，能如此快速地恢复堪称奇迹，但这个过程也很难受。在恢复进行中，你能明显地感觉到腹内的收缩运动，在哺乳时子宫恢复得更快，哺乳能加快子宫恢复进程。在分娩中宫颈口常会发生撕裂，使得宫颈口由圆形变为椭圆形，这种变形是不可逆的。这种撕裂一般不需要缝合。

怀孕和分娩时的阴道

在怀孕期间，由于子宫颈腺体的分泌，阴道分泌物也会增多；分泌物的量可能相当大，通常颜色是白色或发黄，但没有异味。如果分泌物颜色改变，量增多、发痒或疼痛，则可能发生了感染，此时，应及时去医院做

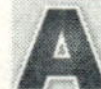

Q 在怀孕时出现阴道感染怎么办？

A 正常的阴道分泌物是稀薄、乳白色、带轻微气味的，健康的阴道中也有细菌生长。在怀孕期间，子宫颈分泌的黏液增多，阴道分泌物也随之增多。如果你感到不适或瘙痒，或者阴道流出黄色、绿色或有腐败气味的分泌物，可能发生了阴道感染。除了引起不适以外，一些感染还可能危及胎儿。因此，把情况告知医生或助产士很重要。在怀孕期间，阴道感染往往反复发生，这个问题直到分娩之后才能够彻底解决。

如果出现以上某些症状，应该安排一次体检并做阴道拭子培养。如果你的阴道分泌物量较多，必须注意：

◎如果感染已经确诊，要向医生咨询应做哪些检查。

◎尽量穿着透气的内裤并勤加更换，这样可以保持阴部透气和清洁。不要使用内置式卫生棉条，它会把细菌带入阴道，造成感染。

◎避免使用有香味的化妆品会有助于控制感染，这类化妆品容易引起过敏从而加重不适。

◎在怀孕期间不要盆浴，这可能改变阴道的正常菌群，使感染更容易发生。

检查。

在怀孕和分娩期间，阴唇会变得柔软、充盈和更加敏感。阴蒂的敏感性也增加了。

产后的阴道

阴道、会阴和阴道口的撕裂是分娩中很常见的现象，可能需要缝合。从排尿时轻微的灼烧感到肿胀感，这些不适感通常在产后2周之内消失。分娩中，支持阴道的韧带受到牵拉，随着宝宝的降生，阴道发生扩张。有时韧带会发生撕裂，导致产后阴道松弛，但阴道的韧带常常能有效地自行修复。在撕裂的区域愈合之前，产后性生活会感到不适。

怀孕和分娩时的腹部

腹部位于身体的中部，容纳着许多重要器官——肝脏、胃、肠、膀胱、肾脏以及子宫。腹部还有许多起保护作用的肌肉，这些腹肌能提供行走、坐、呼吸和在分娩中推动胎儿的力量。

在怀孕期间，这些肌肉和韧带不断扩展，以便适应生长的子宫并帮助保护脊椎骨。激素改变许多器官的生理功能，比如胃、肠和膀胱，它们要学会承受日益增加的压力。到怀孕的中晚期，这种压力会引起不适。怀孕2～4个月后，你会发现自己的肚子越来越大，也会注意到皮肤上形成的妊娠纹和黄褐斑。

产后的腹部

腹部不会在一夜之间恢复原状，只会逐渐恢复，腹部的皮肤可能在很长时间内保持松弛。哺乳、良好的营养和全面的产后锻炼将帮助你尽快恢复。

一些女性能在产后以相当快的速度恢复体形，但通常需要6个月乃至1年。记住，锻炼比节食更好，产后圆滚滚的体形很自然，就这样做一个快乐的妈妈吧！

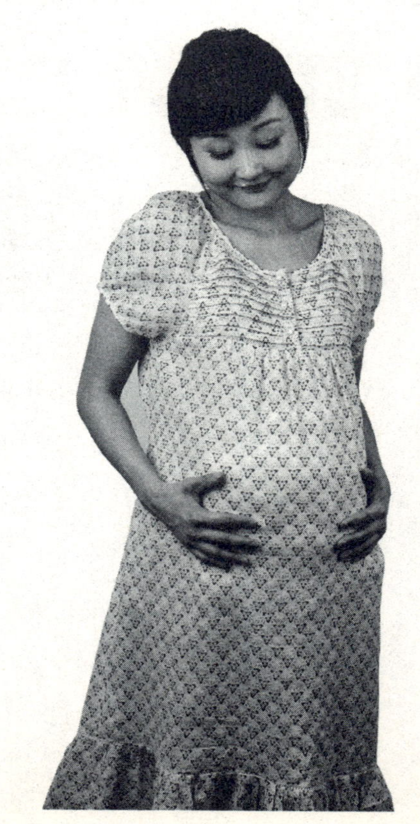

乳房

怀孕以后，最先注意到的一件事就是乳房的变化——它们很可能变得更加充实，感觉暖呼呼、沉甸甸的，变得更敏感。乳头变大，乳晕颜色会加深。乳晕的小腺体——蒙氏结节会变得明显，这些腺体分泌油脂以保持皮肤柔软顺滑。随着血液供应量的增加，乳房上的血管变得明显，并可能出现妊娠纹。

在乳房的皮肤下面，乳腺导管和乳腺细胞正以相当惊人的速度增长发育着。孕晚期，会有初乳分泌，这是一种颜色发黄的液体，是宝宝的第一餐。产后，乳房已经为宝宝准备好了理想食物——乳汁。乳腺应宝宝的需求而分泌乳汁，宝宝的吮吸告诉你他需要的奶量和喂奶时间。在产后的最初几天里，乳房产生初乳，初乳中含有抗体和极其丰富的功能营养素——蛋白质和糖。初乳还具有放松作用，能帮助宝宝以胎粪的形式排出消化道里的黏液和浆液。

频繁的吮吸刺激乳房分泌过渡乳，过渡乳在初乳产生之后的1～2天内生成，营养丰富，脂肪含量高。乳汁的蛋白质和抗体成分逐渐减少，在产后2周左右，乳房开始分泌成熟乳。这依然由宝宝吃奶的频率和时间长短来决定，不同的妈妈，成熟乳存在着连续性和流速的差异。在乳头肿胀或酸痛时，哺乳会变得很不舒服，但是这些困难是容易解决的。

呼吸和肺脏

怀孕时，你需要大量的氧气来供给数量增加了的红细胞。你可能注意到，自己有时会气短，尤其是在孕晚期，当扩张的子宫压迫横膈膜并挤占肺脏吸气膨胀的空间时。这时可通过增加呼吸频率的方式来弥补吸气量的不足。有规律的锻炼或瑜伽呼吸练习能帮助你深呼吸，从而为宝宝提供充足的氧气，并有效地消除体内的二氧化碳。如果宝宝的四肢恰好在下端肋骨所在的区域下面，就会引起下端肋骨的疼痛，这种情况比较常见。在分娩中，当你经历强烈的子宫收缩时，产科医师会指导你把注意力集中在呼吸上。产后，胸腔将恢复到日常的活动范围。如果怀的是双胞胎或比较大的宝宝，在产后的几天里，你呼吸时会感到肋骨变得稍微柔软了。

怀孕和分娩时的脊柱

脊柱从颈部延伸到骨盆，受到肌肉和韧带的保护。每个人的脊柱在自然状态下都是弯曲的。在怀孕期间，这种生理弯曲变得更加显著，以便支撑逐渐增重的子宫。

产后的脊柱

产后脊柱的弯曲逐渐变得不明显，椎骨恢复可能需要6～12周。别在意，注意坐着、喂奶、平躺、走路和举起宝宝的姿势，做一些全身运动。

怀孕和分娩时的骨盆

骨盆对你的身体和发育中的宝宝来说，是非常强壮和具有独特扩张能力的支持物。

大约在孕12周之前，弯曲的骨盆产道一直保护着你的子宫，此后的子宫虽仍然由下面提供支撑，但已经扩张到了盆腔的外面。骨盆向前倾斜，以使一天天长大的宝宝的重量压在你的腹部而不是你的骨盆。激素软化并强化肌肉和韧带，以便使关节变得足够灵活，使宝宝通过产道——这些变化可能引起骨盆疼痛。在分娩中可能出现的最重要的运动要数骶骨的轴向运动了，它能向后移动。在挺直的姿势下（比如蹲踞），骨盆口的面积可增加30%。如果平躺着，骶骨承受的重量会挤占产道的空间，这时候宝宝的出生之路会变得艰难。

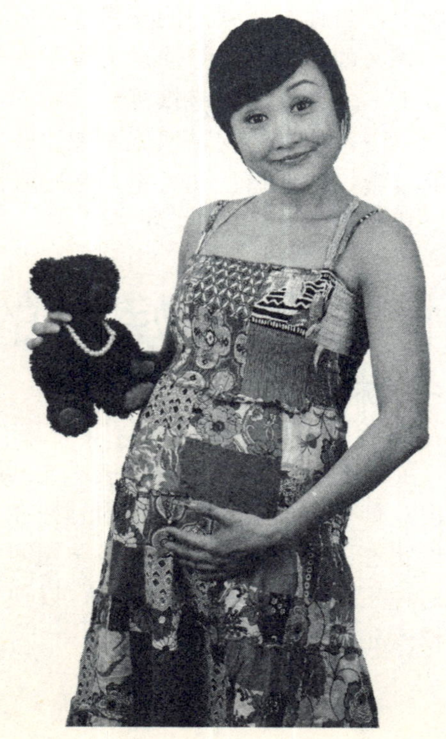

临产时，宝宝的头会发生“衔接”，即以头部最宽处进入骨盆入口的最宽处。在分娩中，骨盆底的肌肉会放松，宝宝的头通过时，它们会抵住骨盆侧壁把宝宝向下推送。

产后的骨盆

在产后24小时内，激素水平就发生了变化，以使骨盆区域的肌肉和骨骼开始变得坚固，关节的灵活度下降。在接下来的几周里，骨盆就关闭了。怀孕时的骨盆疼痛通常在产后不久就消失了。然而韧带和肌肉（尤其是位于盆底的那些）在分娩时可能发生拉伤，行走于骨盆侧壁的神经也可能被碰伤，这些都很正常。这些创伤需要几个月的时间才能愈合、固定，在这段时间里，膀胱的控制会减弱，针对骨盆底的锻炼有助于增进肌肉的健康和修复。

骨密度与骨质疏松

骨骼在受到刺激时常会积累钙。在怀孕期间，你体内的一部分钙输送给了宝宝，但你的身体健康依赖于足够的钙，这不一定表示怀孕必然引起骨质疏松。随着怀孕进程的发展，增加的体重也加速骨骼中钙的消耗，这种情况会持续到宝宝出生。钙在哺乳期会有更多的生理性丢失，但上述丢失都是暂时性的。如果采取合理的膳食和有规律的运动来进行自我保健，用背带来带着宝宝，就能有效地保护和强壮自己的骨骼。

产后不久，激素水平的下降不仅阻止韧带继续软化，还能协助韧带恢复到怀孕前的韧度。你可能感到在自己的脊椎关节和骨盆甚至肋骨周围有一闪而过的不适，这很正常。持续的疼痛则提醒你需要练习瑜伽或进行治疗了，依据这种警告而采取的缓解方法在韧带复原之前（产后最初的几周）是非常有效的。

肌肉在孕期变软，一些肌肉还在分娩时受到拉抻——阴道和骨盆底部的肌肉受到的牵拉最为明显。

在产后，你需要保护腰部和肩部的肌肉，它们不仅在你怀孕时长期处于紧张状态，还可能在你哺乳和怀抱宝宝的时候承受过多的压力。所以你要尽量挺直身躯站立或行走，直起腰板为宝宝换尿布和衣服，经常做伸展运动，经常摆出放松背肌的姿势。用婴儿背带携带宝宝，会使你的力量及时增加：宝宝的体重这一额外负担能使你的骨骼更加强壮。

小知识

肌肉、韧带和关节

孕期的激素松弛肌肉，使肌肉随着韧带一同拉抻肌纤维。扩张的子宫和弯曲的脊柱拉抻并改变背部、腹部及骨盆肌肉的紧张度。这些变化意味着你的身体每天都在变化——这就是一些孕妇感到肌肉或相邻关节不适的原因。

膀胱、尿道和肾脏的功能

怀孕期间血容量的增加意味着肾脏需要过滤更多的废物，因此出现尿频，尤其是在怀孕的最初12周及产前6周（此时扩张的子宫压迫膀胱）。增加的体液白天积存在组织里，逐渐被血液吸收，在夜间接受肾脏的过滤处理。因此，虽然你很想不受打扰地安睡，但还得在夜里多跑几趟卫生间。虽然尿频是预

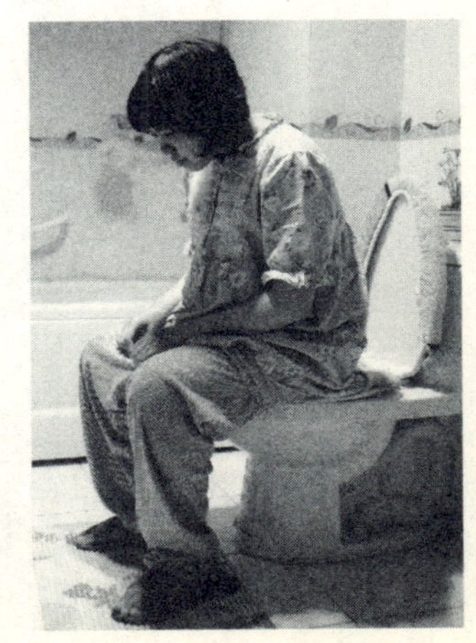

料之中的事情，排尿时感到灼痛可不是正常的现象，这通常预示着发生了感染。产后，尿量会逐渐减少，在10天后恢复正常。

由于怀孕期间组织和韧带的软化，尿液淋漓不尽及尿失禁的发生率也随之增加：你可能会在打喷嚏、咳嗽或大笑时遇到这种问题，或发现你无法像以往那样控制排尿。如果在分娩过程中韧带遭到过度拉伸，尿液淋漓不尽的现象会持续到产后。

怀孕期间的消化

怀孕会影响从口腔到食管、胃、小肠、大肠（包括结肠和直肠），再到肛门的整条消化道。激素能松弛肠壁的平滑肌，使肌张力下降，整个消化系统的活动减缓，因此你不会总感饿，每顿饭少吃一点会舒服一些。

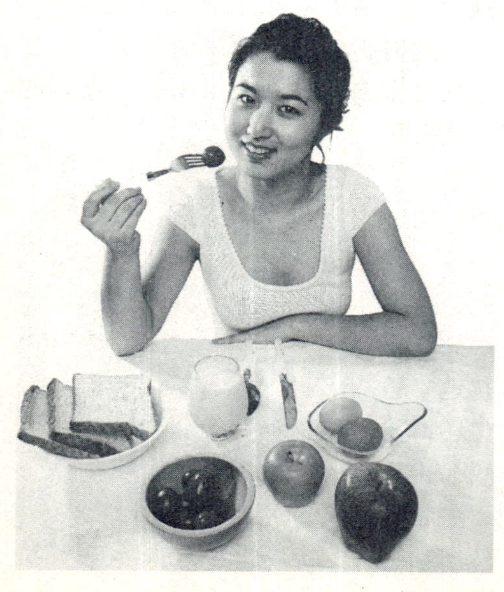

恶心可能出现在一天中的任何时候，尽管并非所有孕妇都会有这种妊娠反应。食物品种、粗糙程度的改变及减缓的肠道活动都可能导致消化不良和便秘。

胸痛、胸骨后的烧灼感，十分常见。这是由于食管与胃之间的阀门（即贲门）松弛，或由于子宫对胃的压力升高，导致胃酸返流而引起的。在消化道的下端，怀孕可能引起直肠静脉曲张而形成痔疮，这种情况通常在孕晚期及产后数天内较为严重。

产后的消化

在产后，胸痛或消化不良的症状通常都会消失。分娩对肛门和阴道附近的影响最为显著。带着对分娩过程的新鲜记忆，许多产妇在排便时感到紧张。然而缝合线是不会崩开的，当第一次排便没那么痛苦时，你就会感到如释重负；产后第一次排便通常发生在3天左右。如果排气过多，说明肛门的括约肌在分娩中可能遭到了过度拉抻。不过，受损的肛门括约肌会在产后几周之内恢复收缩的力量。

怀孕期间的口、鼻和眼

怀孕期间，你可能对原先喜爱的食物感到厌倦，也可能喜欢上本来不爱吃的食物。许多孕妇感到嘴里有股金属的味道，摄入矿物质补充剂可以减轻这种感觉。如果怀孕期间分泌唾液，休息能保证这一现象在产后消失。

小知识

预防牙龈感染的方法

怀孕期间血量的增加，在刷牙时可能容易使牙龈出血。刷牙可以清除塞在牙缝和牙龈之间的食物残渣，而这些残渣是感染和牙龈炎的元凶。富含纤维的膳食同刷牙一样能预防牙龈感染。

在怀孕期间，许多孕妇的嗅觉变得更加灵敏。怀孕还会引起黏液分泌增加及鼻黏膜肿胀、鼻塞，这种情况可能从受孕时就开始出现，而且相当顽固。咳嗽、感冒和鼻窦炎通常会困扰你很长时间。

眼睛的晶状体会在怀孕期间发生水肿，而这会影响视力。这种现象会在产后自动消失，你并不需要重新配眼镜。眼睛最外层的角膜也可能发生水肿，很难再佩戴隐形眼镜，这种情况会持续到产后。

孕期及产后的皮肤

肤色

由于血容量的增加，皮肤会变得红润。有时可以看到呈现为红点或红晕的血管，尤其是在双颊，粉刺也会减少。增加的体液使皮肤显得饱满，脸型会变圆一些。随着体内黑色素生成增多，皮肤的某些区域（从肚脐向下直到耻骨这一条线上的皮肤变化最明显）颜色加深是很正常的现象。脸色会变黑，特别是嘴唇周围（称作妊娠斑或黄褐斑），乳头的皮肤颜色也会加深。痣和雀斑也会增黑、扩大。肤色的这些改变需要几个月才能消退，也可能留下一些痕迹。

温度

皮肤是一个热的辐射源，经皮肤散热是维持体内温度恒定的途径之一。在怀孕期间，流向皮肤的血液量增加了6倍。你可能觉得身体变暖了，但体温会通过增加排汗量而保持不变。皮肤向外散热的毛孔同时还能吸收油脂。

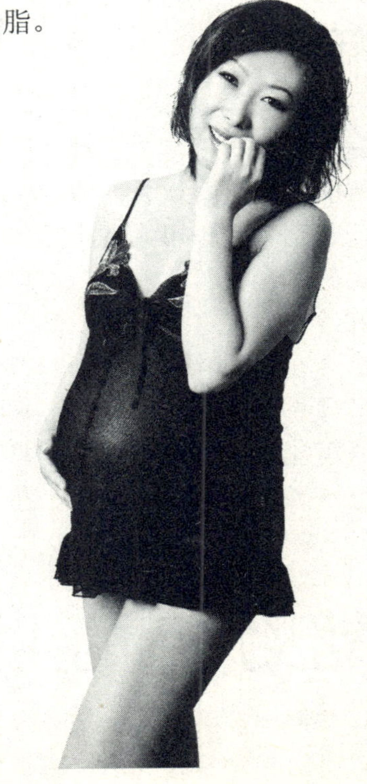

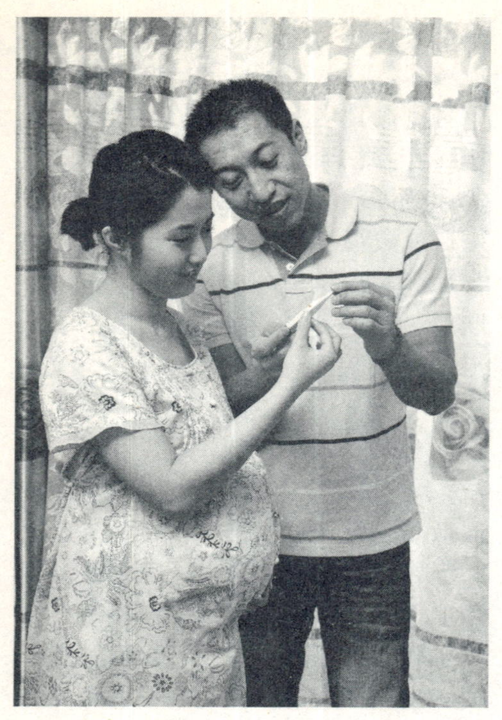

妊娠纹

并非每个孕妇都有妊娠纹，是否会长妊娠纹取决于你的生理状况，包括体重的增加值、饮食习惯等。尽管按摩能起到一些作用，按摩用的天然油脂也确实含有营养成分，但按摩对消除妊娠纹或许毫无帮助。红色条纹可能出现在你的乳房、腹部和臀部。由于弹性组织需要重新排列，被拉伸的皮肤可能需要好几个月才能复原，大部分妊娠纹会消退，其中一些可能会保留下来。

孕期及产后的头发

怀孕期间，头发的状态会改变，平时出现的头发问题（油性或干性发质）很可能被放大。你要避免使用化学材料烫发和染发，随着怀孕的进展，头发的颜色会加深，生长速度会减慢，但秃顶可不是怀孕造成的。在产后或给宝宝断奶以后，头发会变细，在洗发或梳头时，头发会比怀孕以前脱落更多。这是因为怀孕会延缓头发的生长，而当产后毛囊重新生长时，新的头发从发根生出，原有的头发就脱落下来了。

孕期及产后的体重

怀孕期间的体重增加不仅不可避免，而且非常重要。它能反映出宝宝的大小、你的生理状况以及饮食方式。许多女性产后确实感到恢复到怀孕以前的体重很困难，但只要注意营养和锻炼，这就是完全可能的。

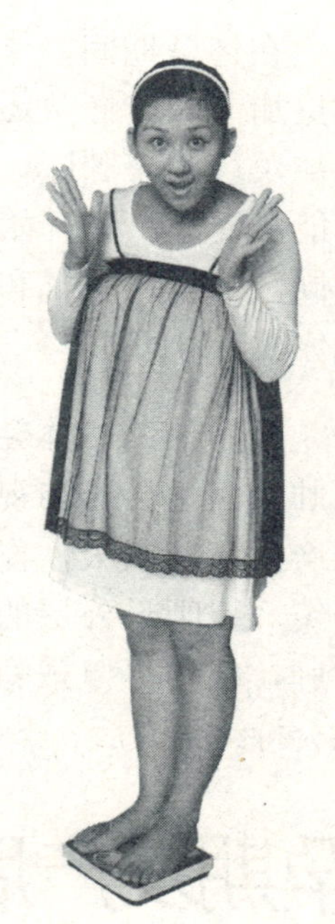

孕期及产后的精力

许多女性在怀孕期间精力旺盛，她们容光焕发，感觉比以往任何时候都好。多数女性的体能呈波动状态，通常在孕中期的4个月及产前几天感觉精力最充沛。

许多孕妇表现出惊人的体能：走路和游泳变得更轻松了。在分娩过程中，储存在体内的多余脂肪会帮助你长时间地保持体能，尤其是在身体状况良好的情况下。

然而，怀孕会引起疲劳，尤其是在怀孕的最初几个月和产前的最后几周。如果精神紧张或思维混乱，你会感到更加疲倦。睡眠习惯通常会发生改变：虽然睡眠质量提高了，你却提前上床睡觉，做清晰或模糊的梦，或者提前醒来。在孕期，扩张的子宫带来的压力、气短、胸痛和尿频都会破坏你的睡眠，或许这正是大自然以其独特的方式，让你提前适应产后最初几周照看宝宝的生活。

在产后，你需要休息和恢复。因为睡眠常常被打断，哺乳会很累人。多数新妈妈低估了做母亲的情感需要对体内能量水平的影响。尽管疲劳会累积，许多女性却显示出对睡眠不足的惊人忍受力。你可以通过请别人照看宝宝来赢得多一些的睡眠时间，要知道，每一点休息，都会为你的情绪和宝宝带来积极影响。如果你能够做到营养充足、经常锻炼、充分休息并关注自己的情感需求，你会感觉更有精神，总而言之，要照顾好你自己。

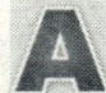

怎样在运动中放松自己?

A

要想提高自己的快乐感，可以参考以下建议。一旦你的身体得到放松，精神也会随之放松，担忧和焦虑得到缓解，感觉健康和受到支持都是放松的效果。

◎最缓和的提高柔韧性和躯体意识的方法之一是练习瑜伽。瑜伽就是缓慢伸展和放松身体姿势和运动的组合。无论如何，瑜伽的目的在于放松身心，你会发现这正是即将做妈妈的你所需要的。

◎你可能发现怀孕时自己比平时更容易走神，你开始更深刻地审视自己。每天或每周花一点时间，通过冥想或想像使自己平静，或与宝宝对话，是专注于内心世界的好方法。

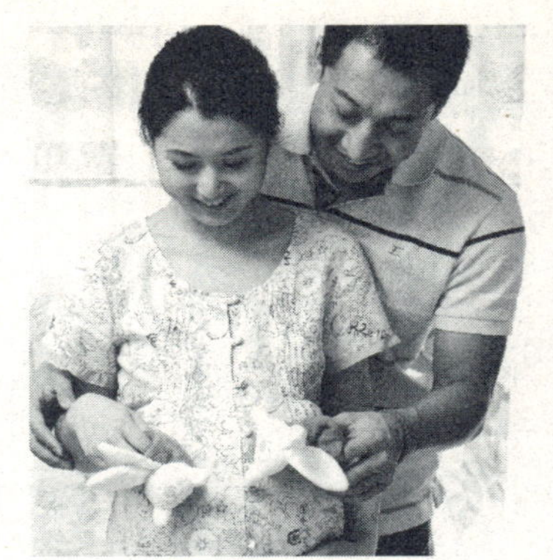

值得注意的问题

怎样向别人透露怀孕的事实

除非是对最好的朋友，女性通常会等到怀孕10～12周后才把这个消息告诉其他人，因为这段时间的流产率比较高，尤其是曾经有过流产经历的。这样做有好有坏，如果你感到不适或者想委婉地拒绝别人递过来的酒杯，除非告诉对方你怀孕的消息，否则很难自圆其说。如果你老实“交代”，相信大家会尽量满足你的要求，帮助你摆脱困境的。

怀孕给人们带来兴奋和希望，许多人会想当然地认为在公众场合谈论你和宝宝是无伤大雅的，有时这确实是很不错的谈论话题，不过也有的女性不喜欢成为人们的谈资。

对于老板和同事，你最好早点告知他们你已经怀孕，甚至应该早于你最好的朋友，因为这样有利于解释你的举止改变和恶心、呕吐的现象。同时你也会在工作场所获得适时的友好援助，就算是每天偷懒休息一小段时间也会得到人们的谅解，还可以跟你的老板商讨休产假的事宜。相反，如果你封闭消息，会变得日益焦虑，担心工作受影响，心态也会随之发生改变，形势将变得越来越糟糕。在怀孕前3个月，你并没有必要张扬出去，但是如果你的工作环境对宝宝很有可能存在不良影响，越早跟老板探讨这个问题会越好。如果你认为你的上司可能采取不合作态度，甚至是敌视态度，可以跟其他也在工作的年轻夫妇交流，征求他们的意见和帮助。你可以向相关人咨询怀孕期间所享有的权利。

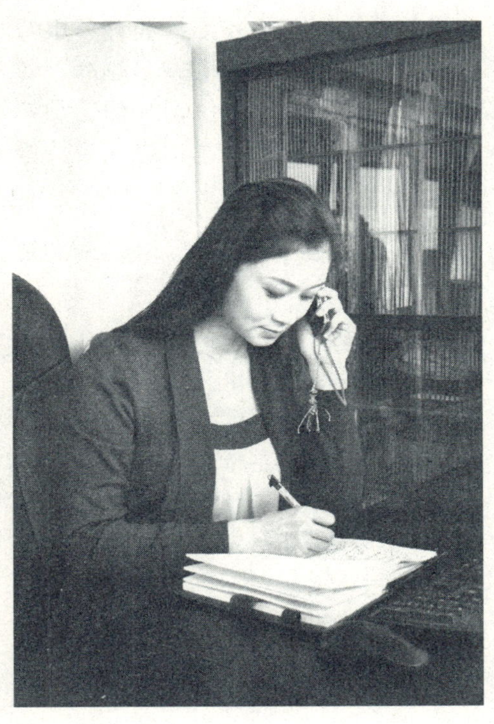

怀孕后的饮食变化是怎样的

怀孕时，为了孕育腹中成长的宝宝，你觉得需要吃好一点儿，如果需要改善膳食，就需要花时间把营养原则付诸实践，但每个小的改变都会带来成效。

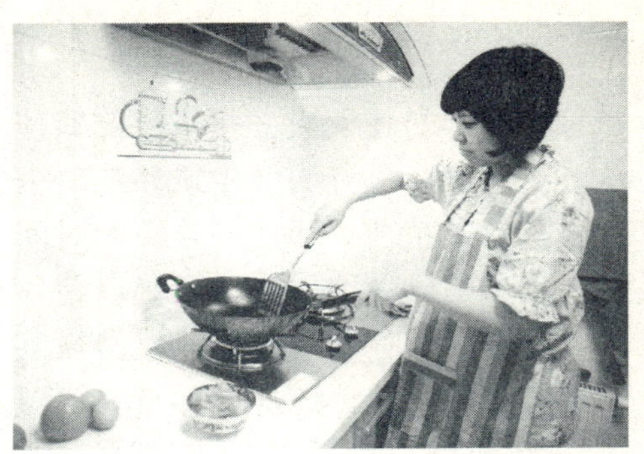

改变你的饮食，并不意味着要放弃所有爱吃的食物，只能清淡饮食。实际情况完全不是这样，合理的膳食应该既美味又多样，使孕期体重能够以健康的方式增加，并同时有益于维持你的身体健康和满足宝宝的发育需求。

一旦宝宝出生，购物、烹调和进餐的时间都会改变。继续注意饮食调理能帮助你身体复原，并且是一个克服疲劳的有效方法。如果你正在进行母乳喂养，那么你摄入的所有营养都会输送给宝宝，而你需要同怀孕时一样注意所吃的食物及用餐时间。

怀孕后怎样进行锻炼和休息

身体因锻炼而强健，锻炼是积极的活动，而活动能维持健康，移动和伸展运动也使你保持良好状态。你在跳舞、游泳、健身、步行或骑自行车时感到的嗡嗡声，是内啡肽作用的结果，尚未出生的宝宝也能感受到。锻炼能促进循环，增强免疫力，使全身的肌肉、韧带、骨骼和关节保持良好的工作状态。

怀孕容易使人失去热情，但即使是一次短途而缓慢的散步或游泳，也能振奋你的精神。即使在很短的时间内，简单的瑜伽伸展运动也足以使你精力充沛，帮你重塑体形，慢慢恢复怀孕以前的体重，还能使你给自己留出一点时间，为每天找到一点平衡。

怀孕时，不仅你发生变化的身体很脆弱，就连腹中的宝宝也很脆弱。高强度的体育运动不仅不适宜，而且会使你感到不适。产后，背着宝宝散步的负重练习是促进骨骼积累钙质和预防骨质疏松的极好方法。

休息有可能使你获得最大的收益，也有可能有助于你身体和大脑的复原。夜间的休息很重要，如果你发现自己的睡眠受到干扰或被打断，适当的休息可以帮助你改善睡眠。在白天，规律的休息能够在相当程度上增强你的体质和改善你的心情。

记住，舒缓的运动通常能使人放松。散步时呼吸新鲜的空气，进行一系列柔和舒缓的瑜伽或轻松的游泳都是休息大脑和松弛身体的好方式。你可以充分发挥自己的想像力，想像自己来到一个美丽的地方或者与腹中的宝宝对话，或者练习更为宁静的冥想。

这些措施能使精神达到一个新境界，让你放松并能以开放的心态改变自己的看法或克服焦虑。和许多事情一样，采用以上方法的频率越高，效果也就越显著。一些练习冥想的孕妇在分娩时能够轻而易举地进入到放松和积极的精神状态。

小知识

注意姿势

当你通过看电视、社交或读书放松自己时，记住要留意自己的姿势。如果你坐或躺的姿势正确，身体就不容易疲劳，也更容易得到更好的放松。没精打采或意志消沉会使你感到僵硬、沉重和恹恹欲睡，这还会阻碍宝宝保持良好的胎位。如果你想有高质量的睡眠，睡姿同样重要，理想的床垫应该是既舒服又结实的。

第二章

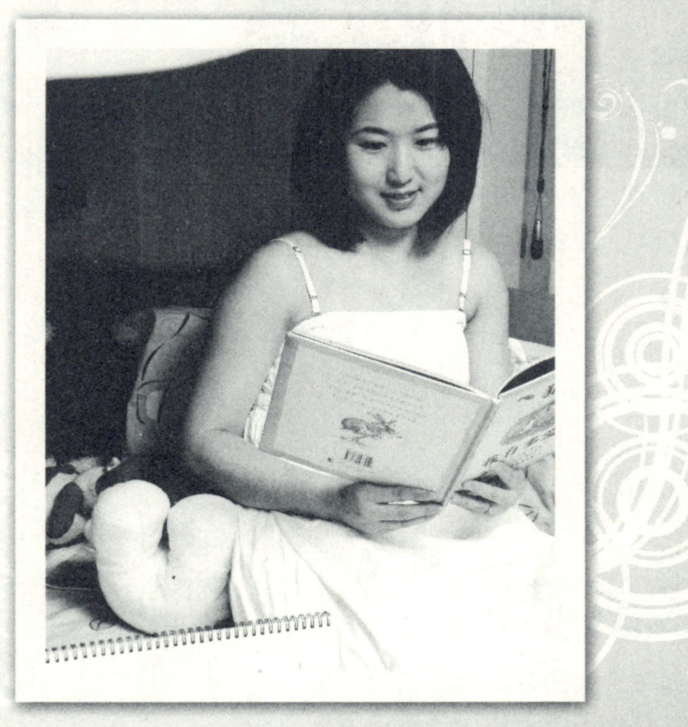

Pregnancy
预知宝宝的变化：从胎儿期至出生后

宝宝的遗传特征

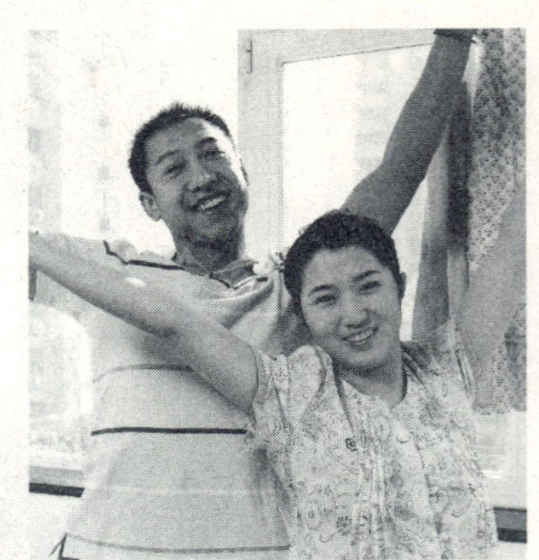

宝宝的基因

我们每个人的基因都不相同。每个细胞中有46条染色体，每条染色体中大约有3万个基因。宝宝的DNA就在卵子和精子结合的数分钟内形成。这时的DNA就决定了宝宝的今后发展，它包含父母双方的遗传物质。宝宝的每个细胞都含有全部的遗传物质，但是每个细胞中并不是所有的基因都处于激活状态。

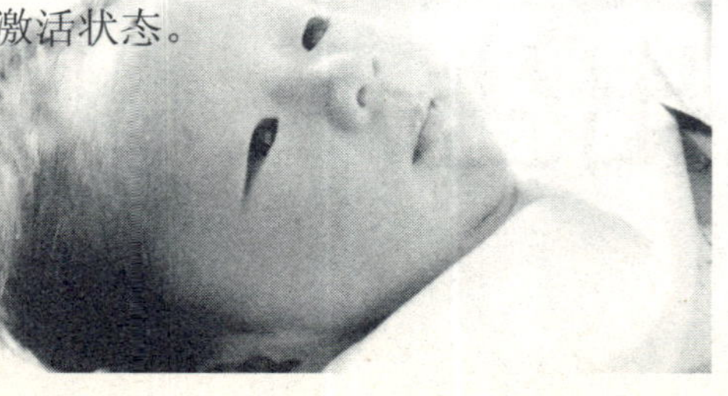

小知识

基因的作用

宝宝的基因决定了他的性别、肤色、身高、性格特点和某些疾病的易患性。其他特点如智力、性情也受遗传的影响。先天遗传和怀孕初期的营养对宝宝的童年期成长来说是至关重要的，而周围环境、家庭及保姆对宝宝的投入则会对他长大成人后的若干年产生影响。

宝宝的性别

X染色体和Y染色体决定宝宝的性

别。从生理上说，妈妈无法决定宝宝的性别。因为每个卵细胞中只含有一条X染色体。而爸爸每个精子中含有一条X染色体或一条Y染色体。如果含有X染色体的精子与卵细胞结合，宝宝就具有XX染色体，是个女孩；如果含有Y染色体的精子与卵细胞结合，宝宝就具有XY染色体，是个男孩。含Y染色体的精子比含X染色体的精子游动速度快一些，但是体积要小一些，存活时间也短一些。

单胎、双胞胎与多胞胎

如果妈妈同时排出两个卵细胞并且与不同的精子结合，就能怀上异卵双胞胎。这对双胞胎性别可能相同，也可能不同，和一般意义的同胞没什么两样。妈妈同时排出两个卵细胞的可能性与遗传有关，并且这种情况在35岁以上的孕妇中更为常见。完全相同的双胞胎由一个精子和一个卵细胞发育而成。在受精卵分裂初期，细胞一分为二，并发育为两个基因完全相同但彼此独立的胚胎。由于两个宝宝的基因完全相同，所以他们性别相同，外表酷似。目前认为同卵双胞胎的发生是完全随机的。如果妈妈同时排出三个以上的卵子，并分别与精子结合，就会形成多个受精卵，从而发育成多胞胎。

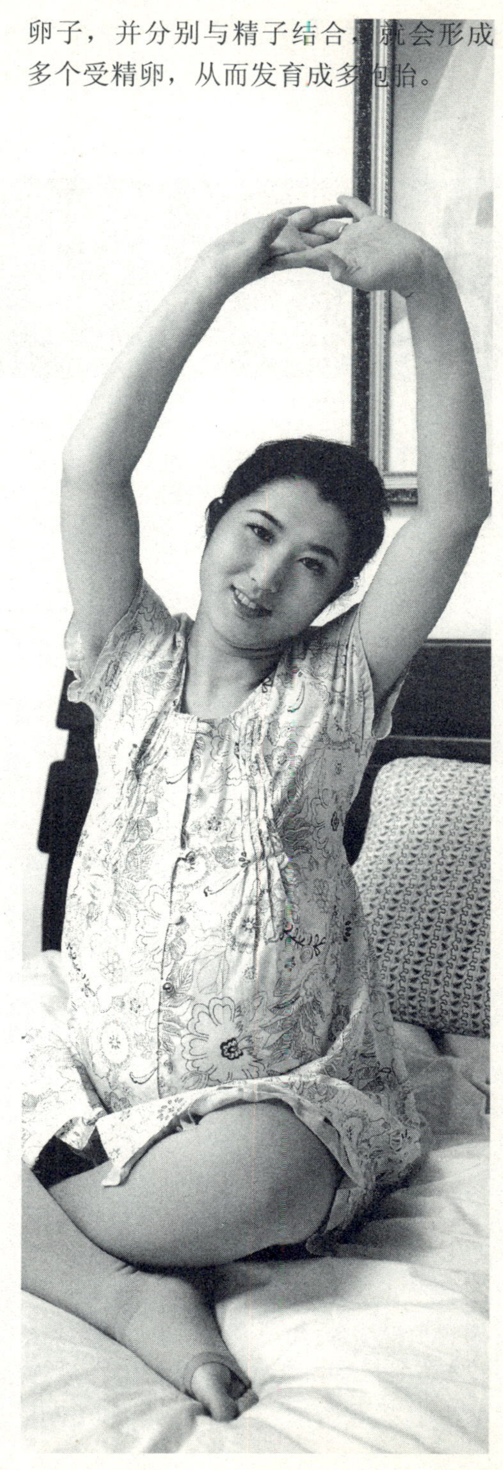

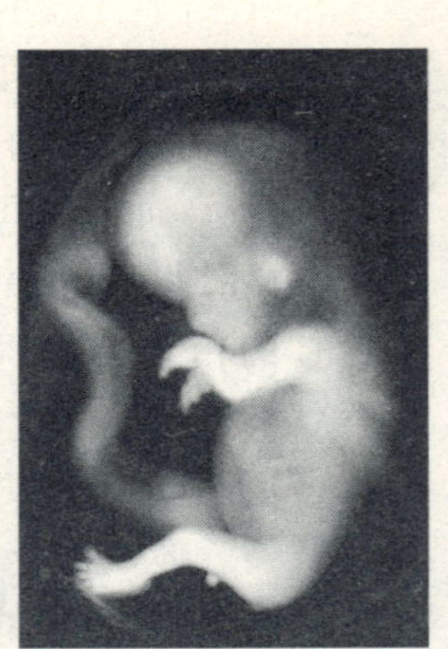

胎儿在子宫里的生活

胎盘

精子和卵细胞相互融合形成一个受精卵，这个细胞孕育着宝宝的全部，以及在未来9个月中滋养胎盘。大约在受精7天之后，一个细胞团形成了，内层形成胚胎，外层形成胎盘、羊膜腔和脐带，它们可以在宝宝出生前提供营养。

胎盘是胎儿的生命线。它作为母子各自分离却又紧密相连的循环的中间环节．替胎儿呼吸、排泄和消化。通过胎盘，胎儿得到最好的、持续的供氧和营养物质，包括抗体、氨基酸、必需脂肪酸、糖、矿物质和维生素。你的营养、健康和血液影响着胎盘的功能，胎盘能阻止大量有害物质和大部分感染性物质进入宝宝体内，在整个怀孕期间，你将与胎儿共享血液中的多数成分。

值得一提的是，不论你们母子各自独立的循环系统之间的物质交换是多么密切，你的血液都不会直接流入胎儿的身体，胎儿的血细胞也只有很少一部分能进入你的血液循环系统。

当受精卵形成的细胞团植入你的子宫内膜时，胎盘就形成了，胎盘向内深入手指状的组织，称为绒毛，绒毛就像树根一样伸入子宫壁。每根绒毛的中央是一条细小的胎儿血管，血管外包裹着结缔组织，结缔组织外是由胎盘细胞组成的膜。胎盘细胞进入你的子宫血管，你的血液浸泡着它们：它们不许你的血细胞通过，但它们会把营养物质和氧气输送给绒毛中的血管，再由此进入宝宝的血液循环。到孕10周，绒毛必须深深地植入子宫壁，这样胎盘才能在整个孕期最大限度地发挥作用。

胎盘和脐带

上千根绒毛中的血管汇集成脐带中的两条胎儿动脉和一条胎儿静脉，脐带连接胎儿的肚脐和胎盘的中心。胎儿静脉把富含氧气、营养和抗体的血液从胎盘运输到宝宝体内。胎儿动脉则把宝宝的代谢废物运输到胎盘，这些代谢废物从胎盘进入你的血流，经由你的肾脏排泄到体外。胎盘、胎儿、你的血液循环系统三者关系的复杂程度匪夷所思，正是它们保证了胎儿可以获得最大的保护和最充足的营养。

因为胎儿血液中氧气之类的物质浓度较低，容易流入他的血液，这个过程被称为简单扩散。对于胎儿需要的而在你血液中浓度较低的物质，如铁，会通过易化扩散转运到胎儿的血液中。虽然绒毛滤掉了大分子物质，比如有潜在危害的细菌，但却能通过将大分子包装到微囊泡里来运输胎儿所需的保护性抗体，这个过程称为主动转运。

胎盘和脐带与胎儿一同生长。在孕早期，绒毛的膜和组织完全包裹着宝宝和羊膜腔。具体来说，在孕8～12周，一部分绒毛消失，另一部分则集中到子宫壁的一个圆形区域，从而形成胎盘。在孕12周，胎盘已经发育完全，但生长任务艰巨，直径要从3厘米增长到20厘米。到孕晚期，胎盘将重达0.45千克左右。

脐带植根于胎盘的中央附近，可长到1米长，所以你可以在宝宝降生的第一时间抱抱他，哪怕这时胎盘还留在你的子宫里。在宝宝出生后，胎盘变成一层附在子宫壁上的柔软东西，随着子宫的收缩，胎盘被剥离娩出。它看起来像新鲜的肝脏，既平又圆，形状像比萨饼。

胎盘和激素

胎儿有一个完整的内分泌系统，能像成人一样分泌激素。胎盘还产生一些激素，它们进入你的血液循环后能帮助你适应怀孕期间的一系列变化。通过胎盘，胎儿也直接接受你的内分泌系统所分泌的激素。其中一些激素能反映你的情绪，比如，在你锻炼或跳舞时释放的“感觉良好”的内啡肽，害怕或激动时释放的肾上腺素。这种情绪上的同感是胎儿在子宫内发育的一部分，对于你们母子的交流来说必不可少。

胎盘分泌的绒毛膜促性腺激素（HCG）具有刺激卵巢中的黄体分泌孕激素和雌激素的作用，这种作用可持续到胎盘能代替黄体分泌孕激素和雌激素时为止。孕激素对于维持受孕和子宫扩张至关重要。

在整个怀孕期间，胎盘不断地分泌激素，与胎儿释放的激素共同发挥作用，为分娩和降生做好准备。这些激素也会影响你的情感和心绪，让你有做母亲的感觉。

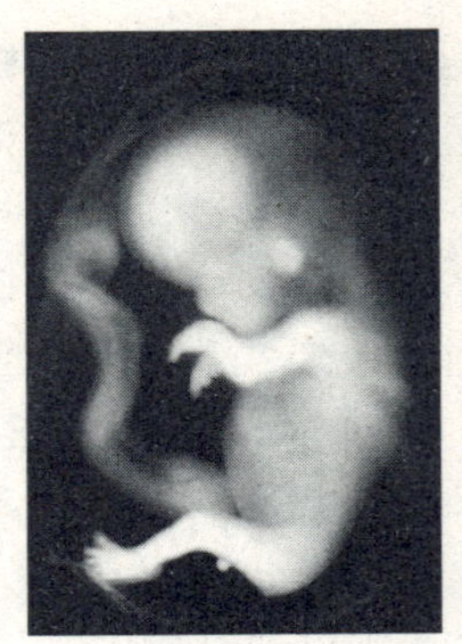

胎儿在子宫内的循环系统是怎样的?

A

在充满温暖羊水的羊膜腔里，胎儿沉浸于自己的小天地。虽然他处处依赖于你，但是他能造血并维持自己的血液循环及与胎盘血液的物质交换。宝宝的血液循环速度很快，从孕5周开始，他的心率达到每分钟110～170次。这个心率在他沉睡时下降，在清醒和活动时上升。这种心率大约以每小时6.4千米的速度带动胎儿血管中的血液流动，流遍全身只需要30秒。通常来说，宫颈中的黏液会先产生一层无法穿透的网状物，但在排卵前后的3～4天里，这层黏液会变成营养和保护精子的物质，这种作用可持续数天。

胎儿在子宫中的血液循环与他出生后的血液循环有一个重大区别。宝宝出生前需要的氧气由你的血液通过胎盘进入宝宝的脐静脉，再流入心脏。在成年人，所有的血液来自右侧心腔，经过肺脏获得氧气后再流入左侧心腔，再射入主动脉，输送到身体各处。但子宫中胎儿的血液要流经心脏的一个解剖学孔道卵圆孔，然后经过肺脏流入左侧心腔，再通过主动脉到达全身各处。主动脉分支为两条脐动脉，负责把血液送回胎盘，再次进行氧气交换。

从宝宝出生吸入第一口空气那一刻起，卵圆孔就关闭了，血液便由右侧心腔流经肺脏，再回流到左侧心腔，然后通过主动脉流遍全身。胎儿在子宫中还有另外一条循环途径，即小动脉。在宝宝出生后，它们也会在前列腺素的作用下封闭并引起脐动脉壁收缩，脐动脉的脉搏会在2～15分钟内逐渐减弱。

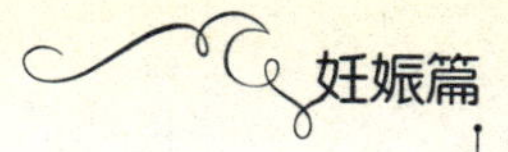

羊膜腔和羊水

胎盘只是胎儿在子宫中赖以生存环境的一部分。他同时生活在封装在羊膜腔里的具有保护作用的液体——羊水里。羊膜腔由两层膜组成，外层是绒毛膜，形成于胎盘绒毛逐渐为膜组织所取代时，一直延伸到胎盘边缘，它贴附在整个子宫壁上，内层是由胎儿细胞组成的羊膜。这两层膜形成了一个坚强的保卫防线。

羊水是无色透明的，稍微带一点甜味。在孕早期，羊水通过你的组织进入羊膜腔，被宝宝通透性很高的皮肤吸入排出。之后，大部分羊水都来自宝宝，他吞咽它，把它吸收后再通过肾脏排出体外。虽然胎儿把小便排到羊水中，羊水却始终是清洁的，因为胎儿体内所有的废物都通过胎盘排泄掉了而尿液是无菌的。羊水中含有盐、矿物质、糖和蛋白质。羊水像内海一样，每隔4～6小时就会补充和再循环一次。它保持着恒温，作为屏障，在你的腹部受到撞击时，比如在你摔倒时，起到缓冲的作用。

在孕早期，羊水的量很大，漂浮其中的胎儿可能感觉不到重力，仿佛遨游在漫无边际的宇宙。在羊水中，他经常蠕动和翻滚，这是为了增强肌肉的力量和运动协调性而做练习。随着宝宝一天天长大，羊水量也随之增加，但增加的速度不快。因此到了孕8月，胎儿在子宫中占据的空间远比羊水多，虽然他依旧可以从一侧滚到另一侧和踢腿，却不太可能自由地翻筋斗了。每次B超检查，都能显示羊水量。到即将分娩的时候，胎儿与500～1500毫升羊水在羊膜腔里和平共处。在分娩前，羊膜和绒毛膜都会破裂，胎儿的头和身体就会露出来。胎盘剥离后，与之相连的羊膜和绒毛膜也一同娩出。

宝宝出生前后的健康

在子宫里发生的一切与宝宝健康之间的关系，早在几个世纪以前就开始研究了。毫无疑问，你最好能为宝宝提供一个健康的宫内环境。科学研究揭示了从妈妈的激素和营养状况到胎盘功能，都会对宝宝成年以后的健康产生影响。赫特福德郡（Hertfordshire）的D•Baker博士是最早研究这一问题的，他的研究资料来源于1911～1945年的出生记录：“我们成年时享有的健康在很大程度上是由我们在胚胎时期发育的情况决定的，它可以预先决定我们的心脏、肝脏、肾脏及大脑的功能。”随着科学研究的进一步深入，或许能提高你在怀孕期间保持健康，为宝宝日后的健康成长打下良好基础的意识。

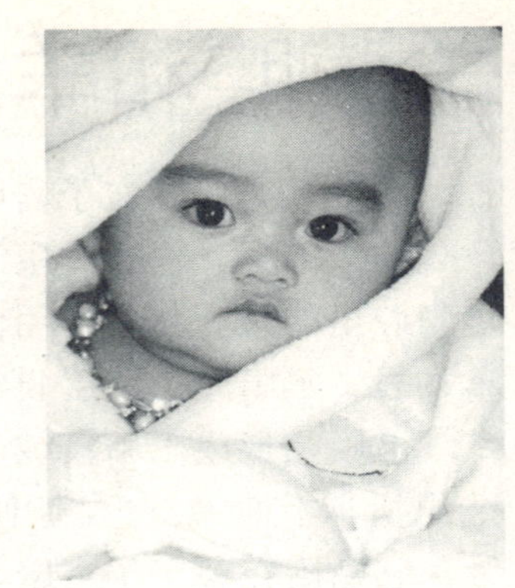

宝宝的身体和感知觉发育

宝宝的身体和大脑发育特征

时间段	身体发育	脑部发育
第8周	胚胎由上万个细胞组成，其器官、眼睛、耳朵、肢芽和神经系统均已初具雏形。重演了蝌蚪、鱼和原始哺乳动物的“进化过程”，现在看来已经初具人形。胎儿从第5周开始有了心跳，心率是每分钟150次——心脏大小和罂粟子差不多。	大脑发育得很快：每分钟都有几百万个脑细胞诞生。脑组织的低级部分，即在进化中保留下来的最古老的脑组织，包括脑干和脊髓已经形成。这是本能反射的中枢，能指令躯体各司其职。
第12周	身体部件均已齐备，可以成为胎儿了，能翻滚、吞咽，逐渐显出吮吸反射。指甲开始长出，全身布满绒毛，器官已具有功能。肺脏时而充满液体，时而将其排空，如此反复地演练呼吸运动。	神经元（大脑中的神经细胞）继续增加并相互建立联系，从而指导躯体行使功能，包括循环、吮吸、吞咽和排尿，这是由遗传获得的本能。但胎儿也能根据激素和情绪的变化学习掌握这些功能。

第16周	在第15周第一次听到声音——羊水中无数杂乱的回声——不久就能识别你的声音了。能尝到、嗅到羊水的味道，而且当光线照在你腹部时，宝宝也能作出反应。当宝宝吮吸着大拇指漂浮在羊水里的时候，可能是最放松的时候了。假如她是个女孩，此时已在卵巢中储备了多达300万个卵细胞。牙齿的幼芽和声带都在发育，一种乳汁状的保湿物质（胎脂）覆盖了宝宝全身。尽管此时只有成年人的手掌那么大，但已开始形成特征性的指纹了。	大脑中的神经元继续以每分钟58万个的速度生成并与其他神经元建立联系。大脑的皮质层开始与负责处理情绪的丘脑相连。
第22周	随着胎儿的身体发育，骨骼也逐渐变硬。出现了觅食反射，协调性更好了，能伸手去够、抓和敲打脐带，因而一出生便会握住你的手指。胎儿全身的皮肤对触摸都很敏感，除了头皮（由于分娩的需要）。孕龄23周以上的宝宝出生后才能存活。	数以百万计的联结在神经元之间形成，在这一阶段，大脑负责组织感觉信号，同时大脑的一些特殊区域活力增强。对于触摸、温度、光线、声音和味道的感觉被加工并存储下来。胎儿能感受情绪，还会做梦，正在为出生后的新生活打基础。
第28周	胎儿睁开双眼已经大约2周了。随着能量的不断储备，脂肪不断积累，这些脂肪将支撑胎儿度过从分娩到开始哺乳前的几天时间。当孕妇的腹部受到碰触时，胎儿会有反应，听到声音时，心跳会加速。	大脑的全部神经元（1万亿）均已形成，为学习和认知奠定良好基础。听觉中枢和语言中枢成熟。大脑每秒钟约发生100万次化学反应，其中相当一部分和感受情绪的能力有关。
第32周	已经完全成形的胎儿集中所有能量以待成熟。女孩的阴唇还很小，男孩的睾丸则刚刚开始由肾脏所在的区域朝阴囊下降。胎儿的走路和睡觉风格已经形成，但会受到大的响声、强光和你的活动的干扰。在第32周胎儿已经能辨认出自己熟悉的音乐了。	随着大脑不断接受和处理信息，脑容量增加，头也越长越大。即使在睡眠中，宝宝的小脑袋也没闲着：快速动眼运动或称有梦睡眠占据了胎儿80%的睡眠时间。越来越多的细胞由于胎儿的活动和经历而彼此建立了联结。
最后几周	待在子宫的最后7周里，胎儿增加的体重可达出生时体重的1/3。器官继续发育成熟，手指已长及指尖，骨骼变得坚硬（只有颅骨保持着柔韧，因为它们要在分娩时重叠、变形），毳毛（细小的体毛）和胎脂脱落入羊水中，又被胎儿吞进肚里。肺脏分泌一种表面活性物质，这种液状物质能降低整个呼吸道的表面张力从而使肺能够呼吸膨胀，使宝宝在出生后能够呼吸。	随着神经元之间不断建立联系，大脑不断发育，其发育的速度超过了身体的其他部分。一旦分娩时刻到来，胎儿的大脑会引发一些激素的释放，这些激素与胎盘激素相互作用，刺激你的子宫发生收缩。

分娩时刻	在分娩过程中，胎儿可能蠕动并主动向下方移动，也可能只是静静地等待而把分娩的大部分工作交给妈妈。在羊水的保护下，胎儿的头部随着子宫的每次收缩向宫颈推进，头骨变形而使头颅缩小。胎儿的头部发生旋转，当宫颈口完全张开时，胎儿的头和柔软的身体就穿过妈妈的阴道来到外面的世界了。	在分娩过程中宝宝时而沉睡时而清醒，醒着的时候能感到压力和强大的推动力。分娩时宝宝的反应各不相同：一些宝宝感到疼痛，尤其是在器械助产的情况下；一些宝宝则会产生大量的应激激素并显得胆怯；大多数宝宝显得很平静，能轻松地度过分娩。
刚出生	出生后宝宝立即适应了在空气中呼吸。这个适应伴随着第一声哭喊，你第一次听到了宝宝的声音。他睁开眼睛，渐渐舒展身体。经过在子宫中的演习，一旦被抱到妈妈胸前，宝宝就会含住乳头开始吮吸，宝宝还有许多其他的反射。在妈妈的怀抱中，宝宝会注视你的脸，用一种微妙却强大的力量和你交流。	不论在生理上还是心理上，出生都是一次重要的经历。你可能会感到惊讶，但是宝宝能感受到妈妈那安全和充满爱意的臂弯。在数分钟内，宝宝的大脑已经处理了数不清的信息片断。宝宝开始了学习的第二阶段：学会注视你、熟悉你的声音。
满月	短短1个月的时间里，宝宝已经能控制头颈部的一些运动，常常微笑，变得很自信。肚脐已经长好了，宝宝迫不及待地吮吸和哭闹着，迫不及待地用自己的感觉解释周围环境。宝宝的嗅觉很灵敏，出生5天就能辨识妈妈的乳汁，宝宝喜欢像在子宫的羊水中那样受到温柔的抚摸。宝宝开始把注意力转向妈妈面庞以外的事物，看到了更多颜色。小手总是紧紧地握着拳头，腿和胳膊却随时在扭动。	宝宝被推动着去交流、学习和模仿。所有在子宫里掌握的能力和感受到的情绪为宝宝以后接收新信息提供了参考。宝宝能辨别妈妈的声音并且可以把这些声音和妈妈的口型对应起来，会和着妈妈的节拍摇摆。宝宝敏锐地感受着，常常揣测妈妈的情绪。现在宝宝还没有独立的意识，觉得自己和妈妈是连为一体的。
3个月	宝宝每天的食量是出生2天时的6～10倍。宝宝微笑、欢笑，用小手敲打东西，被声音吸引着转向发出声音的方向。可以很好地集中注意力，可以在支持物的帮助下坐稳。语言功能正在发展，还能发出好多种欢乐的咯咯声。身体越来越强壮了，趴卧着的时候，能自己鱼跃而起。	神经元之间的联系日益广泛，逐渐建立起一张用来解释信息的地图，宝宝的大脑生长发育得十分迅速。获得的每个体验都得到整合，大脑渐渐发生改变。体验（比如妈妈的面庞）重复得越频繁，建立的联系就越牢固。宝宝能感到快乐、恐惧、爱意和愤怒，还常常感到好奇。

6个月	6～9个月大的宝宝大多能不依靠支撑而自己坐起来，还很会打滚，有些宝宝已经开始学爬了。宝宝对自己的手一清二楚，经常好奇地和自己的小手玩耍。能伸手够到自己的脚趾，再把它们送到嘴里。在子宫中便已萌芽的牙齿现在至少长成1颗乳牙了，已经对吃固体食物习以为常。语言可能已经和你有几分相似了，对自己最喜爱的东西，可能已经发明了一种独特的声音。在玩得开心或者缺乏安全感的时候，能抵住困意。	宝宝变得越来越社会化，能自己决定对谁微笑，逗弄谁。如果不想按要求做事情，就会拒绝。大脑依然对即刻的情绪反应所产生的全部信息做出反应（像成年人的大脑一样）。宝宝的大脑现在盘算着如何指挥身体反应，包括开始用大脑的逻辑半球解释事物，还能抑制某些反应及克制一些反射。
9～12个月	在怀孕18个月之前，宝宝只是一个细胞。可现在已经是一个会发出爸爸、妈妈等简短语音的小家伙了。宝宝以为自己控制着世界，坐着的时候能伸手取、抓和放手让物品自由落下，把玩具装到桶里再找回它们，还能拾起一粒小豌豆。很可能已经会自信地爬行——或者叫慢慢移动了，遇到家具时知道该停下来。视力和大人一样好，想探奇的欲望没有止境，从婴儿期走向幼儿期，急切地想知道自己可以做哪些事情。当宝宝勇敢尝试的时候，会很依赖妈妈。	当宝宝的大脑接到一个刺激信号，就引发了一个反应——欢笑、心跳加速、尖叫或击打的欲望。如果宝宝笑得很开心，享受这种感觉并且从其他人那里得到回应，就会想笑得更多。一个快乐的宝宝容易变得更加快乐，而这在很大程度上促进了宝宝的大脑发育。宝宝的记忆能力在提高，当你们在玩捉迷藏的游戏时，宝宝很希望你能从窗帘后面重新出现。宝宝明白但还不十分确定自己和妈妈是分开的，宝宝觉得自己被孤零零地抛下了，需要在妈妈的指导下走过下一个阶段。

宝宝的听觉

怀孕15周

在怀孕15周的时候，胎儿还不到15厘米长，只有100克重，却已经具有了听力。在子宫里，胎儿能听到妈妈的心跳、血液泵出、正在消化的食物和胎盘的活动等发出的低沉而巨大的响声，还能听到妈妈每次讲话时引起的腹腔共鸣。根据声调的抑扬顿挫以及吐字时声带的紧张与松弛，胎儿已经隐约听懂了妈妈的谈话。怀孕第6个月时，胎儿大脑的听觉皮质区已经形成许多通路，能听到一个复杂范围内的音调和响度，已经上完了关于语言的第一课。

怀孕32周

怀孕第32周时，胎儿不仅能辨别妈妈的声音，还能辨别经常播放的音乐，每当听到熟悉的音乐，就会做出相似的反应，如踢腿、有节奏地运动或静止不动。胎儿不仅能跟上节奏，还会在曲调中放松自己。在胎儿的大脑中，一系列复杂的联系正在形成，这使他能够把自己听到的和做到的联系起来，了解声音的类型，记住自己的体验，通过这些记忆对将来的事件做出相似的反应。胎儿将听到的一些声音和感受联系在一起，如果妈妈聆听巴赫的D小调小提琴奏鸣曲时会感到放松，或者每当和着华尔兹起舞时会感到兴奋和精力充沛，胎儿也会有相同的感受；如果孕妇在有人冲着她大喊大叫时感到紧张和害怕，胎儿也能感觉得到。

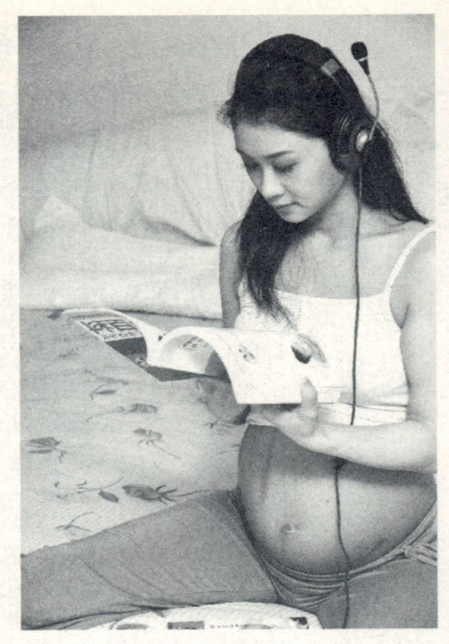

怀孕38周

没有证据表明在子宫中接受古典音乐熏陶的宝宝一定能长成特别聪明的孩子。然而，在子宫每天嘈杂的声音背景下，古典音乐比流行音乐更容易被胎儿听清。此外，钢琴及合唱乐曲与人的声音最接近，因而特别具有安抚效果。你可能因此而选择多给腹中的宝宝听古典音乐，但对胎儿来说，听什么其实无所谓，因为胎儿听的内容越广泛，大脑对节奏、音调的了解也越多。怀孕第38周时，胎儿已能辨别不同的音乐流派，还会通过用力踢腿或滚动让妈妈知道自己正在接受特定的刺激。

温馨提示

妈妈，应该选择一些柔和、舒缓的音乐给宝宝听，以使宝宝心情愉悦。

新生儿期

宝宝出生时的听觉已经发育得很好，但是外界的声音对他来说会显得异常清晰和高亢。他依然能分辨出你的声音，没准还能分辨出爸爸的声音，还有某些曲调，但也可能与模糊的“白色噪声”相安无事。这种“白色噪声”比较缓和，也是他所习惯的。宝宝倾听洗衣机急速旋转的呼呼声或没调好频道的收音机微弱的吱吱声不怎么费劲儿，因为他的大脑只需要较少的解码工作。而相对于说话的声音，成人同样能比较容易地“关闭”对洗衣机声音的反应。

出生后5～6个月

子宫内外声音的另一个不同，是外界声音在经过一定距离的运动后会发生变化。宝宝出生后要学习定位声音，首先，他会轻而易举地定位发自身体前面的声音，因为这些声波同时到达他的双耳，而且他还可以借助于视觉。然后，转头寻找来自侧面的声音，5～6个月时，他会懂得如何定位一个发自身后的声音。这项功能与头部的运动控制相协调，两种功能互相促进。

出生后6个月

虽然知道声音从何方传来是听觉的一个重要方面（比如警觉危险），一项更为微妙复杂的技能从宝宝在子宫时便开始逐渐发展，出生后更以相当快的速度发展。宝宝听到的每一个声音都能告诉他一些关于语言的事情，而宝宝观察你说话时，会把你的面部表情及身体动作同你的语调和吐字联系起来，以便推测你的感受和语义。宝宝能协调地使用耳朵和嘴巴，在出生后的最初6个月里，宝宝更多地是通过听而不是发音来学习语言，在以后的几个月里，他能理解的比能传达的多得多。

小知识

宝宝的激素

宝宝早在出生以前便有了一套发育完全的激素分泌系统。不论在子宫中还是出生后，激素系统使他能对环境做出反应。应激时，胎儿的身体释放肾上腺素使他产生焦虑感；平静时，则产生内啡肽并陷入冥想。宝宝还会产生爱的激素，如催产素，这能够帮助他在见到家人时产生爱、幸福和心意相连的感觉。

宝宝的视觉

怀孕25周

大约在怀孕第25周，胎儿睁开双眼看到一个偶尔会亮起来的世界（当有光照在你的腹部时）。每件东西都是模糊而邻近的，然而他眨眼、转动眼珠，以加强眼肌的力量。到怀孕第40周时，胎儿视网膜的表面积已经比第25周的时候增加了1倍。第一次抱起宝宝时，你们有了眼神的接触。宝宝望着你的眼睛，盯着你的眼皮，打量你的头发，观察你的嘴唇，然后又凝视你的眼睛，这一切仿佛是宝宝在引诱你去看他。宝宝的眼睛只对光线的变化有反应，不久后他将学会把你面部光线的变化转化为你的面容。

新生儿期

刚出生的宝宝只能看清20～25厘米的物体，这个范围相当于你的胸部和面部之间的距离，在此距离以外他看到的都是模糊不清的形状。宝宝能分辨醒目的颜色，如黑、白、红和黄，但在一段时间内不认识蓝色和绿色。他大脑的视觉皮质以这样一种方式发育，即让他倾向于注意边缘、运动、轮廓、对称的形状和对比强烈的东西，他从人脸上找到了所有这些。出生后的最初几周里，他会非常专注地看着你。实际上，是大自然要他知道哪些是关心自己的人并与这些人进行交流。出生10天以后，或许更早，宝宝已能识别你的轮廓，所以如果你突然改变了发型，他可能感到迷惑。

起初，宝宝能用眼睛追随一个缓慢移动的物体，但这种活动受到力量

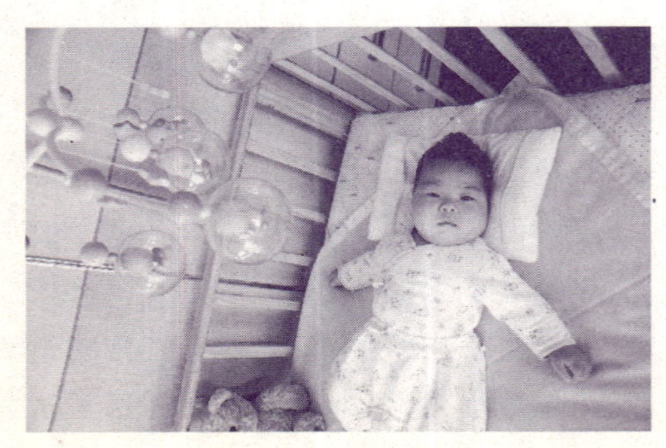

微弱的眼肌的限制。宝宝的视力大约仅为成人的4%，然而宝宝已经有了一些奇妙的技能。他能从三个维度感知世界，通过注意阴影、轮廓的细微差别，以移动头部来判断距离，还知道你的脸不论在近处（显得比较大）还是在远处（显得比较小）都是同一张脸。

出生后6～8周

每天宝宝的眼肌都会接受新的训练，在仅仅6～8周时间里，他的大脑将学会了解某些运动形式。在追随物体运动时，宝宝可以通过预测一个物体运动轨迹的能力来保持专注。大约在同一时期，宝宝熟悉了你的面部轮廓，开始把更多的注意投向细节：你的鼻子和鼻孔，你眼睛的形状和颜色，你的颧骨、牙齿以及每一颗痣。有了这些附加信息，宝宝将对你的长相形成一个更为清晰的记忆，还能从照片上认出你的脸，无论照片上的你是戴着帽子、剪了头发还是架着眼镜。宝宝喜欢这些细节，愿意看更复杂的图片和图案。宝宝也能认出爸爸、爷爷奶奶、哥哥、姐姐和保姆，甚至清楚你的步态和你特有的头部动作。

出生后10周

如果你蒙住一只眼睛看这页纸，再换蒙另一只眼睛看同一页纸，前后两次你会看到两个图像，但用双眼观察你只看到一个图像。起初，宝宝一次能看到两个图像：无法将两个图像整合为一个单独的图像。直到在出生

后第10周左右，宝宝才拥有了“立体视觉”，立体感使他的眼界发生了巨大变化。三维视觉完全建立后，宝宝能更精确地定位他的手、保姆和玩具。一旦他知道能触及物体并能与它们互动时，便会发育迅速。

出生后5个月

当宝宝激动地意识到自己能把看到的和摸到的东西联系在一起时，就会一次次地尝试以完善这项新技能，重复是最好的练习方法。在大约5个月的时候，宝宝会表现出对自己双手的好奇，他常常陶醉于观察手指的运动和连接。一旦宝宝熟悉了自己的手指，拥有对周围物体的定位能力后，他就能准确地伸手去够它们，还能控制双手随时抓住看到的东西。在短短的几个月里，宝宝的大脑学会从一个图像来判断物体的质地、大小和距离，还能指挥小手做出相应的反应。宝宝逐渐能控制自己的姿势，同时也提高了视觉能力。

出生后6～7个月

宝宝刚出生时，由于是仰卧的，仅能把头从一侧转到另一侧，所以仅能注视前方很近的物体。到六七个月时，宝宝就能坐着观察整个房间了。宝宝知道自己无法够到悬吊在天花板上的移动电话，但可以够到自己的脚趾，还能辨识很多张脸、一些玩具和图片，视力已提高到成人的10%。当他想要交谈时，会望着你，期待你的回应：如果宝宝边看着你弄出声响或不停地踢腿，说明他非常渴望得到你的回应。如果这时你没有凑过脸来或者跟他说话，而是睁着两眼发呆，就会使他弄出更大的响动或者蹬得更厉害。如果你板起脸来，不一会儿，就会使他变得心烦、沮丧或厌倦。

出生后9个月

9个月时，宝宝已经能够探测深度，这很重要，因为他需要了解台阶和其他潜在的有坠落危险的物体。不过此时的宝宝已经失去了辨别陌生人面部特征的本领。这是因为大脑视觉皮质联结的发展已经到了顶峰，而一个“修剪”的过程已开始进行，从而使大脑能有效率地运转。宝宝的大脑明白只需要在同种族的人中辨别面容，不再留意区分其他种族个体之间的面容差异。

宝宝很清楚自己这一阶段应该学习什么。尽管如此，他的视觉能力仍需要加强，眼睛的聚焦范围和眼肌的控制能力需要继续发展。宝宝无时无刻不在练习，逐渐将看到的、闻到的、听到的和感觉到的事物联系起来，建立自己的视觉空间。

宝宝的嗅觉

在子宫内

宝宝的面容在子宫中形成的过程，并非如在一个圆形上刻画出眉目那么简单。五官是分别形成的，而脸上的每一部分都将面部组织与神经（大脑）组织连接起来，融为一体，以便发挥最佳功能。同眼睛和耳朵一样，鼻子也是神经、骨骼和皮肤组成的有机体。在怀孕的最后3个月，子宫中的宝宝能闻出羊水的气味。

出生后

出生后，宝宝便置身于各种新奇的气味之中，并能敏锐地感觉每一种气息，他灵敏的嗅觉弥补了视觉微弱的不足。宝宝的嗅觉非常敏锐，如果把出生还不到1小时的宝宝放在你的腹部，他就会自觉地朝乳房方向蠕动，去寻找乳头，并开始吮吸。在陌生而新鲜的世界里，他在被抱着贴近你的皮肤时最平静；你的自然气息可以安抚宝宝，这可能是因为这种气息与羊水的气味相近吧。

嗅觉是生存的要素。宝宝通过嗅觉知道你是否进屋，旁边有没有陌生人。出生5天后，宝宝就能区分你的气息与其他人的气息，并迅速学会辨识卧室、厨房、车、毯子和其他熟人的气味。他可能把小脑袋靠在爸爸的肩上享受爸爸怡人的气息。如果闻到陌生人或者使自己感到受威胁的“危险人物”的气味，他就会大哭或紧张起来。宝宝的嗅觉受控于大脑的某一部分，这部分的大脑与其他部分的大脑形成强大的联系并建立起关联。多年以后，某一种气味可能勾起他的某个回忆，并重新点燃某种久已忘怀的情感。

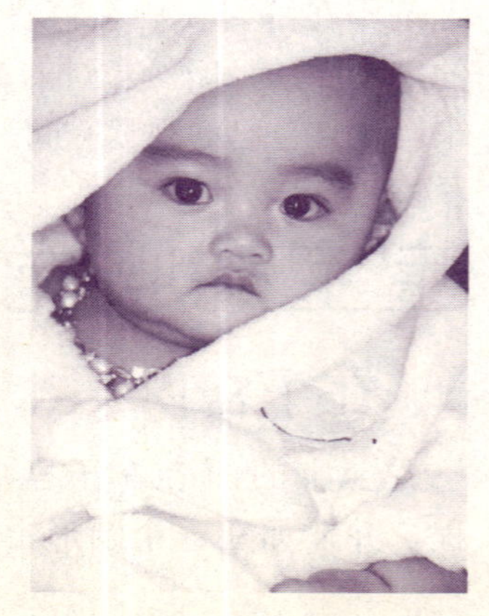

宝宝的嘴

胎儿的嘴是全身最敏感的地带之一，怀孕6个月之后，宝宝长出味蕾，能尝到羊水的味道。羊水的味道与你所吃的食物息息相关，因此宝宝能品尝到苦、甜、咸和酸味。一些味道会带来某种生理反应，比如，吃过巧克力之后，你的血糖会升高，短时间内你就会感到精力充沛，宝宝也能察觉这些反应。

当胎儿在子宫里吮吸手指以及出生后吮吸乳头或奶嘴时，嘴唇的接触都是他探索世界的方式。虽然吮吸是一种生理反射，宝宝仍然需要练习，宝宝通过打哈欠、扮鬼脸、撅嘴这些动作，训练了嘴部的肌肉和舌头。再过几个月，他的舌头会逐渐与下颚分离，舌头是从舌尖长起的，生长很迅速。与此同时，胎儿逐渐提高了控制发声和在嘴里玩弄食物的能力。一旦他能够用手把东西塞进嘴里，便开始用嘴巴探索世界。尽管味觉仅限于舌头的后1/3部分，嘴部的神经末梢却是宝宝幼小身体里最敏感的，在他的大脑中，最先发育的是与舌头、口腔和嘴唇有关的通路。

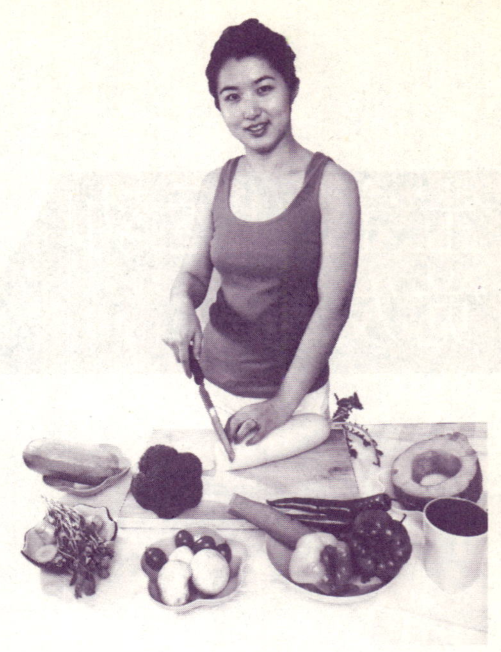

味觉会在宝宝出生后继续发展，因此准备哺乳的妈妈在宝宝出生以后突然改变饮食习惯并非明智之举。胎儿的味觉在出生以前便受到妈妈饮食习惯的影响，已经习惯了某些味道。但这并不意味着宝宝会喜欢你吃的每种食物。一些证据表明，在怀孕期间常吃辣味食物的妈妈生下的宝宝不在乎乳汁中的辣味，而那些怀孕期间从未尝过辣味的妈妈生下的宝宝就很难忍受乳汁中的辣味。几个世纪以来的经验还告诉我们，每个宝宝都有自己的味觉偏好，包括对母乳、配方奶粉以及固体食品的口味爱好。

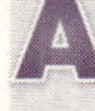

宝宝以后会喜欢食物的各种味道吗？

A

在出生后的最初几个月里，宝宝能够接受各种味道，而且在他的大脑中，食物的味道、质地和进食后的感受之间正逐渐建立起联系。尽管宝宝都有偏爱甜味的倾向，长大后也可能喜爱苦味或酸味，但认为所有宝宝长大后都会喜爱各种味道的想法是错误的，这是因为宝宝的喜好受到遗传因素的影响，比如天生排斥苦味。另外，断奶食物的选择对宝宝味觉偏好的形成也起着重要作用。同各方面的发育一样，宝宝的味觉偏好也将反映他的个性和生理特点。

宝宝的运动觉发育

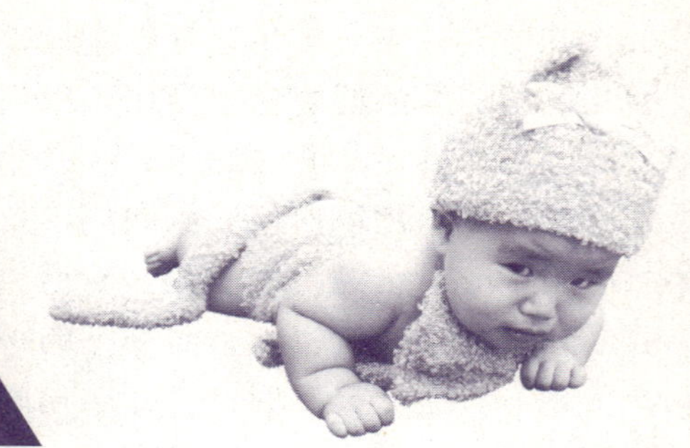

宝宝的运动特征

除了睡着的时候，宝宝很少安静地待着。他在子宫里滚动，转身，打嗝，伸展胳膊和腿，动舌头、嘴唇和眼睛，对周围的子宫壁连推带压，把吮吸手指头当作忙碌的探险的一部分。宝宝在出生后几天里，就动来动去，不断练习和探索。几乎所有的早期运动都是非自主运动或者说条件反射，但却是宝宝成长所必需的，即使最微弱的抽动也能加强宝宝的肌肉力量并帮助宝宝获取信息。在他的小脑袋瓜里，大脑的许多区域之间进行着信息传递，比如，大脑会在视觉皮质的细胞与掌管双手运动的细胞之间建立联系。

首先，从出生前幸福地漂浮在温暖的羊水中，到出生后艰难地克服引力和重力，宝宝需要调整自己，以便适应这种变化。从一个安全的胎儿体位伸展开来并拉伸肋骨需要耗费肌肉很多力气，而打滚这一壮举是一系列复杂的动作和调节的结果。惊异于自己的协调能力和视野的巨大变化，宝宝想再三尝试某个动作，而每次尝试都使他的力量和控制能力得到增强。他的下一个里程碑——挺直身体坐起来，实在是一个挑战。从宝宝4个月左右开始，学爬将占用他几周的时间。而一旦宝宝想爬了，不管遇到多少挫折，都会坚持不懈地练习直到学会爬行。从用双唇、舌头和声腔发出“哦”的一声，到稳稳当当地迈出一步，只有当你有了自己的宝宝，有机会观察他的一举一动，才会明白他学会一个动作需要付出多少努力。

宝宝对头颈部的运动控制

宝宝在能够用手臂和腿做精确动作之前，就能控制头颈部的运动了。刚出生的宝宝就能移动头部，但几乎毫无控制。出生以后，不论仰卧还是俯卧，宝宝休息的时候总把头靠向一边。被你抱在怀里时，宝宝只能稍微动动头，并通过头部运动来判断距离，但多数时候，他的头会靠在你的肩上或颈后。然而想观察你的脸和追踪物体运动的好奇心，驱使他活动自己的头。大约6周时，宝宝学会抬头并能坚持一小会儿，后来可以坚持几分钟，就这样，逐渐能够随心所欲地控制头部的运动。

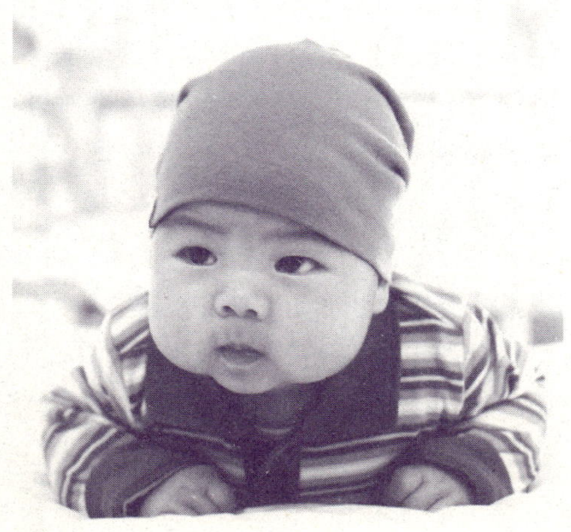

头部以及颈部力量的增强，标志着宝宝的脊柱开始变得强壮，从而促进了全身的进一步发育。俯卧时宝宝会尽力抬头并用手支撑身体，从而锻炼了他颈部和肩部的肌肉。到3个月时，宝宝已经能熟练地完成抬头动作，这对于头在全身所占的比例是成人4倍的宝宝来说，实在是件了不起的事情。

小知识

肌肉的控制

- 出生时宝宝所有的肌肉纤维都已就位，但肌肉需要一段时间来增厚、增强及按照大脑的指挥运动。同样，宝宝的骨架已经形成，但也需要时间来加强，这个过程会一直延续到成年早期。
- 肌肉的控制从身体上部往下依次进行，从颈部开始，随后是躯干上部和双肩，接着是双臂，使宝宝能够坐起的躯干下部和用来走路的双腿。
- 运动神经的精细调控由身体的中心向外周发展，在宝宝学会控制双手以前，就已经能通过击打动作来控制自己的双臂了。宝宝最初学会握拳，后来学会拾起一个小物件，逐渐达到控制双手的运动。
- 大脑不同区域的发育速度与躯体运动的成熟顺序有关，这就是颈部运动的控制比双手运动的控制先发展的原因，运动机能的协调是逐渐实现的。

到6个月时，如果仰卧的宝宝要坐起来，起身时他的头可以与后背保持在一条线上，他还会很熟练地把头从左边转到右边。从此，他要学习的不再是平衡或控制，而是使身体的其余部分变得协调。如果宝宝在躺着的时候想要同时抬头和举臂，最终头和手臂都会垂下来。坐着的时候如果他扭头东张西望，可能就坐不稳或者会摔倒，但是通过训练，他就能掌握这些对你来说习以为常的技能了。到7个月时，宝宝头部运动的幅度更大也更协调，到9个月时，几乎不再对身体平衡产生影响。这一切都表明，宝宝的脊柱力量在不断增强。

宝宝的臂和手

抓握的含义

当你抱起新生宝宝，端详他兴高采烈的小脸时，你可能并不关心他怎样使用双手吧？在刚刚出生的几天里，宝宝在躺着时，常把双臂放在胸前。在宝宝心目中，即使是躺着，他的双手也是至关重要的。出于本能，他会抓紧碰到的任何东西，当他用小手攥紧你的手时，你们之间就建立了一种联系。这种身体的接触给你一种感觉，那就是宝宝把你抓得很紧，也给宝宝一种感觉，那就是被爱和被保护。刚出生就被放进恒温箱和没有得到拥抱爱抚的宝宝，依然能用抓紧大人的手这样简单而有力的动作，接收爱的信息并与大人交流。宝宝有强烈的抓握本能，却丝毫没有放手本能，宝宝坚决而强烈的紧握，保证了你对他的关注，也确保了你们的母子之爱得以延续。

12～14周

宝宝在学会有效操控双手之前，便能准确地控制肩和双臂的运动。在12～14周大的时候，宝宝可以抢夺够得着的任何东西。每一次尝试都是一次练习，就这样，他的肌肉迅速强健起来。与此同时，他的大脑里也建立起关联：把看到的和感受到的相联系，这些感觉又和双臂、手的运动相联系。他不仅知道运动着的手属于自己，还明白他能控制手的运动。

3个月

3个月的宝宝仍然无法判断形状和深度，因此某些动作仍带有偶然性。尽管如此，他抓握的次数越多，学到的也就越多。

4个月

在大约4个月时，他能用双手一起握住东西，还会在抓之前让双手做好准备。会摇晃东西，看看能发出什么响声；会把东西塞进嘴里；还会用两只手分别拿不同的东西。

一旦宝宝能坐起来，触摸、获取

和探索的自由度就更大了，他能砸和扔东西，能观察物体如何相互作用，在手中和嘴里是什么感觉。有朝一日，他学会了鼓掌，这个看似简单的动作其实需要许多控制，而且是建立在大量练习的基础之上的。如果你模仿他并让他觉得自己是在玩一个游戏，他就会反复拍手。现在他已经能张开双手，就会越来越多地使用手掌。

8个月

由于早期形成的击打运动变得越来越精细，所以8个月左右的宝宝有时可以伸手去够东西。不可思议的是，他只会去够那些不超过自己手臂长度的东西，因为他的大脑会利用视觉和听觉信息来计算距离并向肌肉发出适当的指令。当他向自己够不到的东西伸出手臂的时候，其实是想指给你看，再过几个月他才会用手指指点东西。伸手抓东西是一个缓慢而经过思考的过程，随着年龄的增长，宝宝击打的力量越来越大了而且还常常攥紧拳头，直到击中目标为止。宝宝对自己的成就感到很诧异，因此会反复尝试，直到动作十分准确。

9个月

到9个月左右时，宝宝既能击又能拍，能用手指捏起葡萄干、针和珠子，然后伸直手臂举起它们。随着爬行和缓慢移动能力的提高，宝宝会做各种试验，可以够到任何自己注意的东西。

宝宝的腿和脚

宝宝对双腿的控制落后于对双臂的控制，对脚踝和腿的控制也比对手腕和手的发育晚，但这并不是说他的腿和脚不会运动，相反，宝宝会热切地用踢来训练自己的腿和脚。踢的动作在第一周可能很轻柔，以后会越来越有力，特别是当这些动作能产生一些效果的时候，如让玩具上的铃响起来。他会兴奋地使劲踢腿，把这作为打招呼的一种方式。他还会边哭边踢腿，这可是宝宝肢体语言的重要组成部分。踢也是一种必要的运动，它能强健腿部肌肉以支撑身体和行走。宝宝这种爱学习的天性是与生俱来的，甚至刚出生的宝宝就有了踏步反射，当他被大人举着，双脚着地时，会坚定地走上几步。这会让人觉得不可思议，但的确显示了宝宝的大脑已经能够发送有关双腿运动的信息。这些信息可能与开始行走时的信息相同：当你举起大一点儿、会站起来的宝宝时，踏步运动的本能再次显现，他同样试图向前迈进。

宝宝极其柔韧，因为他的韧带和组织富于弹性，小的时候，他可以紧紧地蜷起来。四五个月的宝宝或许能够到脚趾，一个月之后，他能把双

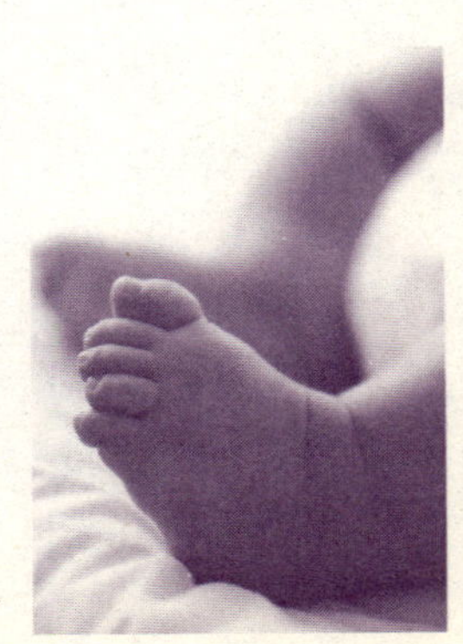

脚扳到嘴里，没准儿还会若有所思地吮吸脚丫。宝宝确实很柔韧，他可以躺着，手脚并用地抓住一个玩具，这时他的脚趾可能弯曲。他也在学习如何用手够到一个东西而不加入脚的不自主运动，学习如何用单脚而不是双脚来踢。所有这些踢的动作，为双腿提供了最佳训练。

Q 宝宝是怎样学会站立的？

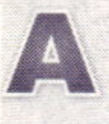

在9个月以内学会站立的宝宝，有较为发达的腿部肌肉，他的大脑已经掌握了如何控制精细运动以及协调获取、停留和站立三种运动的需要。随着宝宝的日益强壮和关节的日益结实，他需要更好的位置觉。这与平衡觉的提高有关，使他可以自己起立，最终脱离支撑物，迈出第一步。站立是件复杂的事情，学会站立乃至独立行走，要受许多因素影响。难怪多数宝宝要用一年多的时间来学会走路。

宝宝的触觉发育

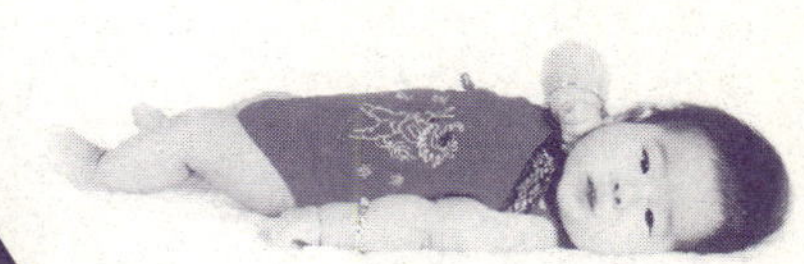

宝宝的皮肤

怀孕后不久，胚胎细胞团的外层发育为大脑、神经系统和覆盖宝宝全身的皮肤。在子宫中，胎儿的皮肤上蒙着一层具有保护作用的白色膏状的胎脂。出生以后，宝宝的皮肤将以惊人的速度适应外界的干燥环境和多变的气温，宝宝的皮肤依然是抵御细菌入侵的有效屏障。在宝宝的一生中，皮肤的外观会反映他的状态：因受冷或刺激而起鸡皮疙瘩；因温暖或健康而容光焕发；因过热或受挫而脸红；或者因某些过敏、疾病或敏感而变得通红。

小知识

皮肤的工作原理

- 宝宝柔软的皮肤同你的皮肤一样，常常能够自我补充。皮肤是全身最大的器官，它的力量也是十分惊人的。它储存水、盐和钙，帮助合成人体必需的维生素D，还有数以百万计的汗腺，这些汗腺开口于毛孔，使分泌物能代谢出废物，维持体温。
- 在每930平方厘米的范围内存在2000个分泌油脂的腺体，这些油脂腺使皮肤成为既有弹性又柔软防水的屏障。数米长的血管帮助皮肤实现恒温器的功能。皮肤还有大约500万个感觉细胞，它们把对物体性质或对环境的感觉转化为信号传递给大脑。

宝宝的触摸

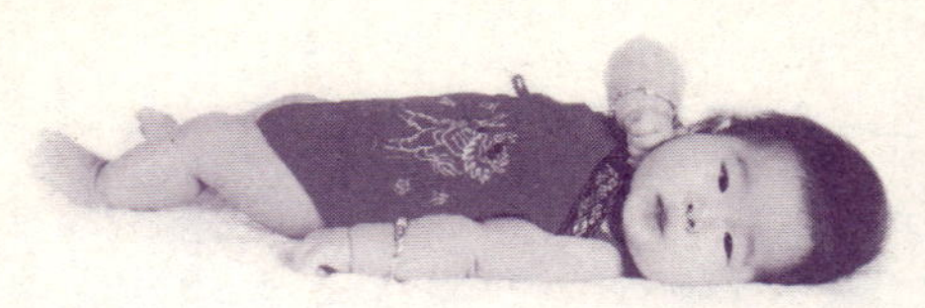

没有接触就没有感觉

在子宫中胎儿不断用自己的身体去感受环境，他感受到羊水和衬在子宫壁上的羊膜的爱抚，踢动双脚，弯曲双臂握住脐带。在他身体的一些部分相互碰触或相互依靠的时候，胎儿体会到皮肤接触的感觉；在吞咽的时候，胎儿有了羊水流过舌头，再顺着咽喉流下去的感觉；在“吃”手指头的时候，他体验到吮吸的感觉。

触摸让宝宝更健康

在子宫中和出生以后，宝宝的大脑将看到的、闻到的及感到的事物之间建立联系，看世界的视野也日益丰富和复杂。每当宝宝触摸到物体或被物体碰到时，他的神经系统便向前发展一步，这使他和其他人及物体的关系渐渐清晰起来。憩息在彼此怀抱中可能是母子沟通的最佳方式，而你触摸宝宝的方式能传达喜爱、敏感、紧张、焦虑、愤怒、漠然和激动等情绪。触觉能向宝宝提供许多关于人性和互动的教育，你充满爱意的抚摸能给予宝宝受保护和被重视的感觉。对宝宝来说，被抱着和摇着不仅是一种情感上的抚育，也是一种生理发育的需求，因为触摸刺激了皮肤，促进其健康发展，这就是许多家庭重视爱抚婴儿的原因之一。

被触摸和抱着的感受对宝宝的发育具有重大影响，长期得不到爱抚的宝宝长大以后会变得自闭而神经质，甚至可能造成身体发育迟缓。而大多数被张开的双臂所欢迎，被紧紧抱着、摇着、亲吻着的宝宝，一般会成长为意志坚强、有安全感和自信的人。受到抚摸这一亲密语言的欢迎和指导的宝宝享受到了爱抚的益处，并通过抚摸促进了皮肤、组织和深层肌肉的修复。

多种方式的触摸

通过触摸，宝宝初次与你交流：在子宫中用蠕动和踢腿来回应你的话语、音乐或者你对腹部的抚摸。随着宝宝的长大，他触摸你的方式成为与你交流的一部分。刚出生的宝宝可能把头贴在你的脸上体会与你脸颊相碰的感觉，或者会在哺乳时敲击、拍打你的乳房。不久，当你抱起宝宝时，他会抓紧你的肩或臂，回报你的爱抚；当你为宝宝换尿布的时候，他会对你连踢带踹。从5～6个月起，当宝宝能够控制自己的双手以后，会伸手去摸你的嘴唇、面颊和头发，用手掌和指尖探索世界。在他掌握这些控制以前，你可以把他的小手拿到自己脸上帮助他感觉你，让他用嘴唇和舌头摩擦你的脸，因为它们比宝宝的皮肤还要敏感。

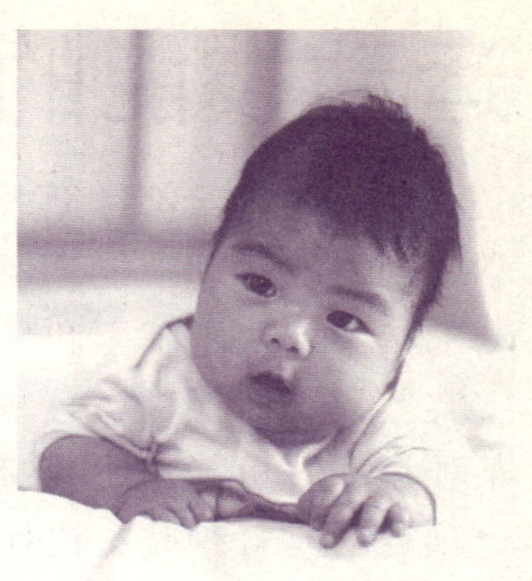

宝宝的学习过程

准备阶段

从一个受精卵逐渐形成婴儿的过程非常不可思议。在子宫中，细胞分裂形成了宝宝的形体，随后宝宝发育形成神经系统。到第8周，宝宝有了肋骨和皮肤，长出眼睛、鼻子、嘴唇和面颊，这赋予了宝宝的面部特征。随着骨骼日益坚固、皮肤日益结实、大脑日益精确高效，宝宝不断地成长。宝宝动用了在子宫生长时的全部感官，为踏入人生的下一旅程做好准备。

学习适应环境

新生儿尽管能靠吮吸进食，却不能坐起、站立，哪怕抬头，所以完完全全依赖于你。仅仅9个月之后，体力和灵活度的发展使宝宝能从身体上适应身边的环境。这一变化与宝宝从受孕到分娩的跨越同样惊人，对你来说还会更有意思，因为这回你可以亲眼看着宝宝成长，助以一臂之力，为宝宝所有新增添的本领感到欣喜。

运动技能的发育

所有的宝宝都遵循着相似的顺序学习基本的运动技能，但掌握这些运动的年龄取决于基因和环境，不同的宝宝差异可能很大。有些宝宝在学习某项运动时可能会比较快，但学习另一项运动时就未必：比如，有的宝宝可能一直不会爬，但在12个月的时候就会走了，而有的宝宝可能在6个月的时候学会爬，但直到16个月才会走。

宝宝的学习方式

宝宝通常采取冲刺式的学习方式，可以在数天之内掌握一项技能——星期一还坐得摇摇晃晃，星期二就坐得稳稳当当了。作为父母，你能使这种学习变得有趣，还能鼓励宝宝积极活动。大自然为你教养子女提供了便利，因为宝宝在奇妙的成长过程中，不断地和你交流，给你信号，使你能随时给予适当的鼓励。

我的宝宝已经10个月了还不会坐，可是别人的宝宝8个月时就会坐了，这是不是说明我的宝宝发育不好？

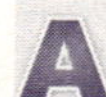

你难免会把自己的宝宝同其他宝宝相比较，你也许会有这样的疑问："宝宝会坐了吗？""宝宝什么时候学会打滚？""宝宝能握住奶瓶了吗？"尽管好奇和为人父母的骄傲都是很自然的事情，还是请你不要把宝宝生长发育的每个阶段看得太重。发育较早既不表明宝宝有较高的智商或较好的协调性，也无法证明父母采取了较好的育儿方法。同样，运动技能发育较迟也可能伴随着另一方面技能的较早发育。比如，一些宝宝擅长爬行而另一些宝宝则另有侧重点，比如，擅长语言表达。

不必为宝宝的发育较迟而担忧，除非宝宝已经落后于其他宝宝好几个月了。这种情况下，你要找专业医生帮助查找问题的原因了。在放松神经和对潜在问题保持警惕之间找到平衡点，对每位家长来说都绝非易事。最好的办法就是了解宝宝的生长发育过程。

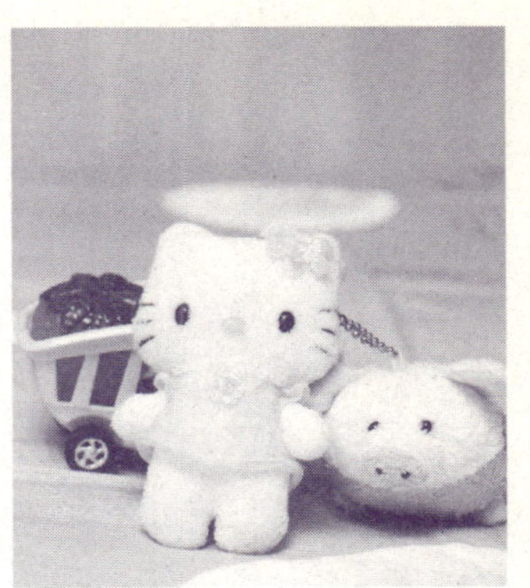

宝宝对世界的认识

即使最先进的电脑也远远不如宝宝的大脑复杂和强大，它是全身的枢纽，是记忆的仓库，是情感的家园，有着难以置信的学习能力。大脑的天性是探索和学习，伴随着行动茁壮成长。大脑的工作方式保证了宝宝不会成为一个被动的小学生，相反，他是一个主动的试验者和系统的学习者，神经科学家们已经证实了这一点。这些知识会对你同宝宝的关系及你的教育方式产生实际的影响。

准备认识世界

宝宝大脑内部井然有序，这不是一种偶然现象。特定的脑细胞会在特定的发育阶段对特定的事物做出反应。例如，某些负责接受有关面容信息的细胞，在宝宝出生之前便已准备就绪，所以宝宝最先学会观察人的面容。在端详一张张脸时，宝宝的眼睛和视觉皮质中的细胞得到了相应的训练，而他与人交流的欲望也立刻得到了满足。出生仅仅几分钟之后，他便

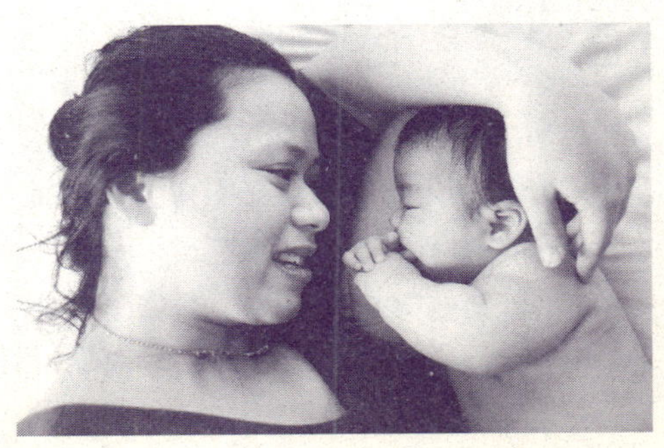

为打量周围的一切做好了准备，这种伟大的能力来源于他奇妙的大脑。

在子宫内认识世界

胎儿的大脑由数亿个神经元或神经细胞组成，这些神经细胞是从怀孕第6周开始发育起来的。在接下来的21周里，每分钟会形成58万个神经元，大约在宝宝出生前13周，大脑已具有100兆个神经元，相当于宇宙中行星的数量。神经元都很活跃，不仅彼此形成联结，还同其他细胞形成联结。在出生前几周，神经元的生长和联结的形成都很迅速。想想每天每分钟有多少条电磁波穿过天空吧！大脑神经元之间的相互作用比这还要复杂得多。

每个神经元有一个主干（轴突）和许多分支（树突），轴突负责把信息传递给其他神经元，树突负责接收信号。每个神经元在1秒钟之内可以发送和接收数百条信息，同时有数百万个神经元被激活。这一进程永不停息，哪怕在宝宝熟睡的时候也是如此。实际上，这个进程早在他出生以前就很活跃了。

在子宫外认识世界

从离开子宫的那一刻开始，随着激活的细胞引发冲动并传递信息，新的联结在神经元之间以惊人的速度（每秒100万）建立起来，形成的联结增加了大脑容纳信息的能力。宝宝的脑容量在出生3年内增加了3倍，尤以第一年增长速度最快。随着一些神经元同时、反复地受到激活，它们之间的联系逐渐固定下来，形成我们熟悉的传导通路，同被激活的神经元联系在一起。轴突和树突受到一种脂质鞘膜——髓鞘

温馨提示

仔细观察宝宝是如何打量你的脸，如何盯着你的一举一动，又如何转移目光去看新的来访者的吧：他正在审查你，用眼神和肢体语言跟你交流呢！

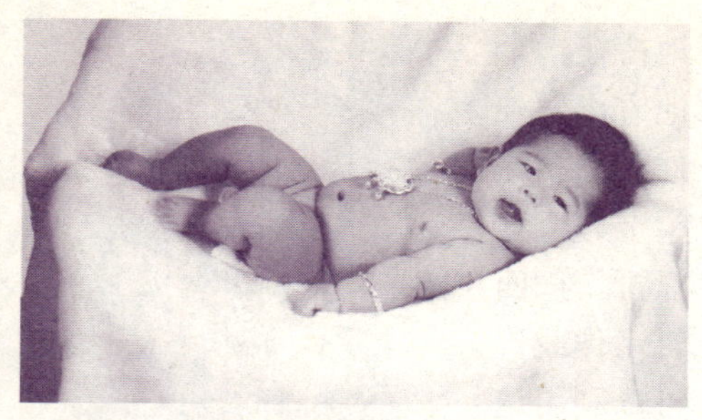

的保护，髓鞘就像从电视机后面一直通到墙里的电源插槽或者保护着电线的塑料套管一样。宝宝出生以后，神经元间的联结日益形成，髓鞘的铺设也随之进行。

利用联结帮宝宝认识世界

宝宝的遗传特性预先决定了许多基本的联结，比如，耳朵里的细胞注定要与听觉皮质中的细胞发生联结，因而宝宝出现在子宫中的许多反射能够延续到出生以后。但是在基本的遗传特性之外，脑细胞间的联结还依赖于活动和刺激。这一点意义重大：宝宝的发育和学习有赖于反复的刺激和信息输入。世界当然是充斥着色彩、形状、声音、物体和运动的，你的确可以让宝宝认识这一切。大脑皮质负责分析信息、计划行动，它的连接有赖于宝宝的行动和体验。你可以通过抱宝宝，把东西拿到他的视线以内，让他观察你的脸，以及帮他触摸各种物体等途径，帮助他学习。

宝宝大脑的可塑性

出生后最初的9个月里，由于大脑生长速度快于身体其他部位，宝宝个个都是大头娃娃。相对于身体，宝宝的头一直显得过大，直到3岁左右，身体其他部分的活动和生长速度才会赶上或超过大脑，达到顶峰。

大脑忽略不必要的信息，缺乏刺激意味着只形成很弱的联结。然而在宝宝出生后最初的9个月里，大脑所接受的信息量超过了学习的需要：每个刺激引起神经元间的一次联结，而且此时宝宝的大脑也比日后活跃。由于大脑形成了如此多的联结，它才能有效地运转，并在认识世界的过程中存储许多可以作为参考的信息点。然而，9个月后，一个筛选的过程开始了：那些被反复刺激所强化的联结保留下来，而由一两次体验形成的微弱联结渐渐消失了。其意义在于使大脑具有了适应环境的能力和通过学习而自我提高的能力：即一方面具有了

小知识

大脑运转的基本原则

每当接收到新的刺激，神经元就会产生电冲动；一旦神经元之间发生了联系，便形成新的联结，每个神经元的特性会略有改变。大脑的运转遵循一系列基本原则。大脑由于受到刺激而建立联结，又由于重复刺激而巩固已经存在的联结。

适应文化和社会环境的能力，另一方面保持着再次学习的能力。体验改变大脑，改变大脑每次进行新体验的方式：这就是所谓的可塑性。

宝宝的厌倦感

大脑倾向于学习、整合信息及预测某些事情。大脑逐渐熟悉了感觉到的事物，把它们当作司空见惯的事。回想一下你是如何熟悉自己周围坏境的吧！如果你长时间待在家里，当你从厨房走进卧室时，就几乎不会意识到场景的变换。

通常情况下，你的注意力只被不寻常的东西所吸引。我们对某些事物具有的适应性是从小建立起来的，它会产生两种效果：一方面宝宝由于全神贯注于新信息而学得很快，另一方面他也很容易感到厌倦。当宝宝在房间里东张西望寻找新鲜事物时，当他停止兴奋的蠕动或开始大哭时，就表明他正对一些事物失去兴趣，那么就赶快给他看点新的东西或者干脆带他去别的房间吧。在最初的几个月里，宝宝注意力集中的时间非常短，他或许时常想寻找新的视野、气味或其他感觉。随着年龄的增长，他能长时间地待在一个地方，做一件事情。在宝宝好奇地抓取东西时，你或许可以利用这种心理：如果你想从宝宝手中要回通讯录，就拿点别的东西，他十有八九会丢下通讯录，朝你手中的新玩意儿伸出小手。

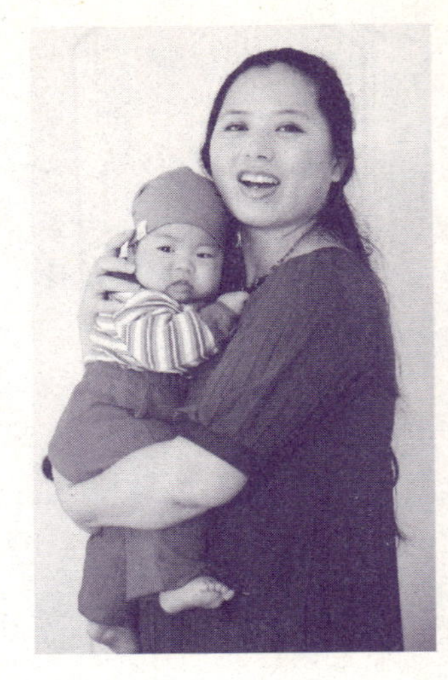

习惯并不意味着宝宝对你的脸也会产生厌倦：他喜欢你的脸，因为他信任你，被你的面部活动深深吸引，你的脸教会宝宝语言和人类的表达方式。习惯也不意味着宝宝不断地需要新的刺激，虽然宝宝总是渴望征服和学习新的东西。宝宝喜欢那种和熟人待在一起的安全感，这种安全感来源于拥抱、爱抚和交流。宝宝可能需要很长时间来适应位置的变换。宝宝的性格决定了对熟人的依赖程度，但在最初2个月逐渐适应环境的过程中，他会非常重视熟悉的人。6～9个月时，宝宝开始意识到自己是一个独立的个体。

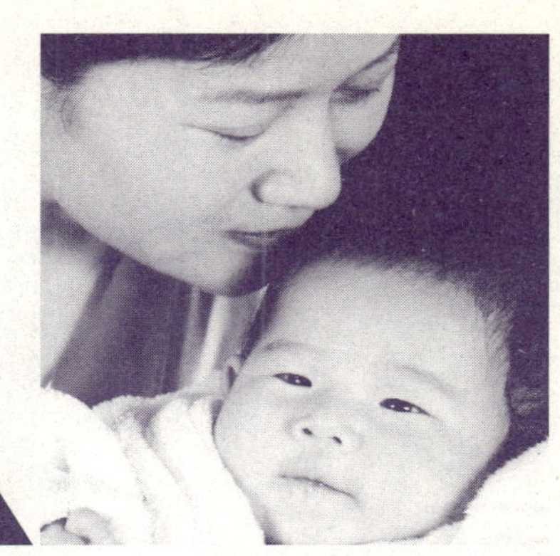

宝宝的记忆

人一次只能产生一个想法并把精力集中在这上面，而这一活动仅能维持比万分之一秒稍长一点的时间。在此之前，即在另外的万分之九十九秒里，划过脑海的每个念头，都是记忆。记忆的过程有许多不同的线索：一方面，宝宝的大脑不断地形成与身体活动有关的记忆，包括学习如何组织协调身体功能，如呼吸、心跳、四肢运动，而这些记忆是永不磨灭的，除非大脑遭受严重损伤；另一方面，宝宝的大脑学习辨认相似的事物，这种本领是与生俱来的，如宝宝能辨认你的声音，随后就能辨认你的脸了。这两种记忆系统一旦建立起来就开始发挥作用。当你第一次抱起宝宝时，就会体会到大多数父母都有过的那种似曾相识的奇妙感觉：“难道他认识我吗？”

毫无疑问，宝宝认识你，但还很难记住你：宝宝的记忆机制要到2个月的时候才能够建立起来，另外，这种记忆还有赖于大脑对经历过或者重复过的事情的反应。一旦有了记忆功能，宝宝就掌握了更多知识。比如“我最喜欢的毛毯是蓝色的”这种更为具体的认识，从而使宝宝对接触到的事物分门别类。随着记忆功能的增强，它将对宝宝的行动和思维方式产生影响，这也是经历使他的人生变得缤纷多彩的原因之一。

记忆的形成

记忆是神经之间联结的集合，这些联结形成一个可以在瞬间被访问的网络。网络越强大，就越容易被存入记忆。当一系列联结变得微弱时，如很久没有得到运用，这个记忆便会消退。每个网络的每个元素都能引发另一个网络，因而记忆通常能以一种匪夷所思的方式延续下去。

正如一个听从指挥家指挥棒的管弦乐队一样，大脑会因响应一个提示，比如一种气味或“生日”这个词而启动，许多相关的区域因此会受到激发而活跃起来。随着所有这些“乐器”的共同交响而组成下一个旋律。数千万的神经细胞在几秒钟之内被激活了：“生日”这个词使人联想起“生日快乐”的声音、蛋糕的样子和味道、蜡烛的气味以及爱与幸福的感觉。大脑能在不到1毫秒的时间内完成它的交响曲，并且在这1毫秒过去之前，另一个提示将会引发另一首交响曲。仅仅在1毫秒之内，你大脑中的活动，就如同一个交响乐团在音乐会上重复演奏了上万次一样。

小知识

长期记忆和短期记忆

对大脑工作方式的研究可以通过对两种不同记忆系统——长期记忆和短期记忆的研究而得到简化。长期记忆与非自主意识相关，而短期记忆则与自主意识相关。目前，没有人知道非自主意识的容量有多大，也没有人知道有多少事能被储存在长期记忆中。短期记忆，则是由大脑中被称作前皮质的区域所控制的，它的容量相当有限，就像一张写了又擦的购物清单。它是某事物受到关注或者进入脑海的临时存储区域，也是一个清醒的意识在被下一个念头取代之前仔细回想的区域。

宝宝的短期记忆发育

短期记忆的能力与注意力集中的时间有关。成年人的短期记忆能留住相继产生的1～2个念头，并能在事先经过训练的情况下，存储不超过7个数字，平均水平是记住5个数字，这就是为什么英国的电话号码一旦超过6位数字便被分解为几部分的缘故。宝宝的短期记忆很有限，保存不了多少信息，直到9个月末，宝宝还不认识数字，他一次只能记住两三件东西或图画。

试验表明，出生才几天的宝宝能把一些事情，如一个新的景观或声音记住1分钟；到2个月时，记忆能维持2周；到9个月时，就有能力存储信息并将记忆维持几个月。你可能觉得他的记忆力不可思议，比如，有个朋友在你家住了几天，并和宝宝一遍又一遍地玩一个游戏，如果这位朋友在几个月之后又来你家，宝宝可能一见到这个人，就能从自己的玩具箱里找出上

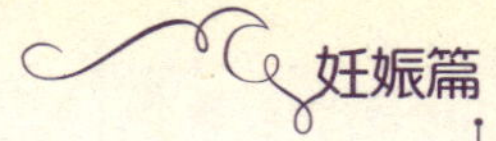

次和他一起玩过的那个玩具。

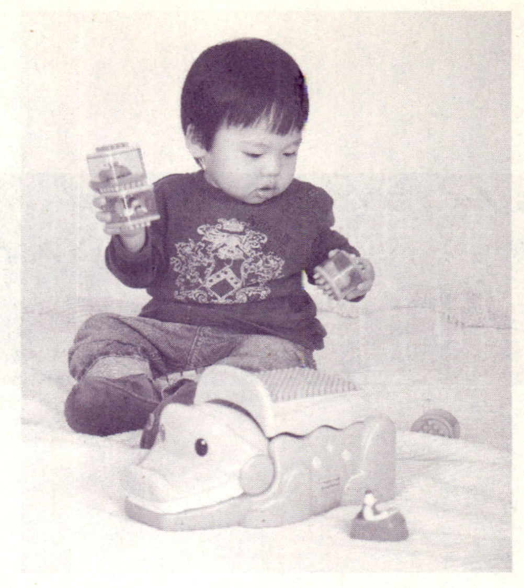

利用感官来记忆

如果宝宝运用一种以上的感官来记忆，就会记得比较快。这就是大约5个月时，宝宝热衷于吮吸和咀嚼能够抓住的每一件东西的原因。如果他能通过看、摸、闻和尝来了解一件东西，就能形成较为完整的记忆。随着宝宝的思维日渐活跃，会学到更多常识并经常调动记忆：会记住那个柔软的红球会弹跳，而那个硬一点的篮球更适合滚动；或者拍一下塑料鸭子会发出“嘎嘎”的叫声。然而，在回忆这些情景以前，就具备了记住人们的脸，并把面容和本人对上号的本领。出生几天以后，宝宝就认识了爸爸、妈妈并对你们有所期待。你们说话和抱他的方式各不相同，而他的表现也不相同。他对其他人也有不同的期待：如果他的叔叔常常搔他的痒，他一见到叔叔就会咯咯地笑，有时甚至不等叔叔来搔痒就笑起来了；如果奶奶习惯用皱起鼻子来表示问好，随着频繁的接触，他3个月时就会学着奶奶的样子，用皱鼻子的方式来问好。

随着你和宝宝的长期相处，你会发现，从认出他的小哥哥到对音乐盒里飘出的音乐做出反应，宝宝所有的记忆，都无需语言而完美地形成了。他不会叫“妈妈”，但清楚你是谁，不会说“你好”，却会针对不同的人用不同的方式表示问候。神经科学家们已经用精密复杂的记录仪器，证实了记忆早在胎儿时期便已形成。

宝宝的情感和自尊

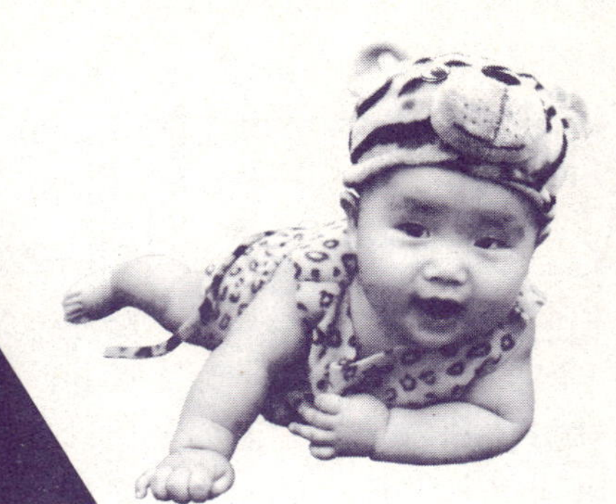

宝宝通过情感体验事物

宝宝会花很多时间吸收非常丰富的信息。他的大脑不断地学习和成熟，大脑的某些部分比其他部分需要更长的时间才能成熟。与大人不同的是，宝宝不会考虑该不该表达自己的感情，而只是自然地表达。他没有语言能力，仅有一点理性思维能力，宝宝通过情感的过滤器体验每一个事物。

情感构成了宝宝早期学习体验的支柱，而且可能是记忆中最持久的内容：他学到的第一件事是该不该信任周围的环境和看护人。早期记忆为以后很难解释的本能反应或称为“内脏感觉”添上燃料，这是因为大脑的情感区域已将记忆存储了很长时间，所以比理智区域更不容易改变。

如果宝宝在爱和积极的环境下长大，就拥有了一个良好的人生开端：每一个微笑和拥抱都很有意义，所有的鼓励都能收到良好的效果。宝宝从你脸上感知到的正是他以后用来感知自己的方法。模仿是体验中不可或缺的一方面，对宝宝发展自我意识起到巨大的作用。比如，宝宝能从满怀爱意和喜悦的目光中体会到爱和喜悦。被关爱和被珍视的感觉对于正在努力应付人生挑战的宝宝而言，是最有价值的感情基础。这些挑战包括：怎样让别人理解自己、怎样坐和站、当事情变糟的时候该怎么办、怎样习惯你俩是互相独立的感觉。

自我表达可以完善宝宝的发育

话虽如此，但是不同个性的宝宝具有不同的情感，重要的是你要表现自己的负面情绪，承认宝宝的愤怒、失落感和悲伤。许多人觉得克服强烈的情绪很困难，但你越勇于承认和表达自己的情感，就越善于应付宝宝以原始的方式发泄出来的情绪。由于宝宝的学习在很大程度上依赖于情感，他自我表达得越多，发展得就越完善。

许多人不承认健康的情感人生与健康的体魄、心理和精神同等重要。然而情感并非拦路怪兽，而是生活的基本方面，人类靠它们来“感觉”正在发生的事情并做出自我保护的反应。另外，你会从宝宝身上发现，与交流和社会化相联系的情感十分重要。任何一个在爱、尊重、信任和接纳的环境下长大的宝宝，都会拥有健康的身心、较高的智商和沉稳的性格。具备了这种意识，每位父母都会拥有一个帮助自己的宝宝树立健康人生的绝好机会。

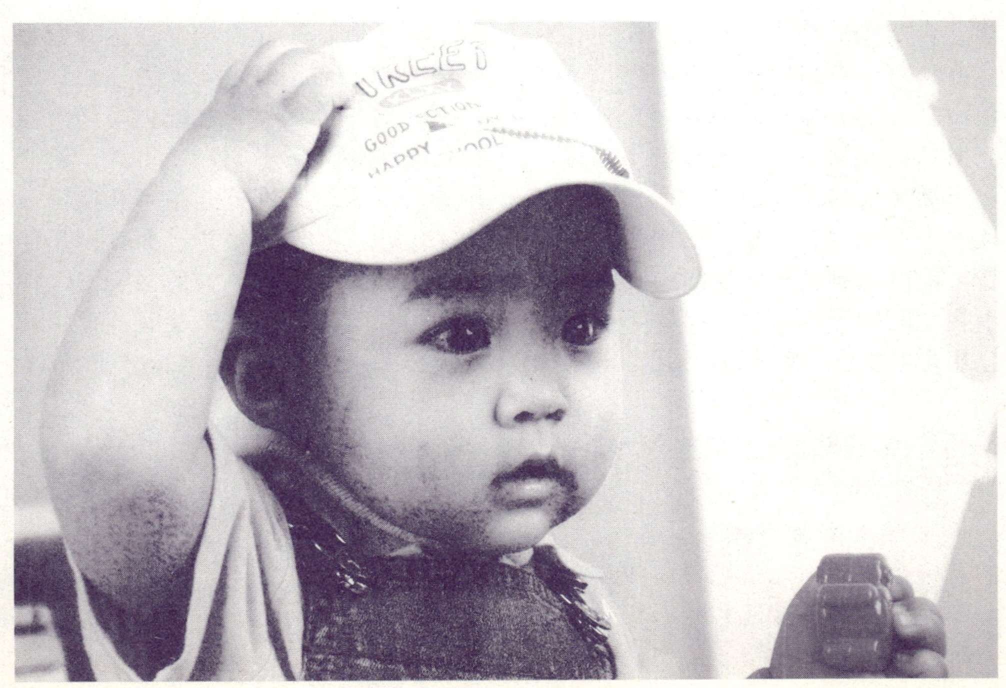

宝宝的沟通能力

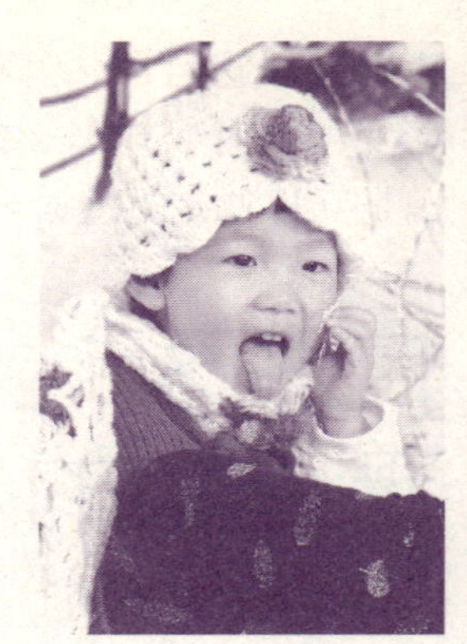

宝宝是一个交际专家，即使在对身体只有一点自主控制能力时，也能使用技巧达到非凡的效果。大脑的每一方面功能从出生时便被调动起来，以帮助宝宝同照料自己的人们进行交流。宝宝能辨认出在子宫中听到的声音，能注意到熟悉的话语节奏，还能用视觉和嗅觉辨认人，并毫不掩饰自己想要参与互动的迫切心情。

通过模仿来沟通

宝宝生来就爱模仿。在出生后的几个小时之内，就能模仿成年人的面部动作，活动嘴唇和吐舌头，尽管此时他还从未照过镜子。当他长大一些，会跟着你一起微笑，在你慢慢地呼唤着他的名字时，会努力模仿你的口型，看见你摇晃玩具，也会学着摇晃，会学你的样子吃饭，不久，还会用和你一模一样的方式拍手和摆手。为了学习，他需要模仿，而你则是他的一台天然复印机。当他微笑时，你也报以微笑，当他咯咯笑时，你也开怀大笑。

尽管你比宝宝更有经验，但是大部分时间你会被他牵着鼻子走：早在学会说话之前，他就为适合自己情绪和能力的玩耍及交流定好了日程。尽管在未来几年中，你们可能会遇到相互误解的恼人时刻，宝宝感到被理解的时候越多，对自己的感觉就越好。

在掌握了一种很基本、很重要的生存技能之后，他会受到激励去做更多的手势和弄出更多的声响。

宝宝在子宫内和你们的互动

不管胎儿的感觉是什么，毫无疑问，胎儿的密切关系超越了身体的联系。胎儿能辨认你的心跳、嗓音，还知道你的睡眠节律和行走步伐。当你触摸或拍打腹部时，他会感到压力。在子宫的最后几个月，他能对你的触摸或声音做出反应，比如活动一下身体、用肘轻推或用脚轻踢，这为你和你的伴侣提供了足够的机会，去邀请你们的宝贝参加一场有趣的交际“舞会”。这样做时，你正在建立一个联系，使自己做好准备迎接宝宝及帮助他认识将来可能遇到的情况。有研究表明，如果丈夫在妻子怀孕时经常对宝宝说话，宝宝出生后就能辨认出自己爸爸的声音。

宝宝在子宫外和你们的互动

互动的方式

宝宝出生时，他和你眼神相碰，并魅力不凡地用抽动鼻子或撅起小嘴吹泡泡这些简单的动作来逗引你。几分钟之内，他就能模仿一个简单的动作并让你明白哪种“游戏”是他的最爱，他喜欢模仿，也喜欢被人模仿。他通过收缩或松弛身体的方式让你了解他的感受，他因为痛苦或饥饿而哭闹，还会拍打你的乳房来刺激乳汁流出。这些靠伸直双臂做出的小动作告诉你，宝宝想亲近你，甚至连吃奶和睡觉的习惯，也显露出他的性格。随着宝宝对具体事物控制能力的增强，他也更加善于交际。他知道一个微笑会赢得你的欢心，所以反复地笑，起初是为了赢得你的微笑，后来便成为逗你微笑，叫你过来跟他说话。去听、去看，把自己融入到和宝宝的对话中，你就可以满足他身心发育的需要。

怎样才能更好地和未出生的宝宝互动？

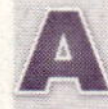

你和宝宝的互动更为微妙。许多人相信，有一种心理联系能使母子的关系与众不同。正如宝宝知道你的节律，也让你了解他的节律，而这些都透露出他性格的信息。从怀孕第30周开始，宝宝在子宫中活动和睡觉的习惯会固定下来，打盹的长度、规律或不规律的生物钟以及活动的精力都是他独特个性的反映。在怀孕期间，你不妨花点时间挺直身体，感受你和宝宝的互动，这有助于你适应宝宝和集中注意力，从而为分娩做好准备。

1～5周

在出生后的最初几天里，宝宝就会哼哼、喘气、打呼噜和用好几种音调哭。在2周内他会发出介于哭、叫和唱之间的其他声音。所有这些早期的声音，包括哭声，都是为宝宝在4～5周时发出更加清晰开放的元音，如“啊……哎……呃”做准备。这是一个奇妙和值得庆祝的时刻：它立刻改变了你们互动的方式。出于本能，你会以另一种方式跟宝宝说话，他则会更好地模仿你。试着用重复他的名字或一个简单的双音节词，来观察他的反应。他很可能发出像“哎呀”这样的声音来。

8～10周

在8～10周，他会尝试着学习较难的辅音，并开始发出“co”和“go”的声音。他很自然地期待自己的声音被当作交谈的一部分，他等待着你的回答，而如果你在说话时忽然停顿下来，他也会做出反应。

4～6个月

4～6个月时，宝宝开始尝试在运用舌头、嘴唇之外，结合喉咙发出声音，这就是他如何发出“咂咂”声和喉音“咯”的原因。发出这些短暂的声音，大概是因为发声部位已经下降，而他又学会了延迟呼气，于是这些声音，就被称为“边缘性儿语”。每天你都能观察到他的进步，你还会发现，当你不在房间里时，他会自言自语。宝宝想加入谈话的急切心情是难以抑制的，每当你在讲话或给他积极的反馈时，他都会更多地练习和享受说话的乐趣。

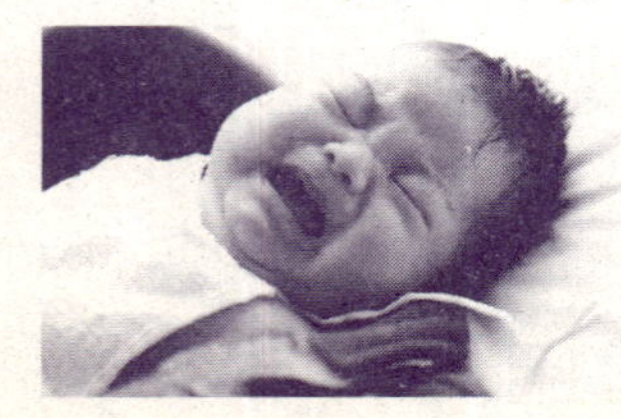

7个月

7个月时，宝宝开始仿照你的发声咿呀学语。再过1个月，他就能理解你经常使用的一些词语，特别是“不行”和自己的名字，还能懂得你在谈论什么。

9个月

9个月左右时，宝宝已能指出一些被你点到名字的东西，并在你给他一些自己不喜欢的东西时摇头。他将抛弃几个月以前使用的和你的语言不协调的发音，并开始发出诸如“爸爸”或“啪哒”之类的声音，好像希望你明白他在说什么。你最好能朝他盯着的地方看或顺着他手指的方向看，而且如果你明白他在看什么，尽量指给他看。你还可以通过游戏、读书、听歌和聊天给他充分说话的机会，给予他充分的赞扬和鼓励，这样，他最终会把学到的东西联系起来，说出第一个发音正确的词。需要提醒你的是，这个词不会是“妈妈”或者“爸爸”——大多数婴儿说出的第一个词语会比这两个词语复杂得多。

宝宝的语言交流

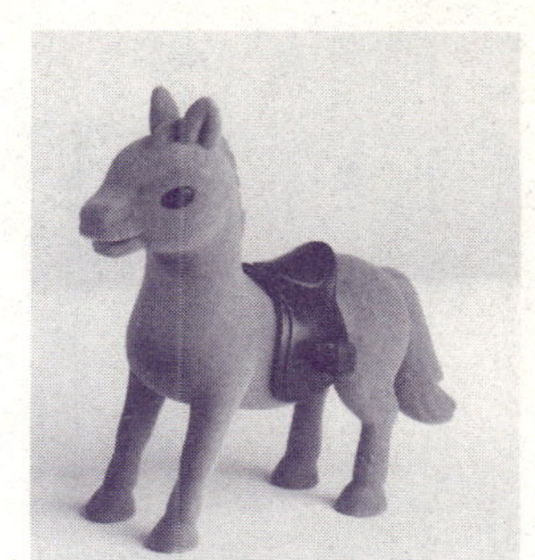

区别语境

语言的功能并非由大脑的一个单独区域负责，一个词语或句子并不简单。即使是“他在跑”这样的简单句也包括了活动、人物和感情。每条信息由大脑的不同部分负责处理。一听到这个句子，你的大脑就会在1毫秒之内连接到这些区域，然后在下1毫秒回答问题，以便提供语境：“谁在跑？”“他在哪跑？”“他有什么感觉？”大脑还会处理语气，不同的大脑区域负责不同的语气，并激发出对惊慌、嘲笑、幽默或真诚的适当反应。这是你的大脑在你发出“啵”的一声之前完成的一个复杂过程。

注意语境可能对你来说是件很自然的事情，但刚出生的宝宝可不这么看。他怎么能断开听到的语句，如“晚饭想吃点什么，我的乖宝贝儿？”在他的大脑里，有一个特定的区域负责解释并断开整个句子。能做到这些，是因为宝宝已经掌握了一定的声调和词语流，因为宝宝从孕期的最后15周就已经开始处理声音信息，宝宝在出生后，会更专心工作以提高判断语音之间的细微差别。

边听边看

宝宝听的时候也在看。在他的大脑中，所见和所闻之间建立了联系。

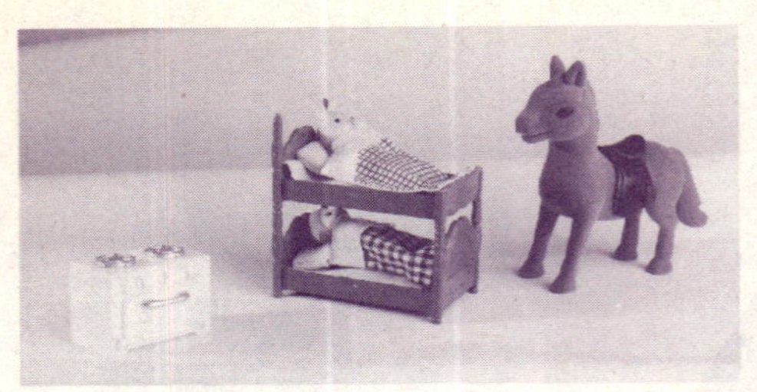

每个人都有一种与生俱来的本能，即通过轻声哼唱富于韵律的、夸张的音调，延长元音，重复词语，并微笑着与宝宝交流。这些做法都能强调你的发音口型，从而帮助宝宝辨别词语和对应的口型——嘴巴鼓成圆形发“哦”，嘴巴张大发“啊”，嘴巴压扁发“哎”。他也会追随你的眼神去看你正在谈论的东西，把你的表情和语义联系起来，在解决发声难题的同时，也学习理解其含义。

如果你在看电视时调成静音，仍能看懂正在播放的情节，特别是看活动及表情夸张的喜剧时。宝宝对你谈话内容的破译是同样的细致敏锐，他有两个方面的优势：首先，他是一个非常快速的学习者，因为他的大脑形成连接的速度比你快许多倍；其次，他对情绪更敏感，因此能通过探查你很可能忽略的感觉流推导出含义。在以后的几年中，他将继续理解远超出其表达能力的事物。

学习说话

懂得对方正说些什么只是语言游戏的一半内容，另一半内容是使自己得到别人的理解。宝宝通过表情、肢体语言、哭、咯咯笑和各种习惯与人展开交流，然而在学会说话之前，他还无法把自己的每一个感受都表达出来，对于有听力障碍的宝宝而言，则要等到他学会使用复杂的手语的时候才能清楚地表达自己。如果宝宝想要学习、融入社会、想像、争吵和辩论，那么参加谈话是他需要的一项技能。

小知识

宝宝的发声练习

学习说话的第一步是学习发声，学习逐步连接声音及学习使用谈话语气，然后是学习真正的词语，再然后是学习造句。在出生后的最初9个月里，宝宝很可能登上语言学习的前两级台阶，同时也学会了打手势，比如在想要人抱的时候会伸出双臂。

宝宝的非语言交流

在他准确地发出第一个词很早以前，就能在更深层、更持续的水平上和你交流，对他来说，这可能比词语更直接。在很大程度上，这和你们待在一起的时间有关系。比如在同一房间，在喂奶时或睡在床上，当你们分享共同的空间并能感觉对方时，你们和宝宝以独特的方式联系在一起，宝宝能知道他是不是在感情上被“抱着”和爱着。你的呼吸和心跳的节奏、你的气息和体温、你的抚摸和你们互相交换的眼神，都抵得上一千个词语的交流能力。

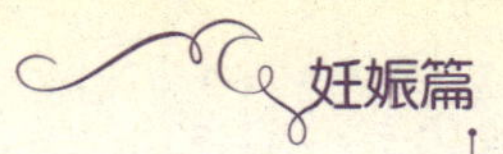

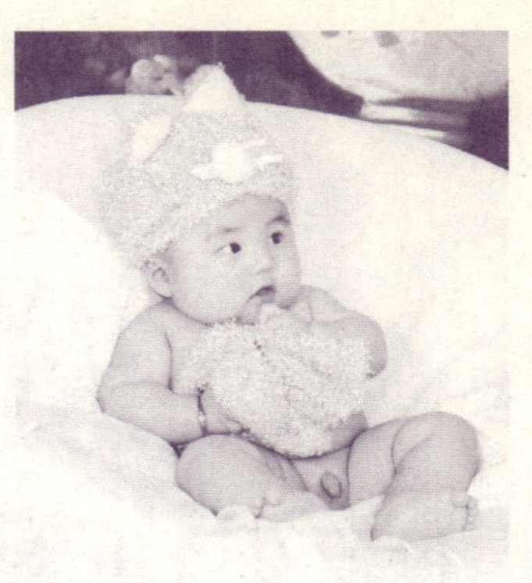

值得注意的问题

宝宝在很小的时候能分辨不同的语言，长大后会消失吗

关于“过度”学习和随后的筛选，负责处理声音信息的听觉皮质是一个极好的例子。出生时，所有宝宝都能分辨世界上任何一种语言，但9个月时，因为缺少体验，大脑中的联接便得不到强化，失去了“听”不熟悉的外国语言的本领。每个宝宝把精力集中在母语上，这会帮助他融入家庭。视觉皮质的活动遵循类似的模式，所以宝宝在4个月时能注意到陌生人面容的细微差异，但到10个月时就不能了。这个过程正是大脑可塑性的基础，而幼年是人一生中大脑可塑性最高的阶段。

宝宝是怎样寻找消失在眼前的东西的

所有的成年人都会相信，即使朋友和家人不在眼前，他们依然存在于世间。但是，不满9个月的宝宝可不

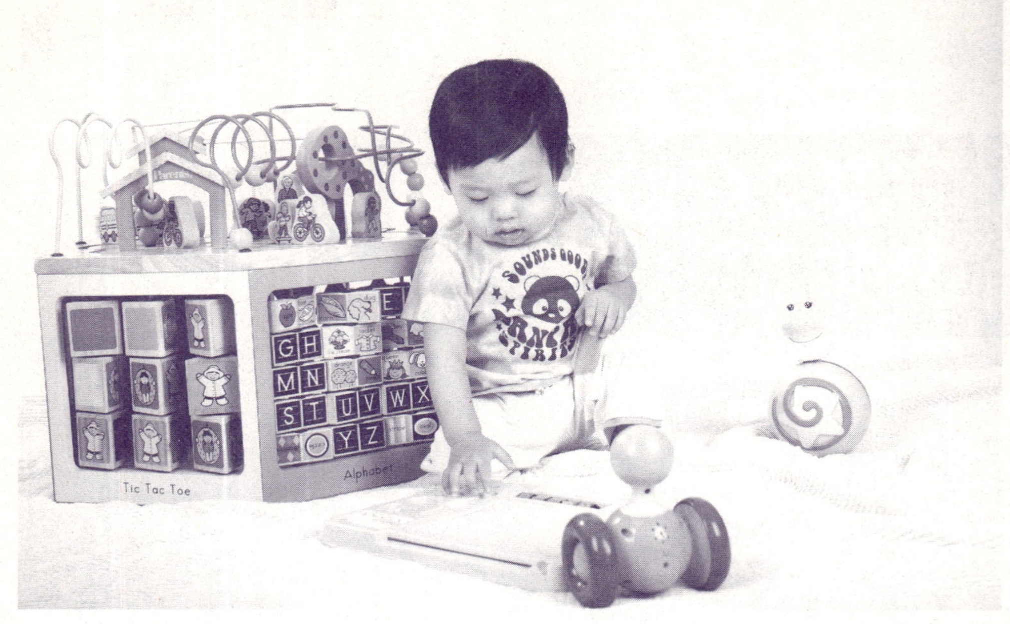

这么想，宝宝至少要长到1岁，才会认为这是理所当然的。对年幼的宝宝来说，唯一存在的世界是他能够感受到的世界——看到的、听到的、摸到的、闻到的和尝到的，还有梦见的，占据了他所有的记忆，而他也不关心感觉范围以外的事物。生命在新生的宝宝眼中，好似一场魔术表演，在这场演出中，事物出现又消失，而他才不管它们从何而来又到何处去。

科学家们通过一些任何人都可以轻松完成的实验，发现婴儿对客观存在的理解。给4个月的宝宝看一个玩具，直到他注意到玩具，开始踢腿或兴奋地叫喊为止。然后把玩具移出他的视线，拿到桌下、藏到背后或者塞到毯子下，观察他逐渐变得面无表情的过程。相似的情形发生在你和他玩捉迷藏游戏时：用双手捂住你的脸，从指缝中偷看宝宝，你会发现在你的脸消失之后，宝宝并不会寻找你，虽然你就站在他面前，是那么容易找到。6个月的宝宝则不同，他会热切地期盼你能再次出现，也可能满怀期待地发出咯咯的笑声。不过在这时，如果你把玩具藏到毯子下，他可能立刻就把注意力转移到别处去了。虽然宝宝在玩具重新从毯子底下冒出来时并不会感到吃惊，但他可不会浪费工夫去寻找它。他根本不理解科学家们所说的客观存在。

宝宝对客观存在的理解力与短期记忆有关。在第一年，宝宝的短期记忆的维持时间很短：注意力很快就从一个事物转移到另一事物。9个月时他可能去寻找一个隐藏的物品，但只是找一下，1～5秒钟后就把注意力转移到别处了。1岁时他可能多花一点时间去找，但当短期记忆消失后，视野之外的事物也就随之消失了。虽然宝宝没有忘记这个东西是什么，但还不能理解空间。在宝宝的大脑中，掌管空间意识的区域仍有待发育。

科学家们观察了许多3个月的婴儿，让他们看着一辆玩具火车消失在屏风后，他们会望向屏风的另一端，似乎在等待它重新出现。即使从那头出来的是一只鸭子，他们也不会觉得奇怪，但如果什么都不再出现，他们就有点迷惑了，这时会花更长时间盯着屏幕的另一端看。不妨把这个实验在你的宝宝身上试一试。这个现象并不说明宝宝知道玩具还在。事实上，由于大脑中负责视觉的区域远比负责空间感觉的区域成熟，宝宝是用眼睛追踪物体的运动轨迹的：他希望看到自然运动的结果，而不是一个物体的客观存在。直到9个月左右，宝宝才懂得去屏风后面寻找消失的玩具，在这个时期，宝宝独处时开始感到痛苦，因为他已经把你印入脑海，即使你不在身边也知道你依然存在。

直到12～18个月之后，宝宝才真正把物体的客观存在当作自然而然的事情，他相信你会回来。随着他对人们彼此独立这一事实的接受，觉得人们可以拥有不同的思想：在这个阶段，他会不断检验自己认为“是”的和你认为“非”的事物之间的差别。

怎样发现宝宝有听力障碍

宝宝出生最初几天或几周里，对突然发出的各种声音，不会被惊起，不会眨眼或睁开眼睛。

宝宝1个月时，如果你制造出突然的、连续不断的声音，他不会静静地竖起耳朵听。

宝宝3个月时，如果你发出声音让他安静下来，他却无动于衷、毫无反应。

宝宝6个月时，如果你路过宝宝的房间时说话，或者在宝宝头的一侧发出轻柔的声音，他都不会转过头来看你。

宝宝8个月时，还没开始咿呀学语，当他看不见的东西发出声音后，也不会去寻找来自何处。

宝宝12个月时，当你叫他名字时，他却没反应。

随着宝宝逐渐长大，你可能注意到蹒跚学步的宝宝学说话、叫喊的时间比一般宝宝晚，并且有些漫不经心的样子，尤其在你给他讲故事时。听到音乐后，宝宝可能没什么反应，经常答非所问，无法区分两个发音相似的字，尤其当这些字的拼音以f、sh或s为头字母时。

怎样发现宝宝有视力障碍

宝宝出生后9个月时，眼睛才呈现出最终颜色。宝宝的视觉发育十分迅速，如果眼睛受到刺激，在2～3岁时，可能会有正常视力。

宝宝出生后，你会发现宝宝的一只或两只眼睛里有一个血红色的斑点，这是眼球白色部分血管内压力太大造成的。血液被重吸收后，红斑在数周内会消失。

宝宝出生后12周左右，出现内斜视，俗称对眼，是正常的，因为这时宝宝的两只眼睛还不能很好地协调起来。之后，宝宝的双眼很快就能同步并协调起来。如果宝宝出生3个月之后，双眼还是“对眼”，或是出生6个月之后，双眼看起来还是斜视，就要去看眼科专家。

不到万分之一的婴儿患有先天性失明，患儿通常在出生后3个月出现明显症状。如果宝宝不能专注于你的脸，目光不能跟着你的脸移动，或者眼睛漫无目的地望着周围，就应该接受视力检查。如果在视力检查中发现宝宝确实存在视力问题，就要去看儿童眼科专家。如果宝宝的视力障碍是大脑发育延迟造成的，那么随着年龄的增长，视力很可能会得到改善。

如果宝宝一出生就有眼部疾病，那么他在一生中都需要进行规律的眼部检查，这很重要，因为他可能对其他一些疾病具有易感性。如果宝宝有视力损害，那么你的家庭需要对生活方式作出重大调整，要更多地考虑到并照顾到宝宝的视力障碍，因为他与正常宝宝在很多方面存在着不同。有视力障碍的宝宝会依靠自己的其他感觉器官来弥补视力上的不足，你要鼓励宝宝取得的进步，并在专业老师和治疗专家的指导下，享受与宝宝丰富的交流活动。

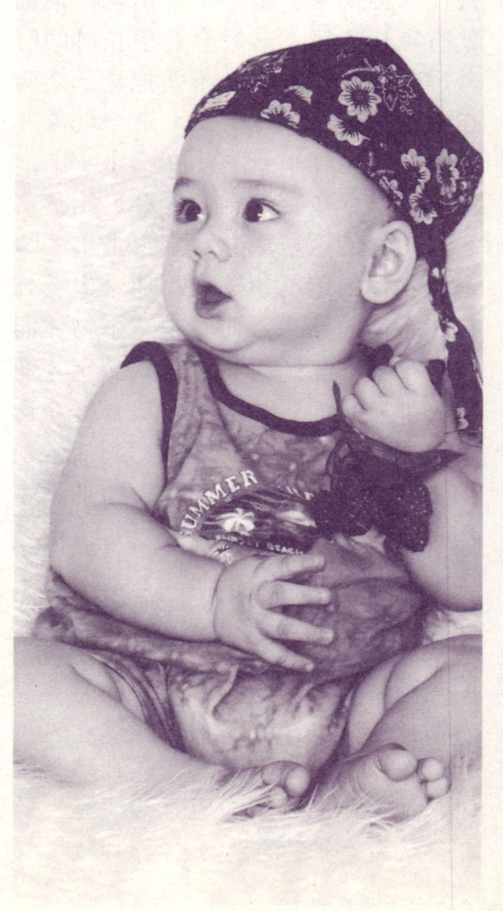

第三章

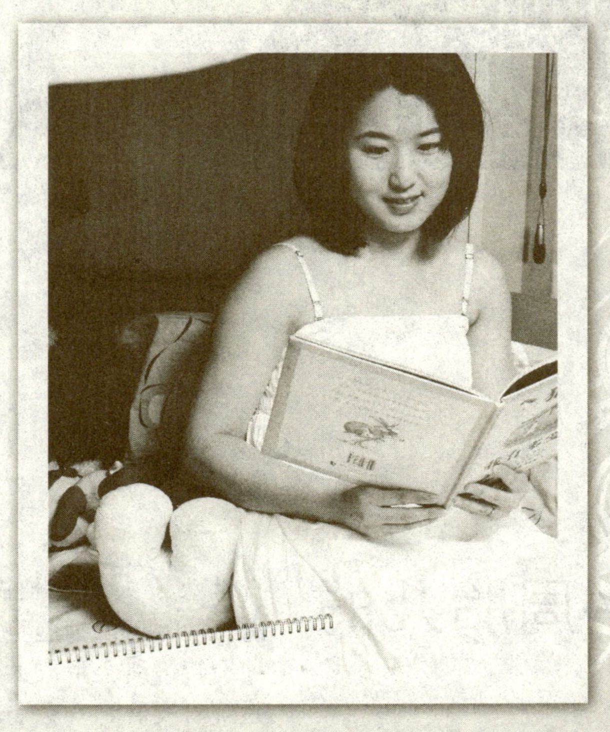

Pregnancy
孕期生理变化：与新生命一起成长

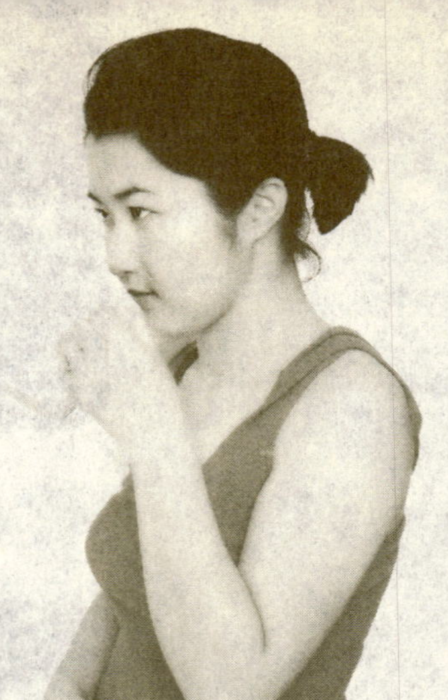

孕早期（1～12周）

第1～4周胎儿的变化

在月经周期的第14天，精子穿入卵子的核心，两个细胞的细胞核整合起来形成了一个新的细胞，即受精卵，这就是所谓的受孕过程。受精卵包含了来自父母双方的遗传物质，构成了宝宝完整的遗传特性：包括性别、头发和眼睛的颜色、体格特征、性格以及智力。

受孕后1周内，受精卵不断分裂、增大形成胚胎，沿着输卵管向子宫游行。受孕第2周末，胚胎植入子宫壁，演变成一个扁平的圆盘，这个圆盘只有针头般大小，是由三层细胞构成的。最外层的细胞将分化成神经管，神经管最终会形成大脑、脊椎、神经系统、皮肤、耳朵和眼睛；中间那层细胞将分化形成骨头、肌肉、心脏和血管；最内层的细胞则会形成器官、消化系统和泌尿系统。至此，胎儿顺利完成了从一个单一的细胞分化成胚胎的过程，不过从某种程度上讲，这个过程是他一生中经历的最大的风险。

第5～8周胎儿的变化

第5周末，胎儿的大脑和其他神经

Q 2周前，我参加了一个晚会，玩到通宵达旦，喝了大量的红酒，还吸了许多的烟。现在我才发现自己当时已经怀孕了，我很担心我的宝宝，他会不会受到不良的影响？

A 偶尔的一次喝酒或吸烟并不会影响胎儿，虽然可能使你形成不良习惯。喝酒、吸烟的危险性不仅取决于摄入量的多少，而且在很大程度上取决于摄入的频率。相对于一次性大量的摄入而言，长期少量摄入的危害性更大。

在孕早期，如果你很想知道肚子里宝宝的发育情况，可以做超声波检测。为了你和胎儿的健康，在这个阶段你最好放松身心、耐心等待。还要注意从现在开始，调整自己的饮食习惯：要健康饮食，戒掉烟、酒。既然意识到这些不良习惯的危险性，就应该摒弃这些陋习。

系统已经开始发育，心脏开始跳动，血管也已形成，连接宝宝和妈妈的桥梁——脐带也开始发挥作用。

在这个月里，胚胎的发育如同整合了人类进化的全过程，时而弯曲，时而伸直。最开始，胚胎如同一只拖着长尾的蝌蚪，在脊柱底部有一个明显的突起。接着又状如游鱼，再过段时间却貌似哺乳动物。此后才出现了五官分明的脸部：两只耳朵耷拉在头部两侧，嘴巴和鼻孔张开，视网膜形成。这时的四肢就像躯干上长出的萌芽，末端有一些小结节，将分别发育形成手掌和脚掌。胚胎的尾巴逐渐缩小直到孕后第8周才消失，这时骨骼开始形成，胚胎外观已经清楚地显出人的模样。

第9～12周胎儿的变化

在第9周，胚胎大约有13毫米长。到了第10周，胎儿脊椎底部的尾巴就完全消失了，身体伸展开来。四肢已发育完全，手指和脚趾都长出了小小的指甲，不过额头大而突，鼻子小小的。这时的胎儿已经从胚胎发育成胎儿了。此时他体内的所有器官都已经发育成形，需要在孕晚期继续发育成熟。骨骼也已经全部长成，但都还处于软骨的阶段。到了分娩期，这些软骨大部分会发生骨化，形成骨骼，但有一部分要直到成人才会完全骨化。

这个阶段胎儿的发育速度相当快，将从大约2.5厘米长，8克重，长到12厘米长，110克重。之前将胚胎和羊膜紧紧包裹的胎盘退居于子宫和绒毛膜一角，在胎盘绒毛消失之后，沿着子宫腔内空闲的地方伸展将羊水包裹起来。

怀孕1～4周孕妇的变化

排卵时，子宫颈中的黏液受到激素的作用发生变化，有利于精子向卵子游动，还有助于受精后胚胎通过输卵管进入子宫。你的心情也会受激素影响而发生波动，这是排卵期的外部体征，同时你的性欲会有所提高，排出白带，还可能有稍许疼痛。此时，你的体温稍微下降，但排卵后很快就会回升。

虽然你已经受精，但是激素的周期性变化仍然继续轮回。不过就在月经来潮前7天，发育中的胚胎分泌某些激素促使卵巢的雌二醇和黄体酮这两种激素的水平上调，由于这两种激素的作用，许多女性在孕早期出现了明显的早孕反应。

不同的女性对身体变化和激素改变的反应稍有不同，有的出现了明显的怀孕症状，有的则完全没有异样的感觉；有的在下个月经周期前一天猛然发觉身体不对劲，而有的根本毫无察觉。早孕反应一般包括乳房胀痛、易疲劳和情绪化，有可能出现尿频和恶心，尽管晨吐常出现于怀孕第2个月后，还是有一些女性很早就会出现胃口的改变。

怀孕5～8周孕妇的变化

这时你体内的韧带开始变软、拉伸，以利于身体承受重量和分娩宝宝。为了满足宝宝的血液需求，心脏输出量将增加40%，以便供应乳房和腹部的血管系统迅速膨大。由于血液和组织出现水潴留，体重将不断上升。呼吸频率也会变得越来越快，有时甚至会喘不过气来。怀孕2个月时，尽管宝

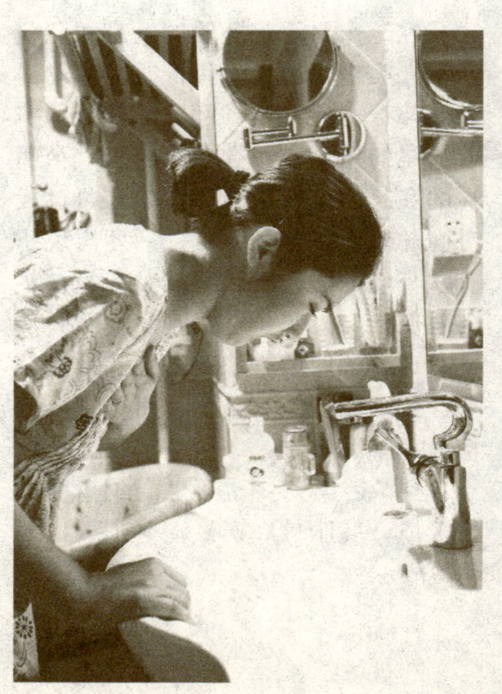

宝还很小，但是由于身体要忙于照顾这个小家伙，你会觉得很容易疲劳，这也是孕早期孕妇最常抱怨的问题之一。

随着黄体酮激素分泌水平的不断升高，消化系统开始出现各种不适：消化不良、恶心、排气增多或者便秘。由于激素的作用以及额外的能量消耗，代谢率将上升25%左右，因此会出现多汗的症状，饿的也比以前快。有时你总想吃东西，有时看到食物都会觉得恶心，什么胃口也没有。此外，由于唾液发生了某些化学反应以及激素的作用，你的胃口会发生改变，对一些食物毫无兴趣，对另一些食物则喜爱有加。

怀孕9～12周孕妇的变化

到了怀孕3月末，子宫会凸现于骨盆内，医生可以在耻骨上方摸到子宫，这时膀胱受到子宫的压迫反而减少了。腰部开始变粗，腹部开始隆起来，不过这些变化可能只有你和你的伴侣才看得到。令人头疼的早孕反应可能已经让你焦头烂额，不过放心，从此以后所有的恶心、呕吐和易疲劳症状将慢慢离你而去。

这时的皮肤或者由于油脂分泌旺盛而出现一些斑斑点点，或者由于油脂分泌减少而变得很干燥。头发可能变厚、变软、富有光泽、油脂较多。乳房变得酥软，已经完全可以胜任哺乳了，新的乳腺不断增生，其周围的组织肿大膨胀，乳头周围的乳晕变黑变大，乳晕周围的结节增大并分泌少量的润滑液。

孕妇的体形变化

随着肚子的逐渐隆起，乳房越来越丰满，身体渐渐展现出了孕妇的别样风采。许多女性对这种奇妙的变化兴奋不已，每隔几天都要拍几张照片，想把怀孕的全程永恒定格下来；有的女性情绪波动比较大，脾气变得很暴躁；有的女性因怀孕出现了诸多变化，总是感到很不舒服。也有的女性因其他种种原因难以控制自己的情绪，也许是因为肚子隆起得太快，超出自己的预料而难以接受，也许是因为怀孕使自己显得臃肿不堪，失去了原来优美的线条，抑或是身体出现了各种健康问题。

如果肚子凸起得不够明显，体形变化不大，你可以找已经做了妈妈的女性交流，向她们寻求帮助。对她们倾吐心事后，她们多半会告诉你一切都很正常，这样你就不用总悬着一颗心了。而且你还可以从她们那里得到很多怀孕的经验和赞美的话语，这时你才猛然发现，原来自己怀孕的样子其实看起来是很美的。

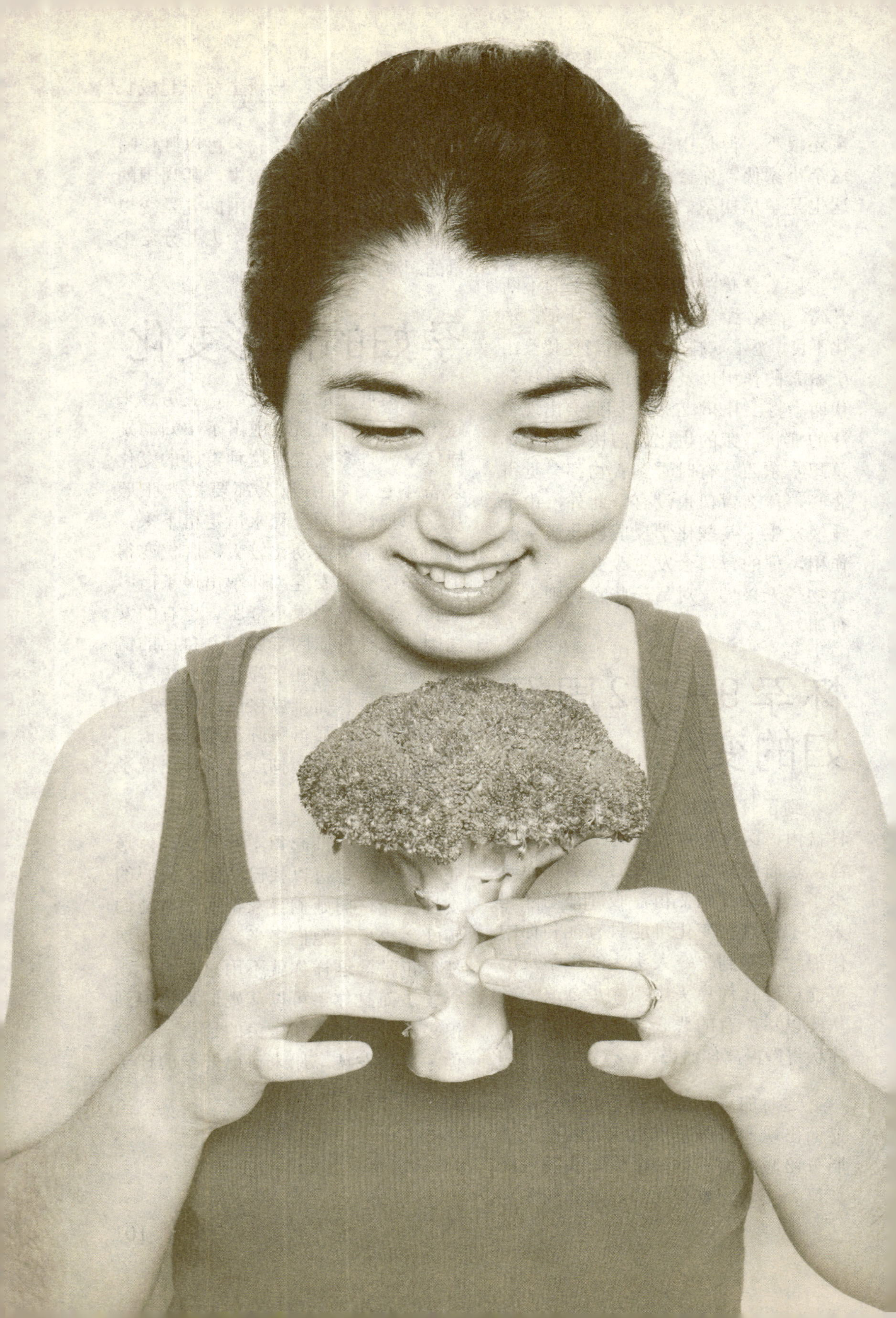

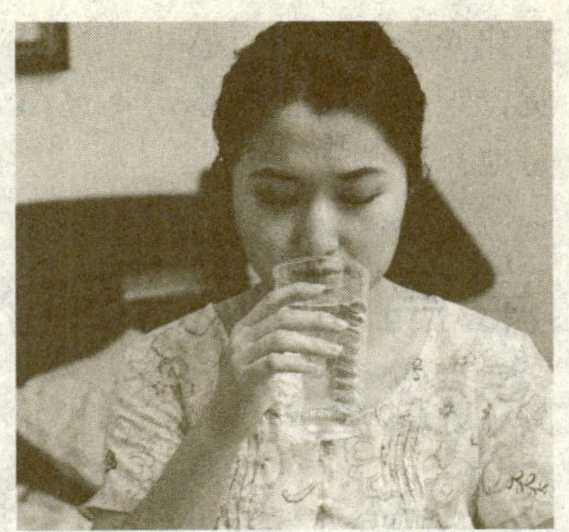

孕早期值得关注的问题

感觉筋疲力尽，该怎么办

不要着急，在孕早期感觉精神疲劳是很正常的，因为你体内的激素水平发生了很大的改变，饮食模式和情绪的改变也会影响你的精神状态，不过3个月后这种症状就会有所改善了。所以，你没必要刻意地想要改变什么，否则会增加你的心理负担，使结果适得其反。不要操心那么多啦，不妨躺下来静静地倾听宝宝的心跳声，美美地睡上一觉，你会发现放松身心是一件多么快乐的事情。在吃得好的同时，别忘了做点运动，即使只是少量轻微的活动，也会让你受益匪浅。如果工作时你觉得有点力不从心，最好给自己减减压，少干点活，或者放慢速度，慢慢做。回到家后，也别把自己深陷在家务活里，要尽量多休息。

我每隔几分钟就想小便，怎么办

怀孕后，女性的肾脏分泌尿液增多，加上膨大的子宫对膀胱的压迫，排尿次数明显增多。不过到了第12周，子宫位置上升，对膀胱的压力反而会减少。通常来说，尿频都是因为膀胱炎引起的，这时，你可以留点尿液进行化验，看是否有感染。为了睡个好觉，记得晚上少喝水，不过白天要大量地补充水分。

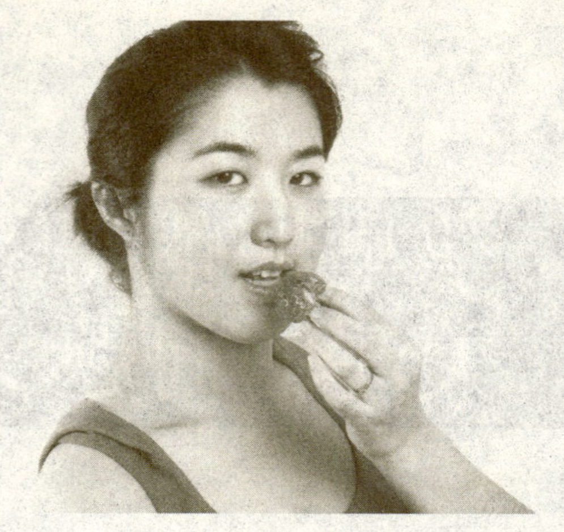

常常感觉恶心，怎么办

如果恶心症状不是特别严重，如脱水、一点东西都吃不进去、剧吐，你可以多喝水，每3～4小时吃点消化慢的食物，这样就可以保持精神饱满了。如果症状比较严重，通过一些常规疗法、附加疗法也可以得到缓解。如果症状严重，出现呕吐不止，严重脱水，不要耽搁，赶紧去看医生吧！

内裤上有血迹，怎么回事

孕后6～8周，胚胎植入子宫壁，会引起少量的阴道出血，不过植入过程一结束出血也就停止了。持续的出血，尤其是持续大量的出血，往往是流产的先兆，但不一定会发生流产，有时候胎儿还会继续存活下去。有出血症状的孕妇，不表明胎儿的发育存在问题，建议你去看医生。如果出血不止，可以做超声波扫描，以帮助查找出血原因，确定胎儿是否发育正常，并对怀孕状况进行综合评价。

我经常便秘，有没有解决的办法

怀孕后，激素对胃肠道蠕动的作用和个人饮食习惯的改变常常会引起便秘。为了预防便秘，每天要摄入1.5～2升水，要多吃含纤维丰富的食物，如黑面包和大米，最好在食物中加入全亚麻子，每天吃2～3次。如果效果仍然不尽如人意，要及时寻求医生的帮助。

为什么怀孕会引发慢性头痛

引起怀孕期间头痛的原因很多，主要有：激素的变化、饮食模式的改变和不良的姿势。如果你工作时要长时间坐着，始终保持不变的坐姿会引起肌肉紧张，进而导致肩痛和头疼，所以这时你得检查自己的坐姿是否正确。在怀孕3个月末，身体的韧带变软，脊柱曲线发生改变，也会让你感到不舒服。此外，情绪应激引起的精神紧张也会导致头痛。

碰到乳房时就会感到很疼，是否正常

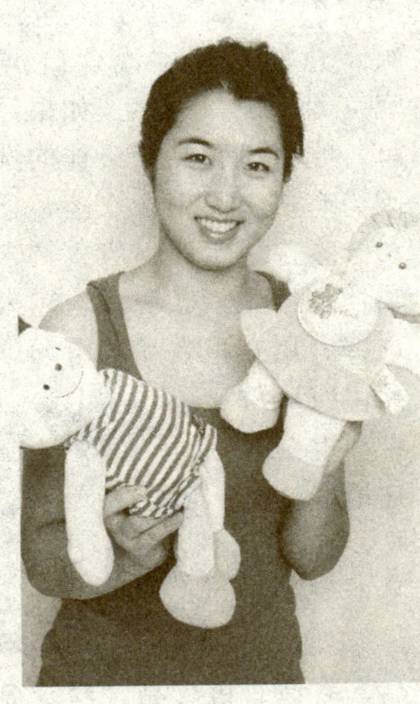

怀孕后，随着孕期的推移，孕妇体内的激素作用增强，乳房组织增生，为分泌乳汁做准备，不过一般到了怀孕3个月末，身体就能够适应这种变化了。有时候这种疼痛会引起恐慌，让人误以为是得了乳房肿瘤，所幸怀孕期间很少发生肿瘤，就算是肿瘤也不是感到疼痛。选择一件合适、有支撑作用的乳罩可以减少这种不适感，夜间则可以戴运动型乳罩，有时候轻柔的按摩也可以缓解乳房疼痛。

怀孕后为什么会出现严重的消化不良

孕早期，激素对胃肠道的作用会导致消化不良，饮食模式的改变也可能是原因之一。如果你天生感觉敏锐，可以很容易找出引起胃肠道不舒服的食物，并减少摄入。如果呕吐不止，吃酸性的食物会让你更不舒服。建议你经常尽量少食多餐，多吃蔬菜、水果，适当摄入植物油，适当运动。如果这样做仍然不能缓解症状，应请医生解决。

我没有食欲，会产生什么后果

在怀孕后前几个月，胃口改变是十分正常的，有时候，这种改变甚至会发展到你一看到某种食物，甚至是闻到它的味道，就会感到恶心。不过，这种偏食会引起某种营养素的缺乏，你可以吃些自己不反感的食物，从而调整偏食的习惯。假如你几乎对全部的食物都敏感，那就继续吃营养补充剂吧，当然平时也可以吃点胃能够接受的食物。等你摆脱恶心之后，进食量自然会逐渐增多，但是始终记得不要吃过量的高糖食物。

怀孕前3个月是高度敏感阶段，虽然此时的宝宝体积还很小，但是他的器官正在形成中。为了确保生长发育

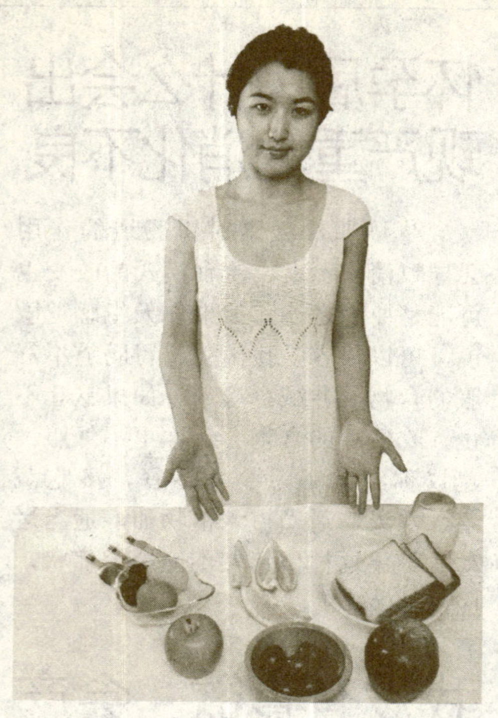

的顺利进行，宝宝会动用你在孕前储存的矿物质和维生素，所以适当补充维生素和矿物质补充剂是必需的。

皮肤和头发变得油腻腻的，怎么办

如果你受到油腻腻的头发、满脸的痤疮和泛着油光的皮肤的困扰，可以试着做面膜，这样会让你感觉皮肤清爽润滑。同时，你可以适时给自己5分钟的休息时间，或者换用新的洗面奶。此外，多喝水，少喝咖啡、茶和奶制品，少吃油炸食品和面食同样可以收到很显著的效果。改用其他类型的洗发水和护发素也有一定的效果，不过最简单的方法是勤洗头。等到宝宝出生后，这些症状就会消失，头发和皮肤将恢复到以前的状态。也有些孕妇面部皮肤油腻，但是身体其他部位的皮肤很干燥，这时可以在洗澡水里滴几滴杏仁液或者葡萄子汁，洗后再擦点润肤液。

我需要改吃有机食品吗

总的来说，饮食最重要的是讲究营养平衡。当然，如果经济条件许可，吃有机食品是最佳的选择。这是因为有机食品不含农药、化学添加剂和激素，通常比一般食物含更多的矿物质和维生素。现在，越来越多的人选择食用有机食品，市场上的有机食品供应量和种类也在迅速增多。但是，有机食品不一定就是营养食品，有些有机食品含糖量很高，容易让孕妇摄入过量的热量，因此，你没有必要一味摄入有机食品，只要均衡饮食就可以了。

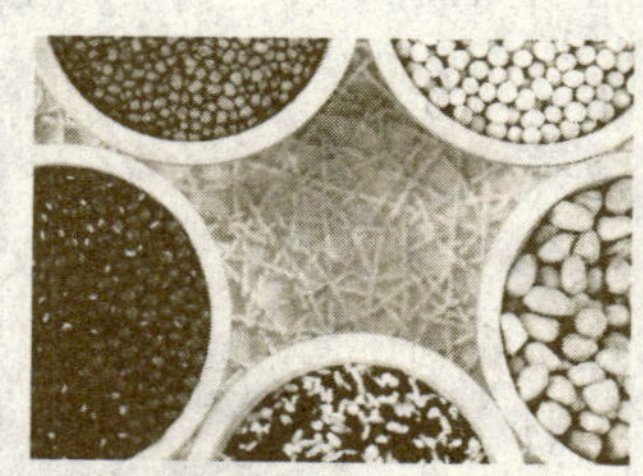

什么时候体形开始出现明显的变化

激素的变化会引起身体发生迅速的改变，导致乳房变丰满，腹部胀气，使孕妇的体形在2个月后很快就凸现出怀孕的体形。不过也有大约50%的孕妇直到3个月后才表现出来，通常是那些比较胖的孕妇，但也不排除那些特别瘦小的孕妇。通过观察，你会发现每个孕妇体形改变的方式都不一样，肚子的形状也有细微差别。

怀孕后需要停止药物治疗吗

如果你由于某些原因必须接受药物治疗，最好咨询专科医生，看这些药物是否会对宝宝的生长发育造成影响。关于药物对胎儿发育的影响，可以找到大量相关的资料。如果不能终止药物治疗，可以选择那些对胎儿发育危害小些的药物。如果你正在接受的是抑制疼痛、过敏或轻度感染的常规药物治疗，总的原则是能少用药就少用药，尤其是在胎儿器官形成期，即怀孕的前3个月。

胃非常不好，且患了重感冒，会不会影响到宝宝

绝大部分的感染，不论是细菌性的还是病毒性的，都不会影响到宝宝，因为你和宝宝之间还隔着一层胎盘屏障。只有少数微生物才有危险性，如风疹病毒、弓形体和巨细胞病毒。这些微生物都不会引起胃不适和感冒，并且都可以通过血液检测发现。所以，你的这些症状都不能说明什么，唯一要记得的是，赶紧照顾好自己，让自己快点好起来，好好休息，补充营养，多喝水。必要时，可以在医生的指导下使用一些对怀孕没有不良影响的药物。

以前身体不好，会不会影响宝宝

怀孕后，你经常会担忧各种问题，这是很正常的反应，你可以跟医生谈谈遇到的问题，请他们帮你解决。曾经患有的疾病，无论是在怀孕期间还是在产后，有些是根本不可能影响到宝宝的，有些则可能增加你和宝宝患病的危险性。遇到这种情况，你应该早点跟医生商讨治疗方案，这会更好地确保你和宝宝的安全。如果你认为得到的护理已经相当充分，并且护理人员对你的疾病史了如指掌，就不会觉得焦虑了，甚至可以开始享受怀孕，憧憬着宝宝落地的那一天。为了减轻焦虑，可以让人陪你去医院。

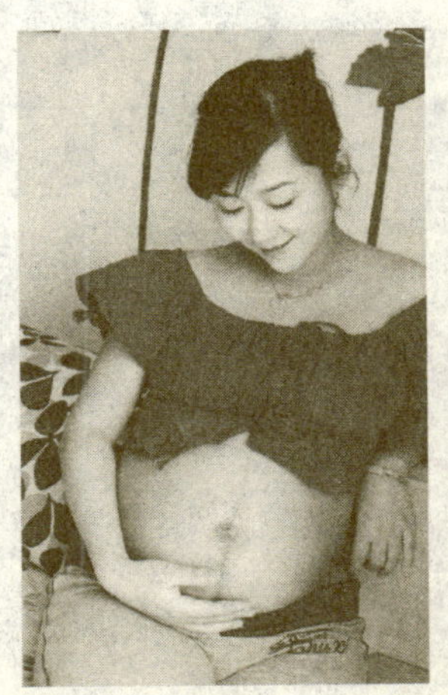

怀孕8周经常出现腹痛，是不是发生了异位妊娠

少数受孕过程中，胚胎没有植入子宫中，而是植入于输卵管中。随着胚胎的发育，胎儿体积逐渐增大，引起输卵管破裂，致使盆腔内大出血，常伴随剧烈的疼痛。所以，如果在怀孕早期发生剧烈腹痛，你最好赶紧看医生，做超声波扫描，以确定宝宝是否安全。如果发生了异位妊娠，就需要立即做手术。一般情况下，医疗协助怀孕、既往宫腔感染、意外受孕发生异位妊娠的可能性比较大。

该从何时开始服用维生素和矿物质

最好在怀孕前就开始食用，尤其是叶酸，如果你没有服用，请马上开始服用。科学研究证明，相对于单一服用一种维生素和矿物质来说，使用复合维生素和矿物质会更好。一般而言，在你准备怀孕的前3个月，就要遵照医生的指导适当服用叶酸，并在怀孕过程中坚持下去。

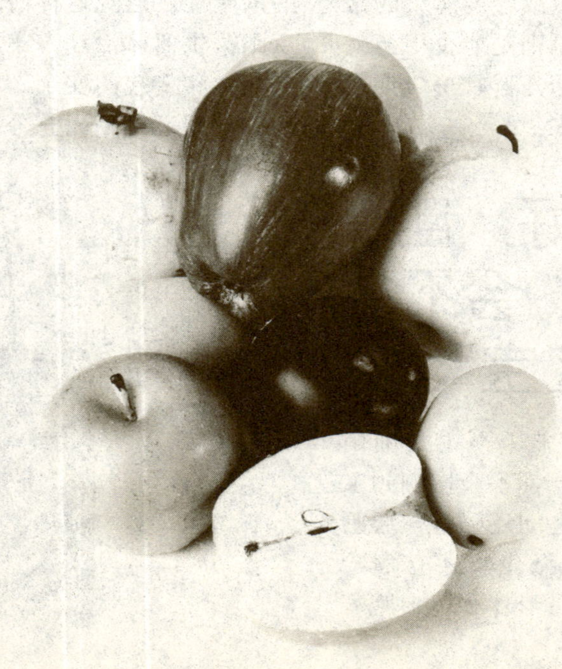

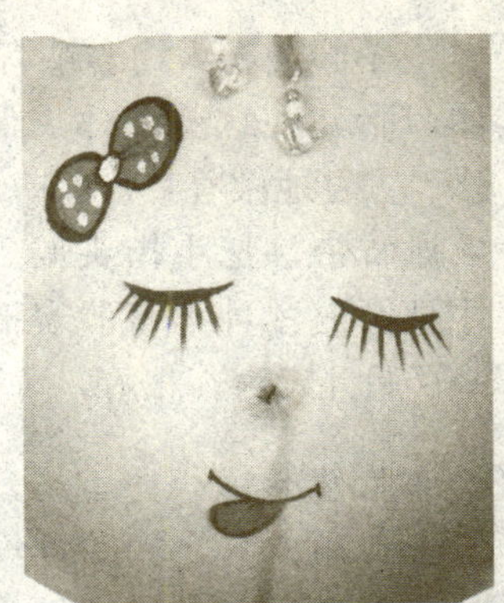

孕中期（13～28周）

第13～18周胎儿的变化

在这个阶段，胎儿的脸部、四肢和器官迅速成形，通过超声波扫描，可以看到胎儿的眼睛、鼻子和耳朵。由于此时胎儿的身体发育比大脑发育要快很多，所以身体所占的比例较大。皮肤呈半透明状，皮下的血管清晰可见。由于胎儿身体里还没有任何的脂肪组织，看起来瘦骨嶙峋的。接下来的几个月里，部分骨骼开始硬化，指甲长了出来，舌头上的味蕾细胞逐渐形成，牙龈处也长出小小的牙根。在大约第15周时，胎儿就可以听到声音了，你的心跳声、胃肠道消化的声音以及其他声音便构成了他的有声世界。

小知识

胎儿的反射行为

胎儿还可能做一些其他活动，比如呼吸反射、吞咽反射和消化反射。不过这时胎儿还没有建立瞬目反射，因此他的双眼总是紧闭着的，但是眼睛会对子宫内的光线变化越来越敏感。呼吸反射是通过把羊水吸入和呼出肺部来建立的，吞咽反射和消化反射使得胎儿能够将羊水吞咽入消化道，通过肾脏过滤，然后经膀胱排泄出去。

羊膜囊内大约容纳有180毫升的液体，胎儿在这些液体的保护下伸展肢体，重复地做着某些运动。他可能会用手抓脐带，把小指头伸到嘴里吸吮，并且做出各种丰富的表情。这些都说明了胎儿发育得很好，非常有活力。

胎儿的每一种运动，都有利于促使肌肉和大脑之间的神经旁路通道，以及大脑内部之间的神经旁路发育更加完善。大脑皮层是感觉和思维的神经中枢，从第10周就开始形成，到了第17周发育成熟。

胎儿生长发育的速度取决于两个方面：自身的遗传性状和从胎盘获取的营养状况。到了第18周，胎儿大约有19厘米长，170克重。通过一个特殊的监听器可以听到胎儿的心跳声。

第19～23周胎儿的变化

到了这阶段末期，胎儿身长是20～25厘米，体重大约是340克。皮肤盖满了细软的短绒毛（胎毛）和白色的蜡状外衣，起着锁住皮肤水分的作用，皮下也渐渐有脂肪储存。因此，这时的胎儿看起来比较臃肿，但是却为出生后提供了足够的能量，直到正常喂养建立起来。

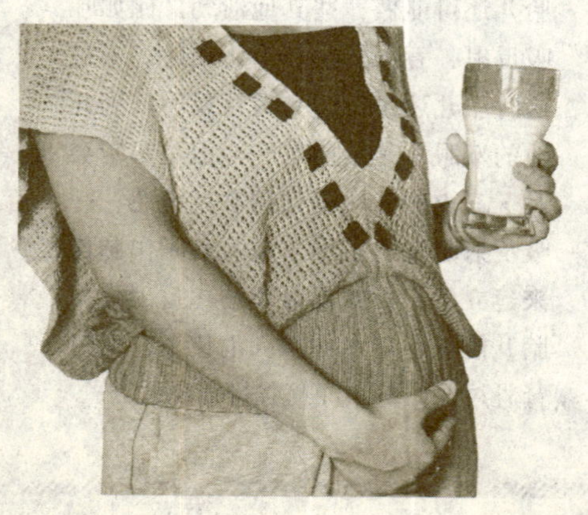

胎儿的头发也开始长出来，眉毛和白色的睫毛也形成了。眼睛虽然还没有睁开，但眼球在眼睑下来回运动，使得眼睛的肌肉越来越结实有力。眼球运动一般是在睡梦中进行的。这时胎儿的性器官也已经发育完成，通过超声波扫描清晰可见。如果是女孩，她的乳腺和卵巢已经发育形成，卵巢中含有数千万个卵子，这些卵子携带着未来一代的基因。

胎儿的认知能力发育非常迅速，大脑皮层和大脑其他部位的联结越来越多，不同部位间神经元突触的数量与日俱增；大脑中主管传递触觉信号的部位也快速发育。胎儿开始懂得识别你的声音和心跳声，并且能够对比较大的噪声做出反应，还能够感觉到你在按摩腹部。

第24～28周胎儿的变化

如果这时宝宝出生，经过精心的照料宝宝完全可以适应外界的环境生存下来，当然，最好还是让他继续呆在孕妇的子宫里面，享受这种最原始的保护，继续他的生长发育之路。胎儿的肺脏还没有发育成熟，需要再花几周的时间学会呼吸。这个阶段，胎儿的身体随着肌肉、器官、四肢、眼睛、耳朵和嘴巴的发育和运用而逐渐成熟起来，丘脑与大脑皮层的联接也越来越紧密。丘脑在大脑中主要负责感知疼痛和情感，大脑皮层主要负责思考。伴随着大脑的逐渐发育成熟，胎儿开始学会记事，并且从那些翻来覆去的经历中学会一些事情，比如倾听、感知母体的活动、吞咽、小便和触摸子宫壁。

在这个时候，胎儿第一次睁开眼睛，只要光线能够透过腹壁，给子宫留下一丝光亮，他就会好奇地观察周围的世界。他看到的可能是自己的小手或者是脐带，但并不知道其实那是自己身体的一部分。皮肤也不再呈半透明状，而是呈粉红色的，并且布满了皱纹。

虽然现在已经发生了很大的变化，到了第27周，身长已经达到了33厘米左右，体重约500克，但是他仍然有很大的空间舒展肢体，有时翻转身体，有时蜷缩成一团，有时翻起筋斗，有时拳打脚踢，有时则用小手抓拉脐带。

怀孕13～18周孕妇的变化

在13～16周，经常呕吐、极度疲劳的症状开始缓解，感觉要好多了，精神状态逐渐恢复。这种改变有可能是暂时的，也有可能维持好几个星期。肌肉和韧带逐渐变软，这让你感觉自己心情越来越放松，身体越来越柔软。腹部隆起越来越明显，还可以感觉到肚子里的宝宝在骚动，刚开始就如蝴蝶在里面轻盈飞舞般，只有极为细微的感觉，接下来这种感觉越来越明显，疼痛越来越剧烈，这是因为宝宝在肚子里活动的原因。如果这时你还没有感觉到胎动，不要紧张，对于那些初为人母的人来说，经常要等到第20周后才会有明显的胎动。

孕激素从怀孕那天起就开始在体内发挥作用，引起身体的种种改变，你可以明显地感觉到肤质发生了改变，发质也有所不同，甚至呼吸都跟以前不一样了。恶心感逐渐缓解，有些孕妇开始发胖。

怀孕19～23周孕妇的变化

这个阶段你可以感觉到胎动了，虽然次数不是很多。宝宝的活动没有规律，形式不一，而且可能非常的微弱。这种感觉是很棒的，这是怀孕以来第一个积极而富有活力的阶段，值得举杯庆祝。你的肚子也会隆起来，不过具体的隆起程度与你的体格、胎儿的大小和羊水的量有关。有些孕妇肚子隆起得比较高，有的则比较低；有的看起来很臃肿，有的则比较结实。

肌肉和韧带会继续变软，以利于你的身体承受胎儿的重量。脊柱会稍微有所弯曲，同时，由于体形发生了改变，重心也跟着变化。少数情况下，你会发生晕厥，尤其是突然站起来时或者站立了很长时间以后，这时的血压比较低。不过，如果饮食很有规律，没有贫血，一般是不会发生晕厥的。

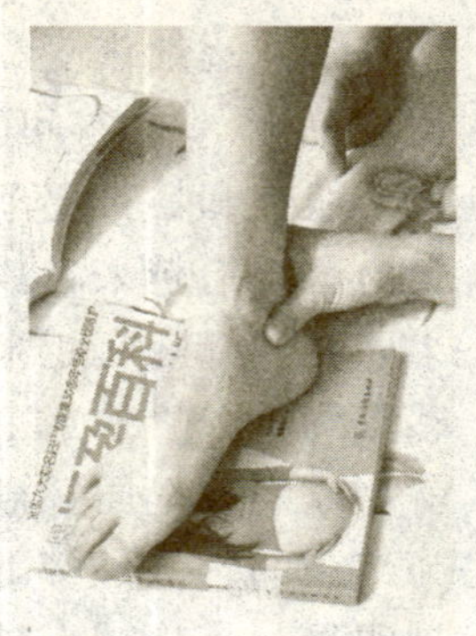

怀孕24～28周孕妇的变化

这时，胎儿在肚子里的折腾已经成为你生活中的一部分了，不管是白天还是在黑夜，你都能够习以为常了。他那强劲的踢动，已经不是以前那种蝴蝶飞舞般的扑动了，只要把手放在腹部上，就可以感觉到小家伙的淘气了，也可以用肉眼看到他在踢着你的肚子。虽然胎儿的这种活动是没有规律的，但是，时间长了你仍然会找到一些规律：在你休息时、进食后或者你精神亢奋时，他动得比较欢。当他打嗝时，你还可以感觉到他在那里有规律地活动着。

随着胎儿的成长，你需要动用更多的能量来泵出血液，维持血液循环，这时子宫的需血量是孕前的5倍。体重剧增引起的疼痛问题也出现了，或者比以前更严重了。下肢、阴唇和肛门还有可能发生静脉曲张，在肛门处发生的静脉曲张就是所谓的痔疮。你开始感到身心疲惫，总是想休息，这是一种很正常的现象，因为你的身体要适应那么多的变化。

孕妇的体形变化

扁平的肚子逐渐圆隆，胸部也越来越丰满。这种变化可能使你感到非常自豪和快乐，尤其是当你的丈夫也为之深深迷恋时。你吃得越多，对宝

怎样才能减轻由于重心转移而带来的不适感？

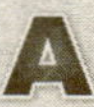

在你大跨步时，可以感觉到重心的转移，还可能会觉得不舒服，这种不舒服的感觉一般位于骨盆周围以及后下背，有时会觉得头痛。要减轻这些不适，你可以做些轻松的运动或者瑜伽，不过要注意姿势，在上举时要小心谨慎。腿和脚也会因发生水肿而感觉不舒服，如果是这样，你可以换一双大一号的鞋子，或者穿凉鞋。

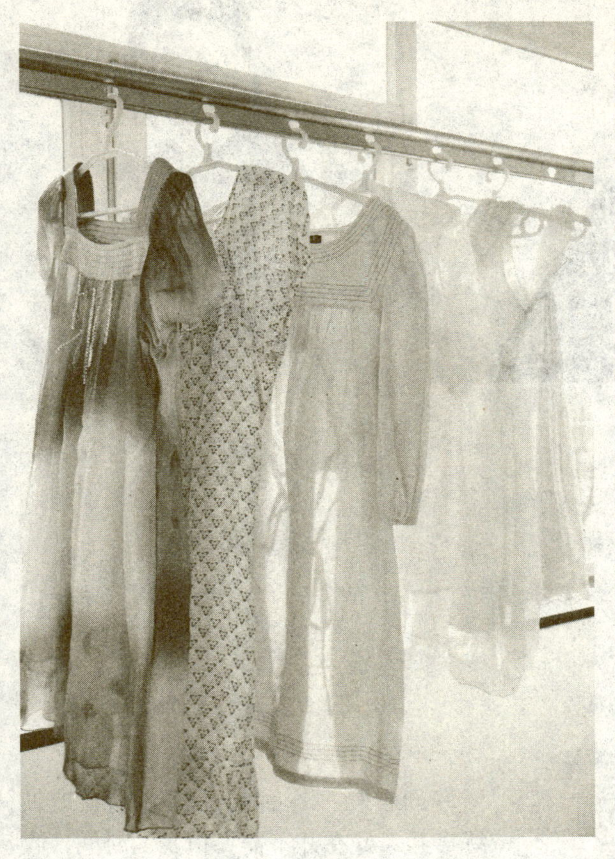

宝倾注的爱越多，那么，你对自己体形变化的满意度也会越高。如果你并不喜欢这种变化，就请记住：这种变化只是暂时的，几个月之后身材仍会恢复到原状。不要用那些又宽又大的衣服把自己罩起来，而要买一些能凸显身材的衣服，这会使你的身材看起来不那么臃肿，而由此获得的每一句赞美的话语都能够给你带来无尽的愉悦。

还有一些很微妙的变化会影响到你的个人形象，比如黑线（沿着腹部向下的一条色素沉着线）、体毛变黑变厚或者出现黄褐斑。虽然有的女性确实在怀孕期间长高了，不过还是有许多事情让人感到沮丧。

温馨提示

只要身体允许，你最好多做些运动。当然，吃好也很重要，你和宝宝需要大量的营养素来维持生存及生长发育。

温馨提示

如果你对皮肤出现的斑斑点点很不满意，可以用一些面霜，不过要记得这些东西最好不要含有药性，因为你是个孕妇，而且现在的皮肤特别得敏感。

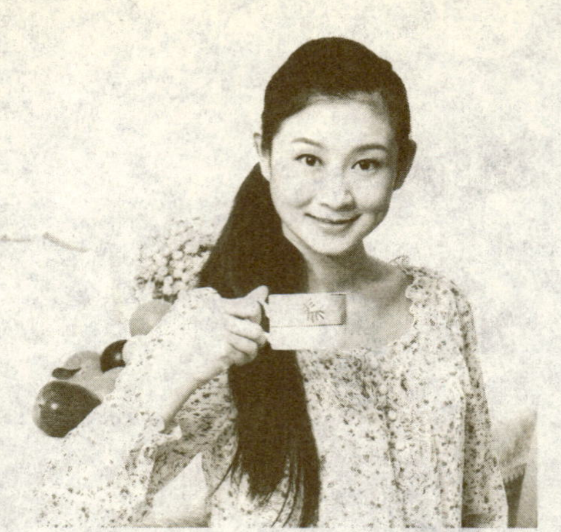

孕中期值得关注的问题

我怎么吃都不饱，怎么办

当身体需要进食时，就会发送出饥饿的信号，进食后人体才会有饱食感和满足感。不过，虽然吃东西可以让你觉得好受一些，却不能从根本上解决问题。

如果你吃的是一些含糖量比较高的食物，会被机体迅速吸收，但大约90分钟后，血糖又会骤然回落，引起低血糖，这时你仍会感到又困又饿。要避免这种情况的发生，你应该平衡饮食，可以每隔3～4个小时吃一些代谢慢的食物。这种习惯需要刻意地训练培养，好在并不需要很长的时间，收效挺快。即使你以前不喜欢乱吃乱喝，也要注意身体的摄入需求，考虑自己的感受，饥饿可能是心情压抑的一种表现，不应该等到分娩后才关注这些问题。在怀孕期间，你的饮食习惯将直接影响到宝宝，就像是给他上关于食物的第一堂课，而且你的血糖的波动将直接影响到宝宝的血糖水平。

背部和骨盆剧痛无比，怎么办

不仅是你，有成千上万的孕妇跟

你一样，在怀孕数周后感到背痛，这是由激素和关节的改变引起的。如果就坐、走路和睡觉的姿势不正确，这种疼痛还会加剧，情绪紧张也是影响因素之一，因此，进入孕中期以后，你要坚持正确的站姿、走姿、坐姿、卧姿和取物姿势。

站姿。正确的姿势是两腿平行，双腿分开，重心落在脚心。你要注意自己的站姿，尤其是不要穿不合脚的鞋子，如高跟鞋等，否则会使重心前倾，容易摔倒。另外，如果鞋后跟高，会使腰骶骨向前凸度增大，从而造成脊柱骨盆畸形，骨盆韧带松弛，这会给分娩带来困难。最好买一双鞋跟高两三厘米的鞋，不要穿拖鞋和平跟鞋，站立时间不要过长，两脚要放松些，不能站着不动。

行姿。不要过于昂首、挺胸、凸腹，这样走路太累而且不安全。走路时，要自然抬头挺脖、下腭微低，后背直起；臀部绷紧，一步一步地走，不可急匆匆地行走，更不可跑着走。上下楼梯时，不要过于哈腰和挺胸，要看准，站稳。

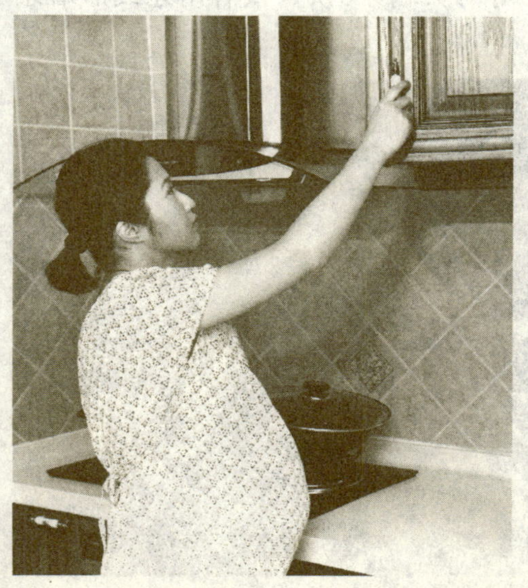

坐姿。你应轻轻坐下，由椅边慢慢向里靠，保持后背正直，股关节和膝关节成直角，大腿要保持水平状态。不要用力坐下或突然落座，也不要长时间坐着，每隔8～10分钟应站起来活动活动，防止腿脚抽筋。

卧姿。在孕早期，你宜采用仰卧姿势，使全身肌肉放松，得到很好的休息。进入孕中期和孕晚期，应采取侧卧位休息或睡眠，以利于腹壁松弛，血流通畅，既不影响宝宝生长，又可防妊娠期高血压疾病，减轻临产时的分娩阵痛。

取物姿势。取高处物品时，不要强取，不要登高，以防摔倒；取地面物品时，应先屈膝后落腰，蹲好后再取物，慢慢起立不要弯腰拾取重物。

怎样才能重塑自信，提升个人魅力呢

美丽来自内心，你对自身的看法在你还是个小丫头时就已经形成了，等你长大成人后可能会有所改变，构成了自信的一部分。不过，有时候你的真实形象并非如自己所想，虽然你觉得自己胖乎乎的，其实你看起来光彩夺目的。不妨换套新衣服，化个淡妆，也许整个人就焕然一新了。你也可以跟其他女性交流想法，或许你会发现其实很多孕妇跟你一样对自己缺乏信心。要知道，适当的增重对孕妇来说是很重要的，因为其中有一部分源于体内潴留的液体量增加，最明显的表现是脸庞变圆、变大，下肢浮肿。

如果你增重的速度实在太快了，这3个月是控制体重过快增长的好时机。有些孕妇到了孕晚期才开始出现体重问题，而且之前毫无征兆。因此，一旦出现体重问题应该尽快处理，越早关注越有好处。

我的双脚很痛，怎么办

孕期出现脚痛是很正常的，这是因为随着体重的增长，孕妇身体的重心和走路方式都会随之发生变化，双脚又肿又胀，韧带也会变软。你可以买双软运动鞋或者其他舒适的鞋子，为了让脚能够透透气，还可以选择有镂空的凉鞋。你要注意走路方式，避免走路不稳，左摇右晃时，否则会引起骨盆关节疼痛。工作时，应该减少连续站立的时间；回家后，可以将腿抬高。产前瑜伽可以减轻脚部的负担，按摩的效果也很不错。

怀孕后牙龈经常出血跟怀孕有关吗

怀孕期间，牙龈的血供量增加，如果牙龈处有颗粒物或者食物嵌塞，可能引起牙龈发炎、充血、出血。导致牙龈出血的原因，一般是口腔卫生问题，所以，应该保持口腔清洁。最好每天刷牙3次，或者用牙线清洁牙

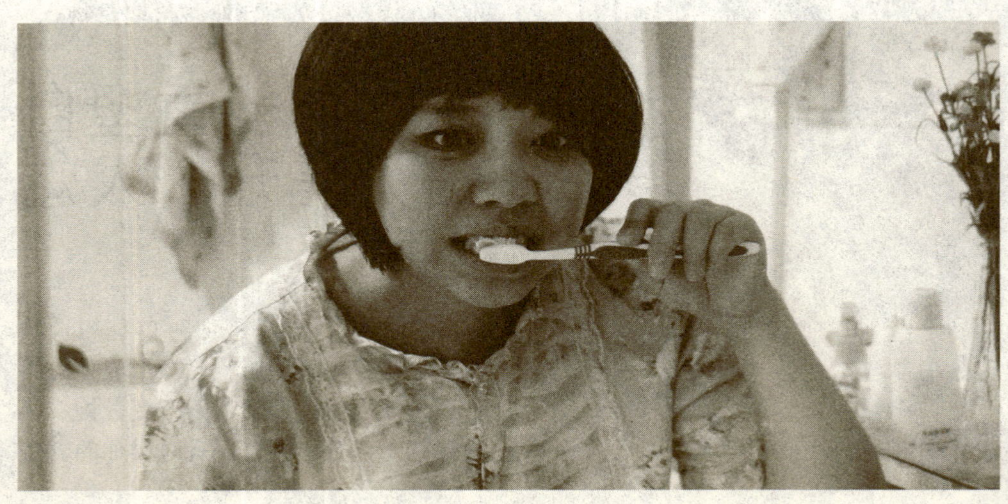

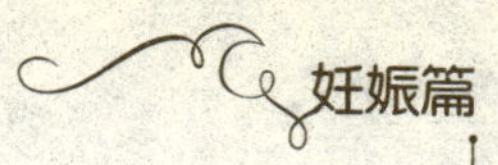

齿。在怀孕期间，你对牙龈疾患的抵抗力明显下降，因此，应该做好口腔护理。

皮肤发痒，长了许多小疹子，严重吗

孕期皮肤发痒也很正常，因为孕妇身体的体积增大，皮肤受到拉伸。如果你平时容易患皮肤病、粉刺、皮肤过敏或者其他皮肤方面的疾病，怀孕可能会加重这些现象。还有一些皮肤病是孕期才会发生的，如疹子、红疹、丘疹等，常常把人搞得心烦意乱。

如果痒得厉害，疹子不多见，应该去做检查，看是不是发生了胆汁淤积。胆汁阻塞很少见，通常与雌激素的水平有关，会影响到肝功能。出现这种情况时，应该尽早检查，因为胆汁阻塞会影响到胎儿并导致早产。

血压偏低会有什么不良的影响

低血压在运动员中很常见，是身体健康的表现。唯一的缺点是，当你突然站起来或者静立比较长时间后会引起眩晕。

解决办法是：避免同一种姿势长时间坐着或者站立，同时要注意多运动、多锻炼，改善血液循环。

为什么常常因腿抽筋而痛醒

腿抽筋是由腓肠肌紧张引起的，如果白天能对腓肠肌做适当的伸展锻炼，就能够减少其张力了。补充维生素和矿物质，比如钙，也是很有效果的。随着分娩的临近，有些孕妇夜间很难入眠，睡后也很容易醒过来。

要改善睡眠质量，方法很多：有背痛或者骨盆疼痛的就要先着手解决，晚上不要喝太多水，床垫要选择有良好支撑作用的，必要时可以使用靠垫；向其他人倾诉引起你焦虑的原因，从他们那里获得关爱；睡前做个有氧的瑜伽伸展动作，或者天马行空地想像，这也能帮助你跟胎儿交流感情，使心绪逐渐沉静下来。

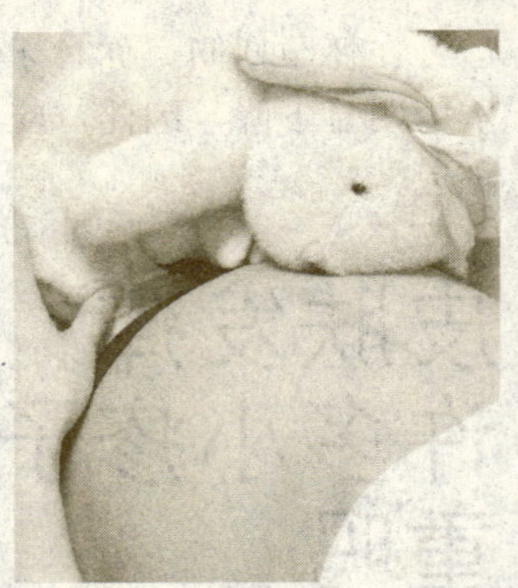

孕晚期（29～40周）

第29～32周胎儿的变化

在这个阶段，胎儿的体重将从约900克增加到约1800克，身长将增至40厘米。他会经常睁开眼睛，开始形成睡觉和苏醒的规律。胎儿可以识别出你讲话的模式、你周围的人声以及常常播放的音乐声，他还会常常做梦。

现在，胎儿大脑里的神经元已经发育成熟，其数量比天上的星星要多出数十亿倍。从现在开始，每个神经元在接收信号并做出应答的同时，将与其他神经元形成15000个以上的链接。

由于胎儿的体积已经迅速地占满了子宫的所有剩余空间，他很少再做翻滚、转身的动作，只是还会有很剧烈的踢动。随着胎儿体内脂肪储存量的增多，皮肤变得光滑柔嫩，不再像以前那样皱巴巴的了。如果你怀的是女胎，她的阴蒂会比较突出，她的阴唇尚在发育中；如果你怀的男胎，睾丸还没有下落到阴囊内，还在从肾脏周围向腹股沟的滑行中。

第33～36周胎儿的变化

到了第33周，胎儿的体重大约是

2800克。随着时间的推移，胎儿发育越来越成熟，皮肤皱褶越来越少。胎儿的指甲长到了指尖，大脑的听觉和语言中枢也发育成熟了。因此，一旦出生，胎儿就可以对你的话语做出反应了。咀嚼的感觉神经和口腔的方位之间的联系也已经建立起来，所以，宝宝在出生后的几个小时内，就能够模仿你的舌头运动。

此时，胎儿开始在肚子里吞咽、排尿以及做出呼吸运动。为了保证肺部在出生后仍然处于扩张状态，从而使氧气可以顺利进入肺部，维持正常的呼吸运动，胎儿的肺内还会分泌一种表面活性剂。同时，肝脏开始储存糖原，在分娩过程中以及产后未建立母乳喂养之前，胎儿主要靠动用这些糖原以及储存的脂肪来供应机体的能耗。

虽然腹腔内的空间越来越小了，宝宝还是会经常活动肢体，并且有规律地打嗝。他的眼睛呈天蓝色，并随着头部的左右摆动而四处张望。头上还可能有一小簇头发。头骨还很柔软，大脑发育迅速，感觉神经和运动神经的链接越来越多，使得大脑的体积越来越大，比身体其他部位的体积都要大一些。不同宝宝的睡眠周期不尽一致，不过在这个阶段，宝宝通常每隔30～50分钟睡一次。

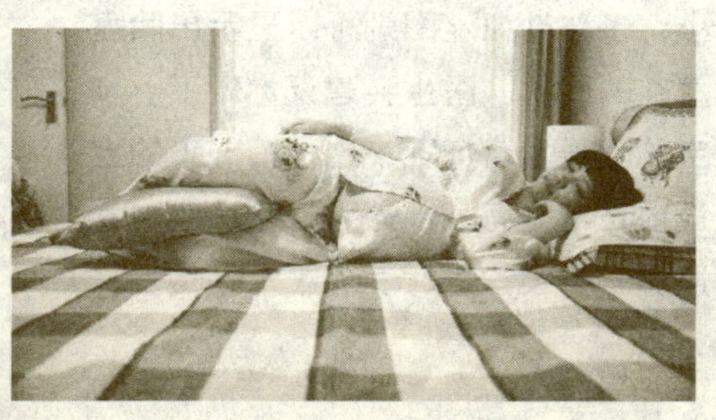

第37～40周胎儿的变化

这段时间，胎儿开始为分娩做准备了：羊水量慢慢减少，宝宝则继续生长。到了第37周，胎儿的体重一般都会增加到3千克左右。如果宝宝是臀位，可以加以纠正。

怀孕足月后（一般是在孕38～42周），胎儿的肺部已经发育成熟，可以吸入空气了，大脑细胞也已经高度完善，听力也非常敏锐了。胎儿是否已经发育足月，主要取决于怀孕的时间和胎儿的发育状况，此时，胎儿的视力还不是很好，不过在你喂奶时，他完全可以看清楚你的脸。随着大脑内神经元之间联系的逐渐建立，胎儿的头部体积越来越大。发育足月后，由于生长十分迅速，大脑皮层的表面不再像以前那样平整光滑，而是像核桃一样充满了皱褶。

如果怀的是第一胎，在大约第36周时，胎儿的头部会下降并“衔接”于骨盆内，有时候衔接过程会推迟到分娩正式开始后。如果不是怀第一胎，衔接一般发生在分娩开始后。足月的胎儿一般有3.2千克重，衔接后，所有的重力会全部压在骨盆上。临产时，胎儿的大脑发出指令，激素大量分泌，促使胎盘和子宫产生并发送出一些化学信号，从而引起宫缩。至此，怀孕过程全面终止，分娩过程开始了。

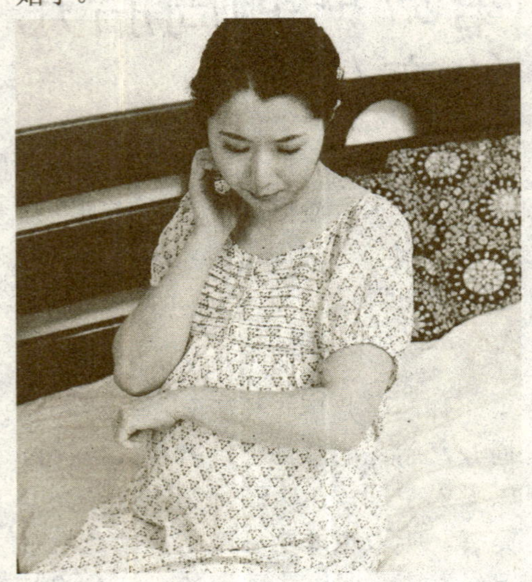

怀孕29～32周孕妇的变化

在这个阶段，由于要开始为分娩以及产后哺乳做准备了，你的身体将发生很大的变化。乳房可能开始分泌初乳了，下腹部也感觉越来越紧绷，那是因为子宫收缩越来越频繁，强度越来越大。在接下去的几个星期里，宫缩强度会变得越来越大。出现宫缩并不代表着要临产了，也不是因为阴道分泌物增多，而是很正常的现象。如果感觉到身体总是很暖和，夏天则会感到很燥热，也是很正常的。你还可能变得很健忘，特别容易分心，从拿钱包到离家前带上钥匙等芝麻小事，都要依靠备忘录来提醒。

Q **我怀孕30周了，医生说我的子宫位置低，这意味着什么呢?**

A 子宫位置低主要有两个原因。第一个原因是衔接后，宝宝进入骨盆腔，给你的感觉是子宫底的位置好像变低了，其实子宫和胎儿的大小都很正常。这正如乘电梯一样，电梯下降后，你的位置也变低了，但是，你的体积并没有因此而变小。第二个原因是宝宝的体积确实比较小。在这种情况下，尽管宝宝体积小但可能也很健康。

做超声波扫描可以估测宝宝的大小，多普勒血流图则可以显示出胎盘是否工作正常。如果扫描结果显示有潜在的问题，医生会建议你做下一步检查，并继续做超声波扫描，监测宝宝的生长发育情况。这种情况下的宝宝大部分都很健康，身体和神经发育都很正常，有一部分可能存在宫内发育迟缓，孕期和分娩时可能需要随时监测。如果扫描时发现羊水量偏少，在分娩时也要加以注意。

小知识

羊水减少

- 羊水体积减少被称作羊水过少。羊水体积通常在怀孕第36～40周达到顶峰，如果超过预产期，羊水体积会自然减少，尤其是在怀孕第41周后。即使出现了羊水减少的现象，一些胎儿还是非常健康的，其他情况下羊水减少可导致胎盘功能降低，胎儿则可能出现宫内发育迟缓（IUGR）。在分娩过程中，如果羊水体积太少，就会有脐带压迫的风险，这样可能导致胎儿窘迫，尤其是在羊膜破裂后。

对于羊水减少，应该区别看待：

- 如果羊水只是稍微减少，并且胎儿在其他各方面都健康，就不需要治疗。
- 孕晚期有时会提前出现羊水自然减少，这是医生通过超声波密切观察胎儿的健康状况发现的。
- 如果出现胎儿宫内发育迟缓及胎盘功能降低，就需要频繁接受检查以防高危妊娠。
- 如果胎儿的肾脏或膀胱有问题，应根据其具体情况而进行治疗。
- 如果羊水减少比较严重，医生会鼓励提前进行人工分娩或剖宫产，特别是在胎儿严重宫内发育迟缓时。如果羊水体积中度减少，医生建议怀孕不要超过40周，而人工分娩时间则主要取决于羊水体积及胎儿的健康状况。
- 分娩过程中，特别是羊膜破裂后，胎儿的心跳需要频繁接受监测以防止脐带压迫而导致胎儿窘迫。
- 宝宝出生后，如果有明显的发育迟缓，可通过儿科检查密切关注宝宝的体温及血糖水平，因为宝宝血糖水平过低可能发生危险。宝宝的预后主要取决于导致羊水过少的诱因。通常，宫内发育迟缓可通过出生后早期良好的营养补充得以纠正。

这时，你会发现自己的乳房、腹部、屁股或者大腿上都会有一些新的牵拉痕迹。虽然你身体的柔韧度变好了，走动却越来越不灵活了，比如洗澡时进出浴盆时，会感到动作很艰难。记得走路时，动作要缓慢，活动时不要把所有压力都放在骨盆或者后下背上。除了这两个地方受力比较大，内脏器官也将受到越来越大的压力。此外，呼吸频率可能要比平常快一些，由于胃容量变小了，吃的也会变少。有时候还会出现睡觉质量下降，这可能是由身体不适导致的，也可能是由频繁做梦或者是噩梦引起的。你内心潜在的对宝宝、分娩以及如何做一个好妈妈而感到紧张，这都会让你做噩梦。

怀孕33～36周孕妇的变化

随着宝宝重量的持续增长，以及你身体韧带的逐渐变软，你的骨盆变得越来越柔软。如果之前你感觉骨盆或者后背有点痛，现在这种疼痛可能加剧，尿失禁的情况也越来越频繁。水潴留的情况日渐严重，手脚都会发生水肿，尤其是在热天。所以要经常休息，把腿抬高。有时候，宫缩的强度会有所增加。如果下腹部紧绷感越来越频繁，而且伴有疼痛，就得引起重视，这可能是早产的迹象。

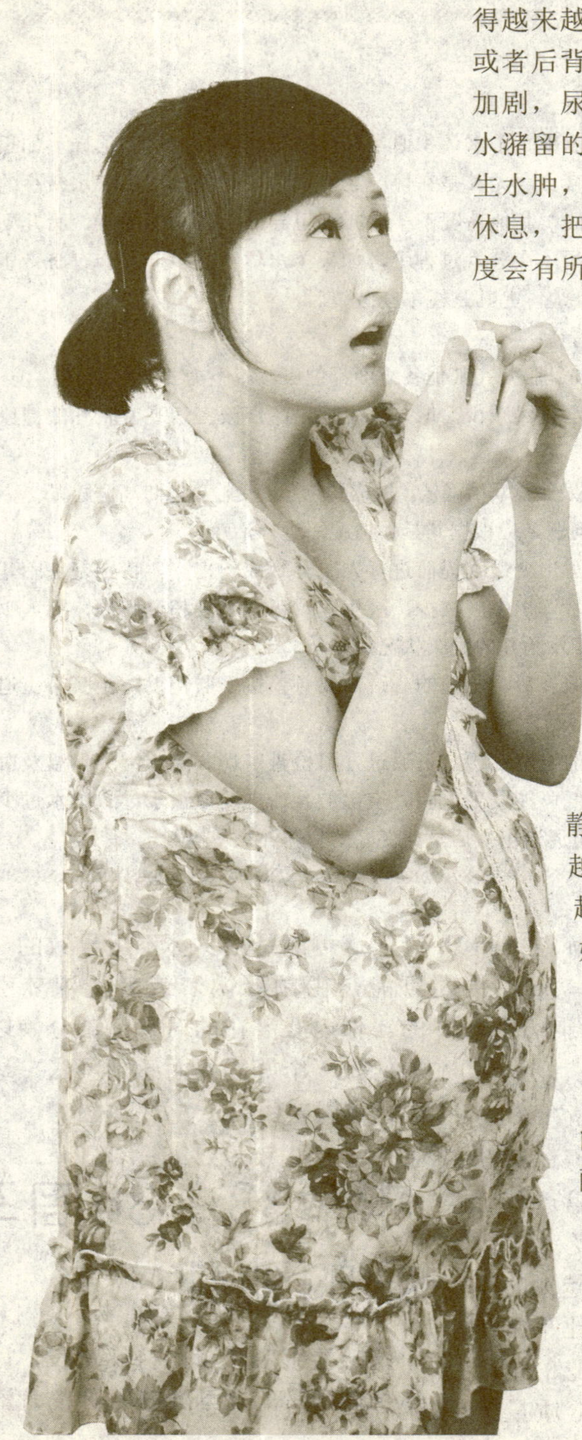

你自己当然也有长胖的感觉，在分娩前2个月，大约每星期增重570克。你可能开始怀念过去的那些日子了，你也知道，随着分娩期的临近，怀孕历程就要接近尾声了，那种怀孕带来的激情也要逐渐消失了。你的心境将越来越平静，精力越来越集中，活动时越来越小心翼翼，还会花越来越多的时间静坐，你也会为分娩感到很焦虑。

你能感觉得到宝宝在你的肚子里活动，而且活动方式非常有规律性。早上，可能在睡觉，到了晚上，就会醒过来，来回地活动，直到第二天早上再次安静下来为止。通常来说，宝宝每天至少有10次胎动。

怀孕37～40周孕妇的变化

随着预产期的临近，虽然身体特别容易疲劳，你反而感到心情很平静。一切都如平时一样，你感到精力很充沛，只是有时候睡得不是很踏实，吃饭也很容易一吃就饱。韧带的柔韧度已经达到了最大程度，从而使骨盆和骶髂关节可以扩张到最大限度。

宫颈的质地变软、厚度变薄（发育成熟的表现），将子宫和阴道分隔开的黏液栓脱落，发生阴道出血，即“见红”。这个现象说明，分娩过程将在几小时，乃至几天的时间内启动。

在分娩前最后几天，骨盆受到的压力越来越强劲，走路甚至是站立着都会引起疼痛。这时，好好休息一下，时而挺直身体以及四处走动后，疼痛会有所缓解。如果到了第40周了还没有动静（这在怀第一胎时很常见），在其后等待的几天里，你可能觉得很郁闷，虽然宝宝多在肚子里呆几天也没事，但是，你现在已经做好了分娩的所有准备了，未免感到有点失落。

孕妇的体形变化

随着身体的日渐庞大和体重的增加，体形会有两种变化，要么变得更加的光彩夺目，要么像一只河马般臃肿不堪。在怀孕的最后几个月里，你会发现身体越来越肥胖，体重越来越难控制，尤其是当身体不舒服，或者是发生浮肿时。

孕晚期值得关注的问题

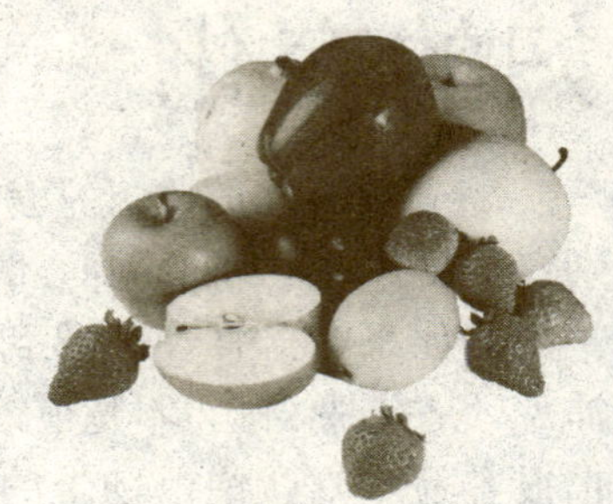

母乳喂养之前我需要做什么准备

关于这方面的问题，你可以在参加产前培训时找到答案。如果你有熟悉的朋友正在哺乳期，可以向她咨询，甚至是在她那里呆上几个小时，实地考察哺乳是怎么进行的，还可以顺便留意一下有关宝宝抚养的其他问题。在怀孕期间，乳房也会发生相应的改变，以适应产后哺乳。因此，你不需要特意做什么准备。如果真想做点什么，可以给乳房做些按摩，在乳头上涂点苦杏仁油或者是葡萄子油。此外，你最好在孕后第36周就开始戴哺乳期专用的胸罩。

双脚肿胀是怎么回事

在孕晚期，发生液体潴留是很正常的现象。因为体内激素发生的变化，不仅使得机体组织的体积增大，关节扩张，而且也会导致水肿的发生。有时候脚肿得太厉害了，你需要换一双号码大点的鞋子。

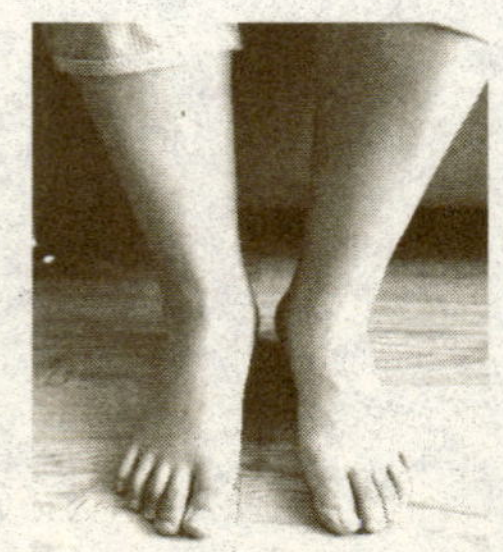

我的双手为什么会麻木呢

许多女性出现双手麻木，或者有针刺样的疼痛感。究其原因，主要是因为水潴留压迫了桡腕关节前侧的尺神经。可以做些瑜伽伸展运动，或者睡前穿上护腕，就算是没有采取任何措施，这些症状在分娩后也会自行消失。有时候，水潴留还会影响到手指的其他关节，并引起疼痛。如果不仅手掌和脚掌疼痛，嘴唇也有刺痛，可能是由换气过度引起的，因此，如果你降低呼吸频率，会使疼痛随之消失。

肋骨很痛是正常现象吗

膨大的子宫会将肋骨向上挤压，引起下肋疼痛。如果你坐着时屈着上身，这种疼痛还会更剧烈。因此，肋痛可以通过调整身体姿势加以缓解，瑜伽伸展运动、按摩也有一定的疗效。如果你告诉医生，他可能先为你做一些常规的体检，然后建议做更深入的检查，以排除肾脏、胆囊以及肺部的病变。

骨架小是不是容易发生难产

也许你的骨架确实比较小，但是，胎儿的骨架大小跟你是成比例的。通过检查，医生能够大致预测到宝宝的体积大小，并且通过超声波扫描来估计胎儿的体重。如果胎儿体积比较大，分娩时你可能需要外人协助，但是，要预测分娩时会出现什么情况，那是很难做到的。除了胎儿的体积，分娩进程还受到胎位、宝宝头部屈曲的情况、骨盆的形状和大小，以及宫缩的强度。如果一切状况良好，子宫收缩正常，分娩进程应该是很顺利的。

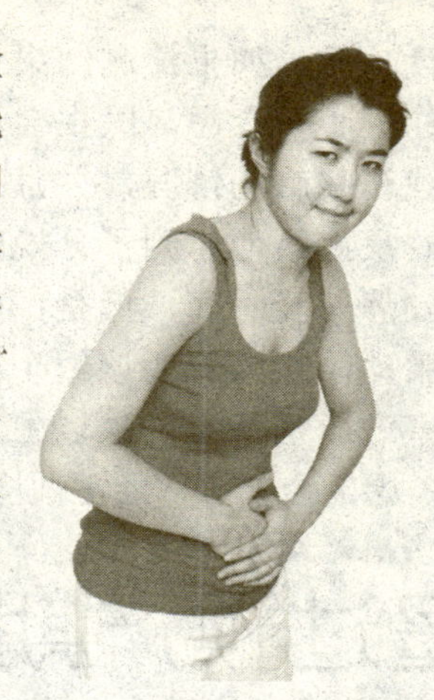

胎动减少是不是不对劲

不同的胎儿胎动规律不尽一致，这使得有些孕妇总觉得自己的宝宝不像之前的胎儿有活力。有些女性，尤其是那些平时很活跃的女性，比较难体会到宝宝的活动。不过，如果宝宝活动频度减少了，就得马上去看医生。他们会给你做体检，检查胎儿的体积，听听心音，还可能通过心动计数器连续监测胎儿的心跳15～30分钟。此外，还会做一个超声波扫描，检测胎儿的发育情况、羊水的量以及胎盘功能。如果检测结果一切无恙，而你还心有余虑，医生会让你回去后继续观察胎动情况，并且在做常规体检时反馈给他。到了分娩时，胎儿都会安静一段时间，但是，如果出现产前胎动停止，就应该做个检查。胎动频率一般是每天10次以上，如果医生有顾虑，会安排你经常做检查。

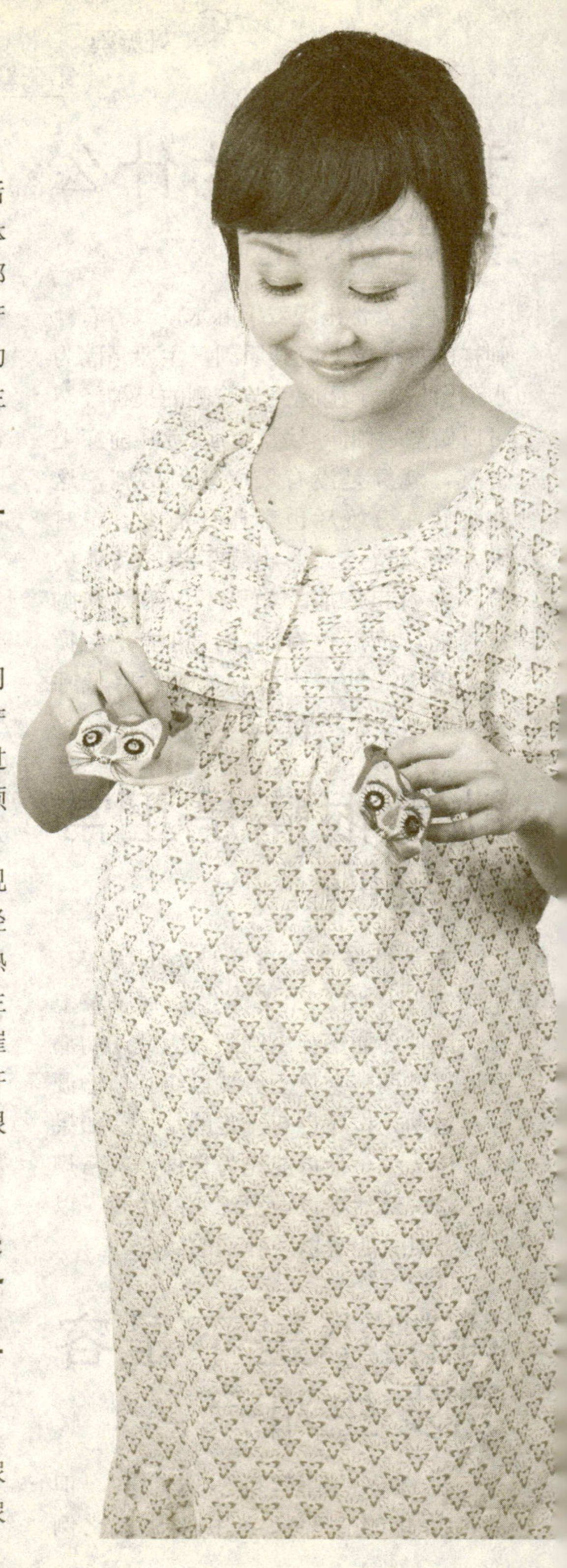

超过预产期如何预测分娩日期

到底什么时候生产，这是孕妇问得最多的问题之一。据统计，在预产期14天之后才分娩的初产妇，不超过5%。但是，没有人可以非常准确地预测出你哪一天会分娩。不得不承认，第一胎比较容易发生超过预产期的现象，尤其当你已经有过2次这样的经历，或者是足月怀孕而宫颈还没成熟时。胎头衔接提前也不见得就会发生早产，只有当你和宝宝同时分泌出催动产程的激素时，分娩进程才会开始。至于什么时候才会分泌激素，根本没有人知道确切的答案。

我的内裤湿透了，是不是发生了尿失禁

孕晚期确实可能发生轻微的尿液失禁，不过内裤浸湿不见得就是尿

失禁，可以是产前宫颈分泌的大量黏液，也很有可能是阴道分泌物。如果是阴道与子宫颈间的膈膜发生破裂，漏出液应该是一滴一滴的，而不是大量地涌出来。如果是破水引起的，应该不会有尿液的味道。你可以让医生为你做个阴道检查，进一步检测尿道和阴道，看是否发生了感染。

有什么办法可以让我避免缝线

分娩时，阴道会自然地伸展开来。如果你在分娩前6周经常按摩会阴部，阴道的弹性、伸展性会更好一些，发生阴道撕裂的可能性也就减少了许多。此外，子宫腔底训练和水中分娩也可以减少阴道发生撕裂的危险性。如果你采用直立、跪式或者蹲坐的体位分娩，宝宝朝下的头部产生的推力，可以平均地分配到阴道的四壁，从而使阴道口均匀伸展。尽管我们提倡提前做好准备，但并不能保证都会有好的结果，因为还有很多意外，比如宝宝的头部可能大了点，或者是没有垂直下降，而是形成一定的夹角。如果真的发生了阴道撕裂，可以进行局部麻醉，缓解缝线带来的疼痛，一般来说，缝线时间不会很长。

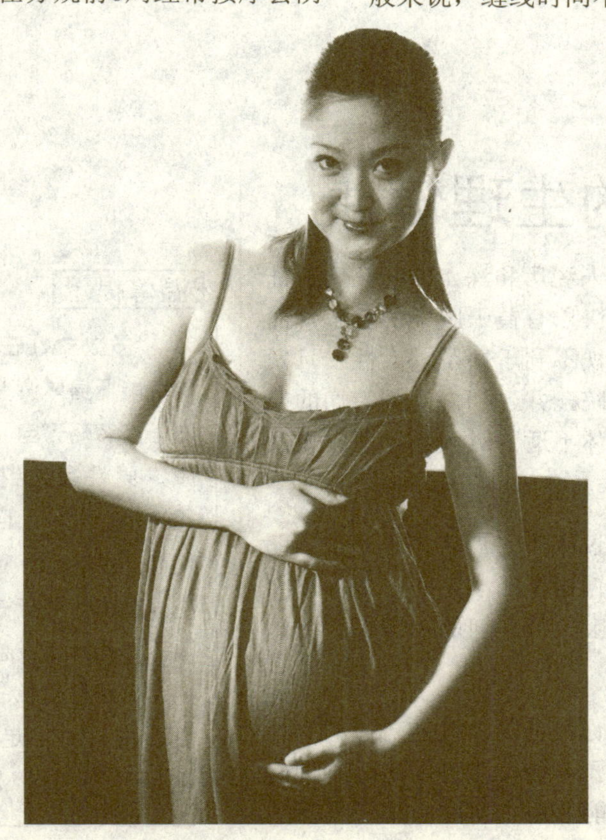

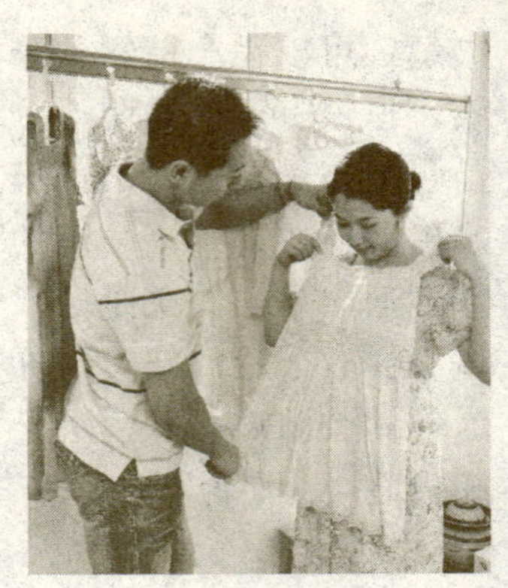

谨记：你的对策

关注你的生理健康

不胜枚举的个人经历和深入的研究均已证实，孕妇的健康和快乐有益于腹中的宝宝，而疾病或生理上的忽视不利于怀孕。女性一旦发觉怀孕，就会去医院，并建档，受到密切的监护。孕妇在感到身体不适的时候会比平时更及时地去看医生。

许多孕妇在看过医生之后，还求助于辅助疗法。像咳嗽、感冒这样的小毛病，根本不会影响到发育中的宝宝，但任何的焦虑综合征却应咨询专家。

在怀孕期间，你可能无法确定自己的生理状况是否正常，但要记住，你可以向医生询问这些问题。如果你能够用一些医学知识来保护

温馨提示

多数女性在这一期间确实能把身体调理好，倒是准爸爸忽略了自己的身体健康。男性会感到做父亲的压力相当大，而且传统观念使他们觉得自己应该成为新生家庭的精神支柱及经济来源。准爸爸如果感到压力过大、孤独和疲惫，就容易发生超重、身材走样以及自尊、形象变差的情况。

自己，就能依靠自己解决更多的问题。

对自己健康的关注应该保持到产后，这很重要。增加营养、补充维生素和矿物质，以及在体能允许的范围内锻炼身体等，都是保持健康的有效方式。

不要忽视外形变化

从怀孕到产后几个月乃至几年，许多女性会改变对自己身体的看法，这很正常。有的女性为身体奇迹般地补养、特性感到敬佩，获得了新的自信和自豪。有的女性则觉得身体被占用了，产后也很难恢复，对自身的感觉能引起很多生理变化。

很多孕妇对自己的形象不满意，如果你的自尊心没有以前那么强了，就可能需要花些时间改善形象，而专注于某件事能帮你接触自己身体的积极方面。锻炼和健康的饮食都是通往快乐感，即由内而外的健康的重要途径。通过评价自己的外表，可以让你由外而内地感觉良好。你会发现独自做这件事很容易，你也可能需要一个诚实和客观的好友来帮你挑选最适合现在身材的服装，帮你做头发和化妆。一些人发现，花时间对镜自我欣赏并努力不以批评的眼光看待自己对怀孕及产后恢复很有帮助。

做好外表装扮

每个人在怀孕时都得改变衣着习惯，多数人在产后数月才能恢复原来的身材。穿衣风格将依赖于你的爱好和你所在的人际圈，然而也有一些指导可以供你参考。要抗拒把自己裹进帐篷似的连衣裙的欲望，也要抵制把自己塞进十分紧绷的衣服里的念头。在孕早期和孕中期，你都可以照自己平日尺码穿系带的裤子，收腰的外衣或者带扣子的衬衫，而无需套上孕妇装。一旦这些衣服变得过于紧绷，就到了换上孕妇装的时候了：比自己平日尺码大两号的普通服装穿起来并不会比孕妇装美观。

产后许多新妈妈依然穿着孕妇装，把好衣服留到特殊的日子穿，因为宝宝会弄脏妈妈的衣服，还会占去妈妈熨烫衣服的时间，所以这个时候舒适和容易清洗的衣服就最合适不过了。享受你穿着大号的“宇航服”待在家里的感觉吧。当你感到活力恢复或是想提提精神的时候，尽管穿上能够突出身材富于魅力的部位而遮掩不够迷人之处的衣服好了。比如，低领外衣能够突出脸庞。如果你有修长的双腿，不明显的腰和低平的胸部，适合穿短裙或紧身长裤，再配以低领收腰的外衣。如果你属于梨形身材，腿粗腰短，不妨试试齐腰的上衣和松垂的长裤或及膝的短裙。如果你的胸部过于丰满，带有竖条的上衣会使胸部显得小一点。

合理膳食及体育锻炼

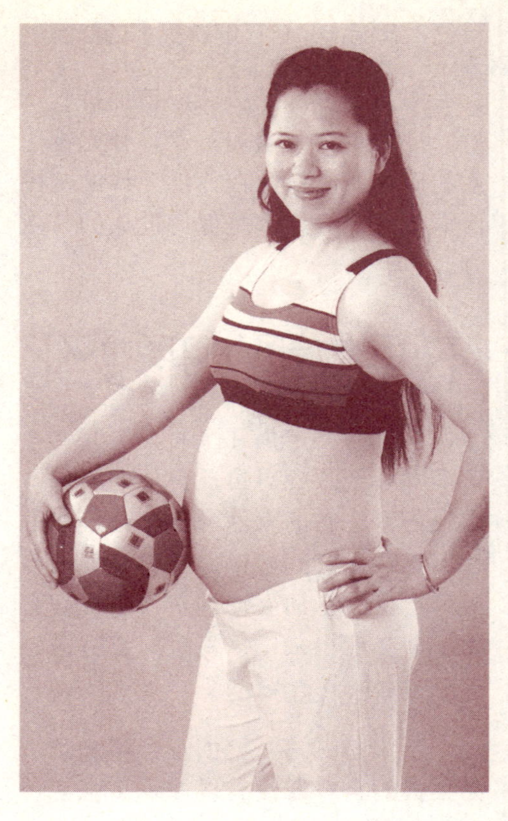

你可以做许多事情来增进健康和活力，其中许多归结于良好膳食和体育锻炼。你不妨通过向自己提问以下问题来决定是否改善饮食和进行体育锻炼。

你感觉身体状况如何？

你摄入的维生素和矿物质充足吗？

你喜欢目前的膳食吗？

你意识到锻炼体能的作用了吗？

你目前的休息和活动的平衡点在哪里？

你可以提高自己的睡眠质量吗？

第四章

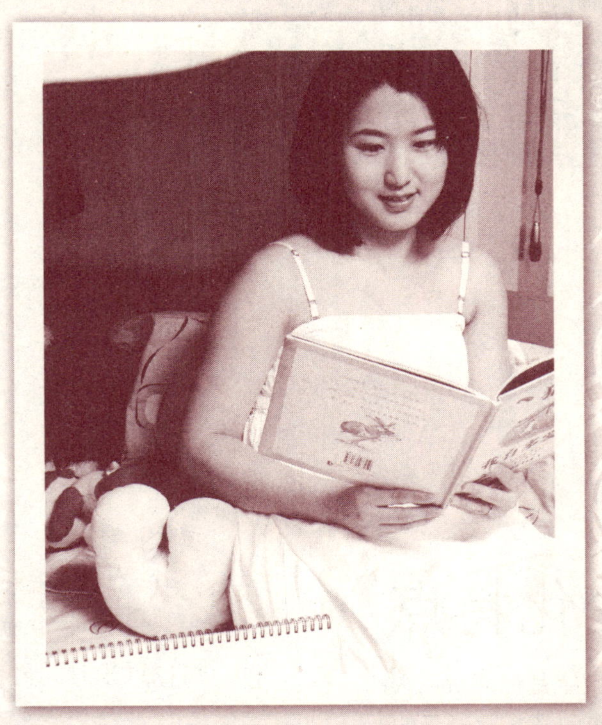

Pregnancy
孕期情绪变化：体味新生命

孕早期（1～12周）

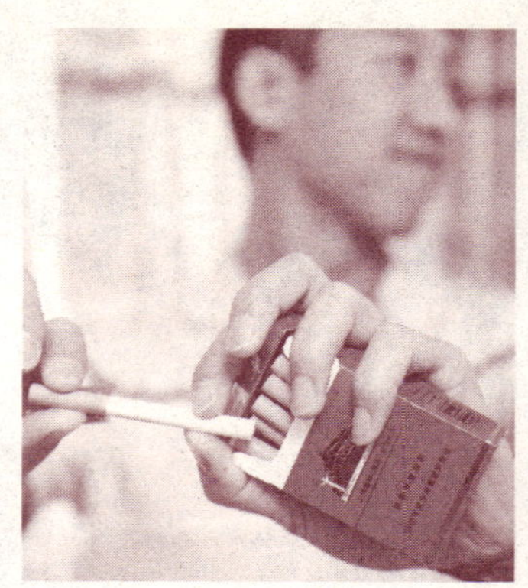

情绪变化特点

如果这个宝宝是你期盼已久的，孕早期你满脑子想的都是肚子里的胎儿，甚至充满了母性的自豪，那么你的日子自然过得有滋有味。

有时候你也会觉得困惑和焦虑，因为将来作为一个母亲所要承担的责任，甚至可能需要放弃某些东西，这并非你现在就能完全预料得到的。许多女性都会因此感到很累、很难受，这时候就很难保持乐观了。不过，你可以利用接下来的几个月勾画蓝图，解决这些问题。当然，如果你现在还没有心情做这些事情，那就先照顾好自己，这才是最重要的，你有的是时间，可以过段时间再考虑。

孕早期，有的女性可能出现无任何诱因的反应迟钝，表现为对外界信息需要数周的时间才能接受并反应过来。这种变化令人十分不解，加上体内激素的变化，会让你觉得自己根本无法胜任母亲这个伟大的职责，这就会影响到情绪了。一般来说，一旦孕吐和疲劳的症状消失，未来的生活规划好之后，这些不良情绪也会逐渐消逝，但确实有些女性整个孕期都会被抑郁所困扰。

保持良好人际关系的方法

受怀孕影响最明显的是你和丈夫的关系。你们对彼此的感情投入会越来越多，携手打造未来的那种感觉也很甜蜜。不过，如果你们俩的感情投入不一样多，有时候你更高兴，有时候他更投入，或者其中一个并不快乐，这都会影响到你们的生活。

一旦吵架，受激素的影响，原本很脆弱的你，可能一下子变得很霸道、急躁和无理，你丈夫的情绪也会像悠悠球一样起伏不已、时高时低，这将是你们面临的极大考验。一旦出现情感冲突，即使不是你的错，也应该多听听对方的感受。此外，一起制定计划，解决实际的问题会让你们思想统一，减少冲突。

除了丈夫，还有你的家人和朋友可以和你一起分享快乐，为你提供帮助，虽然有时候他们也会有些焦虑，甚至怀疑你能否做一个好妈妈。少数情况下，你可能因为朋友的关系把心情搞糟，这种情况下造成的友谊破裂往往需要很长的时间才能修复。在家里，兄弟姐妹间的关系也会发生各种变化，时而嫉妒滋生，时而又消退无踪，时而变得更加相亲相爱。其中变化最显著的是你和父母的关系，尤其是母亲，她将以一种全新的方式与你相处，你们俩的关系将更加紧密。

充分享受孕期生活的方法

孕早期出现的疲惫感或不适会影响社会生活，这刚好也可以给你提供一个很好的借口避免参加一些不喜欢的社交活动，比如在篝火晚会里唱歌、看电视或者做按摩，当然也可能限制你的爱好。一般情况下，女性怀孕后的前3个月都会感到嗜睡和疲劳，其后精力逐渐恢复，之后就能像往常一样精力充沛、热爱生活。

在此期间，部分女性必须卸下大部分的工作负担，减缓生活节奏。一旦感到不舒服，应该空出更多的时间休息，比如散步或者游泳，也可以采

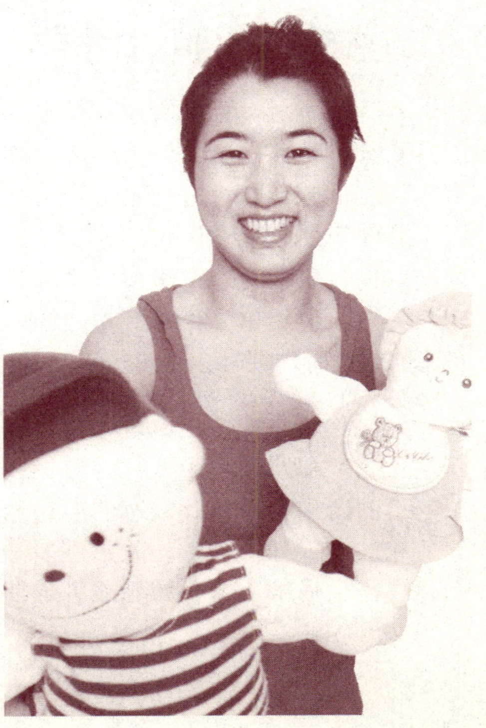

用间歇放松的方式，比如参加孕期瑜伽培训班或者做一些简单的内视。此外，每天静坐几分钟，也有助于恢复精力。

孕早期，你可以充分利用所有朋友及其他可调动的力量来帮助你。如果情绪不好或者想暂时离职，可以让同事帮你的忙；当你对家务事已力不从心时，也有许多人可以帮助你，如丈夫、母亲、朋友或者钟点工，他们都能替你做饭、扫地、处理其他杂事，这样你就不会因为要做一大堆的事情而烦躁不安，还可以腾出很多时间干其他事情。整个怀孕期间乃至产后一段时间，这些帮手都可以为你分忧解困。

准爸爸该做的事

作为准爸爸，你和妻子在孕早期的感受和经历存在着比较大的差别。你可能整天喜滋滋的，兴奋不已，也可能因为生活发生了截然不同的改变而心生烦恼。也许要接受这个事实对你来说有点突兀，但相信等你看到扫描图中可爱的宝宝时，顿时会豁然开朗。

这时你会兴冲冲地跑进产房，不断地忙这忙那照顾妻子，并为你们共同创造的新生命而欢呼。有的准爸爸的适应能力很强，会主动改掉许多不良习惯，如戒烟、节食减肥或者定期运动，养成良好的生活方式，他可能是所有家人中改变最大的。

不管你对怀孕的实际反应如何，都会考虑许多问题：你和妻子的关系、责任、工作、金钱和时间。有时你会担心自己无法胜任父亲这个角色，有时会为即将面对的分娩心生忧虑，这些情况都很正常。每个即将做爸爸的男性都要经历怀疑和忧虑这一过程，你应该与妻子和朋友一起解决这些问题。

虽然怀孕的人不是你，你仍然可能出现许多令人诧异的改变。实际上，有很多男性在妻子怀孕期间增重变胖，出现背痛甚至恶心，仿佛怀孕了。如果这些症状让你感到忧虑，不妨去看看全科医生，这有可能是你在处理繁杂的情感问题时，内心焦虑不断加剧导致的后果。

你的心情可能会一日三变，尤其当你对是否要这个孩子举棋不定，既困惑又郁闷的时候，而且这种压抑的心情将持续整个孕期，甚至延续至产后很长一段时间。在你为将来做打算的时候，也会仔细考虑如何抚养和教育孩子的问题，这时你与父母的关系所起的作用就很大了。在社交方面，对于即将面临的各种约束你可能表现得比妻子更加沮丧，因为她的体内充斥着母性激素，而你则不同。

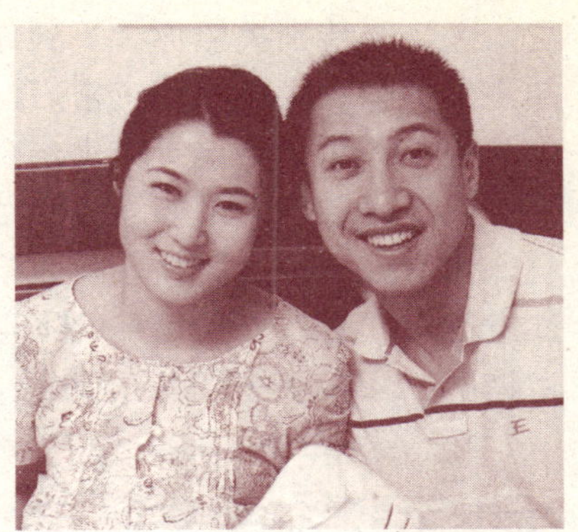

孕早期值得关注的问题

为什么我会觉得压抑、沮丧

许多孕妇在孕早期（孕1～3月）会备感迷惑，因为她们突然失去了往日的快乐和激情。究其原因，影响因素相当多：在月经来潮前7～14天情绪不稳定、身体不舒服的女性，在孕早期会出现类似的症状，因为这时的雌二醇和黄体酮水平在持续升高；恶心、呕吐、饮食习惯的改变以及饮食量的减少都会使你精神萎靡不振。

在孕早期要克服这些困难，战胜自己，是完全有可能的，等到精力恢复后，你会发现世界仍旧如此美好，快乐无处不在。男女性在宝宝出生前抑郁的表现基本相似，而且一般来说，在分娩后这些不良情绪就会得到缓解或者完全消失。

我总担心流产，是不是杞人忧天啊

不止你一个人会有这种担忧，孕期前3个月发生流产的可能性确实很大，流产率大约是15%。除非你能够感觉到肚子里的宝宝，看到自己的肚子一天天地隆起，否则很难确定宝宝是否在健康地生长。如果你有过流产史，医生会特别关照你。等到你做了超声波扫描，发现一切正常后，就可以放心了。为了给宝宝提供一个良好的生长发育环境，你要学会照顾好自己，避免处于不必要的危险因素中，注意健康饮食，摄入足量的维生素和矿物质，经常做些柔和的运动。

宝宝将是爷爷奶奶的第一个孙子或孙女，我会面对什么样的局面

这时，你反而可以更好地理解你和父母之间的关系，可以看到自己是怎么适应这种角色转变的。在有些家庭，这种父辈与子辈的从属关系向成人之间的互助合作关系转变幅度并不是很大，比较容易适应。你能够反过来站在一个父母的立场上，理解当初自己的父母是如何十月怀胎将你抚养长大的，于是对他们肃然起敬。而父母也会用一种全新的眼光，审视即将成为父母的你。但是如果你从父母那里获得的不是支持，而是漠视和批判，这些消极观点的不良作用就会被放大，给你带来无限的孤独和沮丧。好在你还有很多时间来修补这个代沟，让你们的关系在怀孕期间来个180度的转变。有时候是你主动发生改变，有时候则是在父母的教导之下，你才改变以往的生活模式。有时候你和父母相处不好，气氛剑拔弩张，并且这种紧张的关系已经根深蒂固地植根于你们的家庭文化中——看看你们之间是怎么相互作用的，也许可以帮助你们乐观地面对现实。

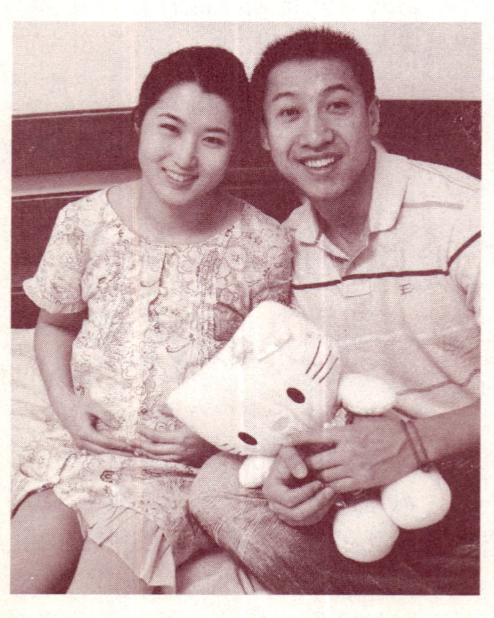

我每天都过得很愉快，浑身都是劲，会有不良影响吗

怀孕前3个月，能够过得开开心心是一件好事。做你想做的，玩你想玩的，只是别玩过了头，别吃那些对你和宝宝有潜在危害的东西就好了。

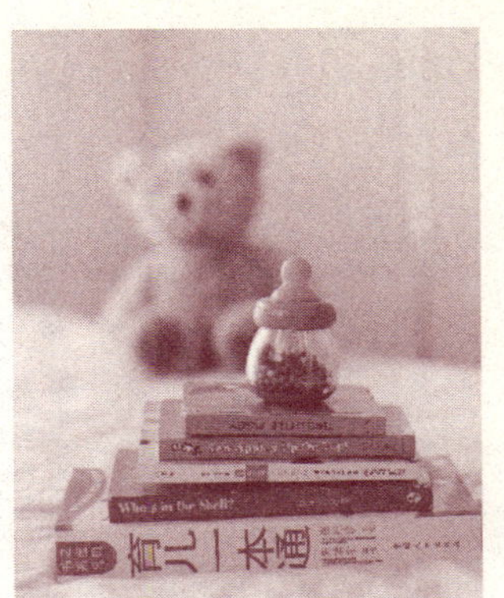

孕中期（13～28周）

情绪变化特点

一想到就要看到宝宝了，你可能对未来充满了好奇和期待，连续激动上好几天。尤其是在最后1个月，你会常常幻想那一刻的到来，内心荡漾着一股浓浓的爱子情怀。你也可能变得很浮躁，有时候则健忘得超乎可爱，这在孕晚期都很常见。你还会常常因为特别容易吃饱而烦恼不已，这也是很正常的现象，不用担心。

和许多孕产妇一样，你也开始为分娩担忧，为即将承担的母亲角色发愁。你可能常常扪心自问："我能做一个好妈妈吗？"实际上，反复思考这些问题，也是在为分娩做准备，对于每一个孕妇来说，这个过程也是必不可少的。别急，要慢慢调整好自己的心态，你可以向自己的亲朋好友倾诉这些心事。

保持良好人际关系的方法

分娩一天天临近，你和丈夫的关系越来越紧密了，你可能要求他照顾你、支持你，他也很乐意继续做你的护花使者。不过，他也需要从你这里获得精神支持。爱使你们的关系达到了一种新的平衡，获得了彼此的理

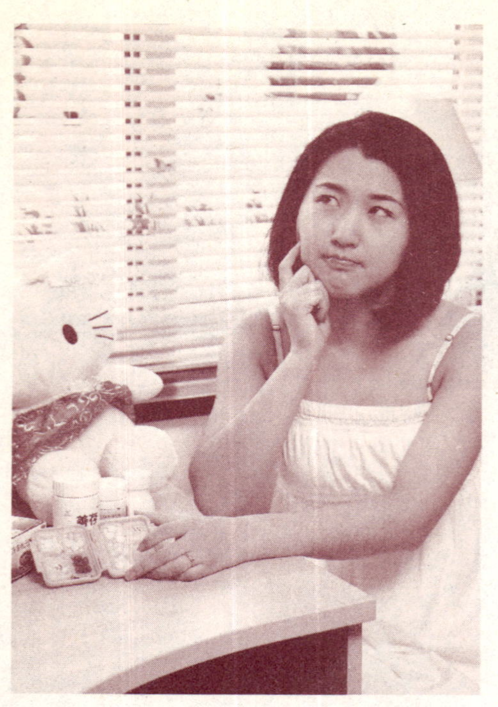

解。此外，你们两个人可以一起开开心心地玩一次，以此庆祝宝宝出生前，你们俩曾经拥有的快乐的二人世界。另外，你们也可能都感到心情很压抑，甚至比以前更容易动怒。

不管分娩时丈夫能不能在场，你都应该想着你们俩关系好的一面。这样，你在分娩时才能保持好的状态——充沛的体力、足够的信心和比较舒适的感觉。这个时候出现的难题，有些需要在分娩前马上得到解决，有些则最好放到一边不管，因为夫妇俩通常是为一些还没有出现的问题争吵不休，一旦宝宝出生后，这些问题也就迎刃而解了。

你跟父母的关系，此时也越加紧密了。你的妈妈会花大量的时间为宝宝布置房间、准备衣服。这些事情让她颇有感触，她亲眼目睹了自己的女儿，从一个呱呱坠地的宝宝变成了母亲。以后，你妈妈可能不会再跟你谈论有关分娩、宝宝喂养、丈夫及其他方面的事情，不会再跟你分享这方面的秘密了，所以，这个阶段你要好好珍惜。在怀孕和分娩期间，妈妈会为你提供大量的支持，陪着你走过风风雨雨，步调始终跟你保持高度一致。

如果你跟妈妈的关系没那么亲密，甚至你们的观点存在着一定的分歧，你得耐心听她训话，然后自己做决定。如果你偶然发现，其实妈妈说的才是对的，不妨有风度地向她承认错误，接受她的观点。如果你觉得妈妈管得太多，委婉地告诉她，你需要拥有一些独处的空间，以及和丈夫共处的时间。相反，如果你的妈妈根本就不想照顾你，你可以从其他家人和朋友那里获得支持和关爱。

充分享受孕期生活的方法

如果你身体不舒服，就算丈夫精力十足，也很难想像你能从他那里获得快乐。不过，你们之间还是有共同点的，那就是给自己更多独处的空间。当你做自己喜欢做的事情时，兴致会高一些，体内会分泌一些有利的激素，这些激素也会传送到宝宝身上。

稍微花点精力筹划时间，可以分配好独处的时间以及跟丈夫、家人、朋友共处的时间，甚至是工作的时间。在怀孕的最后一个阶段，你得学会如何分身，因为似乎每个人都要求你进入他们的生活，分给他们一些时间。记得不要给自己施加压力，如果你想跟朋友会面，但是身体又很累，可以要求他们自己准备好食物，带到你家里来吃。

在社交场合，也许你仍然很活跃；也可能因为怀孕分心，你无法参加大型聚会。在你享受独处的安静时，别忘了还有很多朋友关心着你，为你能顺利产下宝宝而感到开心。尤其是那些经历过怀孕和分娩的女性，她们更能够理解你，看到你有困难，她们能够给你提供帮助，引导你乐观地面对现实。

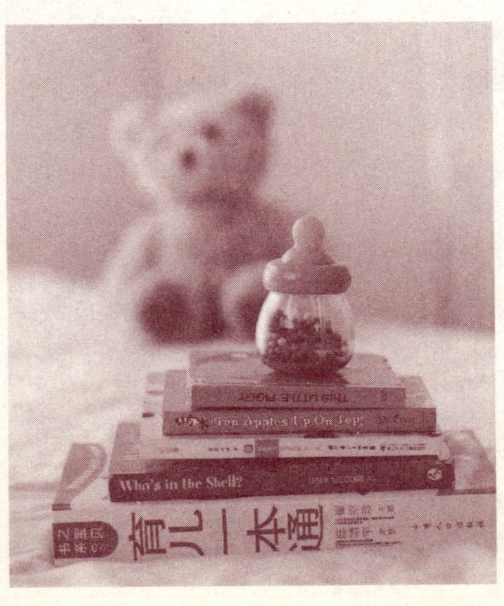

有时候，你会觉得预产期就像是一个可望不可及的期限。当你不得不把时间安排得满满当当，甚至忽略了休息和娱乐时，就想想，一切都会过去的，生产也就是那么一瞬间，时间不会因此而停滞不动；也许中间会有所变故，但是生活还得继续。

准爸爸该做的事

妻子渐渐隆起的肚子和逐渐臃肿的身体，使怀孕的事实越来越明朗化了。当你贴着妻子的腹部感觉宝宝做踢腿运动时，可能就有了那种与他之间血浓于水的亲密感了，到了这个时候，有些计划也需要开始付诸行动了。

当你继续忙于工作和社交活动时，可能需要妻子帮助你安排日程，为你腾出空闲时间，给你各种支持。她也可能给你的日常生活带来压力，这有利于你们坐下来一起探讨彼此的需要，从而最终达到一个双方都可以接受的平衡点。

有时候你会觉得自己被妻子完全忽略掉了，她似乎只对宝宝一人感兴趣。许多男人都会这样问：“那我呢？”如果你觉得自己真的受冷落了，找个时间跟妻子一起玩个痛快。到了分娩后，这种受冷落而积累的不满情绪，会达到顶峰，你可以跟你的妻子说清楚。还有许多方式可以帮助你满足自己的需求，如倾诉自己的感受、担忧和愿望等。

你将面对工作、开支和时间方面的种种问题，许多诸如怎样做一个合格的父亲，如何抚养宝宝的问题仍将继续困扰着你。你将开始仔细考虑自己存在的问题和需求，以及妻子和即将组建的新家庭存在的问题和需求。

如果你觉得自己在照料分娩后的妻子和新生宝宝时会感到很紧张，现在就要用心地学习，到时这些东西就能派上用场了。

如果你有时间，可以跟妻子一起去参加产前培训班，或者加入年轻夫妇或新手爸爸的群体中去，跟他们交流，看他们是如何看待、处理新生宝宝的生活的。如果你还对分娩心存疑虑，或者不喜欢照顾分娩后的妻子，可以与医生或者接生员谈谈，他们会给你一些建议，教你如何面对现实。

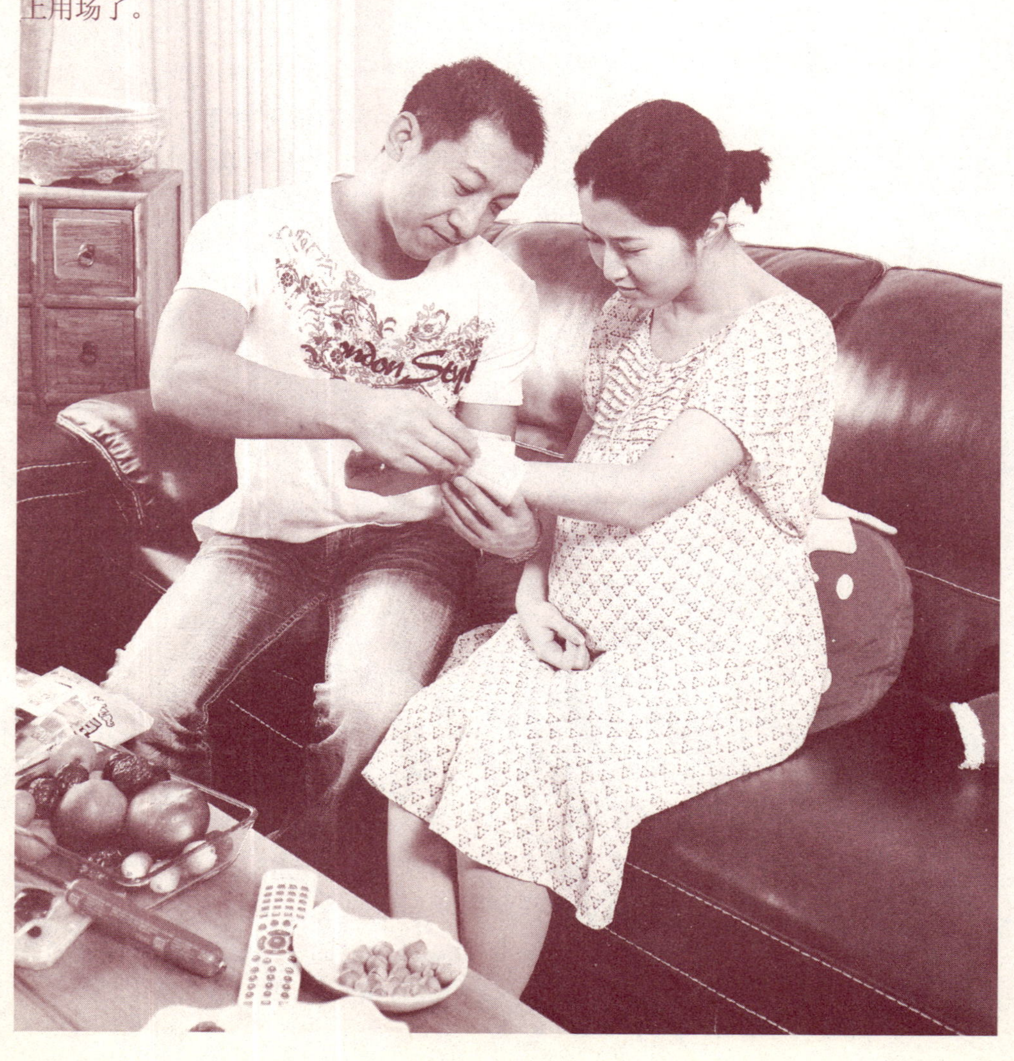

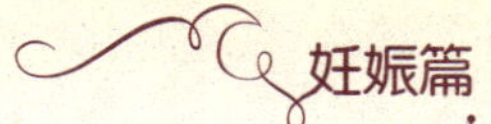

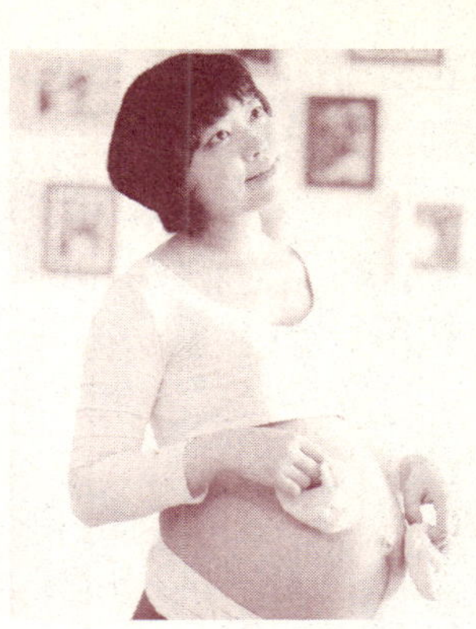

孕中期值得关注的问题

我非常不喜欢别人谈论我的怀孕，该怎么办

孕妇的受关注度仅次于怀抱宝宝的新妈妈，她们总能在公众场合吸引众多的眼球。即将出生的小宝宝可以给人们带来好奇心和兴奋感，有些人就情不自禁地想知道你怀孕多久了，想要男孩还是女孩。有些人更过分，没经过你的允许就摸你的肚子，还自作多情给出很多你不需要的建议。等宝宝出生后，这些情况还会愈演愈烈。对此，你应该尽量降低不满情绪，对他们提的建议，可以左耳进，右耳出，在做决定时也不用感到有什么心理负担。但你要记住，有时候这种不请自来的建议也很有帮助。

我总担心自己没办法照顾好宝宝，这正常吗

不要操心这么多，到时候你自然而然就知道怎样照顾宝宝，尽好一个妈妈的责任了。实际上，从怀孕第一天起，你就开始学习怎样照顾宝宝了。想融入宝宝的生活中去，你只要

多花些时间陪他，听他说话，看着他就可以了。每个人学会照顾宝宝的速度不尽一致，也许你得经过很长时间才能找到那种感觉，建立起信心并活学活用。如果你是那种心灵手巧的人，通过日后实际生活中的照顾，很快就可以摸索到最佳的照料方法了；如果你有点笨手笨脚，最好在宝宝出生前先把护理的技巧练习娴熟。你得先学许多具体的操作过程，从喂奶、换尿布，到摸索宝宝的睡眠规律。不过，最好的学习方法是跟刚生了宝宝的新妈妈一起生活一段时间。你也可以到朋友家或者参加一个产前培训班，到那里寻找喂养宝宝、给宝宝换尿布的感觉。虽然刚开始时你会觉得有些难堪，但很快，你就会发现这种办法很管用，学起来见效特别快。

现在我精力充沛，有没有什么问题

这是整个怀孕期间最轻松的一个阶段，你能有愉悦的心情和良好的感觉很好啊，没有什么不对劲的。而且，如果你有这种好的感觉，也能给肚子里的宝宝带来积极的影响。总的来说，这段时间是保持身体健康的好时机。

我觉得自己对丈夫失去了吸引力，这要持续多久

怀孕后，妻子对丈夫的吸引力是会有所下降的，这种情况并不少见。可能是因为丈夫觉得自己承受的压力也挺大的，但是却总被大家忽视；或者是因为妻子的心思全放在宝宝身上，使得丈夫内心很不是滋味，甚至滋生忌妒心。丈夫的这种情绪在宝宝诞生后，会有所改变，也可能变得更加强烈。

你可能对丈夫所持的这种态度感到很不满，觉得他自私又不懂得体贴，不能给你精神上的支持。这时，最好把问题挑明，这对你们双方都有好处。虽然怀孕只是一个短暂的过程，虽然你的体形还可以恢复，但必须承认，这段过程是挺长的，有好几个月呢！你应该站在丈夫的立场上看问题，两个人才能够找到平衡点，愉快地接受现实。还有一种办法是，你们交自己的朋友，至少在这段时间暂时地采用这种办法，可以避免双方起冲突，防止一方不满。

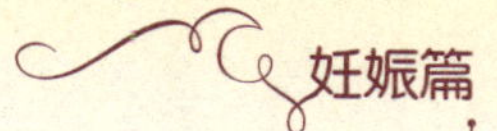

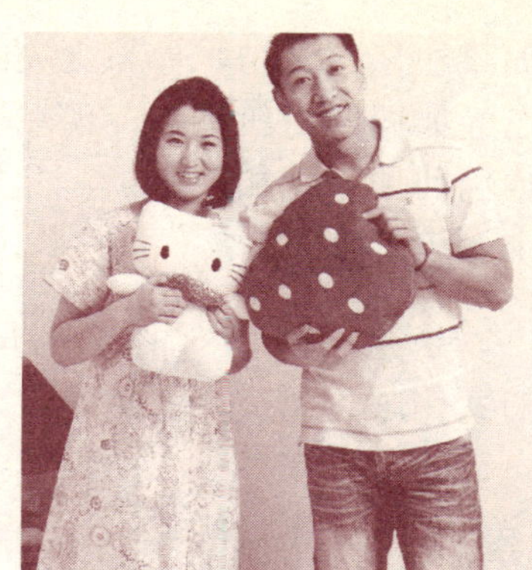

孕晚期（29～40周）

情绪变化特点

这时，你可能开始思考怎么照顾宝宝，如何成为一个称职的好妈妈，怎样做才能做到最好。这种情况很正常，也很有趣，有着积极的一面，因为其中有些想法很现实，完全可以实现，有些则不然，这需要你花费更多的时间好好考虑，做好准备。到了孕晚期，你可能经常在夜间和白天做梦，梦的内容有时候很可怕，有关分娩、死亡或者伤残，这些都很正常，随着分娩日期的逼近，潜意识里你会感到担忧和害怕。

如果你的内心仍然充满矛盾，感觉一切都还不能确定，面对他人的称赞，你会觉得很愧疚，这只是该阶段常见的情绪之一。请相信他人，这将有助于增强你内心的耐力，卸下你的精神负担，迎接宝宝的到来。

保持良好人际关系的方法

通常来说，虽然仍然存有一些诸如背痛和疲劳等的症状，大部分的孕妇在这个阶段情绪很好，乐观向上，你可能开始向往再次融入社交生活了。同样，在人际关系方面，你会表现得更加积极，并且开始规划未来。

如果在怀孕之初，你与丈夫的关系就已经如同磐石般坚定，现在你会感觉你俩的关系更加亲密了，并且乐于两个人一起勾画未来。

当然，有时你也会为即将到来的变化感到无措或者焦虑，会因为与自己的母亲观点相左而担忧，或者考虑太多家务事，比如家规、睡眠或者饮食等，或者发现了你和丈夫的观点不一致，这些都可能引起家庭冲突。不过这可以为你们提供一次共渡难关的锻炼机会，还可以促使你回首童年生活，寻找你现在的优越感的形成根源。你们其中的一个人要做出让步，或者互相妥协。虽然现实的家庭生活可能与你所想像的相距甚远，不过正视这些问题，有利于两个人开诚布公地探讨解决方案。

充分享受孕期生活的方法

到了孕中期，你会觉得浑身充满活力。只要不存在并发症，为什么不做点既有利于你和宝宝的健康，又能尽情地享受生活乐趣的事情呢？比如做个短途的旅游、参加聚会、到郊外野餐、看电影、听音乐会等。为了感觉舒服一些，你可以自己掌握玩乐的步调，买个坐垫让自己坐得舒适一些，准备一杯水放在身边可以随时喝，或者是找一个卫生条件好的旅馆等。

在孕中期，走出家门散散心是一个很不错的选择，这时你既不会受到孕早期不适的困扰，也不用担心会发生早产。不过记得在出发前，无论是去哪，务必要带上孕期保健卡，以备不时之需。如果你去的是一个偏僻的山村，最好在出发前做一个超声波扫描，确定宝宝是否发育正常。在饮食方面要确保吃的食物、喝的水安全卫生，避免发生胃肠道感染。如果你恰好需要预防接种，或者正在接受抗疟疾预防治疗，最好将行程推迟一段时间。在孕32周之前，你都可以大胆地乘坐飞机旅行。一旦怀孕了，带着宝宝度假的感觉就完全不同了。

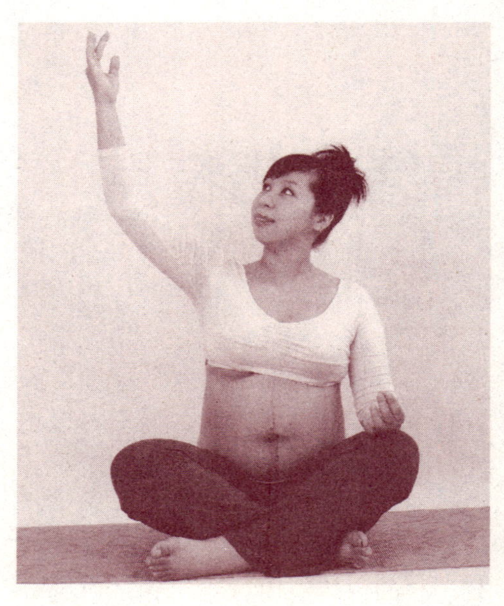

准爸爸该做的事

孕期的最后一个阶段常常有喜有忧，既充满着轻松和愉快，又令人满

Q 马上就要生了，我非常紧张，怎么办?

A 虽然再过几个星期就要分娩了，你可以做那些喜欢做的事情，如买一套内衣裤，或者是一件开襟羊毛衫，也可以把心思放在宝宝身上，或者想像未来的事情。如果你走在街道上，听到人们对你说“应该马上就要生了！”或者是“哦，还没有生啊？”千万别把这些话放心上。

只要你保持心情舒畅，不郁郁寡欢，分娩过程一般都会挺顺利的。但是，在分娩时，如果你觉得裸着身体很难堪，恐怕就很难做到大方地跟医生表达自己的想法，也不好意思移动身体，这样是不利于缓解疼痛的。你可以把心思转移到即将出生的宝宝身上，因为最终目的是为了将宝宝生下来。此外，你可以在怀孕期间参加产前培训班，在那里，你可以看到其他孕妇的多种体形。你也可以把自己关在家里，对着镜子做产前运动和瑜伽。

怀期盼和紧张。你需要提前做好的准备包括：规划好到医院的路线，多学一些关于分娩的知识，了解妻子的分娩过程。如果妻子正在为分娩拟定计划，你要积极地参加。此外，你们还可以一起练习分娩的体位以及呼吸技巧。

许多产前培训班也允许男性参加，有时候还带你们去参观产房。妻子分娩前，你要准备一个包，装上一些必备的物品：食物，用于保持充足的体力；一套衣服，用于换洗；一双舒服的鞋子、一本电话簿以及其他个人物品，比如你最喜欢的音乐。别忘了带上照相机。

随着预产期的临近，要提前安排好你的工作，并跟老板打好招呼，因为你很有可能得随时离开工作岗位。由于妻子行动越来越不方便，你可能得比平常花更多的时间帮她做家务活。即便如此，你也得学会放松自己，有时间，可以跟朋友见见面。

有时候，你很担心你们之间发生的种种变化，会不会带来什么不利的影响，这些变化会不会长期发展下去？你的这些担心是很正常的，不过，最好把你的想法跟妻子或者朋友诉说。此外，你还得考虑自己对分娩所持的态度，你是否会害怕面对自己从未处理过的事情，如关于宝宝的护理和母乳喂养等。这往往需要你和妻子共同探讨来解决。

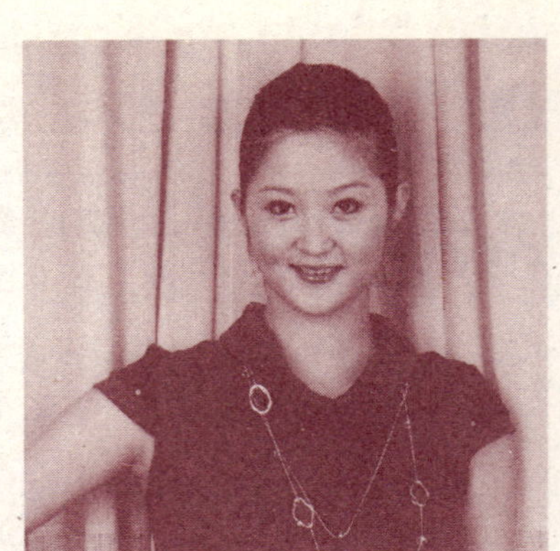

孕晚期值得关注的问题

害怕住院、打针，分娩时我该怎么办

实际上，很多产妇有着类似的担忧。她们有时候变得无理取闹、紧张兮兮的，不管是一个正常的宫缩，还是已经到了临盆时，她们常常拒绝放松身体，这种情况就跟有的人拒绝飞行时一样。不妨跟医生说明这些担忧，她会带你去产房实地考察，因为看到别人是怎样分娩之后，你反而不会害怕了。在许多医院都设有产科侧室，产妇分娩时，一般人是看不到的，因此，受到了普遍的欢迎。而医生对产妇的这些担忧也已经见怪不怪了。在你分娩时，医生会尽量为你盖好身子，私处并不那么容易被别人看到。此外，想像可以帮助你勇敢地面对恐惧、建立自信。产前培训班也会在这方面下点功夫，帮助你排除各种顾虑。如果你还是感到非常紧张，尤其是在医院里曾经有过很不愉快的个人经历时，就去看看医生吧，或者在分娩时做个催眠疗法。

我真怀疑自己是否有体力实现顺利分娩

分娩过程需要多少体力，取决于两个方面：产程的长短以及分娩强度的大小。如果你的身体很棒，可以获得来自亲朋好友各方面的支持，营养条件也不错，而且可以自由地移动身体，体力状态会好一些。一些辅助疗法，比如顺式疗法和按摩，可以帮助你保存体力。此外，在宫缩间期保持冷静、做深呼吸以及想像也可以帮助你更好地保存体力。如果体力出现短时间的下降，可以做硬膜外麻醉，暂时放松一下，以重新蓄积体力。

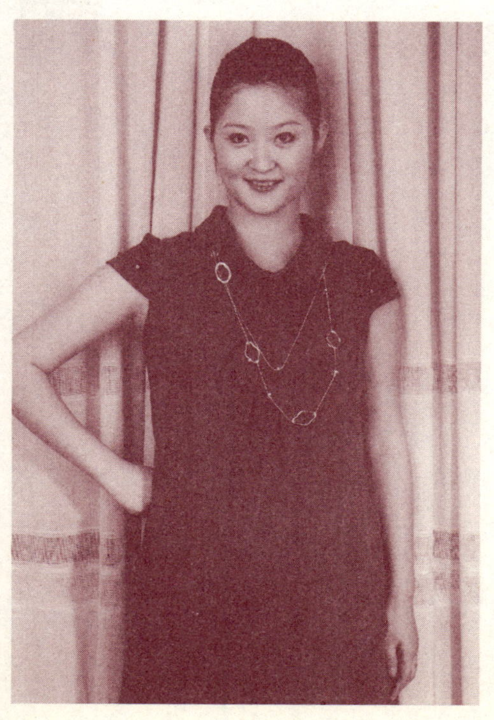

要分娩了，我仿佛感到与宝宝身心相通，这是否有利于分娩

到了这个阶段，你会发现自己更容易跟宝宝融为一体，你可以感受到他的活动，甚至对他的睡眠规律了如指掌。从分娩的那一刻起，你就迫切地希望看到他的容颜，想像着把他搂在怀里的喜悦，有时候对他还有那种似曾相识的感觉。你能够感到你们身心相通，那是一件很好的事情，因为他也可以感受得到你对他的爱，尤其是分娩后，当他用那双明亮的小眼睛盯着你时，当他躺在你温暖的怀抱里时，你的爱将给他以极大的安全感。这种良好的感觉确实可以帮助你在分娩时建立信心，不过，你还是要时刻记住，影响分娩的因素是很多的。

我很担心分娩的过程和经济问题，该怎么办

大部分人都会担心分娩过程，也会害怕面对多了一个宝宝后的新生活。因此，你得多做些思想准备：看书，参加培训班或者是出去玩乐，平时则多想想自己在妻子分娩时可以做点什么。对经济问题的担心也会加剧

你对分娩的忧虑，因此，在预产期之前，最好先找个时间考虑你的财政问题。你得想办法增加收入或者减少开支，或者最好是优化配置你赚钱的时间和在家照顾宝宝的时间，使其达到一个平衡点。

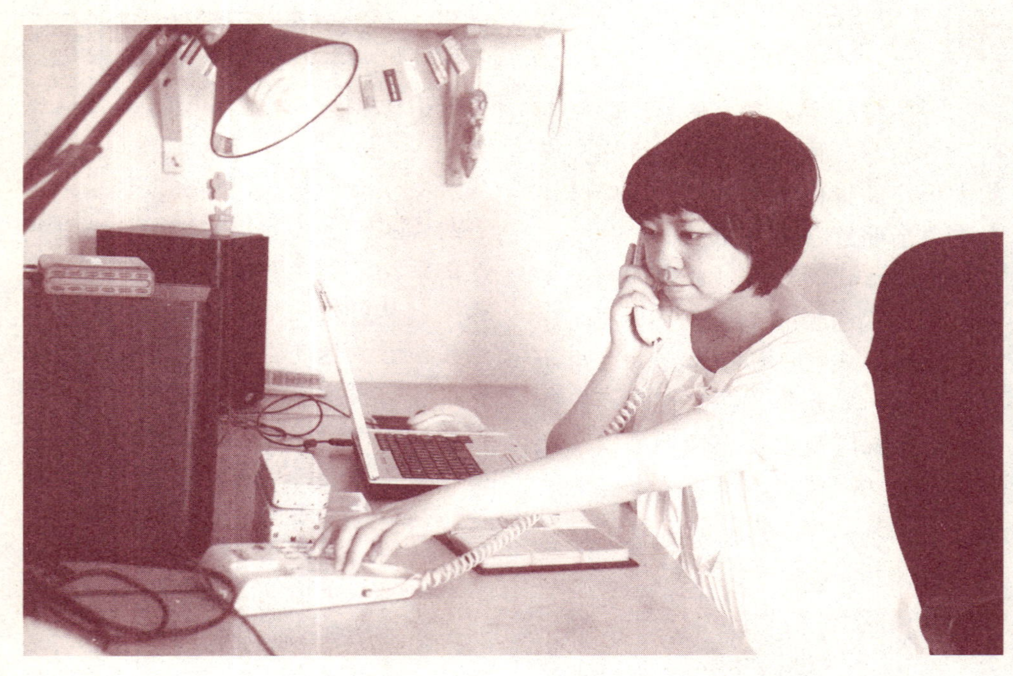

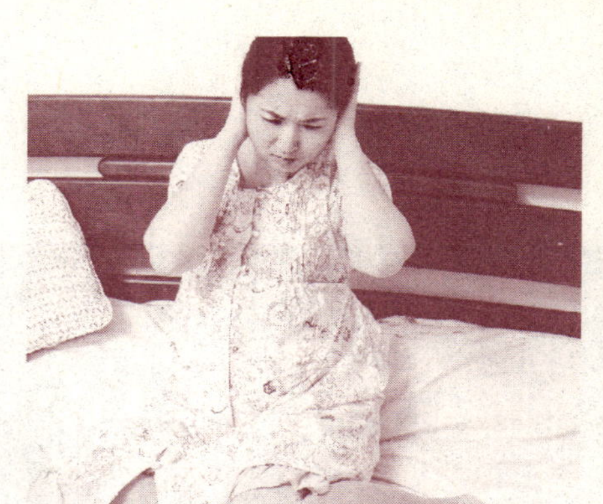

预防抑郁情绪

抑郁情绪的表现

抑郁症最大的危害就是可以吞噬人的意志。患者不管做什么事，都要付出更多。大多数抑郁症患者想要尽一切所能来治疗这种疾病。如果持续抑郁，会导致个人的不满和自尊心较差，妨碍你和宝宝之间良好关系的形成，还可能导致家庭破裂、事业上的失意、宝宝出现感情和行为问题。

应对措施

如果你认为抑郁是自己的错，如果自己是一个更好的人，就不会有抑郁情绪了，那么，你可能需要更大的勇气进行治疗的第一步——寻求支持，尤其在你的家人不承认你有抑郁情绪，或认为情感支持对治疗抑郁症没作用的情况下。如果你能把抑郁情绪看作一种可以治疗的疾病，会受到鼓舞，会觉得一切还有改变的可能。摆脱抑郁情绪后，你会感到自己重获生活的自由。

最好在宝宝出生前就开始治疗自己的抑郁症，如果及早治疗抑郁症，你会感到抚育宝宝是非常开心的，而不是充满痛苦。轻微的抑郁会在数天内自发消失，如果情况较为严重，尤其是与以前的心理或身体创伤有关时，抑郁可能会持续数月之久。

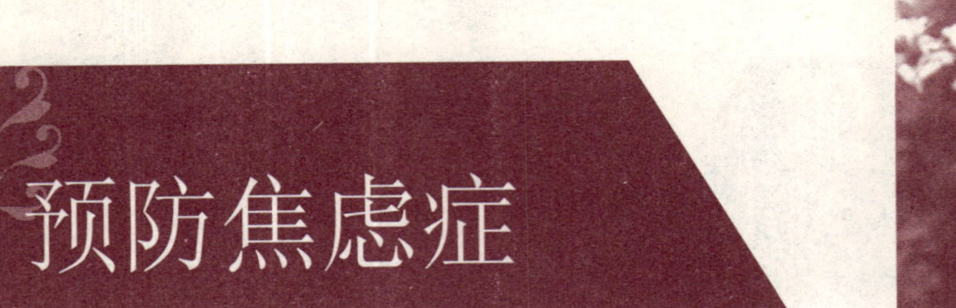

预防焦虑症

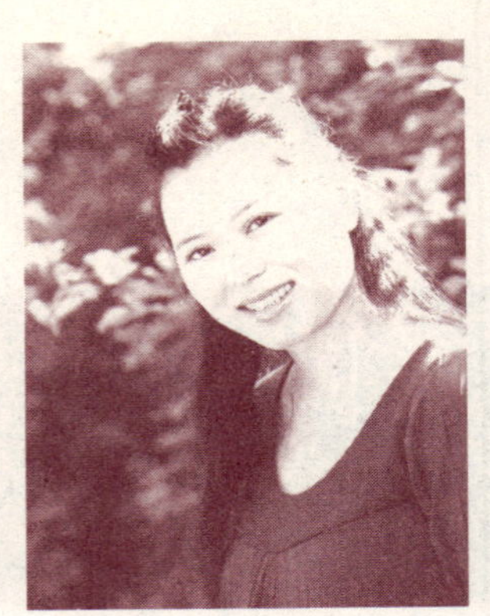

焦虑症的表现

焦虑是人的一种正常情绪，是一种保护性反应。焦虑是人的神经反射的一部分，从另外一个角度来看，焦虑也可以为你带来动力。焦虑会引起心跳加快，肌紧张度增加，并刺激机体释放激素，比如肾上腺素和胰岛素，还会引起机体迅速释放能量，导致你快速做出各种决定。

做父母后，难免有些事情会让你担心、焦虑，这是正常的，也是可以接受的。不过，如果你过度焦虑，会感到心里难受、不舒服，并感到十分痛苦。这时，你常常不能感受到怀孕或者和宝宝呆在一起的乐趣。如果你持续焦虑，即使令你恐惧的情况已经过去了，或从未发生过，或你经常为日常琐事感到焦虑，说明你有焦虑性疾病。1/5以上的人处于焦虑状态下，实际上是一种临床疾病。通常情况下，焦虑与抑郁会同时存在。

在许多方面，焦虑的症状与压力过大类似。不同之处在于，如果你只是压力过大，事情一旦过去，症状会自然消失；如果你是焦虑病，你可能会一直感到紧张，压力过大，担心或恐惧，即使事情过去了，你还是能感受到压力。

如果你严重焦虑，就会害怕分娩

不顺利，宝宝会出现问题。而这是完全没有根据的，只是你无所谓的担心而已。你可能感到紧张、焦虑不安、疲惫、慢性头疼、手掌容易出汗、腹痛、便秘或腹泻、心悸，或者突然感到很想吸烟或吃东西，或者突然对任何食物都不感兴趣了。由于普遍认为刚做妈妈的人都容易过度焦虑，所以焦虑性疾病常常被大家忽略。

小知识

焦虑情绪对宝宝的影响

- 许多女性不只在分娩后，即使在怀孕期间，有时也会感到焦虑。怀孕期间，由于你们之间无声的亲密交流，胎儿体内与紧张相关的激素水平也会上升。但是，你的焦虑情绪不大可能影响到胎儿，因为胎儿也有产生紧张激素的能力，也就是说胎儿的焦虑或紧张情绪不完全来自于你的焦虑情绪。
- 在孕中期，可以通过超声波扫描检测到流向胎盘的血流量的减少，这会导致胎盘营养不足和胎儿宫内发育迟缓。
- 产前极度焦虑可能还与儿童发生多动症的危险性有关系。
- 宝宝出生后，会无意识地学习你在不同情况下处理问题的方式。虽然你心中压力很大，有时会出现焦虑情绪或对宝宝发脾气，但是不妨告诉宝宝你的忧虑，告诉他这并不是他的错，你是爱他的。如果你意识到自己过度焦虑，可以向家人、朋友或医生求助，最好不要因此破坏了你和宝宝之间的关系。

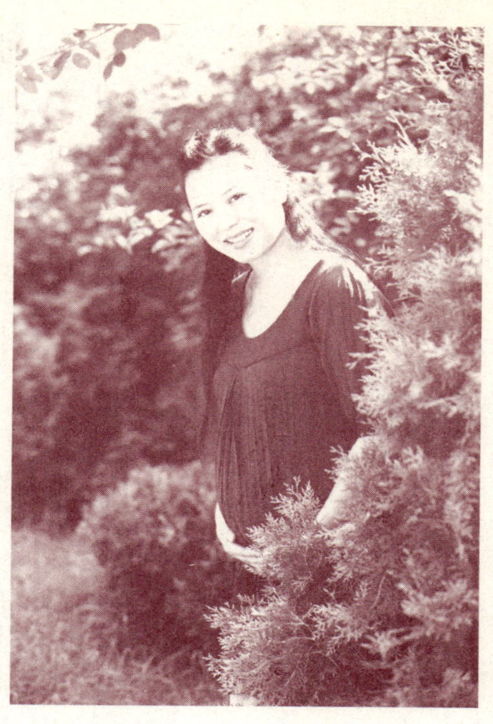

类型

当你过度焦虑，超出正常焦虑的程度时，就称为焦虑症。焦虑症可分为不同的类型，主要有广泛性焦虑障碍、强迫性焦虑障碍、惊恐障碍、恐惧症、创伤后压力心理障碍症（PTSD），不同类型的焦虑症可以同时存在。

广泛性焦虑障碍

患者处于持续紧张状态，可能持续数月。你可能感到紧张不安、疲倦、不能集中注意力、易怒、难以入睡、身体不适或疼痛。你的朋友们可能认为你是“焦虑者”，你也明白难以控制自己的焦虑情绪。

强迫性焦虑障碍

你的头脑中可能周期性地或是持续地浮现出一些情景或想法，这会导致一些重复的、僵化死板的强迫性行为。强迫性想法和强迫性行为一般不会同时存在。患者通常会掩饰自己的强迫性想法和陌生化行为，如易饿病。

惊恐障碍

又称为急性焦虑症，这是极度焦虑的一种表现形式。患者通常会感觉到一种死亡将至的惊恐感。惊恐障碍发作时，患者会有一种恐惧感，同时还伴有出汗、心悸、呼吸短促、胸痛、头晕，害怕失去自制力或是死亡。惊恐障碍发作的频率个体差别很大，每次发作持续15～30分钟，发作之后一些残存的焦虑情绪仍会持续。情绪沮丧或是对某一特定场合的反应，都可能导致惊恐障碍的发作。因此，患者可能尽量避免去这些场合，社交受限会引起恐惧症。

恐惧症

对某种事物或某种环境产生的异乎寻常的、无理性的恐惧感。与父母角色相关的恐惧症包括害怕打针、住院，害怕处理不好宝宝成长过程中的一些问题、害怕怀孕失败或宝宝死去。典型的恐惧症符合4条标准：与特定场合相关，这一点你自己会意识到；你无法充分地或从逻辑上解释这种恐惧感；超出了意识控制的范围；你会尽量避免接触使你产生恐惧感的场合或刺激。

如果你为某些事情极度焦虑，但能想出解决问题的方法和策略，这并不是恐惧症，并且

温馨提示

强迫性焦虑障碍不属于精神疾病，不会使你混淆现实与虚幻。不过，患者心中压力可能很大，有些人忍不住想自己没有好好抚育宝宝，或是伤害了宝宝，这在数年或数十年之后可能让他们感到自责。

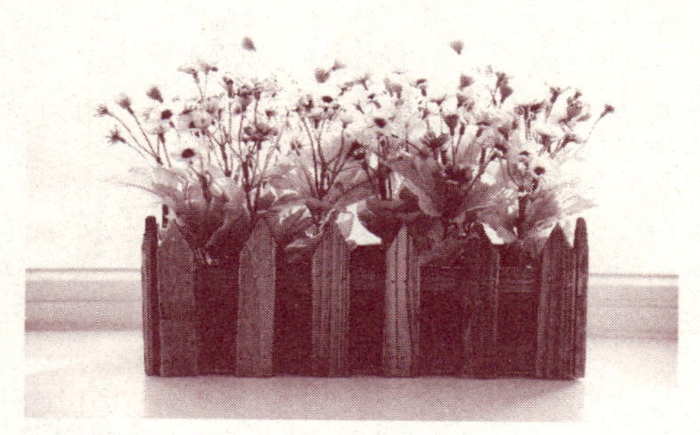

你可以从消除焦虑的技巧中获益。如果你真的患有恐惧症，比如对医院的恐惧，最好能在分娩前治愈。这可能需要专业治疗，恐惧症真正的本质就是你无法让自己在某些场合下或面对某些情景而不惊恐。

创伤后压力心理障碍症（PTSD）

创伤后压力心理障碍症是对一件或多件创伤性事件的反应。在事件发生过程中或刚过去后，你可能感到情感麻木，想逃离现实，有些类似健忘症；虽然你会倒叙发生的许多事情，但仍感到情感脆弱、内心孤独、希望渺茫、难以入睡；惊恐障碍发作，有负罪感，难以集中注意力。尽管你可能在数周、数月甚至数年内并未出现临床症状，但是住院或在产前检查或分娩检查过程中感到被人观察或受人侵犯，会勾起你尘封的记忆，诱发创伤后压力心理障碍症。

应对措施

除非焦虑症较为严重，否则处理的关键并非消除焦虑，而是接受这一事实，反过来利用焦虑带给你的动力，要掌握主动权，不要让焦虑的情绪驾驭你。

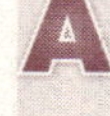

怎样治疗恐惧症？

A 面对恐惧症，你会采取哪些处理措施呢？这在很大程度上取决于你是想彻底克服恐惧症，还是简单地对付产生恐惧症的特定场合或环境。例如，针对注射恐惧症或是住院恐惧症，你可以选择开始进行治疗，并考虑使你产生恐惧症的背景。医生会通过让你住院，使用注射针具，试图使你对此不再敏感，这通常需要三四个疗程。医生会鼓励你使用催眠疗法，练习使用一些放松的技巧：比如进行呼吸练习和静坐沉思，同时联合一些治疗方法，比如顺势疗法和芳香疗法。

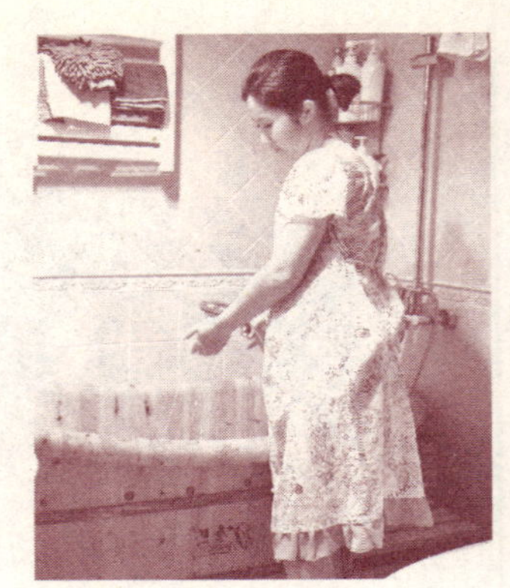

情感建议和支持

处理方案

怀孕后，你的生活会发生巨大的变化，你需要面对更多的困难和自己反复无常的情绪，也更加需要家人、朋友的支持、帮助。这段时期，丈夫面临同样的情况。不过，女性受体内激素水平变化的影响很大。

要想得到他人的大力支持，首先要面对并承认自己的感受。一旦承认并与别人分享心中的情感，表明你的情绪波动在慢慢恢复。当你感到心烦意乱时，应该想想弄糟你心情的原因，是失落感，还是听到了坏消息？原因往往是毋庸置疑的，不过有时也是难以琢磨的。有时，与承认心中的感受相比，向别人说说自己的感受要更容易些。不过，这些因人而异，也与生活背景有关。有人宁愿承认自己有抑郁症，而不愿告诉别人心中的真实情感。每个人在潜意识中都会掩饰心中的复杂情感。

怀孕期间如果能经常向别人说说心中复杂的情感，就可以避免产后抑郁。具体进展情况取决于你感受到了什么是错的及可行的选择方法。在怀孕及产后一段时间里，你会发现自己更容易与朋友、家人、互助组、医生专家接近。周围关心宝宝的这些人，以及宝宝的活力，会让你感到幸福健康。

焦虑、愤怒、恐惧或伤心时常伴有抑郁表现。有时，你可能只是单纯感到焦虑。找到解决问题的办法需要时间和各种办法。改变生活方式可能大有裨益。

把握每一天

当你处于感情低谷时，可能感到世界一片黑暗，看不到光明，尤其赶上宝宝生病时。要相信生活会好起来的，不要对自己的生活有过高的期望：一次只考虑一天该做的事；每天为自己制定小小的、可以实现的目标，比如“散步”、“洗澡”、“见朋友”，当你做到时，奖励一下自己；要承认生活中总有一些不开心的日子，即使你现在很开心、很幸福。应该让体育锻炼、健康饮食、思考醒悟、娱乐放松都成为你日常生活的一部分，并且把这作为获取信息的一种方式，即使面对困难，也应该坚持下去。

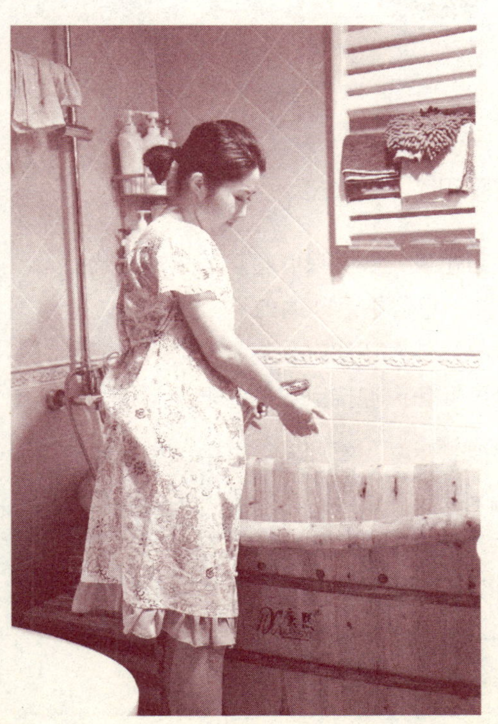

咨询和治疗

当你遇到困难问题时，不妨向家人和好朋友圈之外的人倾吐心声，他们是公正的倾听者，一席谈话之后，你会感到问题变得简单了。这个人可以是专业咨询人员，也可以是心理治疗专家。各种治疗方法对不同的人有不同的作用。有时3次咨询就可以解决困扰了你数十年的问题，有时1周咨询3次，也要在数年后才能最终受益。

药物治疗

心理疾病会严重影响你的生活质量，药物治疗一般可以迅速缓解病情，同时可以探寻疾病根源。药物治疗有助于缓解慌乱不安、焦虑症状、抑郁症、癖好行为、违法行为、精神极度紧张。有时单独使用药物治疗就能达到很好的效果。不过，在进行药物治疗的同时，最好联合心理咨询、心理治疗和他人支持。如果家庭医生、精神科医生或治疗专家认为药物治疗有效，最好找出最适合于你的药物，并且用药前权衡其优缺点。就抑郁症而言，接受过药物治疗的女性发现抑郁症给宝宝和家庭生活带来的严重影响，甚至超过抗抑郁症药物本身对患者带来的危害。

平和的思绪

如果测量一个清醒着、安静的婴儿的脑波，我们会发现它与成年人在深度沉思时候的脑波相同，这说明婴儿能够自然进入一个和平安静的沉思空间。成年人能短时间进入类似的状态，但可能没有意识到。当被宝宝的意识吸引、检查他在做什么时，很多父母会陷入一种沉思状态，这种宁静的方式能使身体和思想都放松。这样做对身体和思想的好处有很多：心率和血压下降，循环系统功能增强，呼吸更深，能促进健康，而且，应激激素水平下降，身体和情绪紧张得到缓解，放松身心，恢复元气。

沉思

很多人尝试整天都保持自己的想法和感觉。不停地这么做需要注意力，坚定不移和多年的练习。不能集中注意力的时候，有些人要安排一个时间，到一个自己能感觉舒服的地方

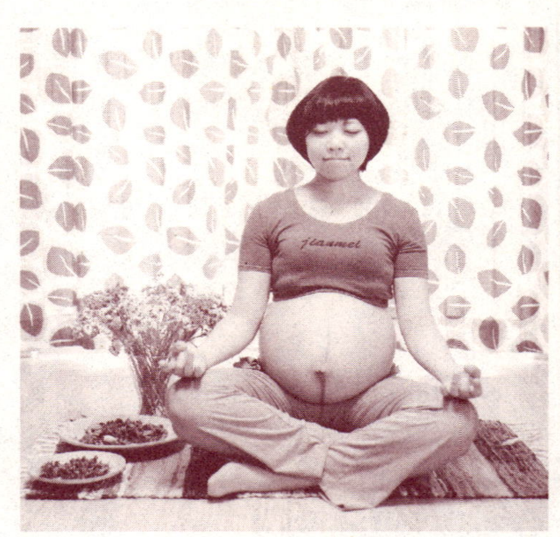

Q 怎样才能将自己纷乱的情绪变得平和？

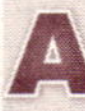

很多人发现一段短时间的沉思或者想像，尽管只有短短10分钟，就能让人感觉像睡了1个小时那样恢复精神。想像是活跃的幻想，是每个人梦想和愿望的一部分。除了让人感觉放松之外，还能鼓励你，使你兴奋，让你练习一些特定的想像内容，为分娩做准备，迎接宝宝的到来。

沉思是和平的安静，完全停在当时，与某人有联系，自由地去爱和被爱；不用担心过去发生的事情或者将来要发生的事情。每个人不是自然地经历着这静止和沉思的时刻。“不做任何事情只是完全沉浸在当时”这样得来的力量是令人吃惊的。喂宝宝吃饭或者平静地同宝宝一起坐着能为你创造跟宝宝接触的机会，让宝宝也加入进来，变得安静。你也可以有意识地呼吸，探究自己的想法或者做一次幻想，享受这种乐趣。

待着，坐在垫子上，沉浸在柔和的灯光中，嗅着舒缓的精油在空气中散发的香气。在适当的指引下，你可以遵照自己选择的沉思或者按自己的意愿练习。

小知识
沉思的“海洋和波浪”

• 波浪从海面升起，又落了回去。头脑里的想法和感觉像波浪一样升起和落下，一些想法很快涌现又很快消失，其他的一些月月年年重复浮现在表面。有时想法波可能被飓风加快速度，而你在挣扎，被思想活动淹没。另外一些时候，你可能像夏天炎热的晚上的大海一样平静。

• 尽管有很多涌现出来的想法是让你不安的，你可以自由选择是否要去经历。你内在自我的保护和平静的天性常常都在，而且当你保持安静、意识到自己想法的时候，就能回到这个和平纯洁的地方。

• 如果你开始时有意识地探究自己的想法，接受它，观察它，就会发现它跌离了自己的和谐性，回到海洋中出现的地方。除非你自己被卷入进去，否则要达到“无想法”的境界很难，如果做到了，也只能持续非常短的时间。它到来时，会让你感觉有一种充满喜悦的平静、幸福感，以及和平协调的力量。通过练习这种想法意识，会增加你的平静感受，也会减少焦虑感。在日常生活中按照惯例做事情，你就会变得有思想意识。你还能通过把别的时间变得安静来培养这种境界。

练习休眠

想被引导进入休眠状态，可以安静地对自己说话，或者让别人用流畅、柔和的节奏跟你说话，就像句子之间没有标点，没有间隔一样。

成功进入休眠状态的标志包括不愿睁开眼，眼睑内不断湿润。你也可能注意到，随着肌肉放松、血管舒张，自己的双手和双脚会感觉刺痛，血液循环加快。休眠有助于稳定血压，减慢心率，帮人变得平静。

进行休眠最简单的方法是：眼睛盯着天空一个想像点，不挪动下巴，眼睛一直盯着那个地方，直到开始感觉眼皮发沉，你会注意到眼皮想要闭上；做3次深呼吸，深入到腹部最底层，每一次深呼吸都使颈部和肩膀深深放松；接着让这种放松感向下流动，到后背下部，感觉放松感顺着臀部、大腿骨和腿部肌肉一直延伸到双脚，直到全身放松。

练习幻想

花时间通过幻想放松自己是值得的，能为自己充电，拓展自己的思想。你在一天的任何时间都能进行幻想，即便在喂宝宝的时候或者洗澡的时候，也可以进行。如果想让更正式一些，在很少被打扰的时候安排一个时间。看到这些想法出现，骚扰自己的幻想，但是让它消失，再集中精力。这里的幻想对人们来说是用来玩的，随时都可以用，它的力量让你吃惊。

在集中的休眠幻想的影响下，你能够减少不舒服的感觉。看着自己的身体，想像着韧带、肌肉和组织轻柔的伸展打开，可以激励胎儿的下滑，这是为分娩做的一种产前准备。

宝宝出生后，对你来说，重要的是有大量高质量的休息。幻想和自我休眠能够帮助你进入自己内心领域，那是一个安全、平静的空间，也是深度休息和复原的避难所。你可以闭上眼睛，对自己说："我现在要去我的安全领地了。"随着时间的推移，休眠会帮助你将日常琐事放到一边，进入到自己放松和平的空间里去。

如果你使自己放松下来，那么当你幻想所有的肌肉都变得更加强壮时，就能抛开私心杂念，并且用你的思想去审视自己的身体。通过休眠，你可能想让自己的身体慢慢地进行自我治愈、自我充实。

温馨提示

一些女性发现，喂奶的时候想像有乳汁分泌会很有用。睡觉前或晚上吃饭之后，幻想身体所有的肌肉都非常放松，就会感觉很舒服，尤其是颈部和后背。

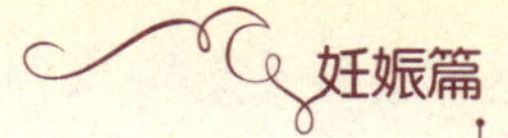

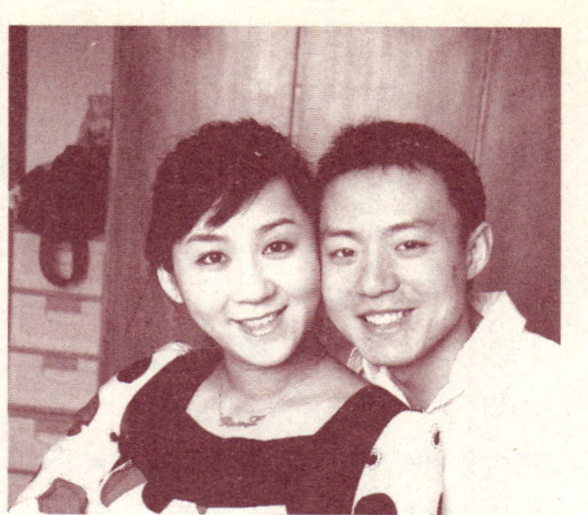

谨记：你的对策

关注你的心理健康

你心里的感觉，会影响生理健康和人际关系。在人生发生重大转变的期间，出现情绪波动和性情改变都不值得大惊小怪。尽管如此，怀孕这段时间或许是你人生中最幸福的时期了。如果你肯花些时间找个地方倾听自己的心声，调整自己的情绪，那么，不论这个时期你的情绪有多么强烈、不平静甚至奇怪，你都做到了很好地关爱自己。或许你希望把一些心情保留心底，而把另一些拿来与伴侣、朋友或家人们分享。

怀孕和做父母并不是人人都可以轻易做好的。实际上，许多女性在怀孕的某些时候会感到忧郁，大多数女性在产后感到心烦，一些女性觉得要表达或接受自己的情绪十分困难。如果感到沮丧，你可以寻求帮助或倾听。记住：首先，你有权拥有这样或那样的感受，另外，你并不孤单。

合理交际

无论你的现状如何，你潜在的交际范围很广，你的朋友、家人、同事、邻居、医生都可以成为你的交际对象。在孕期或产后辅导班里，你可以和很多准父母或新父母分享感兴趣的话题。当然，你的交际对象还包括那些经常与你在俱乐部、社区或保健班碰面，在你家小区附近做游戏或运动的人们。

或许当附近小区的人无法陪你时，你最渴望有人陪伴了。出去走走，认识新朋友并不容易，但你很可能发现初为人母的时候是做这件事的最佳时机。你可能在课堂、社区小组或附近遇到其他年轻的父母。如果你觉得你们能够相处得来，不妨约好下次见面的时间，比如在你家或他们家，你们当中的一些人会成为亲密的朋友。

如果外出的目的是为了交友，会让你感到压力，试着以平常心参加学习班或见面会，在交到朋友后你会有一种意外中奖的感觉。学习班里许多其他女性可能和你持有相同的想法，她们会珍惜你们的友谊并相互支持，特别是在产后的几个月里。

学会分担重担

交一个好友需要很多年，但扩展你的交际面却不需要那么长时间，尽管你在有了自己的宝贝之前并不知道究竟哪些帮助会是你最珍视的。你可以这样想，如果你在某些方面有支持者，负担就会减轻。即使是微不足道的帮助，也会对你要完成的事情和你所感受到的支持产生影响。而对于那些支持你的人来说，不论他们是你的伴侣、母亲、姐姐、闺中密友、邻居还是受聘的专业人员，伸出援手是一种乐趣而不是一种义务。正是寻求支持或建议的举动让你与亲友的心贴得更近，也正是这种举动，给了他们向你表达爱意的机会。

当朋友或家人都围在你身边想要帮你时，尤其是在产后，不妨大方地接受。许多年轻的父母觉得开口求人难，其实没有必要为此感到不安，多数人完全理解初为父母时的忙乱无助，他们乐于付出并帮助别人，分享其中的快乐，尤其面对着一个漂亮的宝宝时。

分担你的重担不仅是务实的选择，也包含着分享你的心情，如果你肯谈谈自己的感受，还可以成为一种放松和别人给你精神支持的机会。你的母亲或者交往最久的朋友也许无法在你需要的时候帮你换尿布，却可能在电话的另一端鼓励你，听你讲述宝宝一天天的成长。

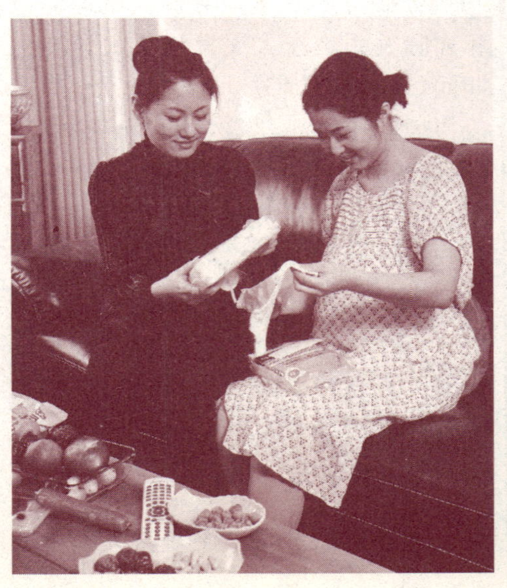

Q 有时我虽然很想让别人分担我的喜悦和烦恼，但经常因为害怕拒绝而放弃，我该怎么办呢？

A 邀请和请求别人帮助与强迫别人为你做事是有明显区别的。你最好问清楚，并接受他们可能无法或者不愿相助的事实。即使你会因遭受拒绝而感到失望，求助的种子说不定已经萌芽了，他们以后或许就不会对帮助你感到别扭了。

在你求助之前，考虑一下有没有其他的选择，这会减轻你对遭受拒绝的担忧。当你以开放的心态面对他人的拒绝时，说话的口气和身体语言会传达你的意思，这样也就不会显得强人所难了。如果你的求助带有强迫性，对方会觉得很烦或受到逼迫，可能就很难以好心情完成你的托付了。

学会区别梦想、期望和现实

等待宝宝出生的时刻，是梦想的时刻，每位父母都对宝宝生下来的样子喜忧参半。抱有一定的期望是有好处的，你会根据自己设定的目标和原则做出选择，但是，一旦这种期望变得固执、不合时宜，或者被别人强加于身时，就会成为障碍了。

随着你步入为人父母的人生阶段，应该审视自己的期望，并接受有些方面会符合自己的梦想，有些方面也会出乎你的意料的事实。你本来可能很乐观，如果事情不如你所愿，你会感到情绪低落。然而，你也可能发现，怀孕和分娩除了带来艰难困苦，还带来了爱与快乐，做妈妈的感觉真是棒极了！

做个理智的人

最好从小处着手，逐渐加强。如果你想做超出自己能力的事情，开始时会很有激情，但如果你无法将这股热情保持下去，会觉得心烦并放弃所有的努力。细微的改变能产生明显的效果，最好的方法是，写下你的决心并检查它，随时做出改变以适应目前的情况。适合你的方式，也许是从某一方面着手或在许多方面同时做出改变，比如，开始柔和舒缓的运动及学习瑜伽或按摩。

保持耐心，记住所有改变都需要时间，有些改变比较容易实现，有些则不然。偶尔遭遇困难或阻碍是不可避免的，有时完全解决问题需要几年的时间，然而，每一小步都能以意想不到的方式丰富你的人生。

你需要花时间下决心弄清自己已经形成的行为模式，这样才能在它们不适合的时候进行改变。这有时需要一定的勇气、关爱以及来自亲友的帮助，尤其是在突破过去的行为模式时，它意味着你必须承认一些你向来可视而不见的困难。

找出问题出在哪儿

花点时间想想自己的感受，并客观地看待存在的问题，会对你有所帮助。可以将一个大问题分解成为几个容易解决的小部分。

享受时间

每人每天都有24小时，每周有7天，然而时间有个怪习惯，就是在事情很单调的时候走得很慢，而当你忙碌或过得很愉快的时候却走得飞快。作为妈妈，关键是要有条理而灵活地安排时间。优质时间意味着心情愉快地做事情，为了提高效率，你或许需要一些支持来减轻无法完成计划产生的焦虑感。

懂得寻求帮助

每人都能从实际的和情感的帮助中获益，感到有支持就是感到被爱和被认可，有时初为父母的人可能需要同新生儿一样多的爱与关注。给你帮助的人也会感到被爱和被需要，即使

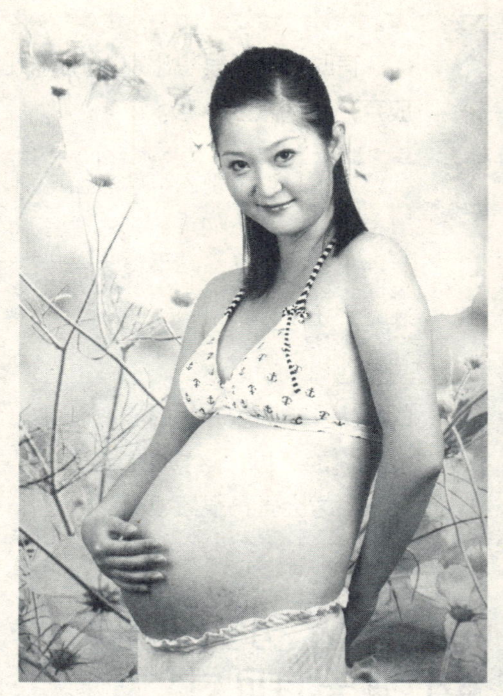

他们是你花钱聘请的。你的宝宝会习惯于被其他人围绕着，并从爱与分享中受益。帮助的来源有很多——你的丈夫、朋友、家人、同事、邻居和专业人士。

顺其自然，放松自己

在繁忙的一天结束之际，记住一句话：“做完就做完，没做完就没做完，就这样吧。”许多方法可以使你放松身心。在顺其自然的时候不妨这样想：今天的每件事情都完成得恰到好处，无需再做其他的事情了。当你开始新的一天之时，会受益于这样的休息。

第五章

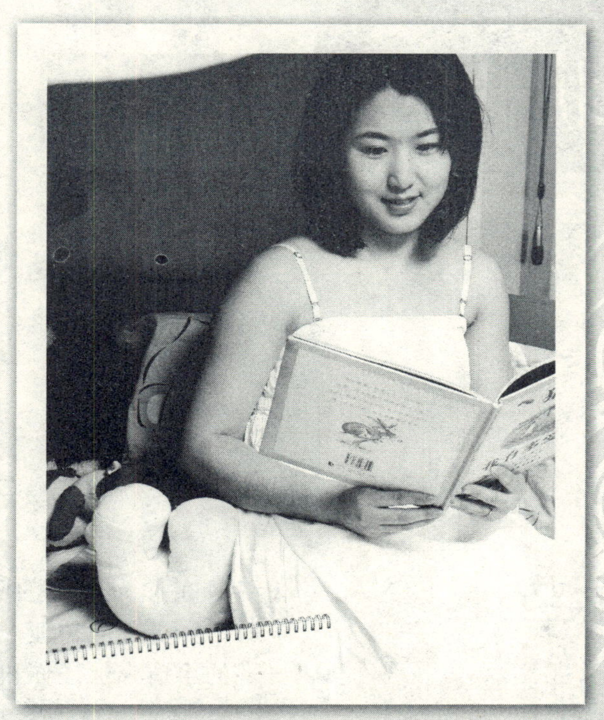

Pregnancy
孕期护理与检查：守护健康

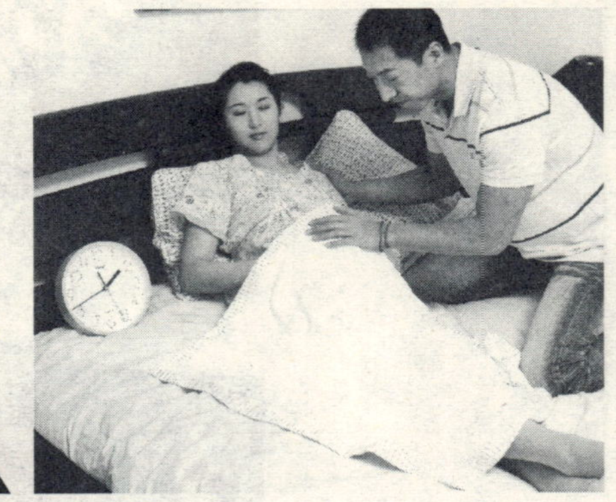

日常护理

积极怀孕

孕期检查在于缓解孕妇的紧张情绪，尽可能早地检测出潜在的问题，医护人员总是希望尽可能确保孕期和分娩过程的安全。

疾病知晓率、信任度的提高和护理技术的改进，都意味着孕妇不再像以前那样受到太多未知的困扰，而是可以更多地了解自己的护理程序，由于对怀孕和分娩缺乏认识而导致的焦虑大大缓解了。曾经只有少数产妇才享有的、需要通过正确的治疗手段才能实现的积极怀孕，已经演变成绝大部分产妇都可以自由选择的怀孕方式了。

在你为宝宝的呱呱落地做准备时，如果你的护理小组能够做尽可能多的事情来保证你和宝宝的安全，你会觉得非常欣慰。通常在这种情况下，很少出现难以预料的事情。科学随着人类智慧和经验的累积，完全能够提升产妇的分娩能力，保证宝宝的健康。

产前护理

只要没有遇到大的问题，你完全可以让身体用最原始的方式抚育宝宝，顺利度过整个孕产期。不过这只是一种理想状态：实际上，有时候做产前检查也是很有意思的，可以让你更加了解宝宝的状态，可以让你对自己的怀孕状况更有信心。而且对医护人员来说，他们也要接受很多培训，掌握如何照料孕妇、如何鉴别诊断并发症、如何应付特殊护理的方法。专业的产前护理可以在很大程度上减少孕妇和胎儿发生意外的可能性，同时，这种护理往往贯穿整个孕期，可以减少疾病和精神障碍的发生率。

产前护理指的是从怀孕到分娩期间接受的所有护理。这个短语来源于拉丁语，旨在帮助你和宝宝保持健康状态，拥有一个好的开始。由于你所处的社会、精神状态以及体格对你都会有影响，所以你的护理人员在进行常规护理的同时，还要兼顾处理你可能出现的来自身体的、社会的以及情绪上的问题。

怀孕不只是简单地履行每个月进行产前检查的惯例，因为宝宝与你昼夜相伴，并且一天一个样，变化极大。因此，用整体的观点思考，即考虑到你的全身各器官、各系统以及整个生活方式，这样可以获得最综合、最全面的护理。虽然你很有必要常常去看医生和接生员，做些标准、专业的孕期检查，但仅仅做这些是远远不够的。你还可以参加一些培训班和孕妇俱乐部，这样可以帮助你更好地做好孕期准备，包括适应生活方式的改变以及如何照顾好自己。

实际上，还有许多我们没有提到的方式，你可以自己去摸索减轻孕期心理负担、促进宝宝健康成长的方法，把它列入到你的孕期护理计划中。新生命的到来可以带来快乐和喜

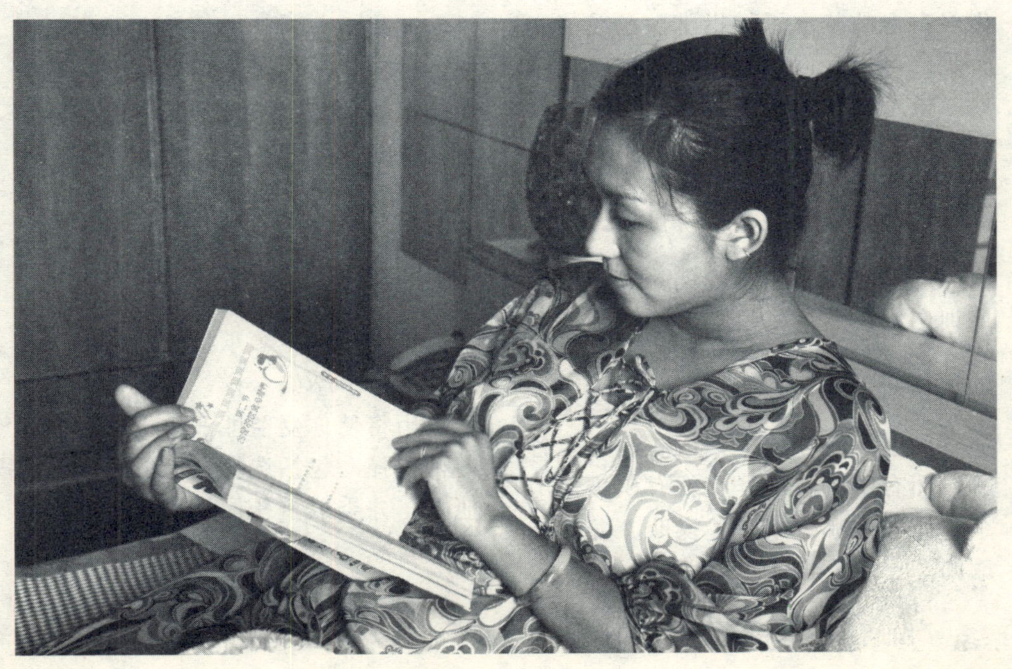

庆，所以通常来说，你会发现，那些能全身心投入的人一般都会变得充满爱心、积极向上、富有激情。

在很大程度上，在哪里接受孕期护理，会影响到你的情绪。有些人厌恶住院，有些则觉得在医院里比较安全自在；有些人习惯得到周密、及时的护理，有些则只想顺其自然，静候分娩那一天的到来。如果你选择多人参与的护理方式，就得经常光顾医院。如果你属于高危妊娠，或是查出问题，医生会要求你经常去医院做检查。

对于许多孕妇来说，一个小型、服务周到的孕期护理机构能够提供最佳的孕产氛围，但并不是所有的孕产妇都能生活在这样便利的环境中。不管你处在怎样的环境中，都有办法选择一些能够为你提供帮助的人。如果你对自己的状况了如指掌，已经信心十足，毫无疑问，会很顺利地度过孕期，成为一个合格的母亲。

产前培训班的选择

有些孕妇直到孕晚期才参加产前培训班，其实最好早点参加，因为到时许多培训班可能已经被预定完了。有些培训班，比如分娩预备班，是为那些到了孕晚期的夫妇或者产妇准备的，而有些则在孕早期就有积极作用了，比如瑜伽班或者体操队，尤其是瑜伽，应该尽早参加。

产前培训班内容多样，如果你的选择比较多，可以先看看各个培训班的服务宗旨和培训内容再行挑选。那些专门针对分娩的培训班虽然目标比较明确，但是，最好还是选择培训内容涉及更广的机构，这类机构一般还包括产后几个月的培训。有些培训班只招收女性，有些也对男性开放，不过绝大部分是针对妈妈的。你的社区周围还可能有一种邀请夫妇成对参加的机构，在那里，每个人都得讲出自己的分娩经历与大家一起分享，你可以从中学到很多东西，还有机会抱抱别人的宝宝，获得一些安排产后生活的建议。

与护理相关的选择

怀孕期间，你所感受到的爱，获得的支持以及受到的关照，无不影响着照料宝宝时的心情。面对生活中的各种变化，你可能坦然接受，也可能想根据你和宝宝及其爸爸的实际情况，做出主观的选择。

每个第一次怀孕的女性都需要获得相关的孕期指导和支持，从古至今，这些工作都是由孕妇的姐妹、母亲、护士、医生等承担的。就如同你面前的每个孕妇一样，听取他人的亲身经历将使你受益匪浅：好好地做出各种抉择，包括选择自己的路；信任他人，并委以重托；为积极生产做好各种准备。

想要保持身体健康，在孕早期你

就应该提前做好下面的准备：选择分娩的地方、确定分娩的方式、弄清楚缓解产痛的程度以及医护人员的名单。有了这些自主的选择，加上信任的人的参与，相信你会更加自信地面对分娩，对将来怎样做一个合格的妈妈而踌躇满志。

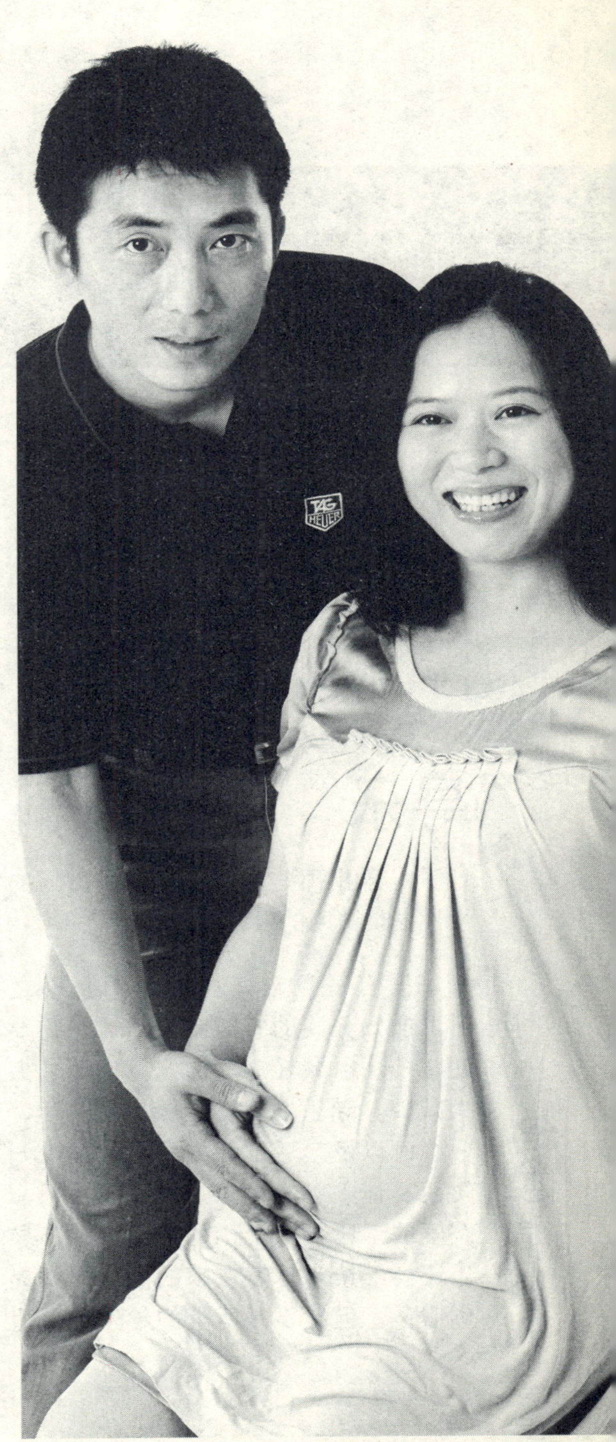

家人护理

你可能要求丈夫陪你度过整个孕期的分分秒秒，并随时为你出谋划策。或许你还会要求分娩时他陪在你身边，这时他的关爱、鼓舞和安抚会给你带来巨大的力量。而你肚子里的宝宝与你的丈夫之间，因遗传和父爱建立起来的纽带，也会使他感觉到一种别样的职责。

对你来说最重要的，除了你的伴侣，还有为你提供帮助的朋友、家人和同事了，他们可以抽空帮你，减轻来自家庭和工作单位的负担，照顾你的身心健康。这时，你与妈妈的关系会变得非常紧密，还会得到来自家庭中其他女性成员的强力支持。

如果你参加了一些产前培训或者是孕期培训班，遇到一个很好的老师或者是已为人母的女性，她的观点会给你带来许多启发。而你的家人会一直照顾着你，给你提出许多建设性的意见，其中蕴含的智慧说不定只有专业的医疗人员才有。

专业护理

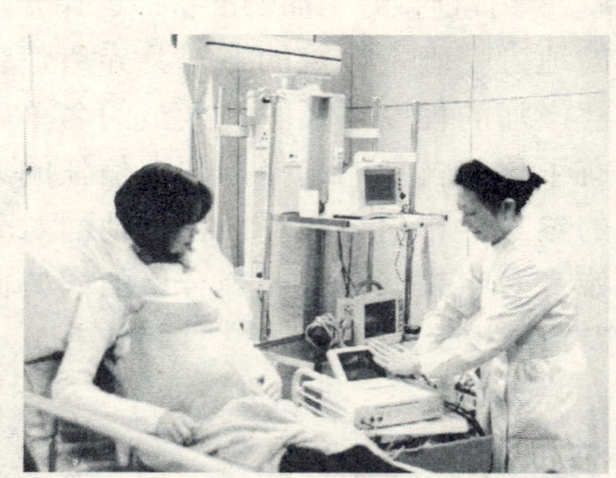

导乐

导乐指那些能够为产前、产后的女性提供帮助的人。

据有关调查，在导乐的帮助之下，产妇分娩的时间明显缩短，需要硬膜外注射减轻疼痛的比例也随之大大减少。导乐的职责主要是在孕期、分娩时以及产后发挥作用，为孕产妇解决身体上以及精神上的问题，用非医学的手段减轻她们的痛苦，许多导乐还会继续为休养在家的产后妇女提供服务。但并不是所有的导乐都是值得信赖的，有些导乐并不能胜任这项工作，无法顺利处理各种情况。导乐是不受年龄限制的，以已经做了妈妈的女性多见。如果你想要找一个人帮你、陪你度过孕产期，除了接生员以外，导乐将是一个很不错的人选。

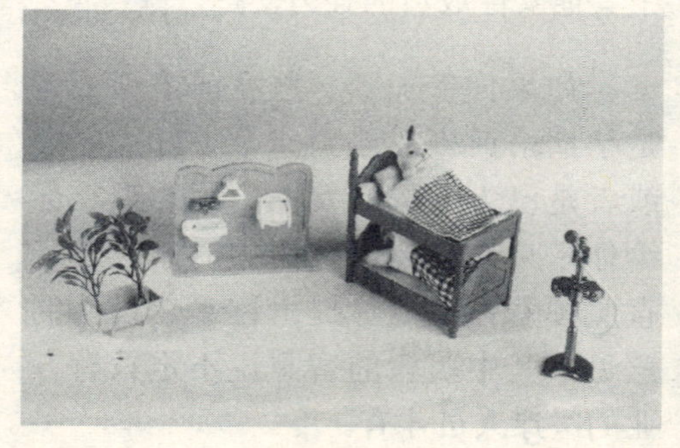

社区医生

第一次看社区医生时，通常是以一些日常的寒暄和恭贺开头的，接着会谈及你的妇科疾病史，并且对你以后的生活方式和饮食习惯做出一些调整。

除了一小部分社区医生只负责接生以外，大部分社区医生都接受过照料孕妇的技能培训，他们要全程跟踪孕产妇的状况，不但要照顾小宝宝，也要顾及新生妈妈，乃至其全家。

只要怀孕过程没有出现问题，在孕后第6周的常规检查之前，你不用再去找社区医生做检查了。不过，我们建议你偶尔去做检查，有利于让医生了解你的怀孕进程。等到宝宝出生后，你就会意识到这样做的好处了：接生员只负责你产后6周的护理工作，而社区医生则可能要负责你今后数年的健康，因为他们懂得如何照顾产后女性，知道怎样帮助那些抑郁寡欢的产妇。

产科医生

如果你打算在医院里分娩，就得先看看妇产科医生，他们通常是资历最深的医生，或者是研究女性生殖健康的妇科专家。

儿科医生

对于那些怀孕状况比较复杂的孕妇，常常需要儿科医生参与决策，确定分娩的时间和方式。在分娩过程中，当产妇需要协助，或者出现意外时，儿科医生会马上做出反应，迅速检查胎儿并施以援助。胎儿出生后前几天，也需要儿科医生对其做全身的检查，一旦发现问题，也是由他们解决的。

牙科医生

怀孕给身体带来的影响是非常大的，往往出人意料。比如怀孕后，牙齿和牙龈特别容易出现问题。

你还会发现自己在怀孕后情绪变动非常大，人际关系骤然紧张，许多以前没有解决的问题突然又浮出水面。出现这些问题时，不妨与医生或者接生员坦诚一谈，向他们寻求帮助。

咨询医生

如果你需要的是更深层次、更长久的思想交流，可以找心理咨询医生。向一个与家人、朋友没有任何瓜葛，对你来说完全陌生的人敞开心扉，这并不是一件容易的事情，需要彼此信任，但对你来说却是非常有帮助的。

专家护理

如果你或者宝宝可能存在高危险性，就有必要聘请接生员或者妇产科方面的专家来进行特殊的护理。

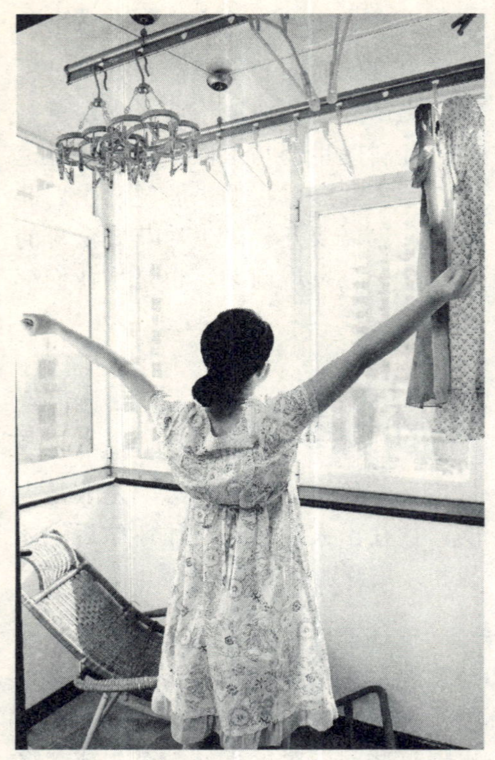

影响母体健康状况的因素有很多，比如糖尿病、哮喘、心脏病、肠道炎症和多发性硬化，以及其他可能影响到孕期健康的疾病，这些疾病可以产生或不利或有利的影响。如果你存在上面涉及的情况，应该积极治疗再怀孕。

根据疾病的严重程度，你可能需要一大群人来护理你的孕期生活，甚至是分娩。如果你已经处在一个专家组的精心护理下，而且他们都对孕期护理工作轻车熟路，你就应该继续进行这种护理，并且应该跟他们保持联系，让专家组对你的身体状况的所有变化都了如指掌，这点非常重要。

小知识

提高护理效率的方法

- 你需要的医疗和精神支持。
- 在工作、家庭和朋友之间分配时间并且空出时间来面对怀孕的方法。为十月怀胎和不远的未来编织蓝图的方法。
- 多与医院里护理小组中的接生员、妇产科医生和儿科医生交流。结交跟你情况相似的夫妻以及从他们那里获得无私的帮助和理解的方法。
- 良好的饮食习惯和适当的锻炼可以使你保持身体健康、精力充沛，不过要按照你的护理小组给的建议行事。
- 放松心情，适时躺下休息。做你想做的事情，最大程度地释放自己。

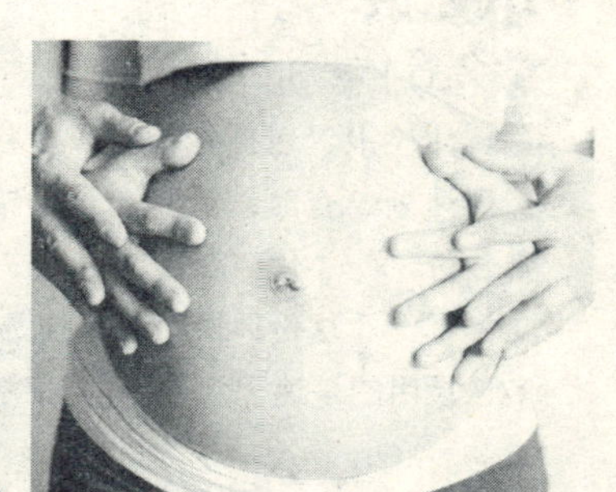

产前检查的重要性

一旦确定怀孕，你应该尽早到医院做检查。接下来便是一系列的常规检查：孕28周前，每个月检查1次；之后每2周体检1次；孕36周后每周体检1次，直到宝宝出生。如此频繁的产前检查，就是为了保证早发现问题、早诊断和早治疗。如果在两次常规检查期间发现问题，可直接去医院。

产前体检有两方面的作用：既可以保证你身体健康，又可以将你纳入受照顾的团体中。

第一次体检通常比以后几次体检的时间都要长一些，因为医生要花大量的时间询问你的感受，回顾既往病史，并对以后9个月将出现的情况做简单的介绍。医生在充分了解你的情况后，会根据你的具体情况开展护理工作。还会跟你做些简单的思想交流，聊聊你对怀孕的期望等。

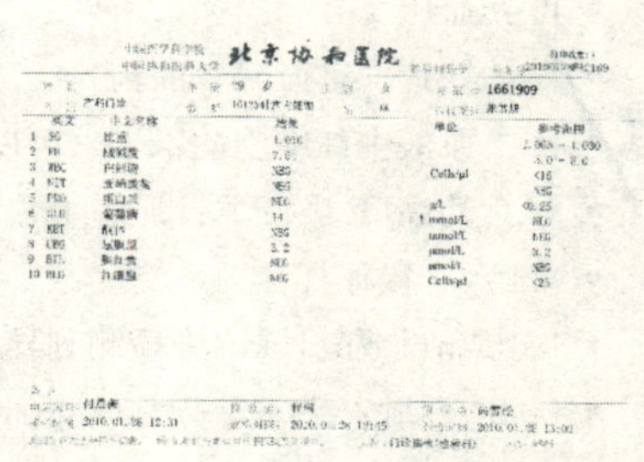

北京协和医院

1661909

医生会问你许多问题，你的所有答复都会记录在案。回答问题时，如果你表现得相当焦虑，她会给些很有实用价值的建议，给你精神上的支持，帮助你摆脱困境。

小知识

学会看体检报告

• 体检报告包括你的背景资料和每次产前检查的结果，还包括分娩的情况和产后的护理计划，有时候医院会主动给你一份复印件，如果你需要外出，也可以要求随身携带一份。

• 乍一看这份体检记录，仿佛爬满的是各种象形文字，如同天书般令人费解，因为许多记录用的是速记，不同的医生速记的风格也不一致。不过不要紧，不懂就要多问问。

一些常见的医学简写和术语：

- EDD：预产期
- LMP：上一个月经周期
- Primagravida0或者Para0：第一次怀孕
- 经孕妇或者Para1及以上：你不止有一次大于28周的怀孕经历
- FMF：感觉胎动
- FMNF：未察觉胎动
- FHH：听到胎心
- FHNH：听不到胎心
- Alb：白蛋白，可以在尿中检出
- BP：血压
- Fe：铁片（贫血时开的药）
- Hb：血液中红细胞的水平，可以反映是否有贫血的可能
- 子宫的高度（SFP）：耻骨上端到宫底的高度
- MSU：中段尿样
- NAD或nil或atick：未检测到异常（通常指的是尿样的检查结果）
- Oed即浮肿：手掌、脚掌或脸部的水肿
- PET：先兆子痫
- TCA：复发
- VE：阴道检查
- Ceph或者Vx：即头先露：胎儿头部朝下最先进入骨盆
- Br：即臀先露：胎儿臀部朝下最先进入骨盆
- E//Eng：即衔接：胎儿头部进入骨盆
- NE：未衔接
- ROA或者LOA：即枕右前或枕左前：胎儿枕骨朝前指向右方或左方
- ROP或者LOP：即枕右后或枕左后：胎儿枕骨朝向母体后背指向右方或左方

Q 在产检时，医生会问我哪些问题？

A 关于你的既往病史，医生会询问你是否患有与怀孕相关疾病，如糖尿病、高血压、肾病、精神疾患或抑郁症。还有其他所有与健康有关的问题，包括性传播疾病以及家人的健康状况。

关于体质锻炼、饮食习惯，医生会问你是否吸烟，吃什么维生素药物，是否食用消遣性药物，是否在吃其他药物，以及生活中是否有可以引起紧张和痛苦的事情。

如果你有一项固定的工作，医生还会问你是否还在工作，以及你的社交生活和经济来源等。

如果你已经生过孩子，那么你之前的怀孕、生产情况以及孩子的健康状况是询问的核心。因为如果在这次怀孕之前，你曾经发生过异位妊娠、流产、人工流产、难产或者生过畸形儿，都会导致你的精神较常人紧张。这时，接生员会要求你做所有必要的监测和体检，建议你做些合适的治疗，还可能介绍你去看专家。

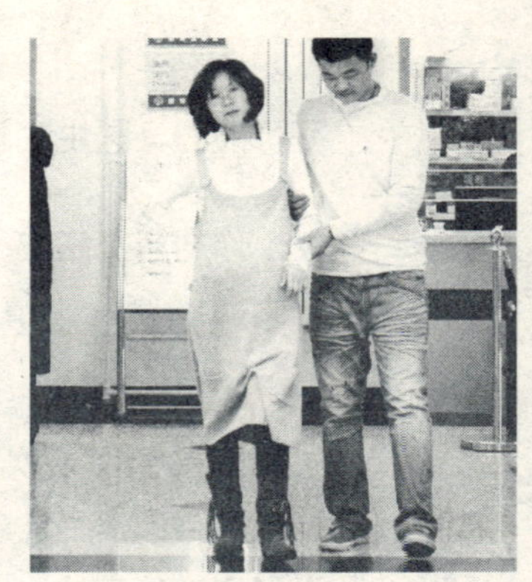

孕期检查的重要性

孕早期

一旦确认怀孕，你应该联系医生。实际上，在未来的9个月内乃至以后，你都需要定期看医生，做常规检查。同时，还可以让医生帮助计算预产期，确定在哪个医院生产。在孕早期，你可能需要做2～3次的体检，你可以借这些机会向医生诉说这些天来内心的期望、恐惧和身体出现的不适。每次检查后，医生都会详细地记录下你的体重、血压和尿液检查结果，还会询问你的家族史和疾病史，综合评价你的怀孕状况。

为了对你的怀孕情况进行监测，监察胎儿的健康状况，你需要做一系列的检查。在第12周左右，需要做超声波检查。你能借机看看肚子里活动的小胎儿，可以看到它的脚趾头和纤细的小手，还有其他许多部位。此外，借助这次检查，医生还可以明确你是否怀了双胞胎，并且进一步确证你怀孕的具体天数。除此之外，超声波检查还能发现胎儿畸形，好在这种情况很罕见，所以检查结果大多数都是很正常的。

让你选择要做哪些检查可能有点困难。你可以咨询医生，他们能够给出合理的建议和支持，随时解答你的任何问题。所做的检查旨在辅助诊断和治疗，其目的最终都是为了你和胎儿。不论检查结果如何，等待的过程是相当难熬的，如果确实存在潜在的问题，那就更让人心焦了。

孕中期

怀孕28周以前，每4个星期需要做一次产前检查。医生会评估胎儿的生长发育状况，大约从第14周开始，用听诊器还可以听到宝宝的心跳声。

怀孕20周左右，大部分医院都会要求你做一个超声波扫描。通过扫描，可以获得胎儿的大小、位置、器官、羊水量和脐动脉血流等的详细信息。你可以更仔细地看到宝宝，幸运的话，还可以看到他的脸。在这个阶段，宝宝的性别已经确定了。很多情况下，还可以发现一些前段时间没有发现的问题。

孕晚期

从怀孕第36周开始，你需要每个星期做一次检查。在怀孕32～34周时，需要抽血检查是否有贫血，有的医生还会要求你做超声波检查。如果你还没有参加任何产前培训班，现在就赶紧报名参加吧，你得为分娩做好一切准备。经过培训后，你能够更好地为分娩规划做好最后的收尾工作。在最后这几个星期内，你可以好好考虑自己的意愿和选择，并跟你的丈夫、医生沟通好。如果你对临产征兆和产程提前的表现心中有数，就不会感到担心了，而是可以镇定自若地等待那个时刻的到来。不过，你要时刻将医院的电话号码携带在身边，在去医院前，要记得带上医疗本等相关证件。

温馨提示

如果超过了预产期还没有分娩征兆，医护人员会对你的宝宝进行健康评估，在接下去的几天内，还会通过胎音监测和超声波扫描，对你进行频繁的体检。

产前的常规体检

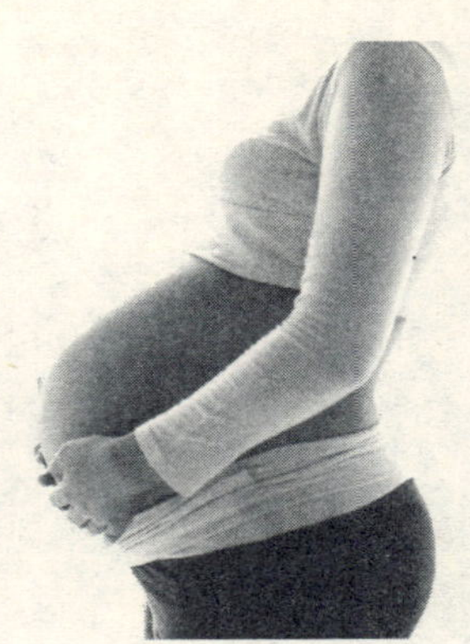

血压

血压测定的是心脏搏动时动脉中的压力。收缩压测定的是心脏收缩时的血压，是纪录下来的血压值中较高的那个数字，另外一个较小的数值是舒张压，反映的是心脏收缩间期的血压。成年女性的平均血压为110/70毫米汞柱。

当血压超过130/90毫米汞柱时，就可以界定为高血压了，应该及时咨询医疗人员。如果在孕早期就出现了血压升高，往往有发生高血压的危险。而孕晚期的血压升高，如果伴有下肢浮肿和蛋白尿，可能已经发生了先兆子痫，需要及时处理。相反，如果血压值低于90/60毫米汞柱，就是低血压的表现，有可能引起晕厥。

尿检

医生可能会要求你做尿液检查，一般是中段尿，即小便到一半时的尿液，因为这时的尿液不含有任何阴道分泌物，不会影响检测结果。

随后化验员会将一张标记有多种彩色条纹的试纸浸入尿液中，得出化验结果：

蛋白质

蛋白质的含量用“＋”来表示，

范围是0～＋＋＋＋。尿中出现蛋白质表明患有导尿管炎症，如果同时伴有高血压或者下肢浮肿，有可能患有妊娠期高血压疾病。不过，虽然还没有表现出其他症状，也可能是肾脏有问题了。

葡萄糖

怀孕后尿中出现葡萄糖是正常现象，因为孕期的血容量明显增加，通过肾脏的血流也大幅度上涨，从而引起尿糖。如果是不定时的尿糖，就应该怀疑是否患有糖尿病了，可以做一个糖耐量试验加以排除。

酮体

当体内的碳水化合物缺乏，人体征用脂肪来供能时，就会产生酮体。这种情况一般发生于呕吐频繁的孕妇身上，因为她们的营养摄入不足，糖尿病患者也可能出现这种情况。

红细胞

尿中出现红细胞，可以是由于阴道发生炎症或者出血，少数情况下由肾脏出现疾患引起。如果尿培养阴性而血尿不断，可以做血常规，并对肾脏进行扫描，以检查肾脏的功能是否正常，排除肾结石。

体重

在一些医院，体重检查是产前监测的项目之一。通过测量体重，计算BMI（体重指数）来调整体重，使体重与身高相匹配。如果孕前体重过高/过低，或者是孕期体重增长太快/太少，医生将告诉你如何调整饮食。监测体重增长量是孕期护理非常重要的一个方面。

体检

判断胎儿的胎龄、发育状况和胎位。当时几乎所有的人都认为把手放在孕妇肚子上，或者是定期的按摩可以帮助胎儿摆正胎位，让其采取头先露的方位生产。

接生员也可能不会对你实施按摩，但她却可以从你的言行举止中，发现你可能存在的健康问题。因为倾诉方式能够折射出你现在的情绪好坏，也可从你的一行一动中推测出你是否存在背痛或者腿疼。在孕晚期，她会仔细检查你的手掌和踝关节，看是否存在水肿，还会检查下肢，看是否发生了静脉曲张。

每次体检，接生员都会将手放在你的肚子上，粗略估计子宫的大小和方位。子宫大小可以预测胎儿的发育情况，但是如果子宫增长速度很慢，并不表明宝宝的体积会很小，却往往提示孕妇需要做更频繁的监测。大约到了孕26周时，接生员就可以断定宝宝的头部是否朝下。

大约从怀孕14周起，接生员就可以听到胎儿的心跳声了，不过要借助一种手提式监听器，你也可以借助这个仪器听到胎儿的心跳声。胎儿心脏跳动的速度比较快，大约是每分钟140次。有时候胎音会由于胎儿胎位的原因而很难听到，这时，接生员会建议你去做一个超声波扫描，确信胎儿是否健康，发育是否正常。

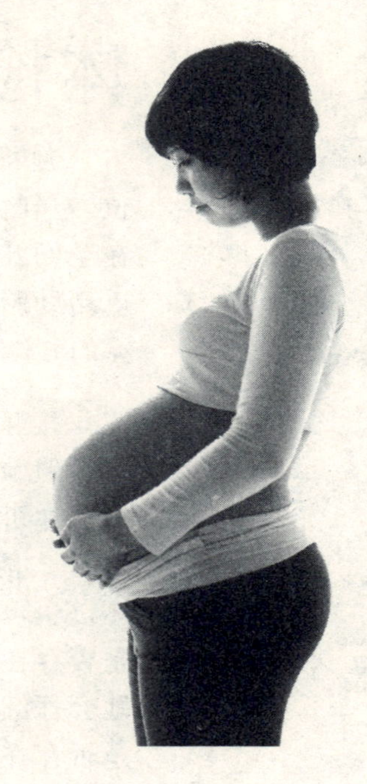

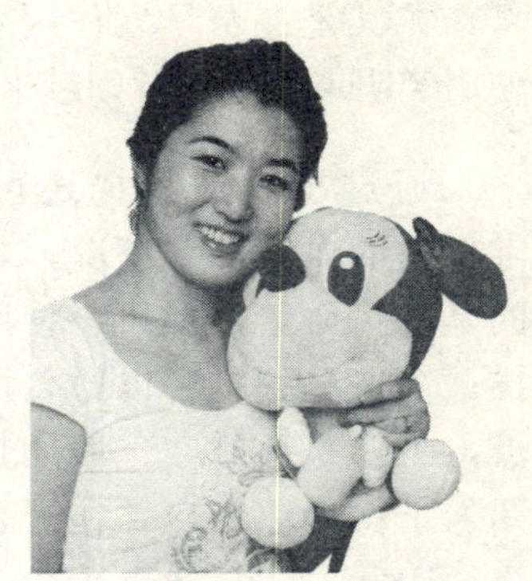

孕期筛查

孕期所作的检查都属于筛查，目的在于保证你和胎儿的健康。

从怀孕几个星期后开始，你都会从医生那里获知胎儿的健康状况，并且按要求做各种检查，以随时判断是否存在危险因素，早期发现疾患，使你不再为胎儿是否健康而担惊受怕，以下将介绍一些平时做的比较多的检查。

超声波扫描

自从超声波扫描问世并在临床得到成熟应用以后，产前护理就发生了巨大的变革。现在，超声波扫描已经成了判定胎儿月龄、身长及性别的主要手段，通过这项检测，人们可以探索孕妇和胎儿可能存在的健康问题，还可以看到宝宝在肚子里踢腿、翻身以及吮吸手指等可爱的场景。第一次看到自己的胎儿，兴奋之情是可想而知的，不过也会混杂着些许的期盼，因为你更想知道胎儿是否健康。

大部分超声波检查是在腹部上进行的：操作人员先在孕妇腹部上涂一层温的润滑剂，再慢慢地将探针放上皮肤上，轻轻按压，并向各个方向转动。如果是通过阴道施行超声波扫描，即经阴道扫描，你得把两脚平放在床上，屈起双膝，这样探针（如塞子般大小）才能通过阴道口插入阴道。经阴道扫描可以获得更多的信息，尤其是在孕早期作用更大，现在使用经阴道扫描的孕妇越来越多了。

通过超声波扫描还可以观察宝宝体内的血液循环情况，如果要观察的是胎盘血管，则可以使用多普勒扫描。多普勒扫描可以检查流动中的血液，主要是通过在一般的超声波扫描图像上叠加色彩，并在屏幕上显现出来。因此，它描述出来的是一系列动态的图像，可以监测宝宝的健康状况和胎盘的功能。此外，在怀孕中期检测子宫动脉的血液流动情况，可以预测发生先兆子痫的危险性。

小知识

超声波扫描的工作原理

超声波扫描使用的是超高频率的声波，声波产生于一个与电脑相连接的探针，并由探针发射出来进入子宫。声波与胎儿身体上的组织相遇后发生反射，反射波由探针接收并输入电脑，最终在屏幕上输出胎儿的影像。当胎儿体积还很微小的时候，你可以纵观他的整体，也可以看到它的脸蛋和小手指。随后，工作人员将视野进一步聚焦于胎儿的局部躯体，通过观察一系列扫描图像来确定胎儿的四肢、器官是否发育正常。

扫描的次数

究竟该做多少次超声波扫描？如果存在以下情况之一，可以考虑在孕6～8周做1次阴道扫描：孕早期确诊、正在进行不孕不育治疗、确认是否异位妊娠、有过流产史等。超声波扫描的目的主要是估算宝宝的发育速度和羊水量。

通常来说，第一次超声波扫描是在孕12～14周进行的。通过这次扫描，可以检测孕妇的生育能力，所怀胎数，计算预产期，还是发现唐氏综合征以及其他染色体病的最重要的孕早期检查。

到了孕16～22周，可以进行第二次超声波扫描，主要是检查胎儿的发育情况，看是否发生了先天畸形。该阶段的超声波扫描可以非常细致地检

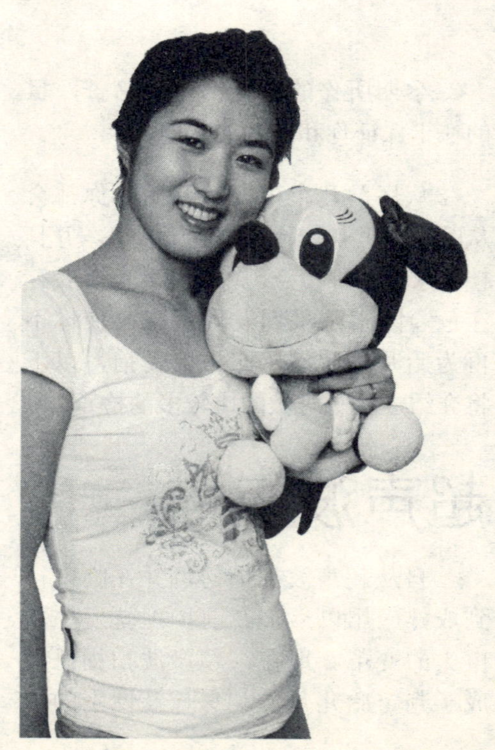

测胎儿的每个部位，包括内脏器官，此时胎儿的消化道已经具有完备的消化功能了，还可以更准确地估算胎盘和羊水，其准确度不亚于多普勒扫描。如果遇到经验丰富的扫描人员，很多高危妊娠情况在这个时候就能被确诊，从而为孕妇及其家人提供早期的治疗方案。不过大部分情况下，宝宝的发育情况都会很正常。

到了孕32～34周，还需要做超声波扫描，以确定胎儿的胎位，跟踪他的生长发育情况，并估计其体重。此时，胎盘的位置和外观以及羊水的量也都可以准确地估算出来了。超过预产期，还得再加一次超声波扫描，以检查胎儿的发育情况，从而确定分娩方式。

假如胎儿存在“高危”因素，妇产科医生或者接生员会建议你做“一系列”超声波扫描，对胎儿进行连续多次的定期监测。

血液学和细菌学检查

血液学检查有助于对你进行整体的健康评估，同时还可以查出那些对宝宝身体有影响的不良因素。一般来说，在孕早期就应该开始做血液学检查了，检测结果受到很多因素的影响：你的病史、怀孕时间的长短以及闲暇时间你是否有适当的活动等。随着筛检技术的不断提高，现在出现“假阳性”结果的情况越来越少了。

标准化分析

血型

在诸如输血这种极少的情况下，血型检查是必不可少的。如果你的血型比较罕见，在分娩之前，医疗组就必须准备好跟你的血型相配的血液。

Rh因子

通过血型检测，还可以查看出你的血液中是否含有Rh因子。Rh因子是一种黏附于血红蛋白上的蛋白质，绝大部分人都含有该因子。如果你的血液中不含有该因子，就称为“Rh阴性”。如果你是Rh阴性，而你的宝宝属于Rh阳性，就有可能因为母体和胎儿的血液不相容而产生抗体，随后会引起胎儿贫血，发生这种情况的概率很小，但是一旦发生，其症状非常明显、后果极为严重。好在可以采取很简单的方法治疗：在怀孕期间以及产后注射抗Rh-D溶剂，以阻止抗体的继续产生。

血红蛋白水平

血红蛋白是红细胞中的色素，负责运载氧气。如果血红细胞水平低下，就有可能发生贫血。根据病因治疗，可以提升血红蛋白的水平和“红细胞计数”，也就是单位血液中红细胞的个数。到了怀孕第3个月，还会有另外一种血红蛋白的常规检查。

镰状细胞贫血和地中海贫血

镰状细胞贫血和地中海贫血是由血红蛋白分子畸形引起的，可以遗传给下一代，多发生于某些特定的种族人群中。如果你是高危人群，最好做个这方面的检查。假如结果真的是阳性，还得检查你丈夫的血液。如果你们两个人都是阳性的，医生会要求做个羊膜穿刺术，或者对绒毛膜进行取样检查，以判断宝宝是否也感染了此病。

有关感染和免疫的检测

通过检测血液，可以分析出是否受到感染，以及身体对外来感染的免疫能力。

肝炎

乙肝病毒是一种感染肝脏的病毒，如果患有乙肝，可以通过分娩或者哺乳传染给宝宝。因此，宝宝在产下后24小时内，需要及时注射乙肝疫苗，产后1个月以及6个月各打一次加强针，这样可以防止感染乙肝。同时，还需要检查是否同时感染了丙肝。

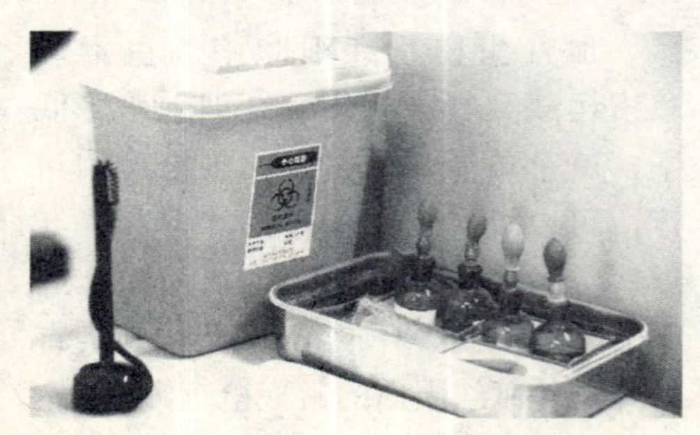

HIV病毒（艾滋病病毒）

随着治疗孕妇和胎儿艾滋病疗效的提高，做艾滋病病毒筛检的人越来越多了。所有的医疗机构都为孕妇提供这方面的检测，即使你认为不管是通过性传播，还是通过血液传播，自己根本不存在感染艾滋病的危险，也完全可以做个检查，发现没有感染上艾滋病，这对你可以说是一种心灵的解放。如果你不幸染上了艾滋病，得向专业人士寻求指导。做这个检查不仅是为了能够早发现、早治疗，而且也是为了宝宝。如果孕妇是艾滋病患者，通过早期的积极治疗和分娩时的预防措施，可以在很大程度上减少把艾滋病传播给宝宝的危险性。

风疹

风疹是由风疹病毒感染引起的，如果孕妇在怀孕后前16周感染了风疹病毒，就会对宝宝的健康产生极大的不良影响。如果你对风疹没有免疫力，但在宝宝出生前又不能打疫苗，可以避免跟那些感染了风疹的人群接触，也就不容易受到传染了。

梅毒

有的女性感染梅毒后，要经过好几年才表现出相应的症状，如果未经治疗就怀孕了，确实会影响到母体和胎儿的健康。对此，可以通过抗生素进行治疗，从而减少，甚至消除梅毒对胎儿的影响。

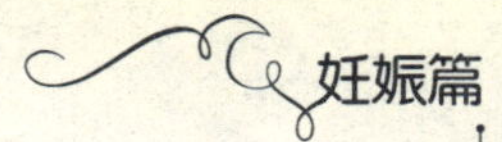

弓形体病

弓形体病通常是经过粉尘、生肉和动物粪便传播的，一旦孕妇染上此病，胎儿很容易也感染上，引起或轻或重的损害。

阴道感染——链球菌、支原体和衣原体

这些病原体都不属于常规检查的范围，但是如果之前曾经患有阴道方面的疾病或者性传播疾病，可以做阴道试纸检测，然后送到实验室进行细菌培养。一旦发现确实感染了这些细菌，在怀孕期间或者分娩时，医生就要采取措施进行治疗。

唐氏综合征检测

唐氏综合征是由染色体异常导致的，通常是出现了多余的21号染色体，使得宝宝的身体生长和精神发育受到了多方面的影响。虽然该疾病的发病率很小，却是导致儿童认知困难最常见的原因。

要预计胎儿发生唐氏综合征的可能性，需要考虑很多因素，包括孕妇的年龄、超声波评价和血液学检测。在少数情况下，估计发生唐氏综合征的危险性为1/200时，可以做羊膜穿刺术或者绒膜绒毛取样，获得胎儿的细胞，然后计算细胞内染色体的个数。如果你想选择一个假阳性或者错误结果发生率最小的检测，最好在做三倍体的血液学检测的同时，做超声波扫描。血液检查的结果会输入电脑，与超声波扫描的结果汇总，从而精确地计算出怀孕的天数。由于标志的水平随着怀孕周数的增加而增长，就可以估算出年龄、体重、身高、既往病史，得出一个危险因子。如果危险因子高于1∶200，医生会建议孕妇做羊膜穿刺术，并且对夫妻两人都给出一些建议，提供相关的咨询服务。有少于1%的孕妇，需要做羊膜穿刺术、绒膜绒毛取样术，或者一些类似的具有侵入性的手术，来检测唐氏综合征或者其他一些遗传性疾病。

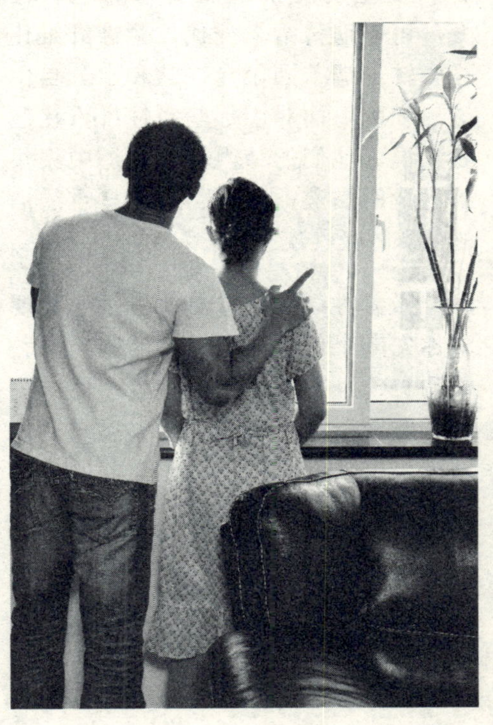

Q 什么是羊膜穿刺术和绒膜绒毛取样术？在进行这项检测前，需要做哪些准备？

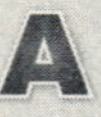

这些检测是通过培养羊水（羊膜穿刺术）或者胎盘部分组织（绒膜绒毛取样术）来鉴定胎儿细胞里的染色体，或者说是遗传性物质的。

所有的侵入性检测都可能引起流产，所以在进行这种检测之前，必须证明确实很有可能发生胎儿畸形。因此，你应该好好地向接生员、妇产科医生或者遗传学专家咨询，并花些时间与你的丈夫以及家人探讨你的打算。

囊性纤维化检测

囊性纤维化是一种由于某种基因，即囊性纤维化跨膜转导调节因子，发生功能紊乱而引起的退行性变，可以遗传给下一代。囊性纤维化跨膜转导调节因子允许盐和水分自由进出细胞，而对于那些囊性纤维化患者来说，他们的肺内和消化道中聚集了大量的黏液，从而引起了严重的消化性和呼吸性疾患。

做囊性纤维化检测时，医生会要求你先漱个口，将漱口后的水样拿去检测。一旦发现你是携带者，你的丈夫也要做个简单的检查。如果发现你俩都是携带者，很有可能你们的宝宝也会染有此病，这时你就得做羊膜穿刺术或者绒膜绒毛取样术。

小知识

不同年龄的孕妇发生唐氏综合征的危险性

年龄（岁）	危险性	年龄（岁）	危险性
26	1：1286	36	1：307
27	1：1208	37	1：242
28	1：1119	38	1：189
29	1：1018	39	1：146
30	1：909	40	1：112
31	1：796	41	1：85
32	1：683	42	1：65
33	1：574	43	1：49
34	1：474	44	1：37
35	1：384	45	1：28

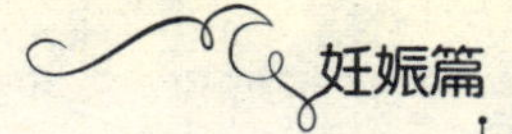

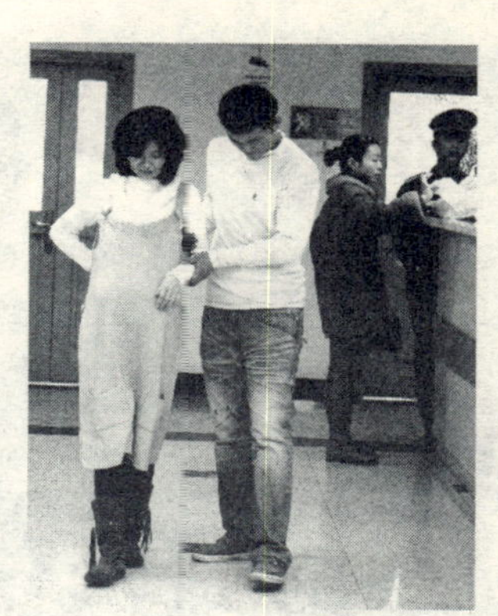

值得关注的问题

怀孕期间要不要做检查

随着医学技术的进步，现在的检查手段越来越准确了：护理工作也越来越人性化了，孕妇可以选择自己喜好的护理方式，孕期、分娩过程将变得十分安全。

大部分准父母会选择做全套标准的产前检查，还应该多做检查，排除产前疾病。大部分检测都能得出明确的结论。比如，血红蛋白低下提示贫血。也有一些检测结论性不强，只能提示是否需要做进一步的检查。如果下一步的检查结果正常，说明前面的检测结果为“假阳性”。有时候，需要做的检查具有侵袭性，也就是说，需要从羊水、脐带或者胎盘中取样，这些检查都可能引起流产。随着科学技术的发展，筛查的假阳性率在逐渐下降，侵袭性的检查也用的越来越少了。

医生说我的血压有点高，这严重吗

高血压会引起先兆子痫，危及你和宝宝的安全，因此，需要进行密切的监测。如果血压水平呈缓慢的上升趋势，需要继续进行监测和检查。如果血压水平迅速抬升，尿液中还出现了蛋白质，就得马上去医院提前分娩。

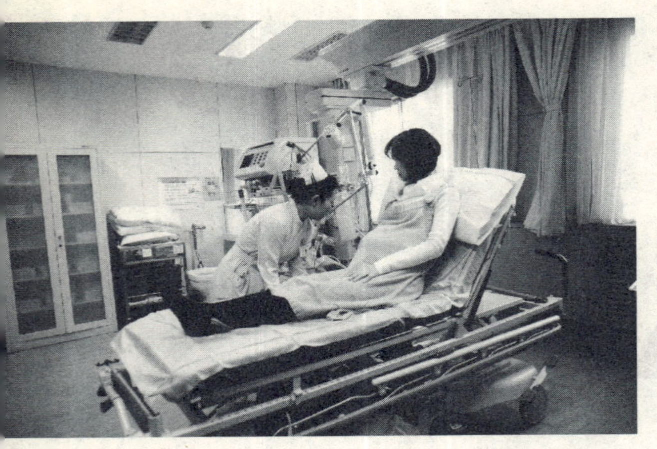

超声波扫描显示我胎盘前置有问题吗

前置胎盘可以引起孕期大出血。不过，在该时期诊断出的前置胎盘，很多情况下到了第34周复查时，都会回到正常位置。如果到了孕晚期，仍是如此，就不正常了。为了避免分娩时发生子宫大出血，医生会要求你采取剖宫产。

妈妈怀我时曾患过静脉曲张和痔疮，我该怎样预防呢

有些家族易患静脉曲张，如果你遗传到了这种特性，恐怕没有什么好的解决办法。如果是由于工作时站立的时间太长，可以考虑换其他的工作，争取多些休息时间。出现下肢静脉曲张时，可以穿紧身裤，晚上把腿抬高，同时要注意不能增重太多。至于痔疮，可以通过改变饮食习惯，以减少大便时的压力来预防。

妈妈不同意我做硬膜外麻醉，孰是孰非

妈妈为何反对你做硬膜外麻醉，可能也只是因为你们所持的观点不同而已，并不代表她说的就是正确的，孰是孰非并没有一个标准的答案。不过，通过你们解决分歧的方式，可以看出你们平时是如何进行思想交流的。如果妈妈始终还是把你看成一个没有长大的孩子，什么事情都想替你一手操办，而你也发现了这个问题，会出于本能跟她对着干。

如果时间比较充足，你最好仔细考虑一下是否真的要做硬膜外麻醉，给你们母女俩腾出足够的时间交流观点、阐述意见。这样做还有利于培养另外一种新的交流方式，从而使你们双方都能够受到尊重，倾听对方心声。最终决定分娩方式，如何照顾宝宝的人当然还是你。

第六章

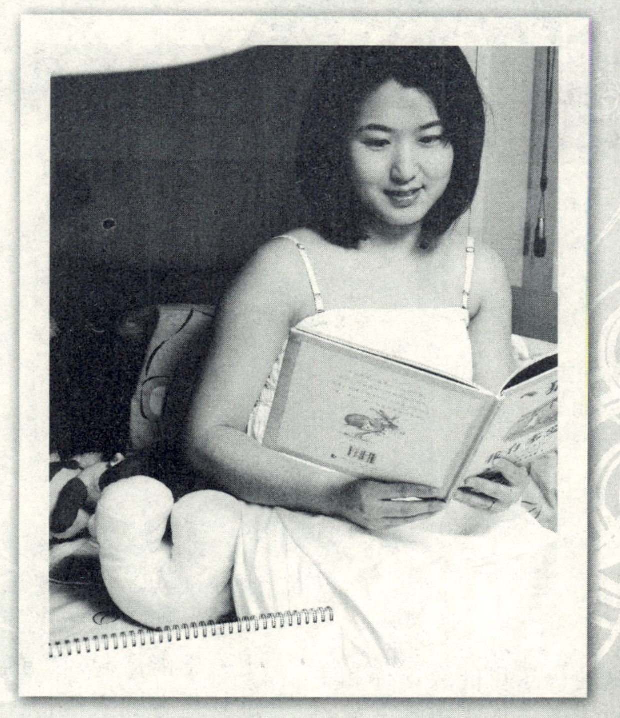

Pregnancy
孕期日常生活：规划生活

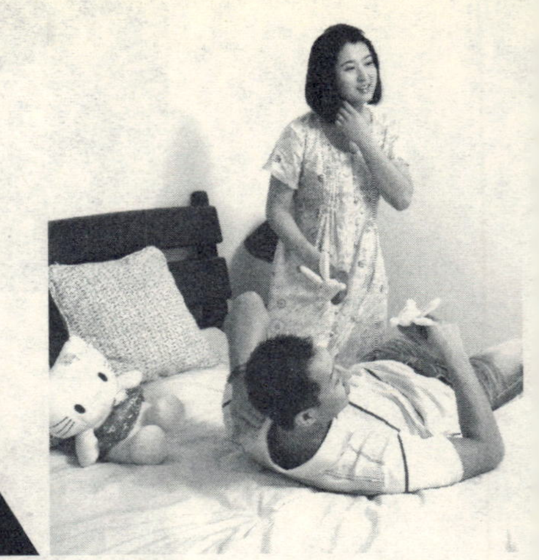

孕期性生活

孕早期

怀孕带来的快乐可能会让你和丈夫的心灵更加接近，举止更加亲密，你也会从未受孕或者不想受孕的压力中解脱出来。这时你可能感受到全新的性生活，乳房变得更完美，阴道也会分泌更多的润滑液。在整个怀孕期间，你们都可以放心地过性生活，除非你曾经流产过，医生不允许你这样做。

虽然性生活是很快乐的，不过并非所有的人在怀孕后都可以立即感受到这种感觉。实际上，身体不适和心境改变都会降低性欲，与日俱增的疲乏感、恶心和痛觉过敏的乳房也会减少性冲动，你需要过段时间才能调整心态，适应肚子里的胎儿。如果你和丈夫不能激起对方的性欲，则需要通过其他方式来维持一直以来的亲密关系：可以是一起出去吃饭，洗个鸳鸯浴，抑或是互相抚摸。保持身体上的亲密接触可以巩固你们的爱情，促进你们的情感交流，让你们在未来的日子里互助互爱。

孕中期

随着身体状况的逐渐转好，以及对流产的恐惧心理的慢慢消失，你又开始有了继续过性生活的需求了。不过，你现在的体形并不适合于那种传统的性交姿势，采用一些新颖的姿势可以让你们获得更多的快乐和激情。与平时相比较，你的某些部位会变得更加敏感，这种过于敏感有时是好的，有时则不利于你们的性生活。你应该跟丈夫挑明这些变化，这样可以促进你们的性关系更加密切。当你们过性生活时，宝宝可能会感觉到你们的活动和声音，不过他不会像成人一样对你们的性生活造成干扰。对宝宝来说，性高潮后“性爱激素”的释放也能给他带来积极的影响。

有些孕妇不太愿意在怀孕期间过性生活，有些则很乐意，对于男人来说也一样。许多孕妇性高潮很强烈或者次数很多，而且常常有多次高潮，这是由子宫收缩引起的，通常需要过段时间才会平息下来，一般不会对身体产生危害。如果你觉得很不舒服，可以把精力集中在丈夫的性高潮上，或者做一些不会引起性欲的亲密动作。确实，要让你们两个都习惯，都感到舒服，短短几天的时间是不够的。

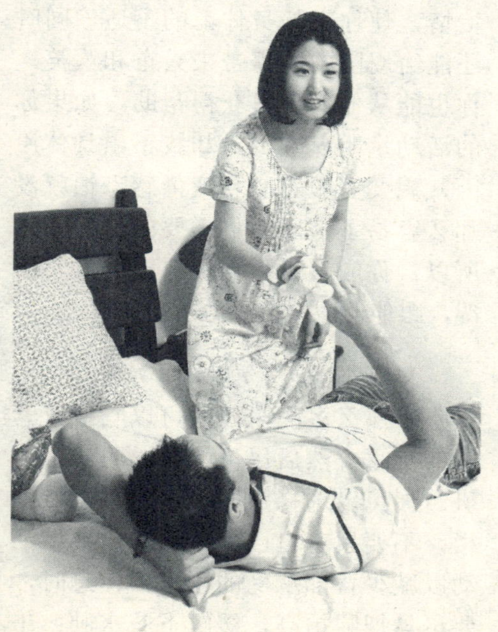

有些人还无法接受自己的爱人即将成为孕妇的事实，等到妻子肚子凸出来，怀孕成为事实后，这种感觉才变得强烈起来。为了维系你们俩人之间的紧密关系，你们可以做一些不包括性爱的亲密事情，比如一起在外面过夜，举行烛光晚餐或者一起看碟。

孕晚期

到了孕晚期，每个女性和男性对待性的态度都不一样。有些人认为，这时的性生活极其性感，可以带来更多的快感，有些人则比较保守。对于某些女性来说，阴道的敏感性下降，阴蒂则变得非常敏感，而性生活会给怀孕带来一些危险性。如果孕妇可能发生一些意外，比如前置胎盘或者胎膜破裂，就必须禁欲了。

温馨提示

为了宝宝的安全，减少流产和早产的防线，这时最好避免性生活，尤其是激烈的性生活。

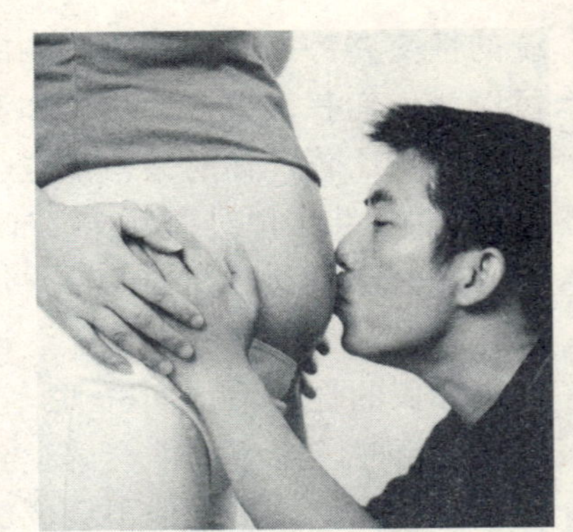

孕期工作和开支

孕早期

在孕早期，你的花销并不一定很大，有些人甚至整个孕期都没怎么花钱。不过，最基本的开支还是需要的：买几套孕妇服和温和的护肤品，吃的东西也要讲究健康卫生，也许还需要把车修一下，或者把固件升级一下，这些都需要钱。经济窘迫往往是引起精神紧张的主要原因，因此，你很有必要弄清楚自己的支付能力，看哪些买得起，哪些买不起。这时，你可能需要学会省钱，并为工作和产假做出具体的安排。

如果你还在工作，工作舒适度的重要性并不亚于经济问题。工作能够怡情，使你忘却身体上的不适，同时还能给周围的同事带来兴奋和欢笑，你也能从他们那里获得帮助。如果你的活动量明显减少，却找不出具体原因，想要克服恶心和疲倦感恐怕就没那么容易了，因为你需要的是时间。所以，你应该告诉老板自己的真实情况，跟他请假，按时做孕期体检。

早餐很重要，如果你实在没有胃口吃下那么多的东西，可以吃些有营养的小吃，然后尽可能放松心情去上班。你可以选择跟同事一起乘电梯上楼，不要累着自己。工作时，要多活动以减少背部承受的压力；休息时，要尽量把腿抬高，缓解下肢水肿；午间休息时，可以躺下来歇歇，如果条件允许，最好小憩片刻。饮食方面，务必吃好以保证精力充沛。如果工作场所中存在有毒物质，应该尽量避免，或者换一个安全的环境。

孕中期

在孕中期的这3个月，你得做好详细的产假计划，还得研究经济问题。有些事情你可以过些日子再说，但是最好是提前商讨好，这样做起开支预算来会容易些。

你可能开始疲于工作了，要改变这种情况，首先要改善睡眠质量，确保白天吃的好，并适当地做些运动。你可以考虑向同事寻求帮助，想方设法减轻自己的压力。一般来说，平时注意多休息就没问题了，你也可以减少工作时间或者提前休假。工作期间会比较紧张，尤其是神经上的紧张很容易引起疲劳，你得让自己多休息，放松心情，卸掉身心压力，要做到这些，可以出去走走，做瑜伽，做些体育运动，或者进行想像。

对于准爸爸来说，也有一堆事情需要做出选择，因此，准爸爸可能需要增加工作的时间或者把日程安排得满满的，有些事情可能还得花费数周或数月的时间。假如以后还会跳槽，现在最好尽可能详细地把事情策划好，等宝宝出生后，就没多少时间来关注这些问题了。

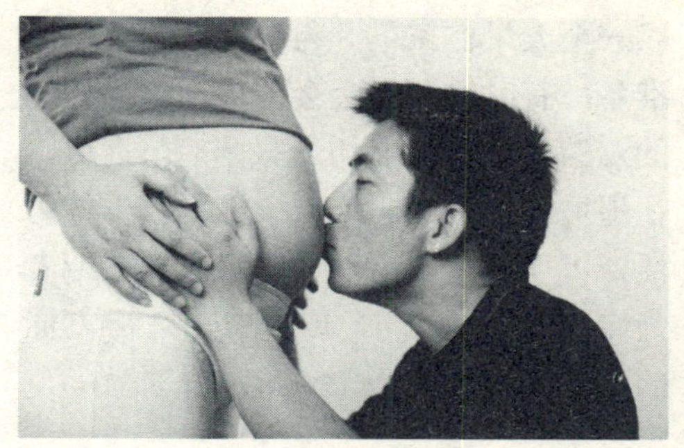

许多夫妇在做宝宝养育费和家庭开支预算时，常常会发现经济非常紧张。如果你只是将这些问题闷在心里，会增加压力感，不如跟伴侣一起分担，他很有可能也有相似的担忧。

孕晚期

如果你还在工作，要放宽心，从从容容地干活。平时要吃好，保持充沛的精力，并定时休息。如果踝关节肿胀，或者存在静脉曲张，可以穿上紧身长筒袜。当你的工作需要长时间静坐时，由于缺乏一定量的活动，你会感到昏昏欲睡、疲乏不堪，你应该每40分钟活动一次：站起来四处走动，伸伸懒腰，同时要注意姿势。感到疲劳时，可以先四处走动或者躺一会儿，然后吃一小块巧克力，平时要注意多喝水。

这时候，你很可能请产假回家休养。由于家里的朋友要比工作单位的朋友少很多，一旦休假，你会发现那种将即当妈妈的感觉突然变得具体而现实了。对于孕妇和新妈妈来说，休产假存在的最大问题是感到寂寞。你可以一个人呆在家里，为快出生的宝宝做准备，有时候出去会会同事，增进你们的友谊。也可以参加一些孕期培训班，在那里结识新朋友。如果你习惯干体力活，可以做些园艺活、散步、烹调或者为宝宝做衣服。如果你偏好精神方面的享受，可以看看书或者出去旅游。

如果你还没有安排好工作，争取在宝宝出生前搞定。一旦把所有事情规划好以后，可能就决定不回去工作了，或者只是偶尔回去。其实，不管你现在是怎么规划的，宝宝一出生，也许你就会改变主意。

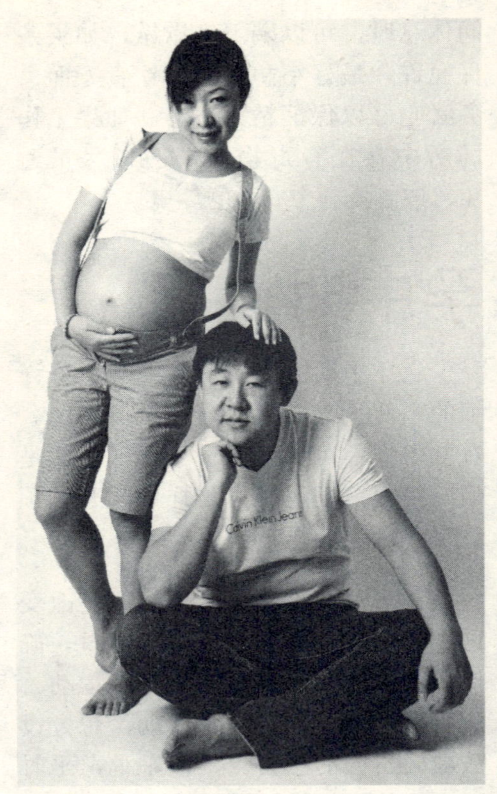

工作与怀孕

工作与怀孕两者是可以兼得的。虽然怀孕后的某些反应，比如易产生疲劳感、腰酸背痛、恶心、注意力不集中等，会影响你的工作，但同样，怀孕后你的某些能力会提高，这使你更能集中精力做某些事，做事更果断，更善于决定该先做什么，什么最重要。随着宝宝越来越大，身体和心理上发生的某些变化可能对你有益。简单地说，这些变化以确保这段时期你和宝宝的安全为主，但是也包括行动时姿势的改变，你还要重新安排作息时间，有充足的休息时间，还要准备适应妈妈的角色，并且在休产假前，可以先把自己的工作委托给别人。

如果你自己当老板，可以合理安排工作时间，这样你就有更多的弹性空间来小憩、赴约或让自己放松了。不过，你可能有更多的忧虑，因为你担心这段时间的休息会影响工作，你担心能否继续保持在员工中的地位和威信，你需要提前制订出公司后几个月的计划与安排。让公司员工知道你的能力和休产假期间对公司的计划、安排，对你会有很大帮助。

工作的舒适与安全

不论你从事的是何种工作，都应为胎儿和你的身体着想，工作量不要超过自己的体能极限。要吃好，有规律地休息放松，想小便时立即就去，

Q 我在公司里的地位逐渐提升，颇有影响力。可是，现在我怀孕了，感觉自己的影响力下降了，我该怎么办？

A 怀孕后，你可能变得话多起来，人也比较兴奋。如果你的同事对此并不关注，只能说明他们不通人情。不过，这并非意味着他们没以前那样尊重你。事实上，许多人希望能有机会以私人的身份与你交谈。

怀孕后的新奇感可能很快消失。你可能注意到，随着肚子里胎儿越来越大，当你不在公司时，你的同事们会把精力集中到确保公司的正常运转上。在你怀孕期间，如果你在工作中的表现和以前一样好，会赢得同事们更多的尊重。如果你要把某些工作任务委托给别人，最好提前把这件事做好，并明确各项工作任务的界限，这样别人会看到你的真诚。

好好考虑一下工作在你生活中的位置，这会对你有所帮助。如果你是事业型的女人，怀孕可能让你感到心烦意乱，而这点你可能并不愿意承认。你可能害怕失去已成为亲密朋友的同事们，你可能感到孤单，你可能失去他们在情感上对你的支持。这时，不妨用社交的眼光看看你工作中的朋友，并且你可以在工作圈子之外，与其他人建立深厚的友谊。

确保坐、站或举的姿势都比较舒服，营养要跟上以保证体能。整天坐着会影响血液循环，还会造成能量堆积，所以，大约每小时应该站一站，伸展一下四肢，四周走一走，利用一切可利用的机会让自己放松一下，哪怕5分钟也好，也可以做一些简单的孕妇体操。

如果工作时需要较长时间保持站立姿势，你会感到不舒服，这可能加重你的疼痛，导致静脉曲张，或让你时时感到头晕。尽管这些可能对胎儿的发育没什么危害，不过你最好能坐着工作，或者做一些其他方面的工作。如果做不到这一点，你可能需要早点休产假。即使你觉得自己有精力和体力像以前一样继续工作，也需要考虑到现在是怀孕了。由于身体韧带的韧性变差了，身体不能像以前那样承受很重的负荷了，否则可能导致身体极度紧张或伤害。医学研究表明，怀孕20周后，如果感到身体不舒服或疼痛，不应继续从事抬举、推、拉、弯曲、攀爬方面的工作。怀孕期间从事重体力活可导致早产。

怀孕期间更多潜在的危险因素还包括接触化学物质和其他毒物。这时，你应该采取各种可能有效的措施来降低暴露于危险物质的可能。更不

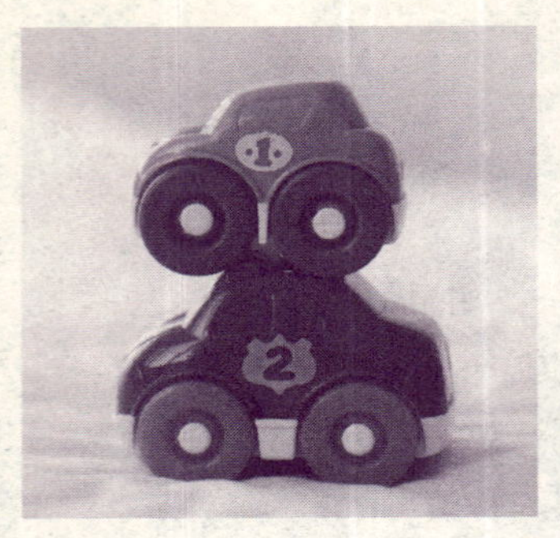

易察觉的危险因素就是给自己施加的压力太大了。你可以把工作任务分成两部分，一部分在单位完成，一部分在家中完成，或转为从事兼职，或与别人分担工作。

怀孕之后，你可能更容易感受到压力与紧张。其表现很多：从持续的焦虑到失眠，从胃疼到痉挛。在大公司，评价各个工作人员的压力是人力资源部的任务。学会应付压力，这是一个职员应具备的基本素质；学会减轻自己的工作负担也是每个职员不容忽视的一个重要部分。

怀孕期间，打扮自己，给别人一个好印象，这种感觉一定不错。不言而喻，你会对自己更有信心，即使你不能像以前那样集中注意力了。这期间，你需要买一双合脚的鞋，以适合稍微有些肿起的双脚。在衬衫或裤子里面，不妨穿上紧身衣，这可以防止静脉曲张。

什么时候休产假

怀孕期间，许多女性仍然努力工作，甚至直到产前最后1分钟还在享受着工作的乐趣。事实上，如果工作并不是要优先考虑的事情，或是经济必需，那么在老板批准你可以带薪休产假后，就可以离开工作岗位了。一般说来，产前半个月你就可以休产假了。在孕早期，你很难想像怀孕30周、36周或38周会有什么样的感觉。许多女性期望在怀孕期间工作的时间往往长于她们实际工作的时间，这是极为常见的。怀孕期间，如果你状态很好，想继续工作，也一定要给自己充足的空间和时间休息，为宝宝的到来做好心理准备，并且要把家中安排好，迎接这个新生命的到来。

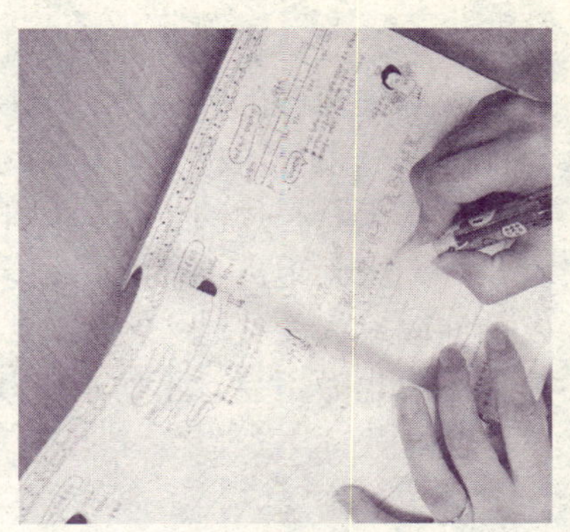

值得关注的问题

怀孕后怎样安排与家人相处的时间

在怀孕期间，为自己留出工作、休息、冥想和计划并直接有益于宝宝的优质时间。留点时间与伴侣沟通情感，是向着和睦的三口之家迈出的积极一步。孕期分泌的激素和从孕妇向妈妈的过渡，通常能激发你们夫妻关系的改变，而这一改变会以极为自然完美的方式到来。如果你有意识地做一些努力，在更加忙碌的产后生活中，就会提高效率。感到被爱也会使你为专注于自己的宝贝做好准备，对于你投入的精力和语言，胎儿更能感受到你投入的精力，他清楚你什么时候在走神。你能给胎儿的最重要礼物之一，就是优质时间，他能用这些时间来感受你给予的富有人生哲理的情感，这会是一个良好的开端。你不可能全身心地关注胎儿而忽略自己的需要，但是，即使你对他全神投入只半个小时，他的反应都十分惊人。

怀孕后怎样安排娱乐及休息时间

知道自己不久就会少了一些时间，多了一份责任，会鞭策你充分利用现在相对的自由。在晚会、外出旅行、读书、看电影或新的爱好中，你可以找寻到新鲜的吸引力。十月怀胎还能提供一个好的机会，让你练习安排自己每天、每周的生活。如果你发觉日子一天天地离你而去，见亲朋好友的间隔时间变得越来越长，或者工作似乎总也做不完，不妨重新规划一下自己的时间。

怀孕后怎样安排工作时间

怀孕的几个月让你有机会谈论短期和长期工作目标、资金支持和你目前可能存在的机遇，等宝宝降生后，你就没有时间仔细考虑这些事情了，所以，要提前做好准备，关键是要把家庭生活与工作兼顾起来。有时除了为育儿做好准备之外，你无需改变什么。有时你的职业方向的巨大改变能提高家庭的活力，并带来激动人心和意想不到的好机会。

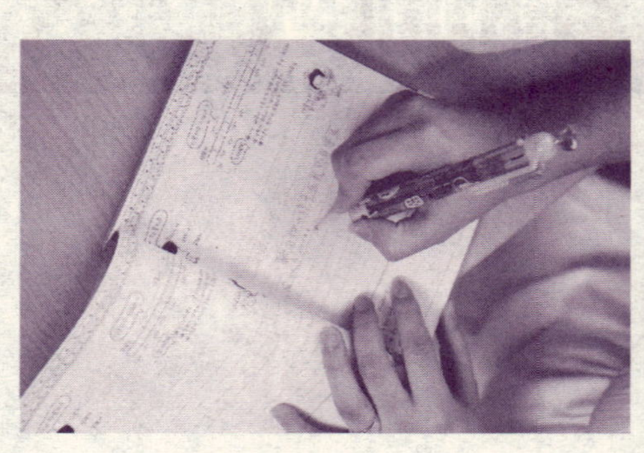

第七章

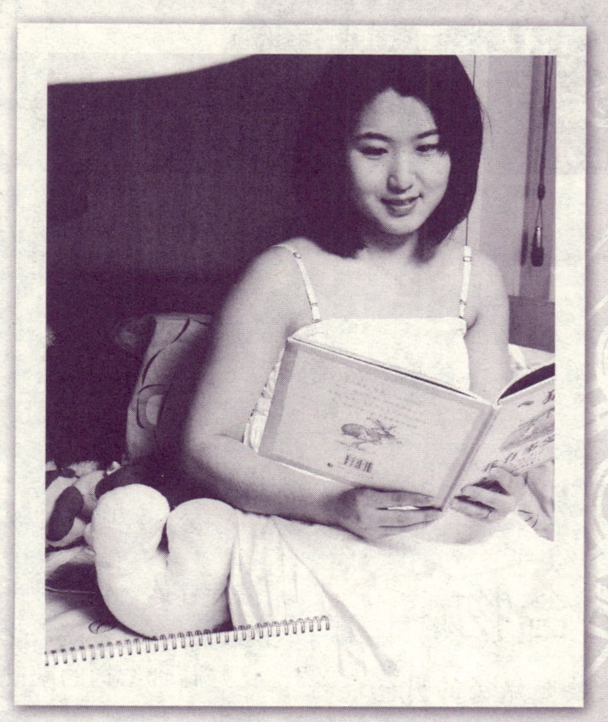

Pregnancy
孕产期饮食与体重：平衡膳食

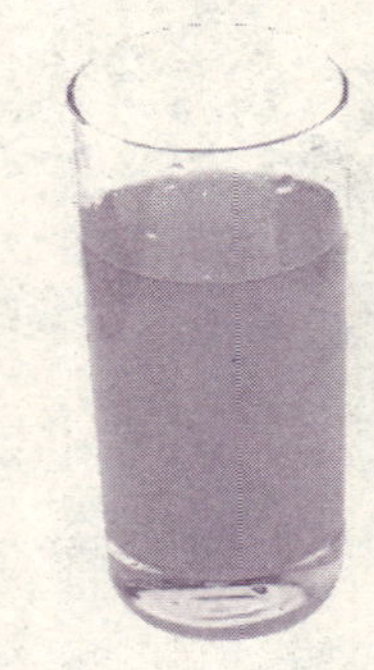

四大营养素

碳水化合物

碳水化合物是糖类的另一个名字。部分富含碳水化合物的食物可以快速燃烧提供能量，而另一些则是缓慢燃烧提供能量。

缓慢燃烧供能的复合碳水化合物食物

含有这种类型碳水化合物的食物，血糖指数一般比较低。此类食物主要是一些植物，包括燕麦、全麦、糙米、小米、大麦和玉米等全谷类，豆类，整棵蔬菜，坚果及种子类。由于这类食物必须经过消化过程才能被粉碎，因此可以长时间提供能量，使摄食者体会到一种平稳而持久的愉悦感。富含复合碳水化合物的食物，是良好膳食结构的基础，在食物金字塔中也处于基础位置。

快速燃烧供能的简单碳水化合物

含有这种类型碳水化合物的食物，血糖指数一般比较高。这种简单碳水化合物通常存在于可乐、果汁、糖果、巧克力、精制面粉、饼干、蛋糕和其他含有精制糖的食物。摄入这种类型的碳水化合物食物，容易引起低血糖和体重超重，因此，尽可能少摄入，如果你正在做体力活动，需要能量，那么，这种类型的碳水化合物是非常有用的。为了尽量避免摄入富含这类碳水化合物的食物，而更多地选择富含缓慢燃烧供能的碳水化合物食物，你需要清理掉点那些富含快速燃烧供能的简单碳水化合物的食物。如果对这些食物的欲望不可控制，那你至少要保证两次进食的间隔在3～4个小时，同时摄入维生素和矿物质。维生素和矿物质可以减轻摄入快速燃烧化合物造成的不良后果。

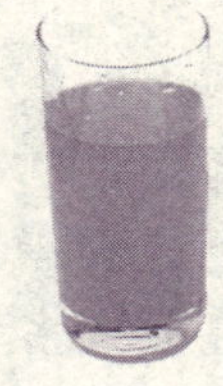

小知识

热量

- 每个人都需要热量，没有哪一种食物是不含热量的。过度摄入热量会导致体重增加，而摄入不足会导致体重减轻。如果你比较关注热量的摄入，那么，食物金字塔和血糖指数应该对你有所帮助。
- 血糖指数和热量的关系是：高血糖指数的食物容易被分解，如果含有的热量没有被及时消耗掉，就会很容易转化为脂肪或者糖原储存起来；而对于血糖指数较低的食物，虽然它们含有与高血糖指数的食物相同的热量，但是，由于它们需要较长的时间来释放能量，因此它们有更大的机会被身体消耗掉，而不是被储存起来。
- 富含脂肪的食物，热量通常较高。另外，我们不能小瞧那些软饮料，甚至那些标榜健康的水果汁，它们通常添加有糖分，也是使体重增加的一个有力因素。虽然食品工业宣称果汁有益健康，但是，如果你每天摄入果汁超过1杯，体重就会增加。因为果汁不但浓缩了2～4个水果的糖分，而且还可能额外加糖。如果确实无法割舍果汁，最好用水稀释3倍后饮用。通常情况下，最好喝白开水，或是选择中药茶或水果茶。

蛋白质

蛋白质是由各种氨基酸合成的，不但是机体的有机组成部分，也是机体细胞行使功能所必需的成分。离开蛋白质，人类是无法生存的。在所有氨基酸中，有8种氨基酸是人体不能合成，而必须从食物中摄取的。许多食物中都含有蛋白质，其中蛋白质在肉类、鱼类、蛋制品、某些蔬菜、豆制品、坚果、五谷类中的含量最高。大豆、豆腐蛋白中同时含有8种必需氨基酸。

脂肪

适量的脂肪对机体是非常有益的，特别是必需脂肪酸对健康至关重要。脂肪不但可以保暖，还可以保护神经细胞。脂肪是机体细胞的一个组成部分，主要构成细胞膜。就脂肪这个问题而言，真正的实质是饱和脂肪和不饱和脂肪的区别。

不饱和脂肪

不饱和脂肪可以为机体提供不饱和脂肪酸，而不饱和脂肪酸是机体必需的脂肪酸。不饱和脂肪酸可以协助

机体酶系统，让机体细胞内的酶系统发挥最佳的功能。不饱和脂肪在室温下大多数都是液体状，

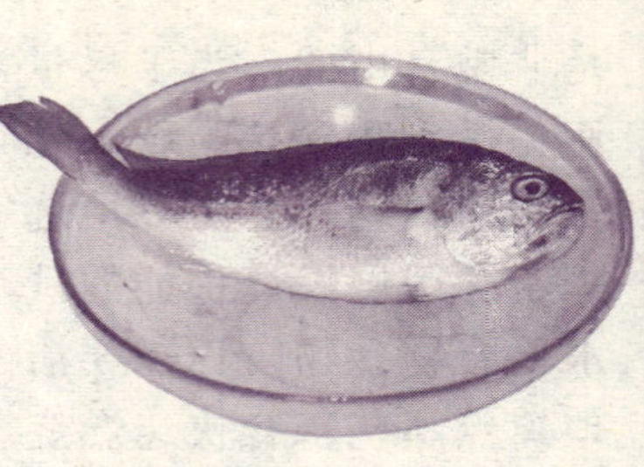

不会发生凝固，因此，我们通常称之为油。不饱和脂肪有两类，即ω－3系列和ω－6系列，这两类脂肪对机体的健康非常重要。ω－3系列一般来源于坚果、种子，而ω－6系列脂肪则来源于鱼类、亚麻子和深绿色蔬菜。如果你想补充ω－6系列脂肪，可以选择在日常膳食中直接摄入亚麻子种子，也可以选择直接摄入亚麻油。芝麻、葵花子、玉米、胡桃和橄榄，都可以作为制造不饱和植物油的原料，并且最好是采取冷榨工艺提取其中的油分。为了获得的足够的必需脂肪酸，你可以选择下列任何一个方法：每天吃一把坚果或者植物种子；吃由冷榨的植物油调和的色拉；每周吃3次深海鱼（鲭鱼、沙丁鱼、鲑鱼）；还有一个办法就是摄入必需脂肪酸补充剂。

饱和脂肪

饱和脂肪在体内分解以后，会产生饱和脂肪酸，而饱和脂肪酸不是合理膳食结构的有机组成部分。大量摄入饱和脂肪会对健康造成危害，会增加患心脏病的危险。饱和脂肪酸通常来源于动物类产品，比如黄油、猪油和红肉。你的饮食结构中最好避免油炸食物和肥肉。

膳食纤维

食物中天然存在的纤维可以帮助消化，促进胃肠蠕动，除此之外，纤维还有下列功能：维持血糖平衡，清除体内的毒素，降低胃肠失

温馨提示

告诉你一个小窍门，那就是，在沙拉和谷类食物中加入亚麻子，这样既可以增加膳食纤维防止便秘，同时也保证了必需脂肪酸的摄入。

温馨提示

冷榨油主要是通过机械挤压而不是加热提取出来的。在所有的不饱和植物油中，橄榄油是最适合用来烹调的，因为橄榄油在加热过程中不会形成游离的放射性致癌物质。

调、癌症和心血管疾病的风险。由于纤维具有饱腹作用，纤维丰富的食物可以防止摄入过量的食物，因此有利于控制体重。在日常的膳食中，应该尽可能多地摄入富含复合碳水化合物的食物，这样可以保证获得足够的膳食纤维。富含复合碳水化合物的食物包括：谷类、糙米、小麦粉、燕麦、水果皮、水果核、蔬菜沙拉、植物种子和坚果类。

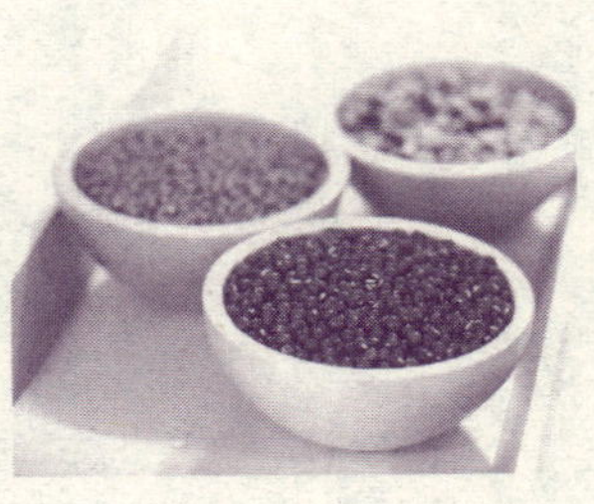

麦麸是膳食纤维的良好来源，天然形式存在的麦麸中纤维含量非常高。但是，小麦麸中含有一种磷酸物质，这种物质会影响铁、锌、钙、镁等矿物质的吸收，因此，最好选择燕麦麸。必须注意的是，如果膳食中麦麸的含量突然大量增加，可能导致便秘，因此，应该在膳食中循序渐进地增加麦麸的量。

小知识

高纤维——无脂肪膳食模式的健康陷阱

- 值得注意的是，你的营养需要和宝宝的营养需要是不同的。在宝宝断奶，吃流食的时候，喂食宝宝不含脂肪的食物，如完全脱脂、半脱脂奶或者人造黄油是错误的。因为宝宝此时需要的是天然的黄油或纯橄榄油。宝宝需要的是热量和天然脂肪，而不是加工食品中的那些人工合成的化学物质。同样，宝宝需要的是全脂牛奶。
- 在选择面包和面粉时也要注意，对妈妈来说，摄入高纤维食物是很好的，是有益健康的。对宝宝来说，摄入过多的高纤维食品，会导致宝宝必需营养素摄入不足。因为纤维的饱腹作用很强，一旦摄入过多的纤维，宝宝会感觉肚子很胀，而不想再吃东西，从而使营养摄入不足，而营养素摄入不足会影响身体发育。

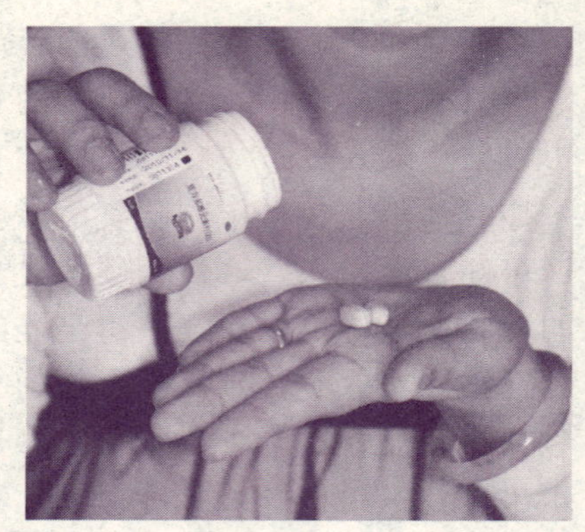

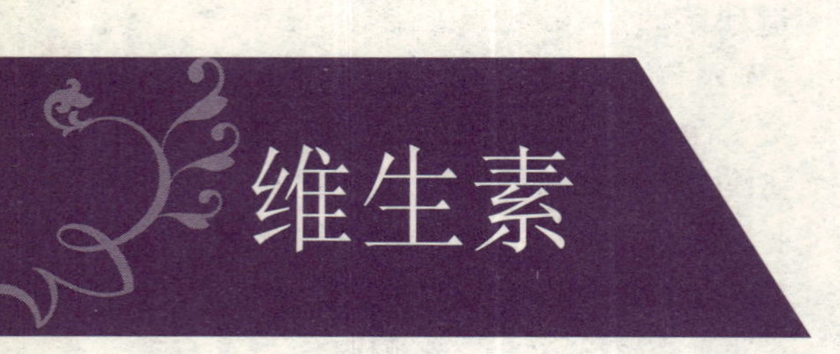

维生素

维生素A（视黄醇）

维生素A是上皮细胞膜和胶原细胞膜发育所必需的。维生素A主要存在于蔬菜，奶制品和动物肝脏中。但是，怀孕期间不要大量摄入动物肝脏、鱼肝油等食物，这些食物中的维生素A浓度过高。如果你正在服食维生素A补充剂，那么，必须保证摄入量小于10000视黄醇单位。维生素A过量会影响胎儿脑部和眼睛的发育。

B族维生素

B族维生素是一大类维生素的总称，主要存在于蔬菜、水果、五谷类食品、坚果、植物种子、蛋类、家禽类、鱼类和奶类食物中。

叶酸

叶酸有助于胎儿神经系统发育，怀孕期间补充足量的叶酸，可以防止胎儿神经管畸形的发生。新鲜的或者蒸的蔬菜，如椰菜、芦笋和菠菜都有丰富的叶酸，全麦面包也含有丰富的叶酸。叶酸每天的推荐摄入量是0.4毫克（400微克），怀孕期间保持叶酸充分摄入是非常重要的，特别是在孕早期。叶酸的补充应该长期坚持。除了从膳食摄入外，在这一时期，建议每一位孕妇都服用叶酸补充剂。

维生素C

维生素C有抗氧化和预防感染的作用，维生素C本身就是抗氧化剂。除了抗氧化以外，维生素C还可以刺激结缔组织增生，降低患癌症风险和促进膳食中铁的吸收。所有的新鲜水果和蔬菜都含有维生素C。虽然维生素C有这么多益处，过度摄入维生素C也是有害的。维生素C的最大安全剂量是每日1000～1500毫克。

维生素D

维生素D可以促进钙质吸收，维生素D和钙都是骨骼发育所必需的。摄入维生素D可以预防骨质疏松。维生素D既可以从食物中摄入，比如肝脏、奶制品、蛋类等，也可以通过让皮肤裸露于阳光下，合成维生素D，建议孕妇每日摄入20微克维生素D。

维生素E

维生素E具有下列功能：可以止血、加快皮肤组织的愈合速度、抗氧化的作用。在全谷类食物，奶制品、黄豆和很多植物种子中，都含有丰富的维生素E。

维生素K

维生素K是血液正常凝固所必需的物质。成人的肠道细菌可以合成维生素K，因此，不需要从食物中摄取，但是，新生儿由于肠道中不存在细菌，因此，在出生的最初几天，需要暂时额外补充维生素K。

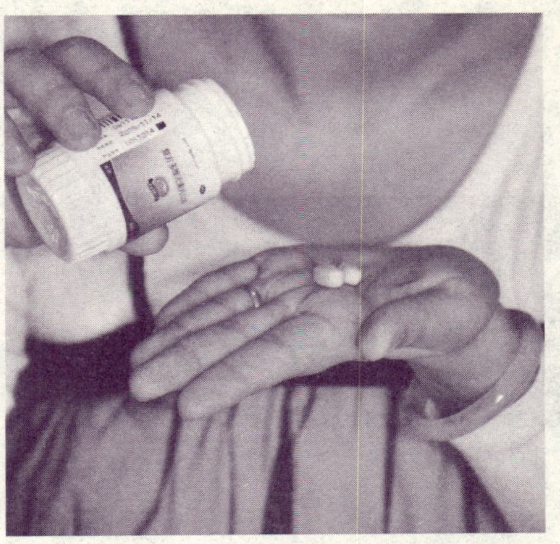

小知识

维生素小常识

维生素并不是单独发挥功能，它通常是与矿物质和酶协同作用，共同维持身体的正常代谢。如果没有维生素，身体的机能会受到影响，各个器官都不能发挥正常功能。很多的蔬菜和水果都含有丰富的维生素，特别是绿叶蔬菜和水果皮，当然，如果你决定吃水果皮，最好是吃有机水果的果皮，这种水果没有农药残留。过度烹调会减少或者破坏蔬菜中的维生素，因此，在烹调的时候，蔬菜最好是蒸煮或者是清炒。维生素缺乏和过量，都不利于身体发育，怀孕期间特别需要注意叶酸和维生素A的摄入。

矿物质

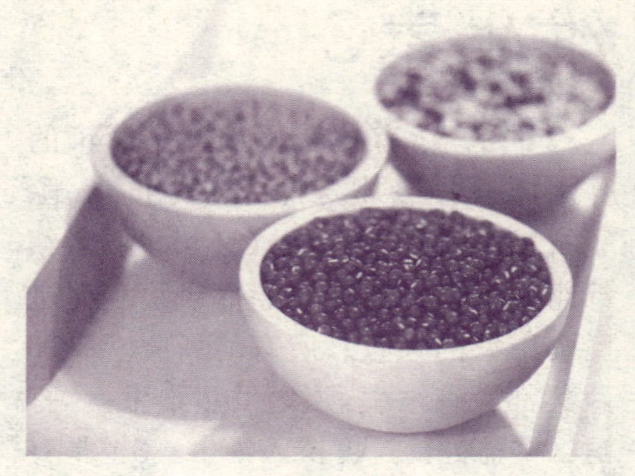

铁

铁的主要功能是为制造红细胞提供原料，保持机体血红蛋白的量的平衡，而血红蛋白的主要功能是为机体携带足量的氧气。母体在怀孕期间发生血清铁水平降低是很常见的，因为胎儿从母体中吸收了大量的铁来形成自身的肌肉和血液系统，因此，对孕妇来说，孕期增加含铁丰富的食物是非常必要的。下列食物都含有丰富的铁：肉类、海藻类、菠菜、甘蓝、新鲜的蔬菜沙拉和豆制品等。

如果你正在服用铁补充剂，最好是在饭前1小时服用，并且在服用前后1小时之内少喝茶，茶水中存在影响铁吸收的物质。在药店或者健康食品专卖店很容易买到铁补充剂。在怀孕的最后1个月，铁的需要量会增加，此期胎儿会从母体中摄入更多的铁，储存起来以便于安全度过出生后的头几个月。胎儿也明白，在这几个月，他的铁摄入量会显著减少，所以，会利用最后的机会储存更多的铁。

钙

孕期摄入充足的钙是很重要的，胎儿需要充足的钙形成强健的骨骼。牛奶、大多数蔬菜、坚果、植物种子、豆子、五谷类、海藻和奶制品等，都含有丰富的钙。由于孕妇可以从多种食物中摄入钙，因此，没有必要服用钙补充剂。如果你不爱喝奶，也不用担心，你可以从蔬菜中摄入足够的钙。很多因素都会影响钙的吸收：食品添加剂、食品加工过程、甜的泡沫饮料、小麦或燕麦麸等。

镁

强健骨骼的形成，是钙和镁共同作用的结果。从骨骼的形成过程来看，镁是人体必不可少的矿物质。对胎儿来说，镁和其他矿物质共同作用，以维持出生后的骨密度。除骨骼以外，机体的其他组织细胞也需要镁。在发芽的植物种子、叶菜、海藻、坚果、梨、枣、椰子、杏这些食物中，镁的含量非常丰富。

锌、硒、锰

锌、硒、锰元素对胎儿的发育起着举足轻重的作用，特别是在细胞的形成过程中。

锌元素缺乏会影响细胞分裂的过程，除此以外，锌缺乏还会影响机体对叶酸的吸收。下列食物都含有丰富的锌：南瓜子、杏仁、全麦、燕麦和豌豆等。

硒是一种非常重要的抗氧化剂，充足的硒可以保证染色体的正常形态。

锰不但可以激活身体的酶系统，维持甲状腺激素和性激素的正常分泌，保证骨骼正常发育，还可以保证机体免受自由基的损害。糙米、坚果、全麦面包、五谷类都是锰的良好来源。

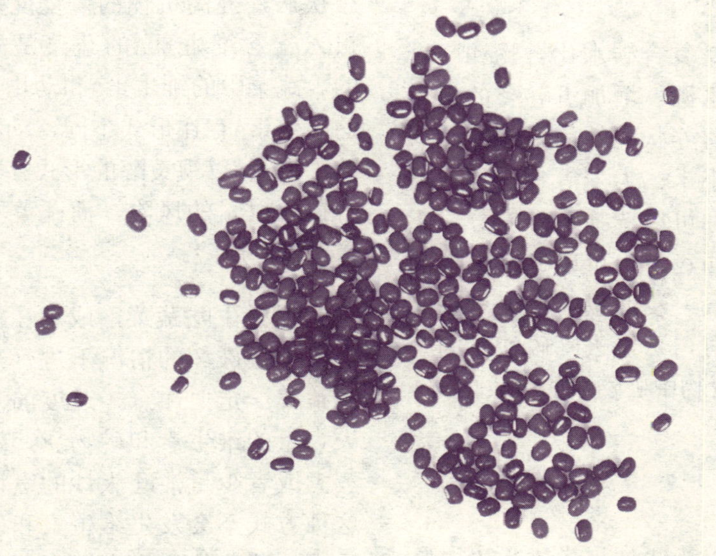

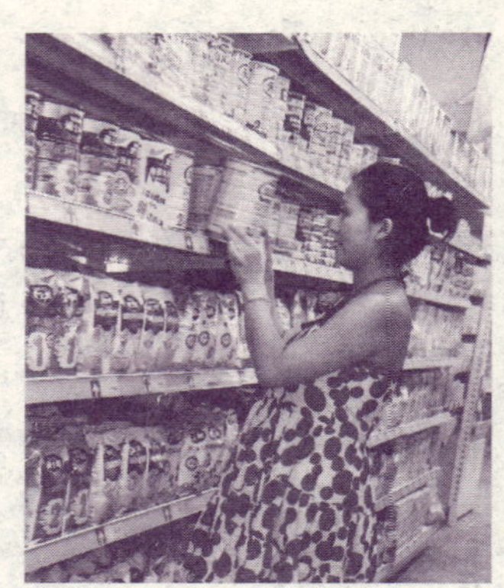

营养价值高的食物

五谷类

五谷类是复合碳水化合物和膳食纤维的重要来源。增加五谷类的摄入是一种改善营养状况的简单方法，燕麦、糙米、小米、大麦等食物是你最好的选择。你可以选择不含糖分或添加剂的全麦面包，也可以选择无糖的牛奶什锦早餐。浸泡牛奶什锦早餐10分钟至12小时，可以去除磷酸。因为磷酸会影响食物中矿物质的吸收。

蔬菜

蔬菜可以为我们提供维生素、膳食纤维、矿物质、抗氧化剂和植物性化学活性物质。蔬菜可以保护机体免患疾病，提高机体的修复能力。孕期摄入富含维生素A的蔬菜是非常必要的。蔬菜中的维生素A和动物类食品中的维生素A存在形式不同，动物食品中的维生素A以视黄醇的形式存在，因此有摄入过量的风险，而蔬菜不存在摄入过量的风险。

尽量生吃蔬菜，或者在保证营养价值不被破坏的情况下进行烹调。烹调蔬菜一定要注意，过度的烹调会损失大量的维生素和矿物质，最好采取蒸煮或者少量油旺火炒的烹调方式，这种方式不会发生维生素和矿物质的丢失。蔬菜的种类有很多，各种蔬菜含有的矿物质种类和含量各不相同。

一些不常见的蔬菜，如海藻，就富含铁和其他矿物质。

有机蔬菜由于没有农药残留，可以更放心地食用。由于种植有机食品的土壤含有很丰富的矿物质，因此对人体更有益。蔬菜表皮的营养价值比较高而且没有农药残留，因此可以放心食用。

豆制品——黄豆、小扁豆、豌豆

豆制品是维生素、矿物质和蛋白质的良好来源，黄豆含有所有的必需氨基酸。

可以做汤吃，焖着吃或者做咖喱和面条吃。

豆子发芽以后，更容易消化，并且含有更多的矿物质。豆芽在冰箱放置几天以后，味道更加鲜美、爽脆。豆芽可以煮着吃、拌沙拉或者夹到三明治里吃。

可以购买黄豆、豆腐或豆奶。

注意事项：

如果有肠胃胀气，最好不要食用豆制品。

小心超市里面的那些含盐很高的罐装豆子，食用前一定要留心包装上的说明。

水果

水果可以为机体提供维生素(特别是维生素C)、纤维素和矿物质。

一个完整的水果(包括皮和核)提供的能量，比制成果汁以后提供的能量持续时间要长1～2个小时。

如果感觉水果摄入不足，可以把水果融入一日三餐，作为正餐的一部分：比如，可以把梨加入早餐的燕麦粥中，在酸奶中添加草莓，往沙拉中加入苹果或者菠萝。

肉类

肉类含有丰富的蛋白质、维生素和矿物质，同时也含有较多的饱和脂肪，因此适量摄入肉制品，应该控制在每日食物摄入的10%以内。

家禽的脂肪含量低于红肉的脂肪含量。红肉中的脂肪通常是饱和脂肪，这种脂肪对人的心脏有害。

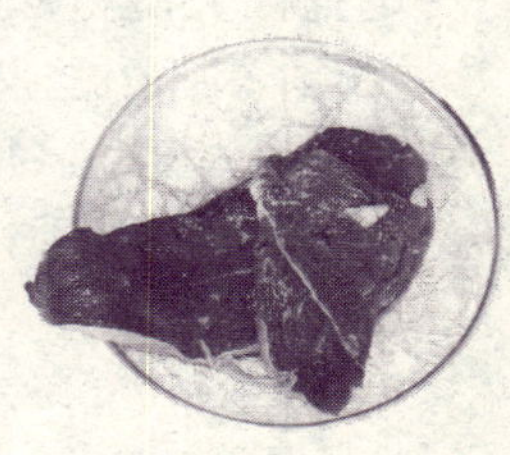

鱼肉类

鱼肉类食品含有丰富的维生素，矿物质，蛋白质和必需脂肪酸，如ω-3系列不饱和脂肪酸，该系列的必需脂肪酸是向孕妇推荐的，是胎儿发育必不可少的。

红鱼类如沙丁鱼、鲭鱼、金枪鱼、鲱鱼、鲑鱼、青鱼等，是必需脂肪酸和维生素D的良好来源，每周至少吃3次鱼。

白鱼类，如草鱼、鲢鱼、鳕鱼是维生素B_{12}和蛋白质的良好来源。

烤鱼或者熏鱼时只需要少量的油。如果用油炸，鱼的营养价值会损失较多。

鱼罐头虽然也含有矿物质和维生素，但是在加工过程中损失了大部分ω-3不饱和脂肪酸，而不饱和必需脂肪酸是孕期必不可少的，因此鱼罐头不如新鲜鱼营养价值高。

小知识
选择肉类的方法

- 怀孕期间最好不要服用鱼肝油，鱼肝油中维生素A的含量太高，超过了孕期的推荐剂量，容易造成维生素A中毒。
- 人工养殖的鲑鱼，其营养价值不如野生鲑鱼高，养殖的鲑鱼可能含有汞。除了鲑鱼以外，养殖的旗鱼、金枪鱼也可能存在这种问题。
- 淡水鱼很可能含有农药残留。
- 不要生食鱼肉，以免发生感染。
- 如果选择加工鱼类，最好选择盐水浸泡的罐装鱼，而不选择油浸泡的罐装鱼肉，后者所含热量较高。

奶制品

奶制品是蛋白质、维生素(主要是B族)、矿物质和钙的良好来源，但是奶制品含有较高的热量和饱和脂肪。奶制品对宝宝来说，是非常重要的，因为宝宝生长需要足量的脂肪和能量。而对成人来说，奶制品的摄入量要尽可能适量。

酸奶是最容易消化的奶制品。选择新鲜的、含有益生菌的奶制品，这些奶制品含有天然的有助于消化的肠道细菌，可以帮助消化和提高抗感染能力。

如果你正在服用抗生素，含有益生菌的酸奶，可以补偿肠道内丢失的有益细菌。

如果你不愿意吃奶制品，那么，摄入其他能够提供钙的食物是非常有必要的，比如坚果、植物种子、五谷类、豆制品、叶状蔬菜、豆子和豆奶、豆腐、鱼肉和肉类。

只要合理安排孕期的膳食，即使没有摄入奶制品，也可以保证胎儿的营养，提供胎儿足够的钙和补偿妈妈骨骼丢失的钙。

蛋制品

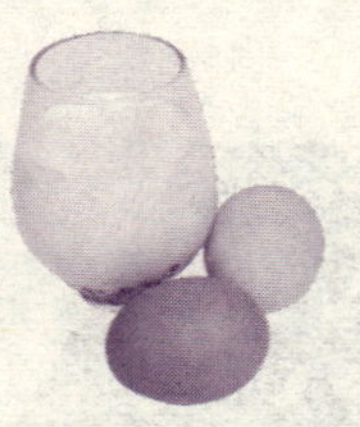

蛋制品可以提供蛋白质，矿物质和维生素，特别是维生素B_{12}，蛋类是极易烹调的食品，可以搅拌以后做荷包蛋或者直接水煮。

煎鸡蛋的能量很高，应该尽量避免。避免进食含有生鸡蛋的菜肴，鸡蛋中含有大量的沙门氏菌，生吃容易感染，孕期时更要注意。

坚果和植物种子

坚果和植物种子通常被制成各种各样的食品。它们是必需脂肪酸、蛋白质、钙和复合碳水化合物的良好来源。

坚果和植物种子是非常好的零食，并且可以放到沙拉或者炒菜中。

坚果非常有营养。

避免食用炸的或者腌渍的坚果。

婴儿饮食中最好没有花生，以免发生过敏。如果你处于怀孕或者哺乳期，请不要食用花生。

温馨提示

每天坚持吃水果，平均每天3个左右即可，水果吃多了也会使体重增加。

硬皮水果，如苹果和梨，比软皮水果如草莓、葡萄、李子含糖量少。果脯通常含有较多的糖。

香蕉属于快速供能型食物，最好不要多吃。

注意果汁的用量，尽量少食用，果汁含糖量较高。

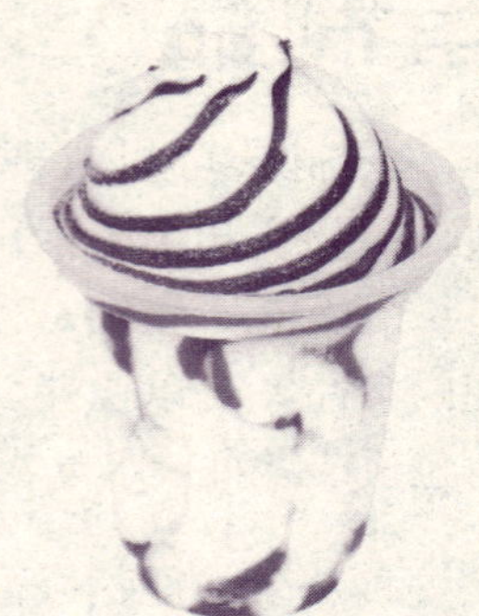

营养价值低的食品

加工食品

你应该尽可能少地摄入加工食品。在很多情况下，这样做不只是因为加工食品没有营养价值，而且还因为加工食品通常含有过多的脂肪、糖类和盐分。但是，怀孕期间，特别是孕早期，避免加工食品是为了防止感染或者疾病。

对于没有任何营养价值的加工食品的原则是“预防第一”。如果你曾经由于疏忽而摄入了加工食品，也不用感到焦虑，加工食品的有害作用，与摄入的量和摄入时间的长短有很大的关系。

加工食品通常加有较多的添加剂，如乳化剂、胶质、稳定剂、食用色素、香料，这些添加剂在食品的标签中都会列举出来，此外，还有其他一些以“等等”的形式省略掉了。这些添加剂都是人工制造的化学物质，对健康可能有着长期的负面影响。

当然，也有一些加工食品可能只含有少量的添加剂，并且含有一些营养素。这些营养素可能是我们从其他饮食中无法得到的，例如，坚果芽。因此，

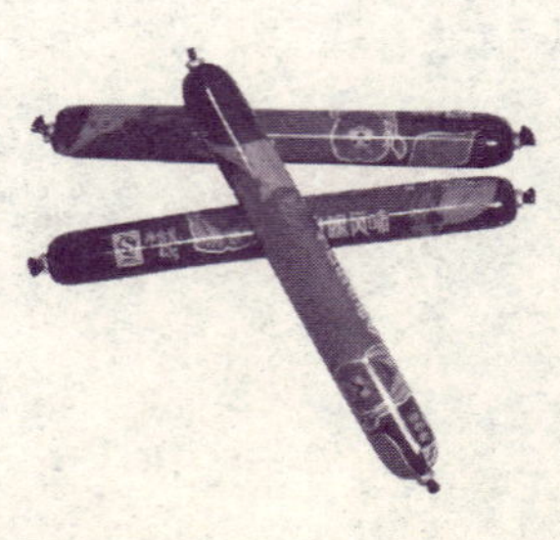

在选择这类加工食品时，需要仔细阅读食品标签。

糖类

糖类是一类具有快速功能的食品，但是，摄入过多会导致肥胖和蛀牙。糖类食品不含维生素、矿物质和纤维。合理安排膳食结构，使膳食既能提供足够营养素，又保持营养均衡，在合理膳食的基础上适度摄入糖类是允许的。

盐分

盐可以维持机体体液平衡，维持血压，保证神经系统的正常功能，但是，盐分摄入过多对健康是有害的，它会引起水潴留、血压升高，同时，还会使身体丢失过量的钙。

你的身体每天仅需要1茶匙盐，并且大部分盐分都应该来自于新鲜的食品。

烹调时可以加入香草，中药或者其他调味品，比如试一下柠檬汁，大蒜和胡椒粉。

饮料

机体重量的70%是水分，机体每一个功能的实现，都需要水分的参与，不管是消化吸收，还是血液循环和废物排泄。如果选择母乳喂养，那么，妈妈需要饮用比平时更多的水分，并且妈妈会发现，多喝水能够让哺乳更容易进行。人的一生中，每日需要的水分是1.5～2升，如果你不想起夜，喝水的时间应该尽量提前一点。

茶和咖啡

茶和咖啡饮料中通常含有一些对健康有害的物质，如可卡因。可卡因

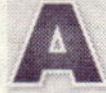

怎样吃糖更健康?

A

少吃或者避免甜点、巧克力、饼干和高糖分的加工食品。

如果你现在有喝可口可乐、甜饮料和水果汁的习惯，最好改掉这种习惯，这不但会导致将来肥胖，而且还不利于牙齿健康。

多摄入缓慢释放能量的复合碳水化合物，如果需要能量，可以选择其他食品。

人工制造的甜味剂，对人体健康有着长期的不良影响，可以肯定地说，它们对健康没有好处。

可以使身体脱水，使注意力不集中的情况更加恶化，加剧情绪波动，抑制铁吸收，导致紧张、失眠、消化不良和血压骤然升高。

如果你平时咖啡因摄入量就很大，那么戒掉咖啡的过程就会很辛苦，特别是对那些咖啡摄入量较大的孕妇来说，突然减量会引起严重的戒断症状，因此，可以选择逐步减量的方法。在戒掉咖啡这一过程中，一定要保证能量摄入充足，锻炼和睡眠充足，摄入适量的维生素和矿物质，此外，还可以服用中草药或者其他不含咖啡因的天然替代品。

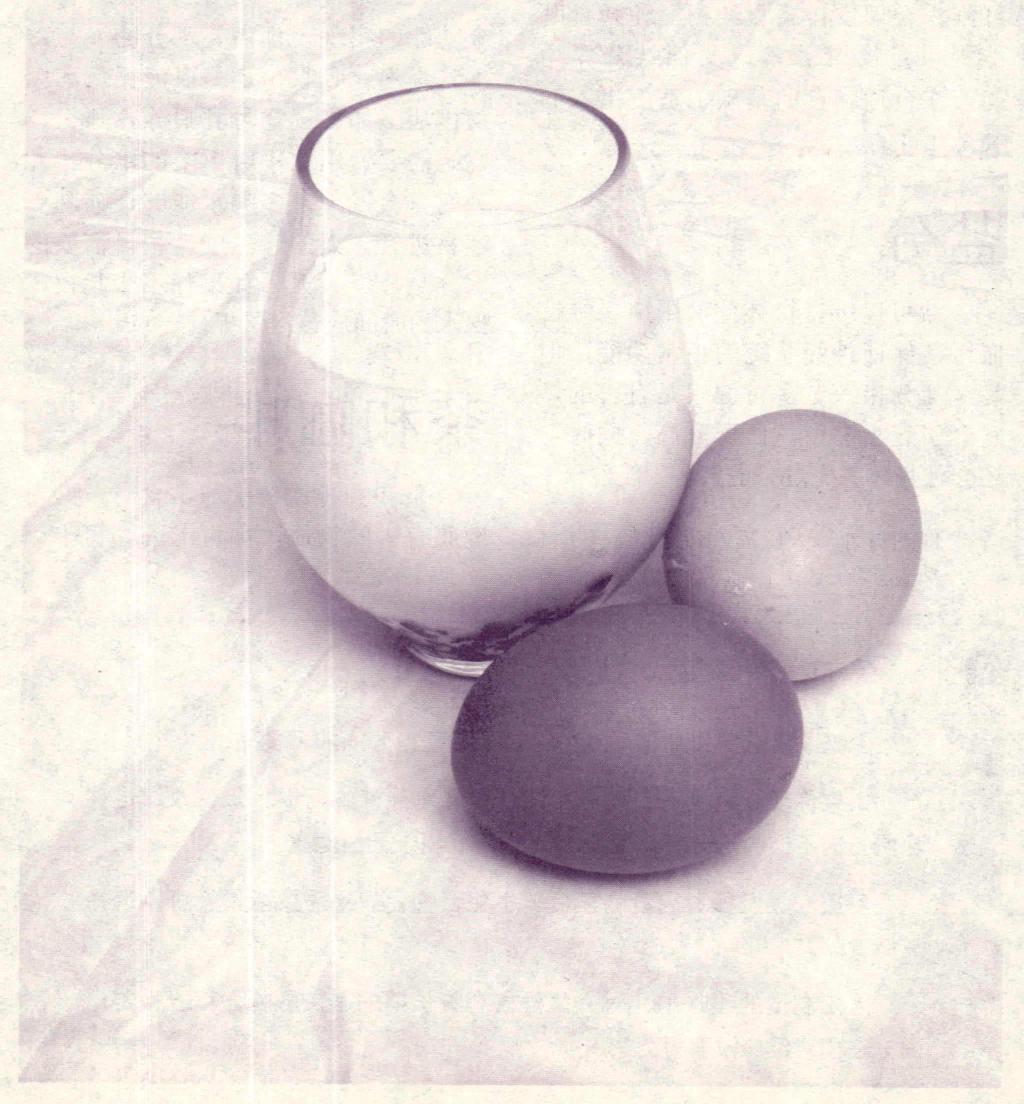

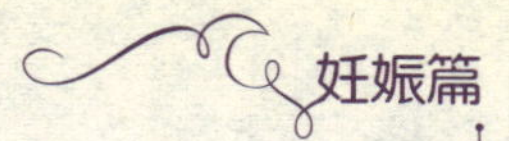

维生素和矿物质补充剂

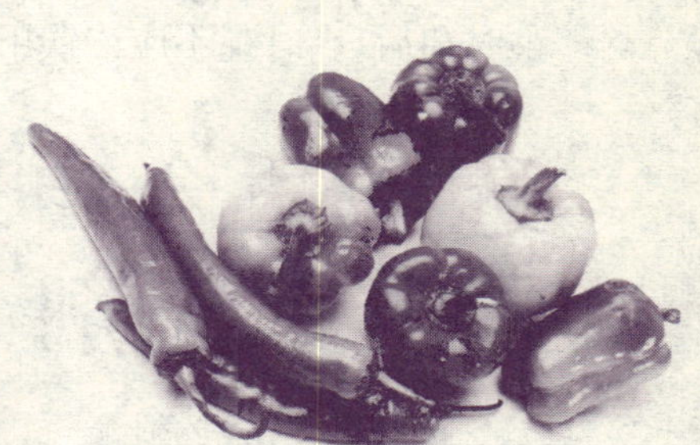

维生素和矿物质补充剂的作用

只要保持膳食营养均衡，食物种类多样，就可以提供足够的矿物质和维生素。即使在孕期，这种膳食也能够为胎儿和你提供获得足够的营养。必须记住的是，没有任何一种膳食是适用于所有人的。如果你食欲不佳，或者根本不愿意吃任何东西，那么，即使是由有机食品烹调的、营养平衡的膳食，你还是有可能营养缺乏。

因此，不管你的饮食多么合理，如果出现上述情况，最好服用营养补充剂。但是，必须注意，营养补充剂不能代替正常的饮食。事实上，在健康膳食的基础上，营养补充剂能够更充分地吸收。

不同的维生素和矿物质，发挥作用的途径不同，因此，服用补充剂时必须考虑发挥作用的途径。矿物质如锌、铁和钙，只有和其他的维生素和矿物质一起食用，才能充分被吸收和发挥作用。如果你只是单纯摄入铁，它会干扰锌和钙的吸收。如果你服用的不是经过特殊工艺生产的复合补充剂，两种矿物质补充剂的服用时间至少间隔1个小时。

当一起空腹服用铁和维生素C或者

稀释的果汁时，铁的吸收最好。茶会抑制铁的吸收，因此，服用铁剂的前1小时和后1小时都不应该饮用茶水。

选择适合自己的营养补充剂

选择营养剂必须慎重，并非所有的营养补充剂都是有效的。例如，很多铁补充剂都存在吸收困难的问题，从而导致很多消化问题，特别是便秘最常见。EAP铁剂是一种有机铁复合物，特别适用于服用一般铁补充剂以后，发生消化系统问题的女性。研究表明，复合铁补充剂更适合孕妇，这种补充剂不仅含有铁，还含有其他维生素和矿物质。因此，最好选择吸收好，含有多种矿物质，不含色素、糖分、防腐剂和酵母的复合营养补充剂。

小知识

孕产期营养补充剂的最佳补充剂量

服用补充剂时，必须保证量不超过推荐值：

- 选择专为怀孕妈妈设计的复合维生素和矿物质补充剂：早餐时服用，每日1片。
- 必需脂肪酸补充剂：早1片，晚1片。
- 维生素C(500毫克)：每日1片，饭前服用。

孕产期营养补充剂的最大补充剂量

如果缺铁或者贫血，那么下列准则很有用：

- 专为孕期设计的复合维生素和矿物质制剂：早餐时服用，1日1片。
- 必需脂肪酸：早晚各1片。
- 维生素C（500毫克）加上铁EPA：午餐或者晚饭前1小时服用，每天1片。

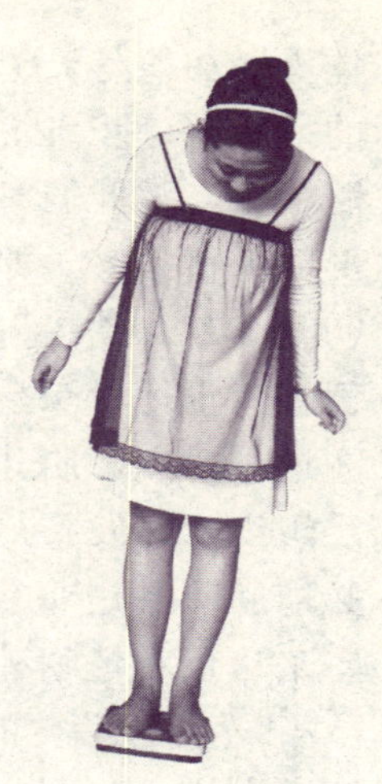

孕产期体重增加值

孕早期的体重（1～12周）

孕早期理想的体重增加值是1.4～1.8千克。在这一时期，那些因为过于虚弱而不能较好进食的孕妇，机体会本能地优先保证宝宝的营养。在此阶段，宝宝并不需要很多热量，你在怀孕前储存的维生素、矿物质、必需脂肪酸和蛋白质已经能够满足宝宝的需要。因此，在最初的几周，你的体重不增加，甚至体重略有减轻都没有关系。

孕中期的体重（13～28周）

理想的体重增加值是每周225～450克，总计3～6千克。在这一时期，你的胃口通常开始好转。

孕晚期的体重（29～40周）

在这一时间，截止到第8个月末，你的体重都应该以每周225～450克的趋势增长。在最后1个月，体重增加的速度逐渐慢下来，因此这个时期总的体重增加值是3.6～4.5千克。在怀孕的最后1个月，血液里的钙会沉积到骨骼中去，与此同时，胎儿还会在体内形成铁蓄积库。即使宝宝出生后的最初几个月，铁摄入量有所减少，该铁蓄积库也可以满足宝宝对铁的需求。在这一时期，胎儿的眼睛、大脑和神经组织都在发育，因此，摄入足量的必需脂肪酸是非常必要的，特别是那些来自鱼和植物种子的脂肪酸。在怀孕第9个月，胎儿的体重以每天50克的速度在增加，因此，你必须摄入足够的蛋白质和能量。毫无疑问，在这一阶段，你不应该节食，当然也不应该暴饮暴食引起体重过度增加。

分娩后的体重

在分娩后大约1个月以内，你会减掉孕期增加体重的2/3，只要你在接下来的几个月不吃过多的脂肪和糖类，剩下的全部或者大部分也会慢慢地减掉。如果你决定母乳喂养，体重就不能减得太快，体重快速下降会影响乳汁的量，营养比体形重要。

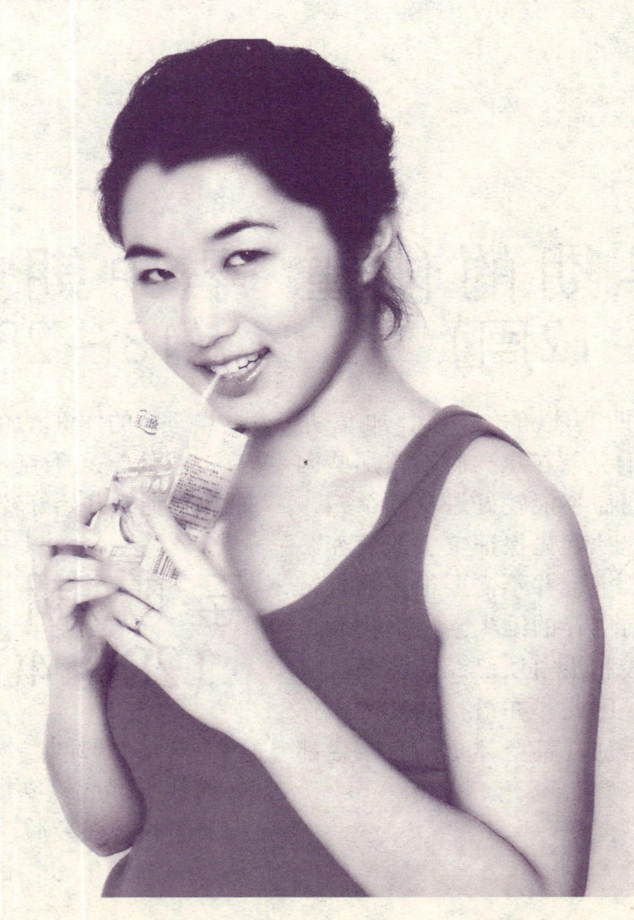

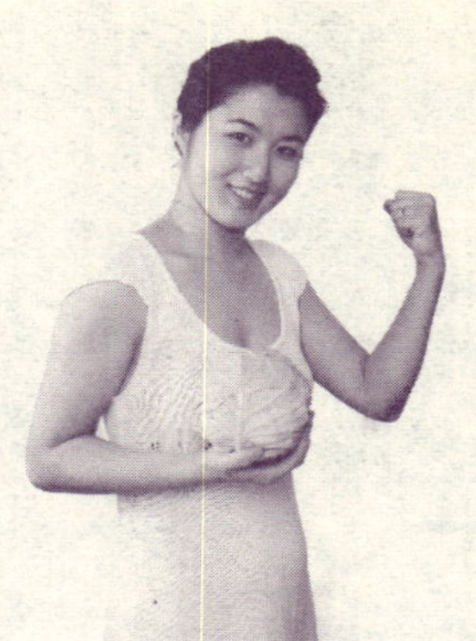

膳食和体重的关系

孕早期

等你意识到胎儿吸收的所有营养物质与你的饮食密切相关以后，就会关注自己的饮食习惯，你的膳食结构和体重也会相应发生一定的变化。为了你和胎儿的健康，你应该注意健康饮食，吃那些有营养、富含维生素和矿物质的食物，同时要注意控制体重。可惜的是，许多孕妇觉得很难做到这点，有的总觉得肚子在咕咕叫，怎么也吃不饱；有的喜欢吃烤薯片和巧克力；有的看到正餐就想吐，只肯吃甜食；有的则嗜烟成性。如果你不幸染上烟瘾，不管采用什么办法，务必把它戒掉，像酒和毒品一样，决不可姑息。

如果你偏爱吃甜食或油脂食品，就有可能缺乏维生素和矿物质，补救办法之一是补充营养品。还有另外一个办法就是少食多餐，每餐摄入少量消化速度偏慢的食物，每隔4小时吃一次，这样可以使血糖保持平稳。

即使你明知什么事情该做，什么事情不能做，还是会经常干出蠢事来。最常见的是整日表情痛苦，如果不能满足自己对事物的喜好，就不知道自己如何从沮丧中解脱出来。不过这个问题恐怕永远都无法得到解决，除非你随便吃，需要提醒的是，你要多吃既健康又可口的食物。

孕中期

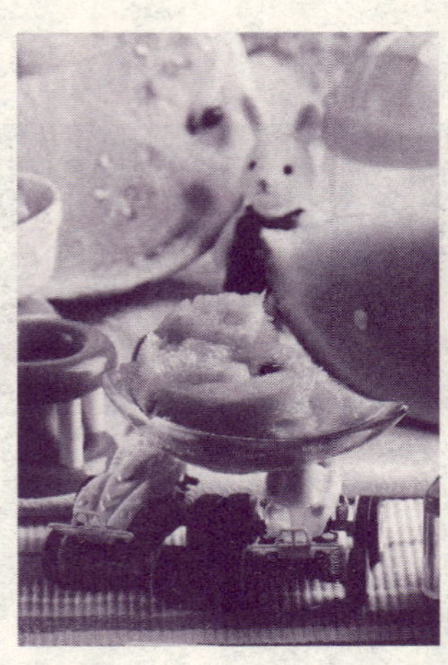

也许你在孕早期会经常感到恶心，吃不下东西或者胃口不是特别好，现在应该不存在这些问题了。相反，此时你很清楚自己该吃什么，不该吃什么。如果你没有时间自己煮饭，最好每周都买些健康的食品储存起来，比如新鲜蔬菜、新鲜的汤汁、烤马铃薯、新鲜的酸奶和全麦切片面包等。如果你自己做饭，可以做双份，另外一份存起来下一顿吃。如果你不喜欢做饭，可以让朋友或者家人帮你，或者去卫生的餐馆就餐，或者干脆打包回家吃。

要特别注意含糖量比较高的食物和饮料，包括水果汁和可乐类饮料，这些食物含糖量太高了，超过了你的摄入需求。与此同时，你可以继续补充维生素和矿物质。由于胎儿的生长发育迅速，你的体重还会不可避免地增加。。

温馨提示

消化速度偏快的是一些高糖食品，包括果汁和可乐果饮料，能使血糖浓度在短时间内迅速升高，继而又急速回落，也许你不觉得这有什么不妥，问题是肚子里的胎儿也在经历着血糖一升一落的过程。

孕晚期

在孕晚期，你要适当控制饮食，避免体重过度增加，预防妊娠期高血压疾病。如果你一味满足强烈的进食欲望，会在不知不觉中吃进过多的食物，这会增加你的分娩困难，也有可能导致生出巨大儿。

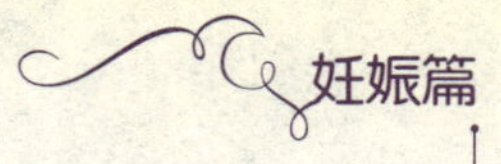

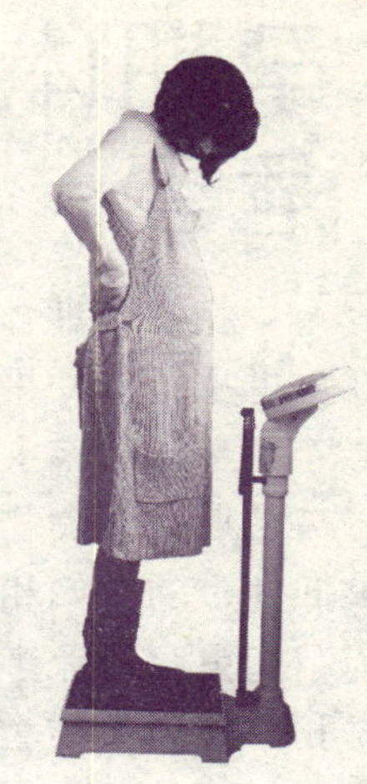

体重和怀孕的关系

孕期体重的影响因素

在孕期，你的体重增加取决于下列因素：你的生理状况、胎儿的状况、你的饮食习惯。现代医学认为，在确定怀孕期间的体重增加值时，应该充分考虑孕妇在怀孕前的体重指数，基于这个思想，现在普遍使用的孕期体重增加推荐值，考虑了女性怀孕前的BMI指数，该值是由美国妇产科学会推荐的。BMI用于衡量身体组织中脂肪所占的百分比。BMI指数比只单纯考虑体重显得更为合理，因为它不仅考虑了体重，还考虑了身高因素。BMI指数=体亖（千克）/米^2，BMI图表在很多门诊都可以见到。

BMI参数表

年龄组	建议值	超重值	肥胖病患者	极度肥胖症患者
低于17岁	15～20	21+	26+	34+
低于35岁高于17岁	18～23	23+	27.5+	38+
35岁和35岁以上	19～25	25+	29+	38+

孕期体重不足的危害

相比孕期体重增加量，孕前的体重更重要。如果孕前体重偏低或者营养不良，对宝宝的发育将非常有害。与孕期缺乏食物，但是怀孕前不属于低体重的孕妇相比，孕前营养不良的孕妇更容易流产，且更容易发生早产和婴儿出生体重低。孕期体重增加少于6千克的孕妇也容易发生早产和婴儿出生体重低。在低体重增加病例中，只有很少是由于怀孕期间患有干扰营养素代谢疾病造成的。大多数低体重增加的病例，是由于孕妇恐惧体重增加或者饮食失调，如厌食症或暴饮暴食症。但是，不用担心，这些问题都可以通过合理治疗而得到改善。

孕期体重过量的危害

有些孕妇在孕期的体重增加值，确实已经超过了正常需要。研究表明，尽管体重增加值大的孕妇更有可能生下出体形偏大的宝宝，但是，孕妇的体重增加量与胎儿的体重之间没有直接的联系。食物的质量和数量，都可以影响孕妇的体重增加。事实上，如果孕妇体重增加过多，不但可能引起分娩后的体重问题，还可能导致产后抑郁症。怀孕期间体重过度增加的孕妇，大多有大量摄入快速燃烧供能的糖类食物的历史，这些糖类食物包括：可乐、水果汁、糖果、巧克力、饼干、白面包和蛋糕。孕妇很容易摄入被称为“空能量”的食物含有较高的热量，但没有任何营养价值。

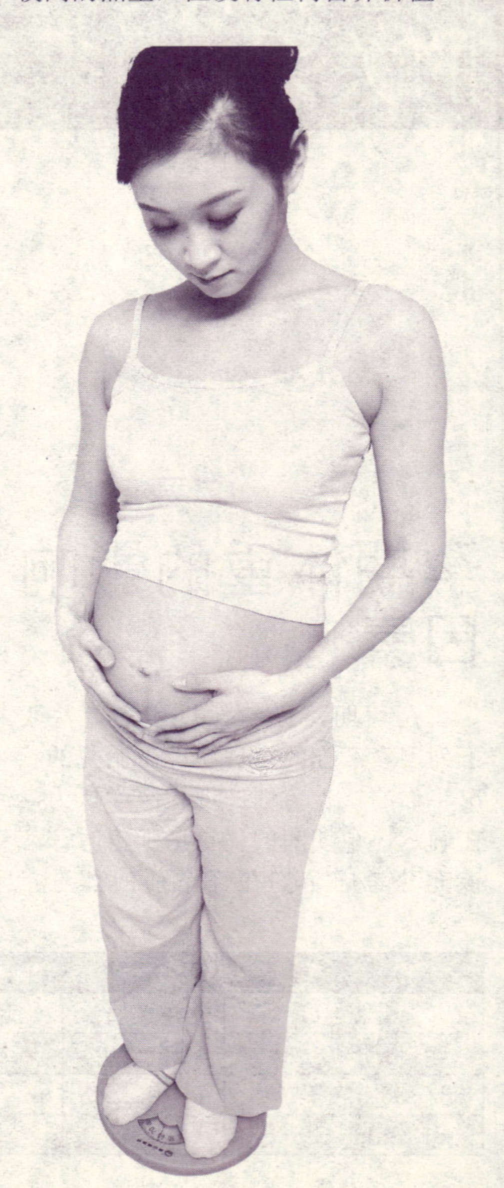

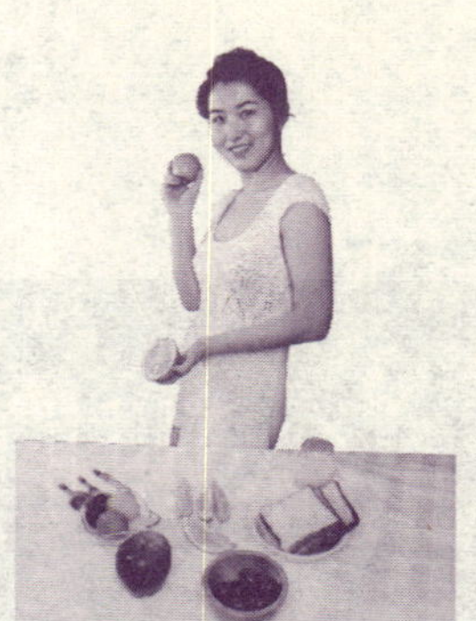

合理膳食的重要性

营养素是你每天通过吃、喝和呼吸而进入身体的物质，是被身体吸收、利用储存以及排除的所有的化学成分。营养影响你的体重，你对疾病的易感性，你的容貌，你的能量水平，你的情绪、感受和人际关系。

很多女性在怀孕以后会本能地重新选择食物。因此，怀孕不但是一个重要的人生改变期，或许还为你提供了一个建立新的饮食习惯的机会，你可以好好把握这个机会，重新建立既有利于自身健康，又有利于家人健康的饮食习惯。如果的在怀孕期间和分娩前后的饮食合理，就可以给宝宝一个新的营养起点，而这种新的营养起点，将会对宝宝一生的饮食方式产生影响。

小知识

良好营养

良好营养不是节食，良好营养其实是指：食物摄入量适当、食物种类多样、食物之间的比例恰当。良好营养既可以使你享受食物带来的美味，又能使你保持健康和健壮的体格。孕前的营养是非常重要的，它不仅影响你的健康，同时给还没出生的宝宝提供营养条件。孕期的平衡膳食不仅可以满足宝宝的需要，同时也能给予你足够的营养，使你积蓄足够的能量，用来满足分娩和哺乳的需要。如果你选择母乳喂养，那么，在添加辅食之前，乳汁是小宝宝唯一的营养来源，而乳汁与你所摄入的食物有着非常密切的关系。

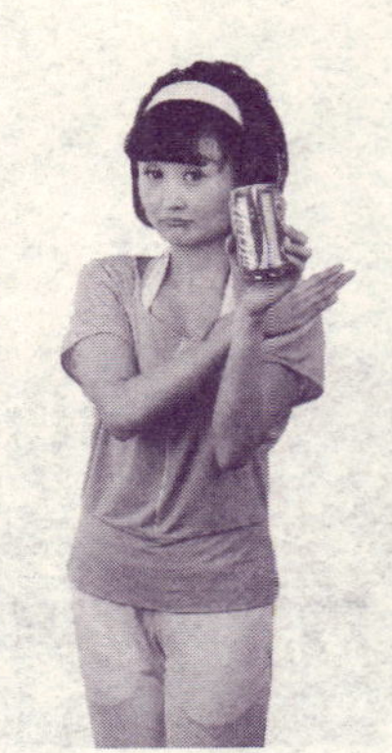

合理膳食

合理膳食的目标

合理膳食最基本的目标，是尽量摄入多种多样的食物和享受美味食物。合理膳食的含义就是饮食规律、食物美味、热量适中。节食和计算热量预示了这样一个信息：吃是一种犯罪，而这种负罪感会影响你享受食物美味，使就餐过程变得不愉快。

良好营养很容易

事实上，良好营养非常容易达到，合理膳食是一件非常享受的事情。只要用心，要不了多久，你就能轻易地找到烹调营养美味食物的方法。为了食品卫生，应该把用橄榄油烹调的食物放入冰箱保存。为了节省时间，可以一次烹制大量的食物，放入冰箱冷冻起来，买已经洗好的蔬菜和可以马上吃的植物种子，午餐的时候可以直接把这些植物种子加到食物中。有很多方法可以使你吃得轻松愉快，而且可以免除为了节省时间而订快餐，吃垃圾零食，如薯片、饼干等。在采购之前，可以把需要的食物列出清单，勾掉没有营养价值的垃圾食品，通过这种方法，可以使你长期保持良好的饮食习惯。

如果你认为合理膳食是一项艰巨的任务，给你带来很大的压力，可以采取循序渐进的方式改变。请记住，饮食不仅仅是给身体提供燃料，还为你提供享受朋友聚会的机会，满足感情的需要。在孕期和哺乳期间，你的合理膳食和和谐的社会交往，会对宝宝的人生产生巨大的影响。

Q 改变饮食方式，达到合理膳食的目标是不是很难？

A 如果你选择了一种新的饮食方式，必须记住，这种新的饮食方式至少要经过数年或者数月才能成为习惯。这样说来，可能让你感到改变饮食习惯是一件太难的事情。为了消除这种感觉，你可以选择循序渐进的办法，逐步变化。事实上，每当你做出一个小小的改变，你的身体和精神都会感觉更好。

在建立新的饮食习惯时，你必须注意到家庭内每一个人的需要，每个人和每个家庭的需要都各不相同。不同的人需要不同的热量，需要不同的食物数量和体积，甚至两餐之间的时间间隔也各不相同。

由于体内的激素水平在怀孕和哺乳期间会发生变化，而激素的变化会带来食欲和对食物喜好的改变，因此，你可能发现自己对食物的喜好发生了改变。

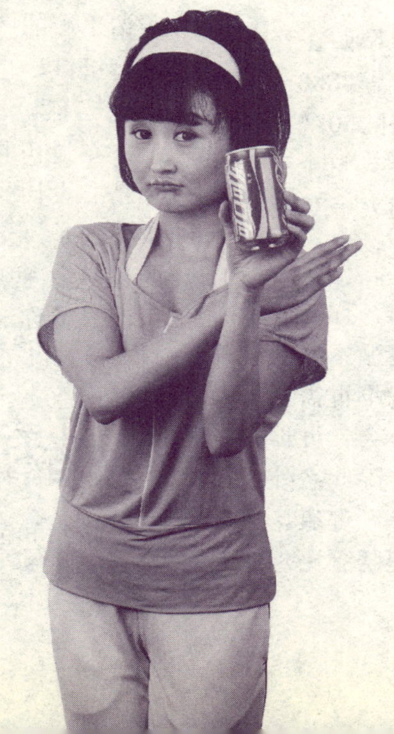

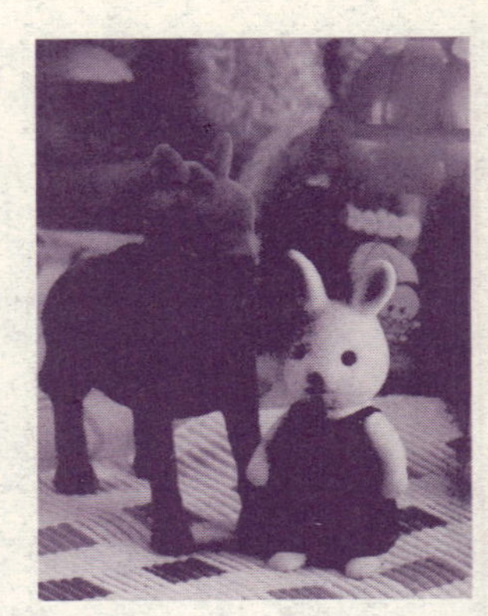

合理膳食的方法

计算热量

和一般女性相比，孕妇在整个孕期和哺乳期，每天额外需要836～1250千焦的热量，相当于1杯250毫升牛奶和1个三明治提供的热量，这个三明治要涂满奶油，并且中间夹有25克左右的肉或同等重量的奶酪。

如果采取母乳喂养，你的能量需要和孕期一样。如果遵循本书的有关合理膳食的建议，你就不再需要每天计算热量了。你的身体会告诉你，是饥饿还是已经吃饱了。除此之外，你还能知道自己的饮食是否健康。通过本书，会发现实现合理膳食比想像的要容易得多。只要你经历了这种平衡感觉，就会继续选择这种合理膳食。所谓平衡的感觉是指，你不会感觉到过度饥饿，也不会感觉能量的剧烈波动。当然，改变不是一件容易的事情，在最初的阶段，激素的波动会使你精心设计的计划偏离预期的目的。重要的是，健康是营养的基础，短暂的暴饮暴食或者暂时的偏离都没关系，只要你最终能够达到合理膳食的目标就可以了。

情绪和进食的关系

进食和情绪有很大关系。你可能没有意识到，吃的过多、过少或者吃的不合理，通常是由情绪引起的。进食和情绪之间的联系起源于你的青春期。比如，当你陷入困境的时候，可能借助食物来慰藉自己。同样，一片饼干可以使你在烦恼或不愉快的时候享受到一丝甜蜜。当你发现自己情绪低落而非常想吃东西时，正是你做出改变的最佳时机，如果你能够采取合理膳食，就能够减轻焦虑的状态，摆脱低落的情绪，而不再需要从食物中寻求安慰。

孕期体重必须有所增加，体形也必然因此而改变。不同的孕妇有不同的食物喜好，对于怀孕也有不同的反应：一些女性觉得怀孕是一件简单和令人愉快的事情，而另一些则觉得怀孕是个艰巨的任务，情绪会发生剧烈的波动，开始会因为身体肥胖而恼怒，后来就会以怀孕为借口大吃大喝。

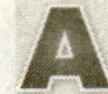

Q 节食可以改善饮食习惯吗？

A 节食是一个短期的减肥计划，而改变饮食结构是一个长期的过程。节食的恶性循环，通常先是吃的很多，然后为了减肥就吃的很少，等体重减下后，又会吃的很多，于是体重增加更多。如果摄入的能量长期低于身体需要，身体就会形成饥饿模式，由于能量摄入不能满足机体需要，因此，身体的能耗减慢，使得身体尽可能多地储存能量。换句话说，你的身体会尽量避免能量消耗。节食时，你会感觉到身体比平常冰冷，比平时更容易疲倦，因为你的身体没有相应的能量供应。恢复正常的饮食后，由于你的身体已经习惯了这种低的能量消耗，它仍然会不断地蓄积能量，而不是燃烧能量，因此，你的体重会快速增加。

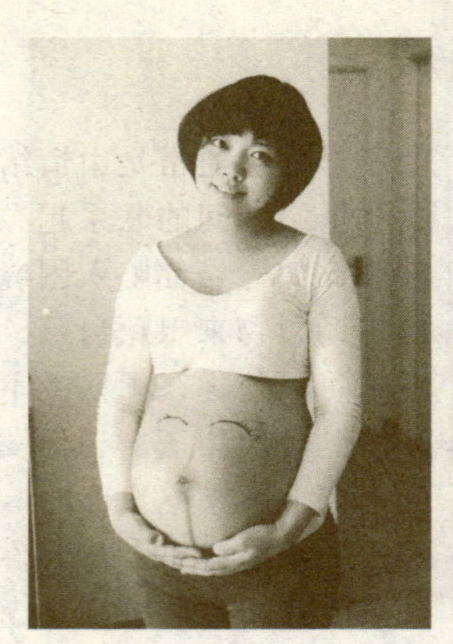

控制体重的时机

孕期体重最好平稳地增加，因为胎儿需要的是持续的营养素供应。因此，怀孕期间对你的体重要求是：体重可以有所波动，但是，在医生和助产士的精心帮助下，体重增加仍然能够保持正常。通常情况下，至少每周测量一次体重。

如果你意识到自己已经偏离了正常的体重范围，应该向医生求助，以便彻底寻找原因。例如，如果你的体重快速增加，即每周体重增加超过1千克，这既可能预示妊娠期高血压疾病的发生，也可能表示你摄入了过多的糖果、果汁或者精制食物。你可能认为怀孕是一个放纵自己，随心所欲进食的“好机会”，但是，怀孕娠期间理智的做法是，养成合理的膳食习惯，控制自己的体重。

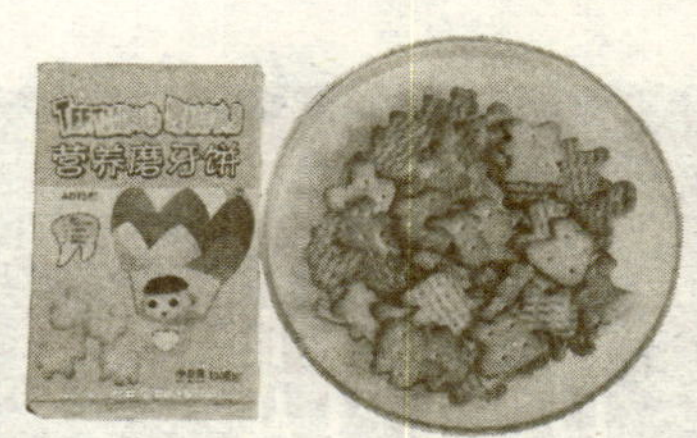

引发食欲的因素

情绪和感受

在孕期或者宝宝还小的时候，你的感受会很强烈，情绪变化会很大，你可能不容易发现自己感受的变化。在晚上，回顾当日进食的时间和食物种类并记录下来，有助于你了解进食和情绪之间的关系。晚上最后一次哺乳的时候是做这件事情最好的时机。

如果你找到情绪和感受与饮食结构之间的关系，就会发现，客观地看待你的饮食结构很容易，就能够决定是否该保持现在的饮食结构。一天做出一个小的改变，比每几个月做出一个大的改变更有效。

习惯和环境

每个人都有自己的进食习惯，你可能发现，每当你路过储存饼干的柜子时，就会觉得饥饿，想吃东西。当你心情放松或者看电视时，当你长途驾车时，总是不停地吃东西。

记下你的习惯，这个小小的行动能够给你带来大大的变化。此外，家里尽量不要放置可乐、甜点、饼干和巧克力，这样一来，如果你想吃，必须出去买才行。这样也有助于克服暴饮暴食的毛病。考虑清除房间里所有的零食，最初你会很怀念那些零食，可是到了最后，你会为这里不再有诱惑而松了一口气。

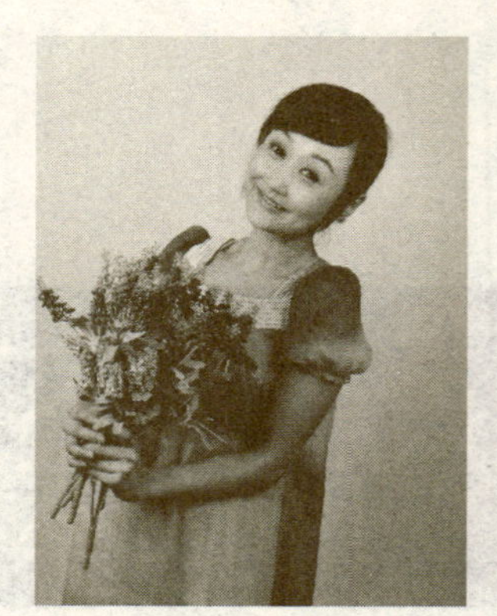

值得关注的问题

怎样才能避免贪嘴

事实上，只要在正常的进餐时间摄入足够的食物，就能够满足你的营养需求，使身体处于良好的状态。因此，改掉贪嘴的毛病是一件好事情，下面这些小窍门可以帮助你改掉贪嘴的习惯：

锻炼

锻炼可以使你精神抖擞，它可以帮助机体释放一种称为内啡肽的激素，可以使你感觉良好。内啡肽可以分解身体内储存的糖原，从而稳定血糖浓度。一般来说，在你停止锻炼后的几小时之内，身体代谢仍然活跃，而食欲也处于抑制状态，当然，前提是你不能饿着肚子锻炼。

转移注意力

当你吃完零食以后，可能后悔，会惊讶于自己怎么这么想吃零食。当你很想进食的时候，可以做一些其他的事情，如果实在控制不了，可以选择吃一些能量释放较慢的食物，千万不要吃糖果、巧克力之类的食品，它们属于快速燃烧、快速释放能量的食物，容易使你发胖。

偶尔奖赏自己

在良好营养的基础上，作为奖励，你可以额外吃一些食物，奖赏一下自己，偶尔的暴饮暴食不会影响健康。只要遵循本书的建议，你对零食的渴求就会逐渐降低，不但能够保持健康，还可以不时地享受一番，而且这并不需要超强的意志力就可以办到。

什么是食物金字塔

达到营养平衡的简单方法利用食物金字塔，即从食物所含营养成分的角度来安排饮食。要达到最佳营养，膳食中的绝大部分应该是复合碳水化合物、蔬菜和水果。当然，富含蛋白质的食物也是合理膳食所必需的，但是相对于碳水化合物，人体对蛋白质的需要量要小得多。脂肪的需要量也比较少，并且最好是不饱和脂肪。任何一种食物都并非只含有一种营养素：比如，马铃薯不仅含有碳水化合物，还含有矿物质和植物蛋白；红肉不仅富含蛋白质，还含有大量的脂肪，同时也是铁的良好来源。豆制品含有丰富的脂肪、复合碳水化合物及矿物质。你可以根据自己的经济状况，从食物金字塔的每一组别中，选择最适合的食物，比如，可以用豆制品代替肉类和鱼类。

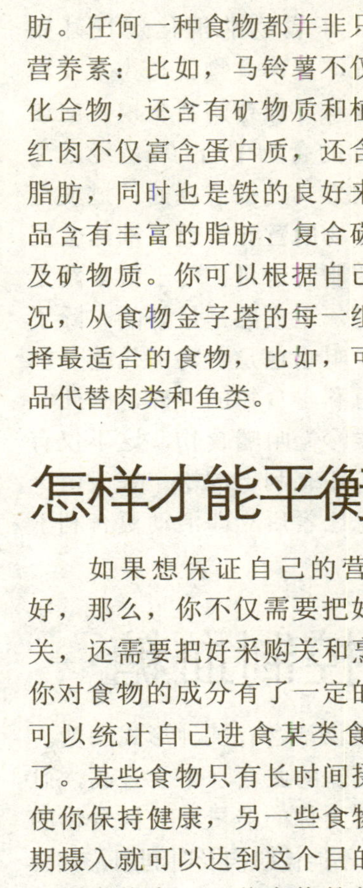

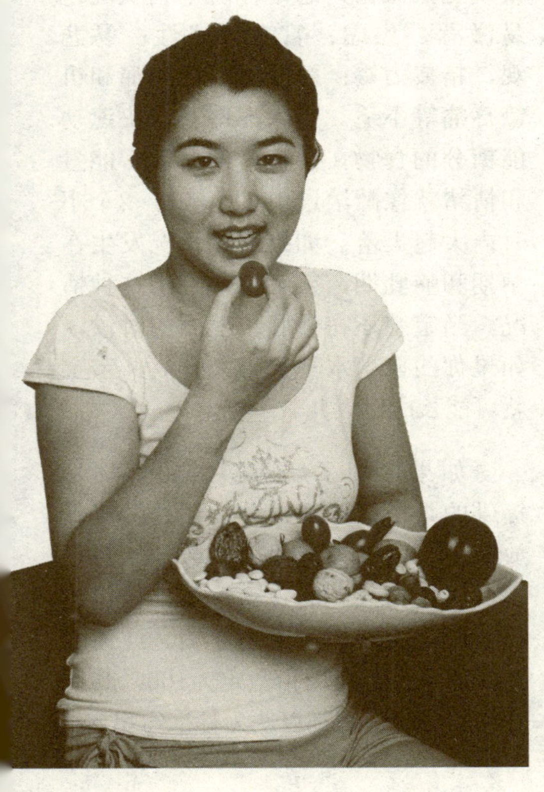

怎样才能平衡膳食

如果想保证自己的营养状态良好，那么，你不仅需要把好进食这一关，还需要把好采购关和烹调关。当你对食物的成分有了一定的了解，就可以统计自己进食某类食物的频率了。某些食物只有长时间摄入，才能使你保持健康，另一些食物只需要短期摄入就可以达到这个目的。在你摄入的食物中，一些食物的热量较高，而另一些食物的热量较低，因此，在保证食物种类多样的基础上，适度地吃一些小吃，可以使你的能量水平保持稳定，而不至于累积多余的热量。当然，一些人认为这种平衡膳食难于实现。

怎样才能做到烹调适度，平衡摄入

事实上，食物的消化过程开始于烹调过程，烹调食物就是为了使消化过程更容易。理想的膳食模式应该是，你所吃的食物中有70%是经过烹调的。烹调方式是很重要的：过度烹调会降低食物的营养价值；油炸会提高食物中的脂肪含量；对于很多蔬菜和水果来说，七成熟是最好的。除了烹调以外，咀嚼也是食物消化的一部分，咀嚼有利于食物的粉碎，因此，进餐的时候慢慢咀嚼食物，这不仅有利于消化，还有利于放松。餐后留一点时间休息比餐后立即活动更有利于消化。

怎样控制血糖

每种食物都含有某种形式的糖。进食时，机体的血糖水平会升高，血糖随后转化为你的能量。任何食物的能量，如果不能被肌肉及时利用，就会转化为脂肪沉积下来，或者转化为肝糖元储存在肝脏中，以便在以后利用。

大部分方便食品，如巧克力棍、甜糕点、蛋糕、饼干甚至精制白面包和一些软饮料，比如可乐、果汁、甜茶和热巧克力都含有大量的糖分，这些食物虽然可以很快带来饱腹感，但这种状态不会维持很久，随之而来的就是新一轮的饥饿感。在血糖水平经历快速上升和快速下降的过程时，情绪和能量也在经历相同的过程：当血糖水平较高时，你感觉精力充沛，富有激情和积极向上；当血糖水平低至低血糖时，就会感觉到疲惫不堪，易激惹焦虑和注意力不集中。

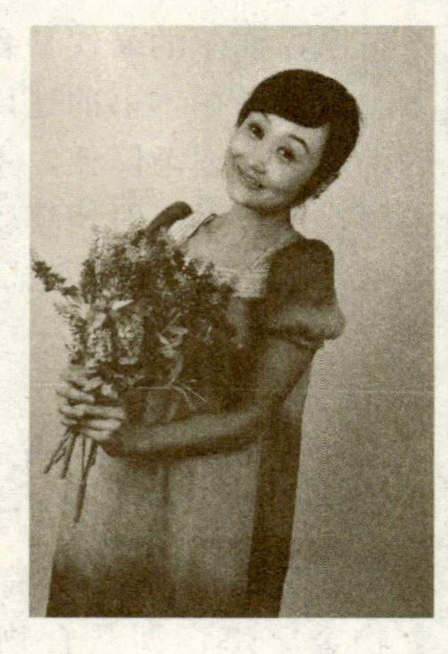

低血糖是一种很常见的情况，如果发生低血糖，总是伴随下列状况：易激惹，焦虑；富有侵略性；易悲观，精疲力竭；噩梦不断；头痛和饥饿疼痛等不适。摄入那些富含快速功能糖分的食物，会使你的血糖、能量和情绪就像翻滚过山车，在1～2个小时内大起大落。如果这种情况发生在孕期和哺乳期，宝宝也会经历这种情况。当宝宝还在你肚子里面的时候，如果你的血糖水平长时间升高，宝宝就可能长成巨大儿。

如果你想了解所摄入的食物，提供的是快速释放糖分，还是缓慢释放糖分，可以参考血糖指数。一般来说，血糖指数高的食物，是富含快速释放糖分的食物，反之亦然。纯葡萄糖释放最快，血糖指数定为100，其他食物的血糖指数都以此为标准得出。

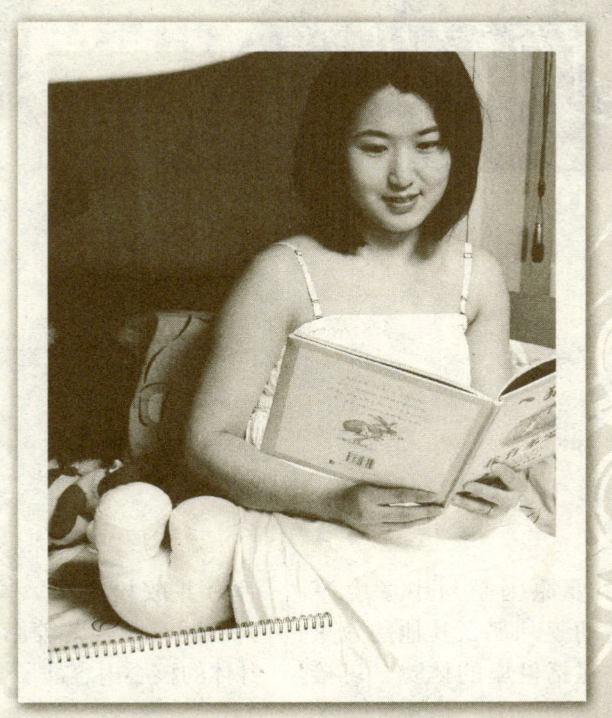

Pregnancy 孕期锻炼：让怀孕更轻松

运动的好处

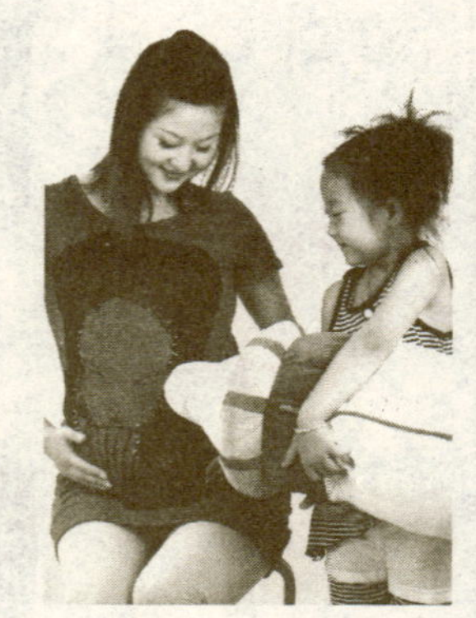

运动的主要原因是从中学会享受。如果你运动了，那么其他的效果会随着出现，包括健康的体魄、可接受的体重、提高的活力、振奋的身体形象、降低的压力水平、安静的睡眠、健康的免疫系统和热情的笑容，同时你也会继续练习。人类的身体生来可以活动，可以伸展也能接受挑战，不进行锻炼就不能以最佳的状态进行工作。活泼健康会给人一个更强壮、更年轻的身体。不注意锻炼身体会使人变得迟钝无力、更容易消沉。

怀孕和分娩是生理方面的剧变，成为父母是人生必然要经历的过程。进行一个平衡的练习项目将会使女性朋友增加力量、身体得到伸展、充满活力并放松全身，会带来健康的感觉。同时配合营养膳食，会构成健康身体的核心内容。

在运动中感受宝宝

在怀孕早期，胎儿的活动是很难感觉得到的，因此，也不太容易准确定位肚子里的胎儿。随着怀孕进程的发展，你越来越能感觉到宝宝的存在，走路、弯腰、系鞋带、上车、睡觉和吃饭的方式也都会随之发生改变。在放音乐时，他会大幅度地活动；洗澡时，他会用力地踢你的肚子；当你摆动肢体走路时，他则在那里静静地睡觉。子宫便是他生活的整个世界，他在里面尽情地展示自己的个性，并且用微妙的一举一动跟你进行情感交流。许多孕妇喜欢按摩自己的腹部，感受抚摸后宝宝的反应。有时候，你无意中将手掌放在腹部上，宝宝也能清楚地感觉到这种按压。让丈夫轻轻摩擦你的腹部，将手放在上面，或是对着你的腹部浅吟轻唱，这些都是跟宝宝交流的好办法。

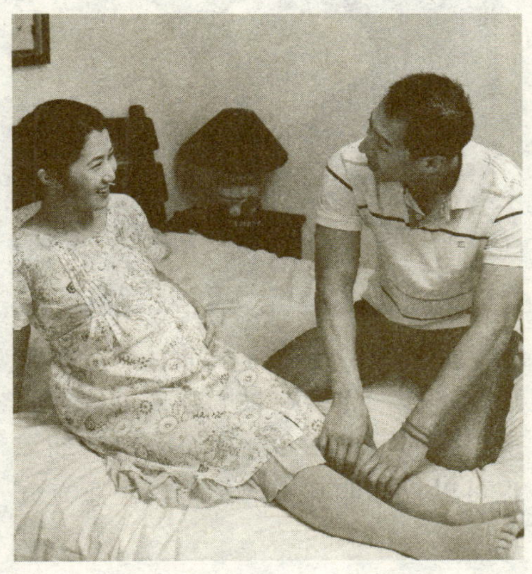

有些孕妇觉得在宝宝出生很早以前就能够与他心灵相通了，有些则觉得两颗心的距离很遥远，还有些要等到宝宝出生之后才能感受到他的存在。要想感受到宝宝的存在，最好的方式是找一个没有干扰的地方，集中精力，静静地用心去感受。你也可以考虑采用一些放松心情的方法：呼吸训练、想像或者瑜伽，这些方法可以净化思想、引导体内的力量。对于这些方法，你可以只运用其中一种，或者与想像结合。通过运用这些方法，你可以感受到一种复杂的爱，体会到自己与宝宝之间的联系，从而增强自信心。

运动可以改善宝宝的胎位

宝宝的最佳体位是：脸朝下，手臂和下肢交叠，脊柱朝向妈妈的腹壁，这种体位发生难产的可能性最小，也最常见，称作“枕前位”（枕指的是宝宝大脑后部的枕骨）。枕前位的宝宝在其头部长径进入骨盆腔时，能够顺利衔接。

宝宝采取的体位会影响到你的舒适度，尤其是你的背部周围以及骨盆区域的感觉。如果你平时注意运动，或者经常做某些瑜伽动作，就能自然而然地随时关注自己的体态。体态会影响到你的体力和情绪，因此，保持一个好的体态是很重要的。而且，要做到这点也不难，只要获得一定的技术指导并稍加练习就可以了。

宝宝的胎位取决于很多因素：胎盘的位置、你骨盆的大小和形状、宝宝自身的大小和形状。此外，胎位还可能受到你的体态和孕期运动的影响。如果你无精打采地站着，佝偻着肩膀，宝宝就很难形成一个好的胎位。如果你的体态不好，会减少腹部容纳脏器的空间，子宫当然也会受到影响，从而引起不舒服的感觉，并导致宝宝的脊柱朝着你的脊柱方向弯曲，形成枕后位，进而影响分娩的过程。

反之，如果你在就坐、行走时伸直脊柱，后背挺直，保持身体直立，胎儿将获得最大的生长发育空间，形成最佳胎位的可能性也大大增加了。为此，你应该检查工作座椅，看它的高度是否与桌子相适。尽量少坐沙发和软座扶手椅，这座椅看起来虽然很舒适，但是对你保持良好的坐姿是不利的。躺着的姿势也很重要，你可以使用靠垫。白天时，还要保证平躺5～10分钟，以便让脊柱得到休息。练习蹲坐也是个很不错的主意，蹲坐可以帮助拉伸和放松腰椎下部的肌肉和关节，自然而然地，你就会形成良好的就坐和站立姿势。蹲坐是瑜伽的动作之一。

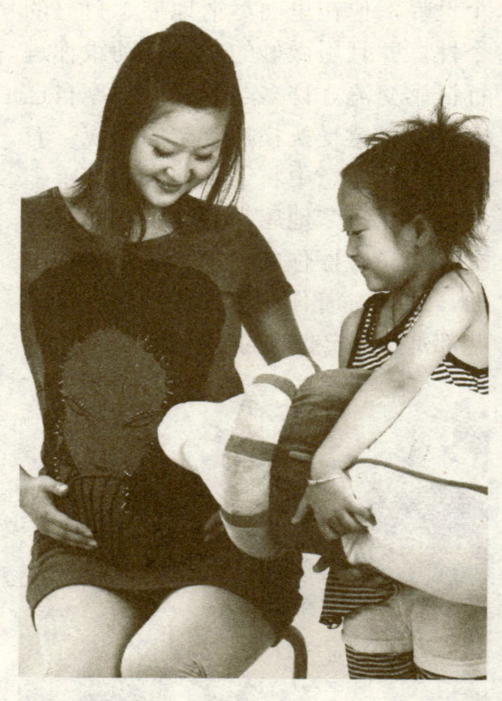

为分娩做好准备

女性特殊的身体构造有利于顺利产下胎儿，她们也本能地知道该怎样分娩。如果给予你充分的自由，不受任何干涉，完全可以顺利地分娩。既可以按照规定的步骤做分阶段运动，也可以只截取其中的精华，注意充分

Q 我找医生两次了，感觉很不好，因为我们在分娩上的观点不一致，我该怎么办呢？

A 你跟医生的关系不好，这点很遗憾，也很少见，因为大部分的医生都很友好，也很开明。她们选择从事这个行业，多半是因为喜欢跟年轻妈妈和宝宝打交道。通常来说，如果你有什么特殊的需求，她们会尽力满足，除非你的要求与医院的政策相违背，或者她没有相关的经验帮助你。

与医生关系不好是一件很尴尬的事情，让人左右为难。你可以多听取一个甚至多个其他医生的意见，虽然要处理多种不同意见也很棘手。你也可以询问是否有跟你意见一致的医生。处理这种问题时，要讲究礼貌，但是立场要坚定，也许最终你们能够达成一致。

调动身体的柔韧度和力度，放松身心。即便是采用剖宫产，应该没有宫缩的经历，做产前准备也是必要的，产前准备可以帮助你集中精力，有利于产后恢复，对母乳喂养也有好处。

改善身体柔韧度、舒适度和力度

在孕期，孕妇应该满足身体的需求充分地休息，即便如此，你如果特意腾出大量的时间休息也是不可取的，除非你身体不舒服，需要医疗护理。与之相反，你需要经常做运动。孕期运动项目有瑜伽、有氧运动和无氧运动，这些运动项目都是为分娩特意设置的。身体柔韧度、力度和平衡度的提升，能够促使你在分娩过程中，本能地运用一些动作，从而促进顺利分娩。

分娩过程一般持续10～20个小时，在这段时间里，孕妇很难入睡。许多孕妇会特意保持体力，因为，如果在这么长的时间内持续消耗体力，就会引起身体的极度疲劳。

使呼吸更平静

当你感到疼痛或者紧张时，机体相应的反应是，做浅短的呼吸，甚至是屏住呼吸。你应该把呼吸时间拉长，减缓呼气的速度，因为深长呼吸可以减慢心率，降低血压，集中精力，放松身心，使你保持心情平静。为此，你平时就要注意呼吸节奏，有意控制呼吸频率，在分娩时，就可以充分地加以利用。

增强阴道和会阴弹性

在分娩时，宝宝会对阴道和会阴部（阴道口和肛门之间的皮肤和肌肉）施加压力。体内激素的变化使得肌肉和关节变软，阴道和会阴的延展性也会随之发生变化。实际上，在怀孕期间你可能就察觉到这种变化了：你会觉得阴道变得很“松软”，有时候甚至会发生尿失禁。对此，可以采取一些积极主动的措施，提高阴道的力度，增强阴道的弹性，从而大大降低分娩时做外阴切开术的必要性，而且发生阴道撕裂的可能性也随之减小了。此外，按摩阴道和外阴还有更深

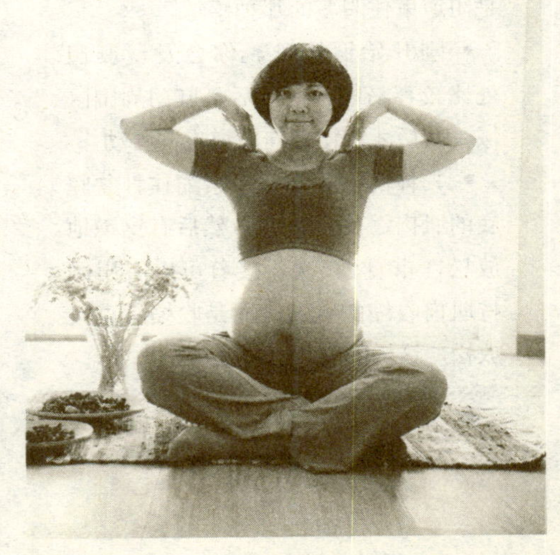

远的意义，比如，改善尿失禁的症状、促进性生活、有利于体形的恢复和完善。每天做些按摩和骨盆腔底锻炼，可以收到很好的效果，不要轻易终止。

小知识

锻炼骨盆腔底

• 这个练习要重复进行，每天至少5次，每次连续做5～10次。做骨盆腔底锻炼时，没有人会注意到你在干什么，所以，你可以在任何时间、任何地方做这个练习。不过，为了能够持之以恒，你最好想办法提醒自己准时做：可以选择在一天中某个固定的时间里做这个锻炼，比如在车上、在等红灯时或是看某个特定的节目时，等宝宝出生后，还可以选择给宝宝喂奶时做锻炼。此外，散步和运动，就像某些瑜伽一样，也可以起到锻炼骨盆腔底的作用。

• 锻炼、加强骨盆腔底肌肉时的感觉，就像是在努力憋尿的感觉，也像是阴道束住阴茎的那种感觉。

• 刚开始锻炼时，你会发现肛门处比较容易做到，然后是肛门周围区域，其后才慢慢地向阴道方向移动。

• 具体的锻炼方式：紧缩住骨盆腔底的肌肉，从1数到5，然后有意识地放松，重复做5次。接着可以不用维持肌肉收缩的状态，而是收缩后直接放松，这样的动作也重复5次。

力量调节

力量调节是调解和塑型最快、最有效的方法，它能创造分娩时需要的耐力和力量。如果不想去健身房，也无需担心，可以买一套哑铃，重量从1千克、2千克到3千克不等，这种重量不会占用太多空间，你可以在自己方便时使用。从最轻的开始练起，随着不断变得强壮，可以逐渐增加重量，每周只要抽出20分钟做3～4次就可以了。

大多数体育馆或健身房都有室内体力训练项目。现在不是加入这种班的最好时间，除非有特别为孕妇安排的课程。如果你已经参加了这种班并已经熟悉了这些练习，可以继续练下去。但是由于教练员可能在教很多人，不可能对个人投入更多的注意力。重要的是每3个月到医生那里检查身体。最后6～8周需要改变计划，停止这种训练，改练一些更为柔和的动作。

体重训练的目的是保持关节的稳定性，改善适当体重，而不是为了取得更多的进步，因为一些关节可能由于你过度练习而损伤，而怀孕时的激素反而会使关节柔软，从而使你的力量获得很大的提高。

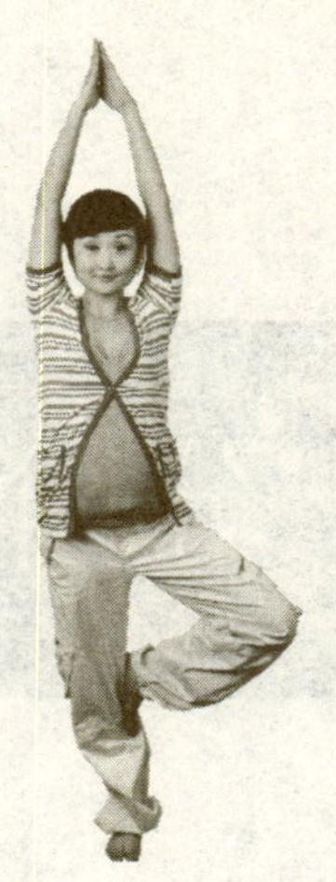

运动注意事项

运动时，尤其是怀孕时，重要的一点是要听从自己身体的指挥。相信自己的直觉，做那些自己感觉好的动作，不断听取专业教练和医生的意见，以确保没有任何先前存在的或跟怀孕相关的状况，这些状况能影响你锻炼的方式。对你来说有很多限制，最好了解这些限制，记住如下几条：

每个人怀孕的状况都不相同，经历也不相同。一个人多次怀孕的时候也可能会感到每次做事情多少不同。

不能和别人竞争，至少不能和自己以前相比。

要保持运动和休息的平衡，并配以营养的膳食补充体力，没有这些，身体会处于压力之下。同样要记住热身也很重要，就是在做动作时弯身做几个轻柔的伸展运动，同时也可以练习瑜伽中的伸展动作。

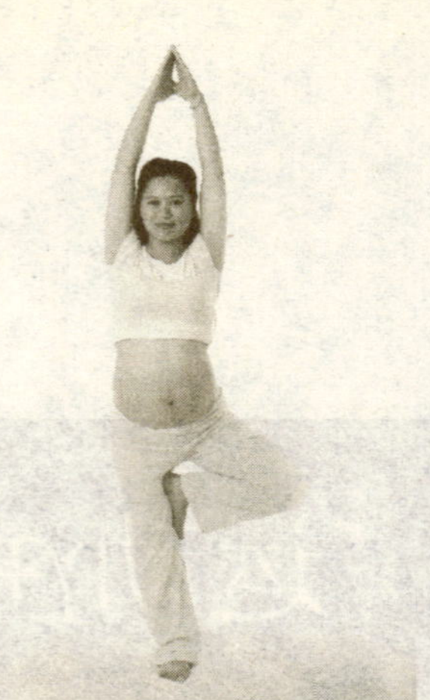

分阶段运动

孕早期

对于那些有孕吐或精神比较差的孕妇来说，很难有心思做体育运动。不过，定期做体育锻炼和瑜伽，即便运动量很少，动作轻柔，仍然是调节心情的好办法。如果你能够继续保持怀孕前的运动或从现在开始动起来，就不会觉得孕后行动越来越迟缓，反应越来越迟钝了，此外，运动还可以让你保持身体健康，提高顺产的可能性，加速产后体形的恢复。

孕期扩大机体循环的血容量、保持抖擞的精神会让宝宝受益颇多，要做到这点，只需稍微注意以下几点即可：保持快乐的心情，不可过于激动；做一些温和的体力活动，但是身体一旦出现不适，马上停下来休息一会儿；同时要注意并防止怀孕改变你的精神状态、破坏你的心理平衡。

尝试做一些其他方面的活动，包括：散步、游泳、骑自行车、爬楼梯。这些活动既可以自己一个人在家里做，也可以和一大群人一起做。许多健身中心会举办孕期有氧健身操的培训班，其中有些健身操是在水里操练的，这种健身操可以通过伸展和放松肢体来锻炼身体柔韧度。你也可以练习孕期瑜伽，充分运动肢体，放松身心，很多瑜伽引进了呼吸方式和冥

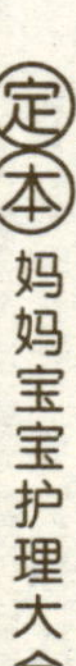

想方法，可以帮助你摆脱恶心感和困乏感，对孕期及今后的健康都有很大的帮助。

孕中期

随着怀孕的进展，虽然曾经让你烦恼不已的疲倦感和疾病已经不复存在，但你可能会发现，自己连续几个小时坐着不动就会全身僵硬，如果适当运动一下，顿时充满活力，而且更容易集中精神思考问题。通过锻炼身体积攒的精力和健康，可以让你在分娩时和产后，照顾宝宝时游刃有余。虽然没有非常直接的途径可以全面改善你的健康状况、血液循环和肢体柔韧度，但是，你平时可以游泳、散步，即便只是呼吸新鲜的空气也不无裨益。

室内运动可以让你保持活力，尤其适用于那些喜好独自行动或者找不到健身班的孕妇。室内运动的动作一般有：柔和的热身运动、放松运动，伸展肢体，加强后背、下肢和骨盆壁骨骼，以及提升身体的灵活度的运动。

由于你的身体越来越沉，活动越来越不灵活，为了保证充足的休息时间和睡眠时间，你有必要调整睡觉姿势。可以试着采取侧卧姿势，两腿叠加，上面的腿沿着膝盖弯曲，头下放1～2个枕头，或者在两腿之间夹一个枕头。在后腰垫一个枕头会让你觉得舒服些，如果你消化不太好，可以

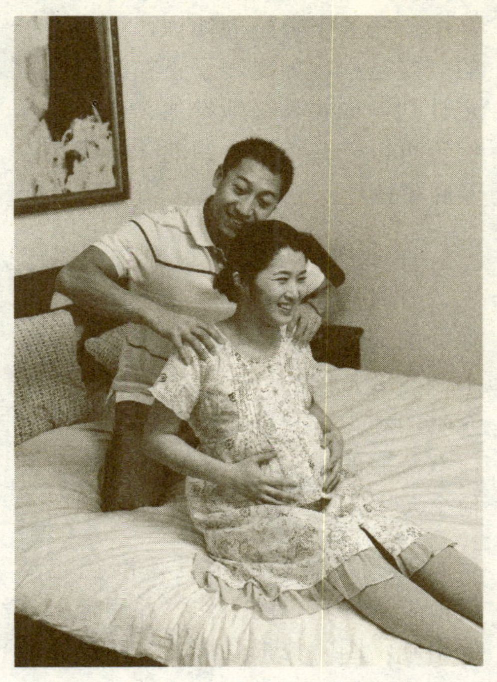

在后背垫几个枕头，使身体呈半直立状态。同时，要使用质量好一些的床垫，让你的背部获得牢固的支撑。

你的大脑也需要足够的休息，需要远离日常生活中种种烦人的琐事。你可以做做深呼吸，放松心情，或者低头沉思。这些都是休息，可以把你和肚子里的宝宝之间的心灵拉近。在你运动、做瑜伽或者按摩时，可以跟丈夫一起做，也可以自己一个人做。

孕晚期

孕期的最后一个阶段常常有喜有忧，既充满着轻松和愉快，又令人满怀期盼和紧张。准爸爸需要提前做好的准备包括：规划好到医院的路线，

多学一些关于分娩的知识，了解妻子的分娩过程。如果妻子正在为分娩拟定计划，你要积极地参加。此外，你们还可以一起练习分娩的体位姿势以及呼吸技巧。

许多产前培训班也允许男性参加，有时候还带你们去参观产房。在你分娩前，准爸爸要准备一个包，装上一些必备的物品：食物，用于保持充足的体力；一套衣服，用于换洗；一双舒服的鞋子、一本电话簿以及其他个人物品。

随着预产期的临近，准爸爸要提前安排好自己的工作，并跟老板打好招呼，因为他很有可能得随时离开工作岗位。由于你的行动越来越不方便，准爸爸可能得比平常花更多的时间帮你做家务活。即便如此，准爸爸也得学会放松自己，有时间，可以跟朋友见见面。

有时候，准爸爸很担心你们之间发生的种种变化，担心带来不利的影响，以及这些变化的持续时间。准爸爸的这些担心是很正常的，不过，你要鼓励准爸爸将自己的想法向你或朋友诉说。此外，准爸爸还得考虑自己对分娩所持的态度，例如，准爸爸是否会害怕面对自己从未处理过的事情，关于婴儿护理和母乳喂养的常识等。

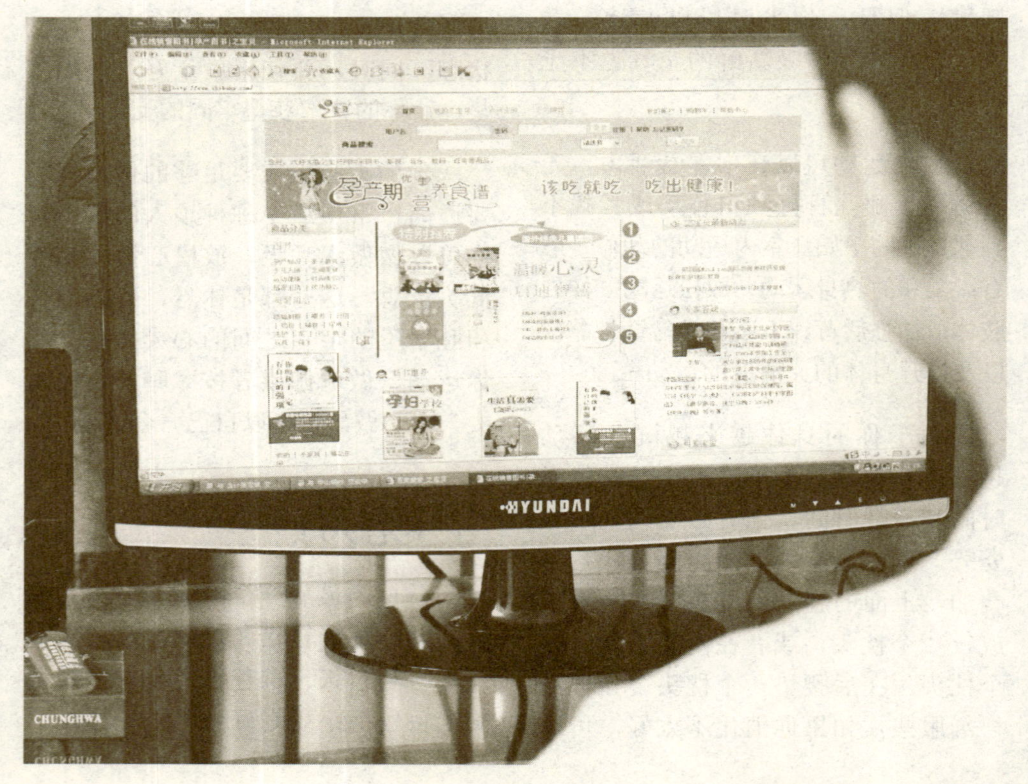

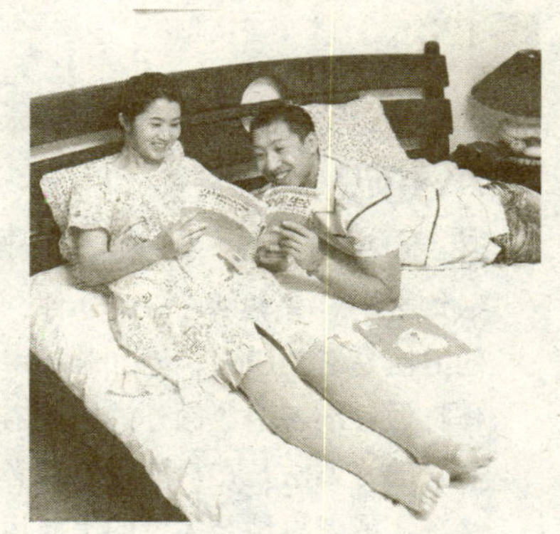

产前运动练习

腹部呼吸

仰面平躺，膝盖弯曲，双脚平放在地面上。将头和肩膀放在几个枕头上抬高。呼气，腹部充气，肚子变大。呼气，收缩，使肚脐向脊柱方向移动。想像着腹部肌肉变平，而不是收缩。开始的6个月间，可以在呼气、收缩的时候，让身体向前弯曲，到达大腿的位置，压缩，然后吸气恢复到原来的姿势。重复8～12次，确保全身中心位置在一条线上。

四肢支撑

四肢着地，开始时脊柱居中，成直线，后背不要过度弯曲或伸展。后背保持这个姿势，吸气，腹部鼓起，然后呼气，收缩肚子。想像着自己在将肚子按钮向上朝着脊柱的方向拉，不要弯曲脊柱。放松，吸气，慢慢做每个动作，然后重复8～12次。始终保持中间直线不变。这是孕期一个相当有效的练习方法，宝宝的重量加上地心引力能让你的肌肉有力量。

坐式

脊柱居中，笔直坐立。如果需要支撑，可以后背靠墙坐下。吸气，扩张胃部；呼气，收缩，收紧腹部肌肉。慢慢有控制地做这个动作，重复

8～12次。

小知识

热身

锻炼之前，先热身5～10分钟。最好的方法是活动肌肉、增加脉动率。身体将做好准备迎接额外的锻炼需求。热身的好办法是在户外走路或者骑脚踏车，或者再结合大量的上肢运动，比如手臂摆动和打圈，放松关节，使血液流动更通畅。

蹲式

站立，双腿分开，与肩同宽，膝盖和脚趾平行。往下蹲，直到大腿与地面平行。膝盖的位置不要到脚尖。想像着休息一下，重新获得健康，用臀部而不是脚腕带动身体。向上推时，重心转移到脚后跟，伸展臀部，收紧大腿后部。看看脊柱是否保持居中。头和胸部抬高，眼睛在水平线上。这个动作是一个缓慢控制的练习。重复16～32次或者一直练习直到肌肉感觉很累再停止，如果感觉身体不稳，可以靠在墙上支撑身体。

温馨提示

怀孕第6个星期，如果胎儿是臀位，或者你有静脉曲张、痔疮、前后部骨盆关节疼痛或者后背下方疼痛，记住不要进行深蹲运动。相反，应当坐在凳子上的时候，双膝位置不得高于骨盆，后背紧靠着墙。

侧躺

侧躺，小腿弯曲，伸展大腿。上下臀部保持垂直。大腿向上抬起30度，不要抬得过高，如果臀部不保持在一条线上，肌肉就不能有效地发挥功效。每边重复16次。

小知识

姿势

记住一定要检查自己的姿势。不当姿势会使身体变形，给后背造成额外的拉力。不断增加的子宫重量，身体会被向前拉，自己就会向后倾斜，这就会增加后背下方的弯曲程度、造成背痛。热身之后，听从自己身体的指挥，开始轻柔地进行锻炼，慢慢增强。在你的控制下做每一个动作，这样能够取得最大成效。要追求质量，而不是数量。

站立俯卧撑

离墙一个胳膊的距离站立，双脚分开，与臀同宽，脚后着地。双手分开，轻轻放在墙上，比肩稍宽。弯曲手肘，向墙的方向靠近，确保手肘越过手腕的位置，并且身体仍呈一直线（臀部成行，不要弓后背下方）。慢慢地向后推，回到开始的位置。可以增加斜度使动作难度加大，要重复8～16次。

坐姿划船

坐在地上，肩膀向下压。将一根运动带或管子绕到双脚上，手掌向内握住它，伸展胳膊，同时夹紧肩胛骨，向后拉手肘，直到双手移到胸前。有控制地回到开始的位置，要重复8～16次。

反转

笔直盘腿而坐，在胸前高度手拿一条带子或管子，双手与肩同宽。拉肩胛骨，手臂跟着做动作，不伸展手肘。将注意力集中在肩胛骨之间的肌肉上，想像肩胛骨之间有个硬币，而你在尽力挤压它。回到开始的位置，重复8次。

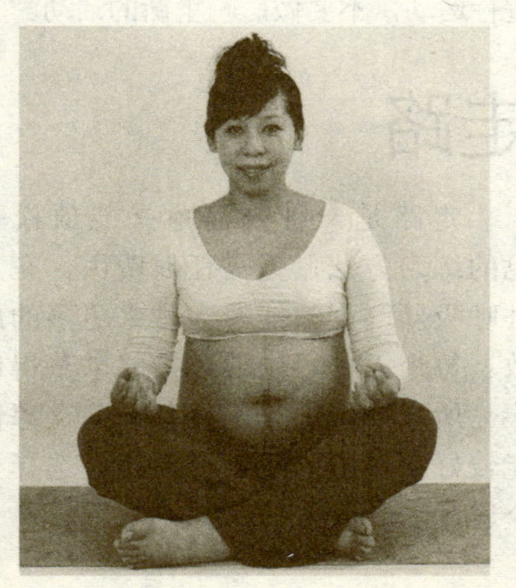

按压肩膀

双膝弯曲，直立坐在椅子上，双脚平放于地面。双手在身体两侧肩膀的高度，各拿一个哑铃，掌心向外，胳膊肘向两侧缩。向头部上方伸展手臂，双手稍微向中间靠拢，胳膊肘不要弯曲。弯曲手肘，回到开始的位置，胳膊肘靠近身体两侧，重复8～12次。

弯曲双头肌

双脚分开，与肩同宽，或笔直坐在椅子上。向两侧伸展手臂，双手各持一个哑铃，掌心朝向膝盖。慢慢向肩膀方向弯曲胳膊，转动前臂使掌心上方对着肩膀。慢慢回到开始的位置，整个动作，始终保持手肘到手腕绷紧，重复8～12次。

三头肌反扑

站立，一只腿在后，一只手放在向前弯曲的腿上，身体稍微向前倾斜。另外一只手持一只哑铃（与伸展的腿同侧），弯曲手肘，抬起与肩同高，手放在臀部上，掌心向内。在这个位置伸展手肘，手臂始终贴近身体，肩膀抬起。回到开始的位置。手肘和肩膀应当始终在一个位置。

有氧练习

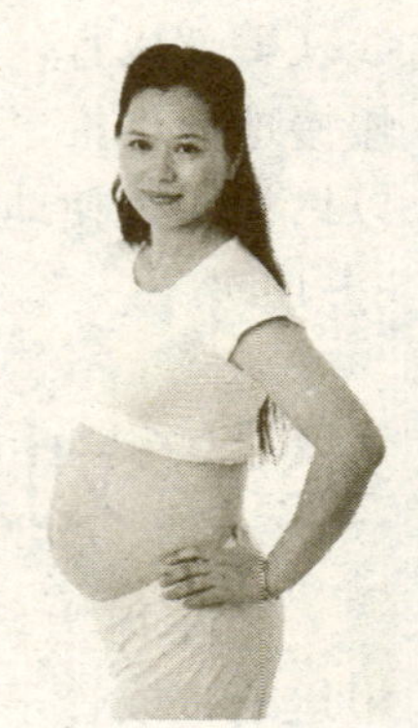

如果你习惯于在外规律性地工作，就可能需要随着怀孕的进程调节自己的锻炼计划。比如，一般迈20厘米的台阶，怀孕25周的时候，迈10厘米的台阶已经足够，并且还能进行好的有氧运动。

作为平衡项目的一部分，需要每周做3～4次20～30分钟的有氧练习。

选择自己喜欢的一些动作，就是适合自己健康状况的、能够不间断地进行练习的动作。你应当能感觉到身体被推动，但不是上气不接下气。随着怀孕进程的发展，需要减少练习的强度或者减少每次练习的时间。

利用台阶

如果你参加了练习班，这个运动会比较安全有效。记住要按自己的步调进行运动，不要做影响平衡的活动。

走路

走路是一种既简单又能放松自己的练习方法，无需任何费用，在户外呼吸新鲜空气能给人带来更多的成效。每个人都可以通过走路来获得健康。所需要做的就是准备一双支撑性能较好、合脚的运动鞋，还有选择一个适合走路的地方。

步调由自己控制。可以柔缓、适中，适应之后也可以快走。

可以走2个小时或者30分钟。如果步调适中，应该多走一段时间，以达到和快速短时间步行相同的训练效果。

舒服地大步走，胳膊自然摆动。可以弯着手肘，更快地摆动胳膊，这样腿也会活动得更快。

用后脚的脚尖向前带动每一步，让脚踝全方位活动，脚后跟先落地。

注意走路的姿势。从手腕开始活动，收紧腹部以防止后背呈弓形。

游泳

水中有氧运动能使人感觉很轻，因为人体重量被水支撑了起来。大部分休闲中心和健身俱乐部都专为孕妇设立了水中有氧练习班。你可以和朋友们定期去游泳，不断增加每次练习的时间或练习的次数。如果受过有关保持好节奏、不经常中断练习方面的训练，你就会获得相当好的有氧训练。唯一的负面影响是，由于人体重量被水承载而不是被骨头承载，这种运动不能增加骨头的强度，所以游泳应当只作为训练计划中的一个部分来进行。

Q 我怀孕了，在游泳的时候应该注意什么？

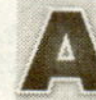

A 将运动时间控制在1小时以内。对你来说，游泳过程大致可分为准备活动、正式运动和整理运动这几个阶段。在1小时的时间内按照顺序进行上述几项活动就不会给身体带来过重的负担，此外，以前不会游泳的人还可以酌情减少游泳的时间。

要记住，你游泳并不是为了提高自己的游泳水平，它最大的好处在于水的浮力可以减轻隆起的腹部所带来的负担，这样，不管是谁都可以轻松地进行较为自由的活动与锻炼。

孕妇瑜伽

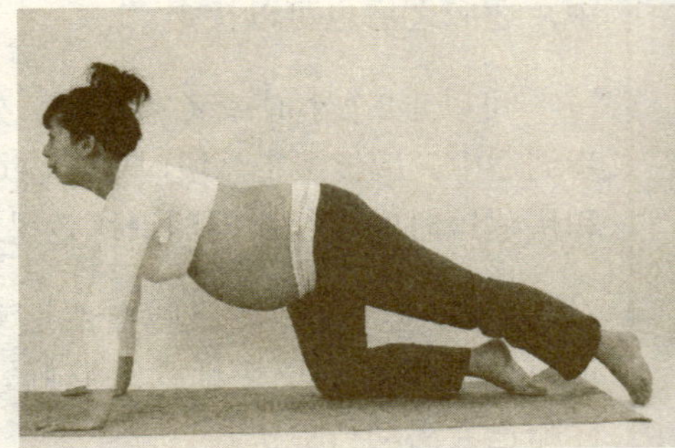

瑜伽是起源于数千年前印度的一种健身方式，意思是指思想和身体之间的联系。练习瑜伽的目的在于在这二者之间储藏平衡并带来和平的感觉。瑜伽是一种积极的放松，通过伸展、调节身体，使孕妇改善体力，消除紧张情绪。只要你在自己个人限度之内练习，不过度进行伸展，在怀孕期间和生育之后练习瑜伽是很安全、很有益的。散步时，瑜伽的姿势就能得到锻炼，这样做的人们基本上都很健康。现在人们的生活方式与以往不同了，如果瑜伽练习与能调节身体的基础训练程序相结合进行锻炼，会更有效果。

作为一种训练，瑜伽最基本的目的是要通过横膈膜和肺部充分自如的运动练就舒适、平衡的姿势。这种身体和呼吸的融合会使人达到一种不自觉的状态、集中精力进行沉思。数千年间，人们想出并练习了大量的姿势、运动和呼吸练习，从而使身体得到放松和平衡，改善循环和呼吸系统并且能够提高意识。瑜伽不需要跟沉思或者想像结合在一起，尽管人们可能都将二者结合起来做。每次你进行练习的时候，伸展身体、增强体力、平衡身体各部分，推动全面的安宁感、体力和精力，减轻身体和心理上的疾病。很多姿势看上去很简单，但在体内有意识地进行练习时，伸展脊柱、进行呼吸运动，它们是有活力的，同时你的身体会放松并且充满力量。

本书对很多瑜伽姿势进行了改编，以适应怀孕期间和产后女性的身体变化，帮你为分娩做好充分准备。对于大多数尝试过瑜伽的女性朋友来说，瑜伽是增加怀孕乐趣、减轻平常的不舒适感，如后背和盆骨疼痛、心痛和精疲力竭的最好方式。对于产后的女性来说，瑜伽也是在身体恢复期开始练习的一种运动。

参加瑜伽班最大的收益就是与有经验的教练和其他女性朋友共同分享滋养的效果，她们其中一些人已经有了宝宝。呼吸和“公开式”相结合，和他人共同合作能带来和谐感和信任感，能提高大家之间诚实、公开的交流。这往往开始于一些大家共同的想法，并能进一步发展成长期的朋友。

让自己感到舒适

躺下来或者坐下去，确保后背能很好地靠着墙。自然呼吸，开始每一个阶段的练习，你可以独自练习，也可以和资深的瑜伽练习者一同练习。重要的是让你自己随着录音中语调迟缓、声音柔和的指导进行练习。

自然地呼吸

闭上眼睛，身体固定到某个位置，放松全身的肌肉。从容地进行练习，要注意呼吸，努力排除其他所有杂念。不要以任何方式改变自己的呼吸方式。呼气和吸气时，简单观察自然的节奏和体内的运动。

把手放在下腹部，或者将注意力集中到这一部位。现在随着呼吸进入并离开自己的身体，感觉吸气时下腹部上升到手的位置，呼气时又移走了。每次吸气都会感到肺里充满了空气，而呼气时又变空了，这是一个自然的、习惯性的过程。伸展脊柱，随着呼吸自然加深，肺部和胸腔能够不费力并且不受伤地展开。

呼气结束时，直到下一个呼吸开始之前要有一个短暂的静止。吸气结束时，在呼气开始前也有一个短暂的静止时间。

每一个呼气结束时，尽量多呼出气。慢慢地你会呼吸得更充分、更舒适。你会感到吃惊，健康的呼吸让你充满新生，每次呼吸都会带来新的活力，放出身体所有不需要的废物。

接下来的几分钟，继续以从容、舒缓的节奏进行呼吸。

坚持每一步呼吸并完全集中注意力，会净化你的思想，使你充满能量。当你的身体和思想如此安静时，对体内运动的意识就会提高。自己会感觉到心脏跳动，也会感到无穷的能量在流动。时间长了，你会习惯这种感觉，自然呼吸会让你感到非常舒适。身体也会自动进行充分呼吸，你会本能地通过呼吸来放松自己，使自己充满能量。

要学会保持注意力会花费很多年的时间。如果思绪不断涌现到脑海里，试着观察它们，让它们从心里消失而不随着它们转。你要做的是重新将注意力集中到自己的呼吸上，注意力不集中时，不要失望，因为每个人每次情况都不相同。相反，到这时候，要学会保持放松状态，并享受放松带来的安静时刻。

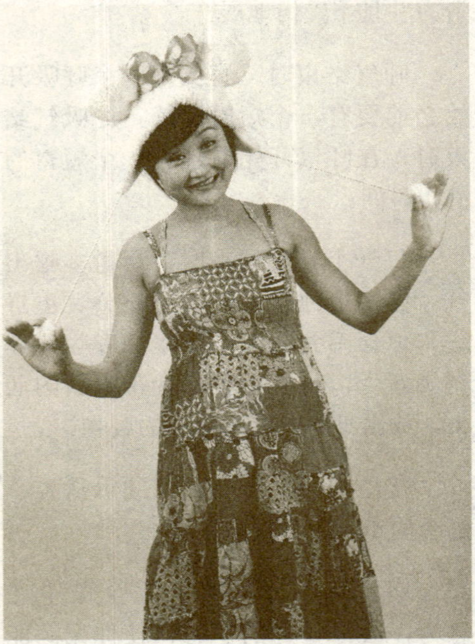

呼吸时数数

这个练习在任何地方都能做，会使你慢下来或者平静下来。

吸气时慢慢数到四或五，使肺部慢慢充分扩张到最大限度。

吸气达到最高点时暂停一小会儿，保持全身放松，然后呼气时同样数到四或五，或者就是慢慢地呼气。多重复几次。

深呼吸

这个练习会帮助你放松自己，融入到瑜伽练习中来。或者在你放松的最后时刻，这个练习会对你有帮助。它对失眠也同样有效果。

慢慢地进行深呼吸。呼气时充分清空自己的肺部，停一会，接着吸气，使气体充满整个肺部。吸气时，默默对自己说："我再做一次吸气"；呼气时，告诉自己："我再做一次呼气。"

下一次呼吸时，告诉自己："我第二次吸气，我第二次呼气"等，共进行5～10次呼吸。

中断的呼吸／间隔呼吸

如果感到焦虑或者呼吸短促时，做这个练习会有帮助。它能扩张肺部，充分储存气息。

开始时慢慢吸气，然后停一会儿，不要绷紧身体任何部位。再多吸点气，接着再停一次。吸气达到呼吸最高点时，暂时停下来。

长时间持续呼气来释放呼吸，放低脊背。

吸气时如此循环3次暂停之后，再换到呼气暂停循环3次。

想像一下往玻璃杯里加水，每次加1/3，直到它完全被加满，这可能对你有所帮助。

有声呼吸

呼吸时发出声音，是一种释放压力和痛苦的自然方式，分娩时你会本能地发出声音。如果你习惯了有声呼吸，以后在宫缩时就不用压抑情绪了。

舒服地跪着，或者臀部坐在一堆垫子上或一个矮凳子上。放松肩膀，让胳膊松弛地下垂。吸气，慢慢抬起胳膊，举过头顶。接着呼气时放下胳膊，深深地发出声音，重复4次。

向四周伸展手臂，达到肩膀的高度。张开双手，充分呼吸。呼气时深深地发出声音，弯曲胳膊肘，用手覆盖心脏。吸气并打开手臂，重复4次。

呼吸时喃喃而语

这一练习会帮助你在分娩练习时集中或均衡体力，并且练习习惯自己分娩时会发出的声音。

脸部肌肉放松，尤其是下颚、舌头和嘴唇周围。

微微张开嘴，通过鼻子深深吸气。

呼气时，使气流温柔地避开嘴唇，并发出轻微的喃喃声。

随着时间的流逝，多次进行喃喃的呼吸会使你感到越来越像顺着自己的声线和脊柱振动，温暖和平静的感觉会慢慢来到你身边。

保持姿势的重要性

姿势影响着整个身体：不但表现在它给人的感觉，也表现在它的作用。好的姿势有助于改善肌肉紧张状况，使你充满力量及活力。同时，它也能改善血液循环以及淋巴液循环，影响着营养物质摄入每个细胞的方式以及释放毒素的方式。好的姿势还能带动充分舒适的呼吸，提高氧气的供给量，释放出更多的二氧化碳。怀孕时，好的姿势也有利于胎儿。一旦学会并养成了保持良好姿势的习惯，你会自动摆出这些姿势，这将改善自己的健康状况。

怀孕是改善姿势的极佳时机，因为此时你已经更加自然地意识到自己身体和体力的感觉。随着孕期的不断发展，姿势变成了调节自己坐、站和抱宝宝时减轻正常身体压力的必要因素。

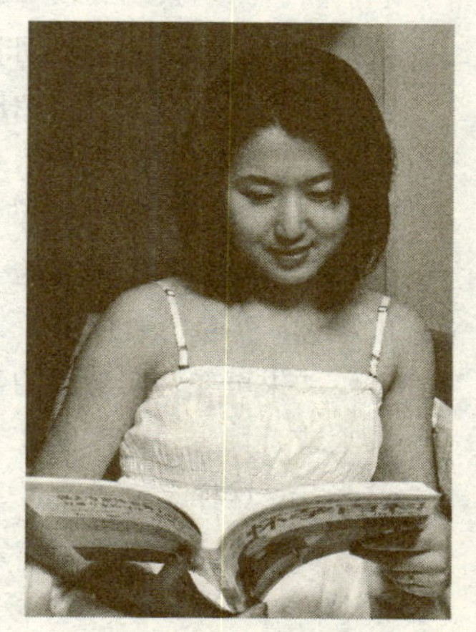

正确的姿势能确保骨骼均匀地支撑体重，消除背部和骨盆关节的紧张感。宝宝出生后的几个月或者更长时间，在你的身体恢复到怀孕之前的状态前，脊柱、韧带和肌肉是非常脆弱的。

良好姿势

关注姿势能在孕期保护你的身体，也能在宝宝出生后，在抱起宝宝、拿重物之前想着自己的后背、弯曲膝盖。确保后背不弯成弓形、四肢也不弯曲，要将宝宝或者重物对准中心并伸长自己的脊柱。

想像一棵树，树根从地面深深地延伸到土壤里，支撑这棵树，而上面坚固的树干和树枝向上生长、开花结果。人与它相似，从骨盆的位置来看，我们的腿和脚向下延伸，地心引力将我们定到地球上。有了这一稳固的基础，脊柱就能拉长，能使我们笔

小知识

保持姿势的方法

- 穿一双平底、支持性的鞋子。
- 不要单肩背很重的包，尽可能选择双肩背包，并让他人帮自己拿重物。
- 要在身体前面或中间拿东西或者抱宝宝；尽量避免让宝宝半个臀部坐在你身上；同时，拿重的安全座椅时要注意姿势，尽可能不要拿。
- 弯腰捡东西的时候，试着蹲下去，使用胳膊的力量，收紧腿部力量站起来；这样能够利用腿部的力量而不是背部，也能避免拉紧底部的脊柱。
- 不要同时向前弯腰并转动脊柱，比如要走到旁边的时候。
- 在家或单位坐着的时候，背靠椅子坐直，或用硬的垫子放在身后以支撑脊柱，或者在臀部下面放一个电话本使自己坐直。放松骨盆—感到引力—拉长脊柱，放松脖子和肩膀。将一只脚或双脚放在地板上，或者尽力将双脚抬高到一个小凳子或一堆书的位置，但要保证在孕晚期时，膝盖绝对不能高过骨盆。通过这种方法上身就能够保持垂直并开放，地心引力能使宝宝的脊柱和你的前身达到一种很好的位置，等待宝宝的出世。当你弯曲后背，抬高骨盆时，比如懒散地站着或坐着，引力会让宝宝形成不宜分娩的胎位，这会使分娩时间更长也更疼。
- 尽量不要有不平衡的坐姿，例如，当你盘腿坐着的时候，将身体的重心放到一侧的尾骨，并且弯曲脊柱。
- 如果可能，用舒服的盘腿姿势坐在地上或者将腿向前方伸展。将后背靠在一件家具上或者墙上，或者跪在一堆垫子或枕垫上。这些姿势能够帮助你保持脊柱伸直、骨盆张开，这样宝宝就能有更好的胎位了。
- 硬的床垫对你的脊柱会更好。

直地站着，自由地活动上半身。

基本的站立对于良好的姿态来说是很重要的。当你用这个平衡姿势舒服地站立时，会强烈地感觉到地心引力支持着自己，而上半身会感觉轻而自由。试着走动、旋转、拿着东西然后休息。不论到哪儿，站着或者走路，刷牙、做饭、排队或接电话，你都应当试着返回到中心位置：脚平行，重量平衡并伸展脊柱，你会感觉这个姿势很放松、很自然，并注意对全身的效果。

练习瑜伽前的准备

不论你想练习10分钟还是1个小时，重要的一点是要在一个安静、舒适的环境里放松自己。选择自己能感觉很好、不忙、家里很平静的时间进行练习。

手边放一些垫子和一个柔软的带子或鞋带、领带。可以在地毯上练习，也可以在瑜伽垫上练习，这样会更安全、更简单。你需要一面干净的墙来靠着它站立，穿着柔软宽松的衣服。

最好在练习之前1个或2个小时吃点东西，不要饱餐后马上练习。如果想饿着肚子开始练习，最好吃少量的快餐或者喝1杯牛奶或果汁。这样你体内的能量就能集中到呼吸和运动上来，而不是集中用来消化。

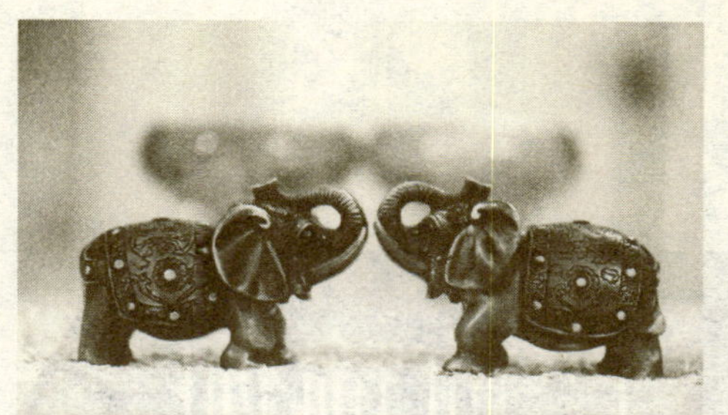

瑜伽是一种个人体验，与你身体上或情绪上的感觉有关。在开始练习之前，要花一些时间将注意力集中到自己身上。练习的时候，试着将注意力保持在自己的身体和呼吸上，体会并尊重这样感觉。如果某一种姿势或呼吸练习让你感觉不太好，可以自我修改或者不练。

最重要的是，让呼吸指引你进行每一个姿势练习。用自然、柔和的节奏吸气和呼气。不要屏住呼吸，肌肉需要氧气才能发挥作用，而且呼吸的持续流入能保持身体处于放松状态。慢慢做，即使只有一小段时间只能练习几个动作。每一个动作结束之后转入下个动作时动作要舒缓，只要觉得自己呼吸平和流畅，就坚持该动作。尽量不要使脸部、颈部肌肉和身体其他部位处于紧张状态。每个动作结束后休息一下。在结束一个瑜伽动作、开始下一个动作之前，最好放松几分钟，可以以舒服的姿势坐着或躺着，做简单的呼吸。

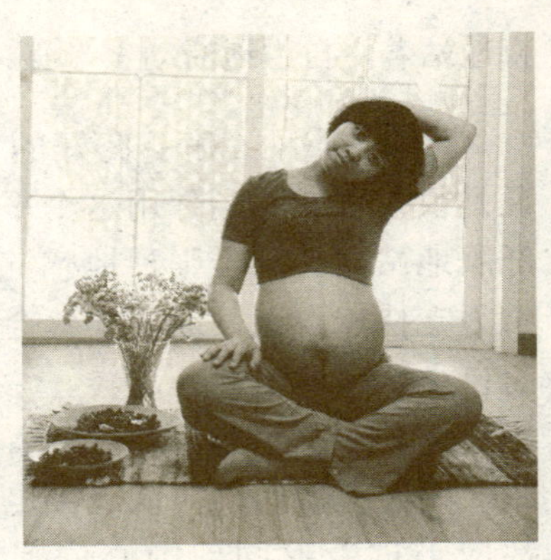

产前瑜伽

产前瑜伽动作

练习瑜伽时，听从身体的指挥，要在自己舒服的范围内进行练习。选择一个自己感觉舒服的空间，不要分散注意力，花几分钟的时间注意自己的呼吸和身体感觉的方式。接受自己的想法，尽量忘却任何让自己分心的担忧或兴奋，等到身体和思想恢复了精力之后再说。

颈部放松

心态平和。

脚踝交叉舒服地坐着或者跪着。放松肩膀，感到下半身（骨盆和腿部）向地面释放。把头向前低下来，轻柔地呼吸，感觉颈后部的伸展。慢慢将头转到一边的肩膀，然后向后转圈。如果觉得脖子很紧或比较脆弱，暂停一下，呼吸然后呼气释放压力。下颚、肩膀和膝盖保持柔软。头部持续转圈，可以改变方向。

安静地坐着

脚踝交叉舒服地坐着。就坐一个硬垫子边上以便支撑你的脊柱。正视前方，然后轻轻低下巴，拉长并展开颈后部。双手胸前合十。放松肩膀。这时你可能希望闭上眼睛。自然呼吸，感觉沿着脊柱的运动。每次呼吸，骶骨和尾骨向下放松，脊柱从腰部向上拉长。

鹰型手臂简单坐式

肩膀和脊柱上部放松。

舒适地坐下，感觉尾骨与地面相连接，骶骨和尾骨随着地心引力放松。胳膊伸展到肩膀的高度，打开胸部，拉长脊柱。将右臂交叉到左臂上至胸前，右手肘在左手肘内侧。围着前臂旋转，左手指尖放到右手手掌里。轻轻抬起手肘，放松肩膀，然后放低下巴以放开颈后部。感觉每次呼吸扩张至肺部底端，在肩胛骨后面伸展。每次呼气，释放前脊柱和肩膀的压力。保持几次呼吸，然后打开并晃动手臂，重复左手动作。

牛式胳膊跪姿

肩膀和上手臂放松，打开胸部。

在脚后跟和臀部之间放一些垫子上，坐在上面，以减轻双腿的压力。轻柔的慢慢呼吸，深入肺部，感觉下身放低而脊柱向上生长。左手抓住一根带子或者衣服领带，抬起胳膊绕过头，将拿带子的手放到脖子后面。伸出右手，伸到身体后面，抓紧吊着的带子，尽可能高一点，如果可以，尽可能够指尖。向前倾斜头部，使其离开手臂。伸展高的手肘，打开胸部。慢慢缓解肩膀和上臂的压力，伸长脊柱。屏住呼吸一会，然后重复右手动作。

注意：如果你有循环问题，比如静脉曲张、痔疮或抽筋，或膝盖脚踝较硬，最好坐在一个较低的凳子或大的支撑垫子上，将膝盖放低到地面。脚踝部若有轻微不适，试着用前脚掌跪着，跪在一个小垫子上，直到它们变得更加柔软。

尾骨坐式

坐在垫子边缘，脚底相对，膝盖着地。在两侧大腿下各放一个垫子，让臀部和内侧大腿慢慢支撑着伸展开。把手放在膝盖上休息。做几次轻柔的呼吸，每次呼气时都能感觉到地心引力使膝盖往下坠，不要猛烈撞击腿部。将双手放在身体后的地面上，向后倾斜，伸直脊柱（不要成弓形或下垂）。头部舒服地向前低。进行长长的、充足的呼吸，想像吸气进入脚并穿过腿和盆骨，充实子宫，扩展胸部，最后上升至头顶。

吸气能滋养你和宝宝，使充满活力的能量运行全身。想像着长长的呼气从头往脚移动，带走疲劳、焦虑、紧张情绪，让你感觉轻松、新鲜。

向外伸展腿部

腿向外伸展，双腿并拢，坐在垫子边上，将柔软的带子缠到脚上。双手抓住带子时，保持肩膀和手肘放松，伸展脊柱。不要倾斜身体或者用手拉带子。拉动后脚跟，会有一种沿着腿后部舒服的伸展感觉。放松双脚和大腿前部，想像脊柱呈S型弯曲，从尾骨上升至脖子。感觉自己的呼吸从上到下，轻轻地触摸每个脊椎骨节。做这一动作时呼吸几分钟，强烈感觉呼吸的运动。由于以这种姿势坐着并进行呼吸让你感觉舒适，脊柱会感到无限活力。

双腿分开向上抬手

在感到舒适的范围内，尽量大幅度展开双腿，以自己的坐骨前面为中心，脊柱伸直、拉高。伸展脚后跟，膝盖放松，享受双腿后部伸展的感觉。指尖接触地面，肩膀放松，胸部打开。呼吸时，集中精力做打开动作。让上身变轻，为下腹部创造空间，扩张肺部。在孕晚期，当你感到呼吸微弱、急促时，做这一动作会有帮助。

腿部分开向一侧伸展

双腿分开坐下，将右手放在右膝盖上。吸气，向上伸展左臂，右手沿着腿部向外滑动。眼睛望着左手的方向。呼吸至指尖，呼气时放松坐骨。保持肩膀上端向后，这样胸部就能打开。保持这个动作，呼吸4次。放松，重复另外一边的动作。

坐着扭转身体

脊柱旋转。

舒服地坐在垫子边上，双脚交叉。左膝盖缠上一个柔软的带子，左手拿着带子末端。伸展右臂至身后，拿住那根带子。将左手放在膝盖上休息。均匀地呼吸，放松肩膀，让气息穿过脊柱。感觉引力吸着骨盆。呼气，慢慢转到右边，从身体底部开始转动，接着是脊柱，然后是脖子，直到最后穿过右肩眼睛凝视前方。让呼吸在脊柱间流上流下，柔软流畅的保持这个动作。慢慢转回到中间。重复右边的动作。

猫式弓性

脊柱放松。

腿向外伸展，双腿并拢，坐在垫子边上，将柔软的带子缠到脚上。双手抓住带子时，保持肩膀和手肘放松，伸展脊柱。不要倾斜身体或者用手拉带子。拉动后脚跟，会有一种沿着腿后部舒服的伸展感觉。放出来。保持这个动作，呼吸几次，或者每次

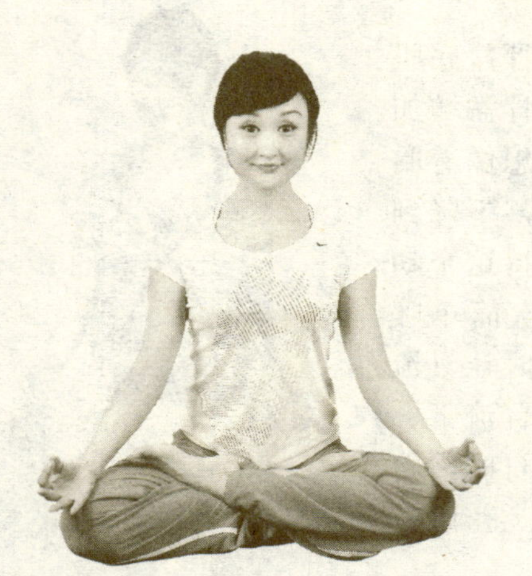

呼气时进行伸展，吸气时感觉怎么舒服就怎么放松自己，保持腹部和大腿放松。每天做几次这个伸展动作，会缓解后背疼痛。

直立跪着

双膝直立跪在两个垫子上。如果为了更舒服，可以靠一个低的桌子或椅座。放松头部、颈部和肩膀。轻轻地闭上眼睛，抛却杂念，向内转，体会体内的感觉。长长地、充分地呼吸几次，用鼻子吸气，嘴呼气。自由地摆动骨盆，没有任何限制。保持缓慢的呼吸，不要去控制它，就只是呼吸、活动，感受这个动作。

骨盆底练习

选择一个舒服的姿势，半跪或半蹲，如果喜欢可以用一个垫子，放在手肘和膝盖下。做几个简单的呼吸，全身放松，包括下巴、双手、腹部和大腿。闭上眼睛，想像骨盆底肌肉。简单呼吸。呼气时，压迫阴道和直肠。深深抬起骨盆，保持2秒钟。有控制地慢慢放松，让会阴和肛门括约肌周围完全放松，重复15次这些快速抬起动作。然后每个抬起分三个阶段作进行，间隔时暂停，深深地挤压骨盆内侧。用一个长而缓慢的动作放松自己，重复10次。最后，单独做10次快速抬起肛门括约肌的动作。

骨盆底肌肉的力量和状况，通过挤压和抬高得到了发展锻炼，能帮助支撑由于怀孕增大的子宫。宝宝出生时，好的肌肉状况能帮助胎儿进行必要的旋转，这样胎儿在通过产道时能光滑地移动。通过有意识地放松和柔软骨盆底，你能够调节自己的身体，生产时使它更容易张开。骨盆底练习同时能够增加整个骨盆部位的循环，能够减轻痔疮和静脉曲张的症状。宝宝出生之后，每天最少做50次，做到100次，直到能轻松地做这个动作。然后以后每周重复几次，以保持骨盆及外阴部的健康。

深蹲练习

双脚微微分开站立，脚尖朝外。呼气、屈膝、骨盆向下，直到蹲下。保持膝盖和脚踝强有力地张开，注意不要向内倒。如果觉得需要支撑，可以在脚后跟处放些垫子或卷着的瑜伽垫，或者骨盆后面贴着墙试着往下蹲，放松骨盆底肌肉。感觉骨盆增加的空间，想像着胎儿头向下，下降到产道。保持这个动作，做5次简单呼吸，呼气时让气流从中心位置流下、流出。起身时，将手放在地上，跪着向前。

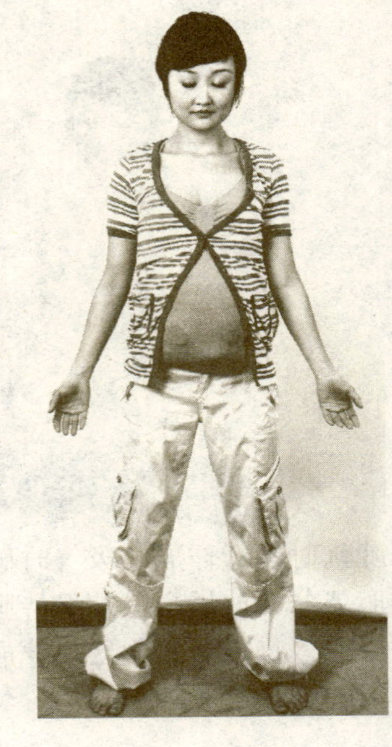

山式姿势

舒服站立，双脚分开，与臀部同宽。脚后跟向外，使脚外部边缘平行。感觉骶骨和尾骨放松，好像有一条重的尾巴垂下，但是不要弯曲骨盆，这能帮助解除骨盆关节和脊柱底部的压迫。放松膝盖骨和大腿骨，肩膀向后放松，两只手臂顺着身体两侧下垂，不要弓背，头不要歪，下巴微微垂下，伸展颈部后面。轻柔地呼吸，呼气时，脚后跟放下，脚底全面着地。你会感到腰后部、膝盖和脖子放松，脊柱生长。当你的脊柱恢复原来状态，连接的肌肉变得平衡，不均匀的紧张感释放出来，肺部能够轻松扩展。

胳膊高举呈三角形

采用基本的站立姿势，能感觉到自己的重心，均匀地保持平衡，脚后跟着地，重心转移到右脚，左脚向前稍微迈出一小步，让两

温馨提示

怀孕时长时间站立会不舒服。做那些让你感觉舒服的动作，不要强迫自己。如果感觉头晕昏厥，要马上靠左侧躺下来，直到这种感觉消失。如果稍感不适，试着站立的时候轻轻地晃动一会身体。如果有高血压或低血压，就少站一会，只能在你完全舒服的情况下做这个动作。

条腿与地面构成一个三角形。让身体大部分重心从右腿转移到右脚后跟，脚后固定到地面。双脚不动。呼吸，放松上身。轻柔缓慢地呼气，手臂向上伸，一直伸展到头部上方，腰部往下的身体部位用力，腰部往上的身体部位变得轻而自由生长。这个姿势使人感到很有活力，保持呼吸、打开身体。休息一下，然后在重复左脚的动作。

向前弯腰站立

双脚稍微宽于臀部站立，脚后跟向外，重心落到脚后跟上。手掌在骨盆后合在一起，然后将指尖抬到后背中央。（如果感觉不舒服或弓着脊柱下方，可以将另一手的手腕放在骨盆后。）放松骶骨，随着呼吸向上。呼气时，从臀部慢慢向前弯下身体。胸部打开，肩膀往后，脊柱拉长，放松头部。呼吸，放下脚后跟，拉长脊柱。

鹳式姿势

身体右侧距墙一个手臂的距离站立，如果需要，你可以扶着墙保持平衡。以山式姿势开始动作，转移重心至右脚。弯曲左膝，在身体后抓住左脚，以伸展大腿前部。稳定住身体之后，慢慢地向头顶上方伸出右手臂。随着呼吸，右脚放到地面上，向前伸展指尖，享受呼吸的流动和开放。重复左侧的动作。

深度放松

左侧躺下，双膝夹着垫子，以平衡骨盆避免扭伤。向上伸展右臂，然后沿着身体右侧向前伸展，把手放在臀部上休息。放松身体，让大地承载你全部重量。体内尽量深度放松，抛去繁忙的思绪。以柔和的节奏进行呼吸，平静下来。按摩脆弱的部位，呼气释放疲劳和紧张情绪。

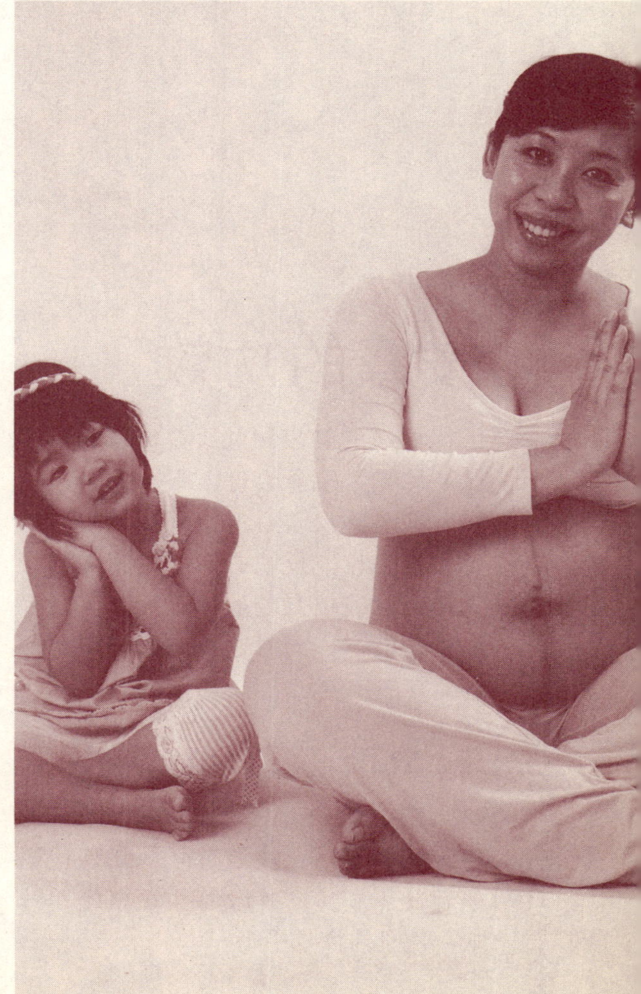

按摩的作用

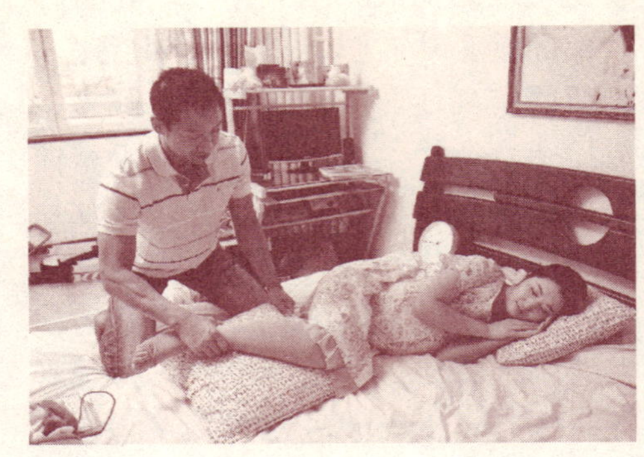

按摩的功效

内在的触摸和健康直接影响着皮肤，比如，疲惫会使人眼前发黑，皮肤发红能够反映心情。同样，皮肤的感知能力也能反映心情。按摩能刺激人体经脉线位置处的针压关节，以平衡体内能量，同时这也能影响所有内部器官的功能。

放松

副交感神经系统被激活，释放内啡肽激素，这能通过降低新陈代谢率、血压和焦虑并改善循环系统和睡眠，使身体恢复平衡。

刺激皮肤、提高免疫功能

按摩能使皮肤气孔保持张开，减少毒素，治疗剂能被皮肤充分吸收，同时也能协助淋巴液的流动，淋巴系统能将免疫细胞带到身体各部位，能祛除废物。

促进最佳的肌肉和关节运动

按摩能够减少运动之后产生的僵硬和疼痛。同时做一些柔和的关节运动，也会帮助保持关节的可动性。

减少痛苦知觉

按摩能刺激大脑释放内啡肽，也

就是还扮演镇痛的角色，占领着通往大脑的感官路径，“打开门”发出一些痛苦指令。同时，它还能降低压力激素的水平，在分娩的时候是非常有用的。

怀孕后大部分妇女抵抗力变差，动不动就感冒，出现头晕、头痛、咳嗽、鼻塞等症状，如果孕妇害怕吃药对胎儿有不良影响，可以试试穴位按摩法，来达到预防与治疗的双重效果。另外，准妈妈特别容易感到疲劳、睡不好，也可以经由穴位按摩加以改善。但按摩前一定咨询医生。

按摩力量

男性的手劲较大，所以准爸爸帮孕妇按摩时，手法应温柔平和，用力要轻重适宜，而且每个人的承受力不同，要以孕妇感觉舒服最重要。用力过猛、刺激太强易生反效果。承山穴等穴位只要稍微压按就难以忍受，应适可而止。

一般原则为先轻后重，活动范围由小到大，活动速度也要先慢后快，力量恰到好处，既要有效又要让孕妇感到全身轻松，不适症状好转。同时，要经常观察孕妇的表情，以及询问其感觉如何，若出现不良反应就要立刻停止。

各项不适症状若在经穴位按摩后未见改善，反而日渐严重时，表示你的症状不轻，务必寻求医师治疗，以免延误病情。

按摩部位

按摩前应对按摩的局部了解清楚，以免按摩造成伤害。随着胎儿发育，腹部穴位最好少去按摩刺激。另外，乳房、大腿内侧等容易引起子宫收缩的敏感部位，也不要加以刺激。

按摩时要避免按到下列穴位：

合谷穴：拇指、食指张开，位于虎口处，按压会促进催产素的分泌，具有催产作用，中医无痛分娩时用。

肩井穴：位于肩上大椎与锁骨肩峰端的连线中点。若刺激太强容易使人休克，可能对胎儿不利。

怀孕期间应避免按摩合谷、肩井二穴。另外，准妈妈若有到医院针灸治疗的需要时，务必先告知医师你已怀孕，以免误针此二穴。

在具体的按摩中，我应该注意什么？

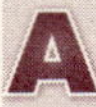

使用一些精油，例如，薰衣草或甘菊按摩可以使你和宝宝都能得到放松，同时也可以放一些抚慰人心的音乐。找一个不会被打扰的暖和的地方，可以是卧室，也可以是洗澡间的踏脚垫，关掉电话和手机。花几分钟时间减轻脸部、颈部、肩膀、胳膊和双手的压力，注意平静呼吸，重点是呼气。

值得关注的问题

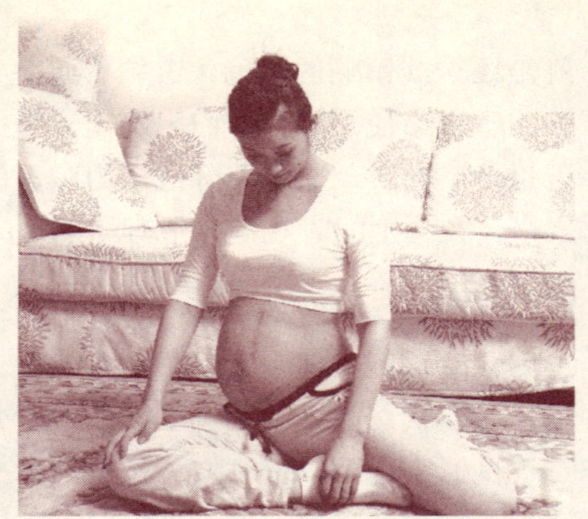

孕妇练习瑜伽安全吗

柔和的瑜伽锻炼不会对胎儿或孕妇造成伤害，也不会导致早产。

如果阴道出血，要停止任何运动并立刻就医。

当你感到头晕目眩时，尤其是站着的时候感到头晕，记住要采取左侧位躺下好好休息，直到这种眩晕感消失。

如果血液循环有问题，例如，静脉曲张或痔疮，不要做压迫骨盆的动作，比如蹲坐或前弯腰。平日里进行全方位的骨盆练习、膝盖、胸腔姿势练习能够有效地缓解这一症状。

如果前后骨盆疼，尽量不要把腿分开。

使用垫子，这会让你感到舒适，也能减轻关节方面的压力。

如果觉得脊椎骨很累或者有些弯曲，用后背下半部分紧靠着墙坐下。

如果别人建议你上床休息，你仍然可以进行练习，伸展上肢和腿部，能够帮助你保持活力、保持舒适感。

在孕期做运动，要注意什么

每3个月听取医生的意见，了解确认做哪些事情对自己来说是安全的。

定期在自己本身能力范围内进行锻炼。

不要耗尽精力，必要的话减少锻炼的强度，训练的时候可以讲话。

只有10%的女性能够保持怀孕之前的身材，不要定目标让自己一定要达到这种效果。

不要快速扭身、跳跃，避免大运动量，避免朝一个方向快速移动。寻找平衡点，然后再活动。

不要做会给任何关节带来阻力的动作。你会感觉更灵活，而不是强迫自己做，这样会伸展过度。当心不要摇摆或弯成弓形。

站立时，身体要保持笔直，均匀地利用肌肉的力量。

密切注意自己的感受，问问自己：“我热吗？我太认真了吗？”确保不要让自己身体过热。

锻炼之前、锻炼中、锻炼后都要喝足够的水。

锻炼前做一下热身运动，锻炼完之后做一下伸展运动。

穿舒服、宽松的、棉质衣物。在户外锻炼，要穿上热了时随时可以脱掉的外套；室内锻炼要确保房间通风良好。

如果感觉疼痛或出现出血或宫缩现象，要立刻看医生。如果锻炼时感觉严重喘不上气、心悸或者虚弱，要马上停止锻炼。

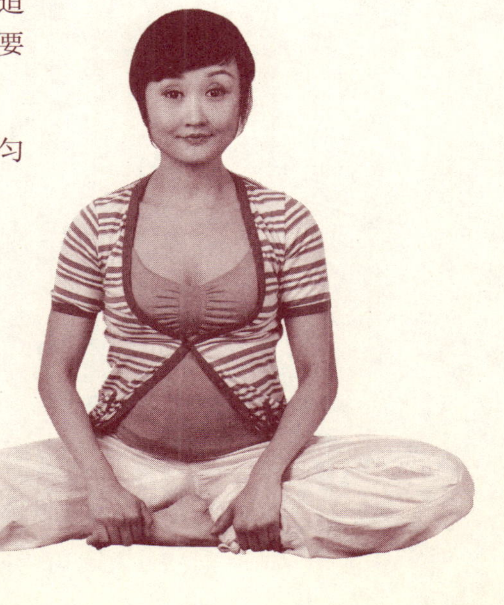

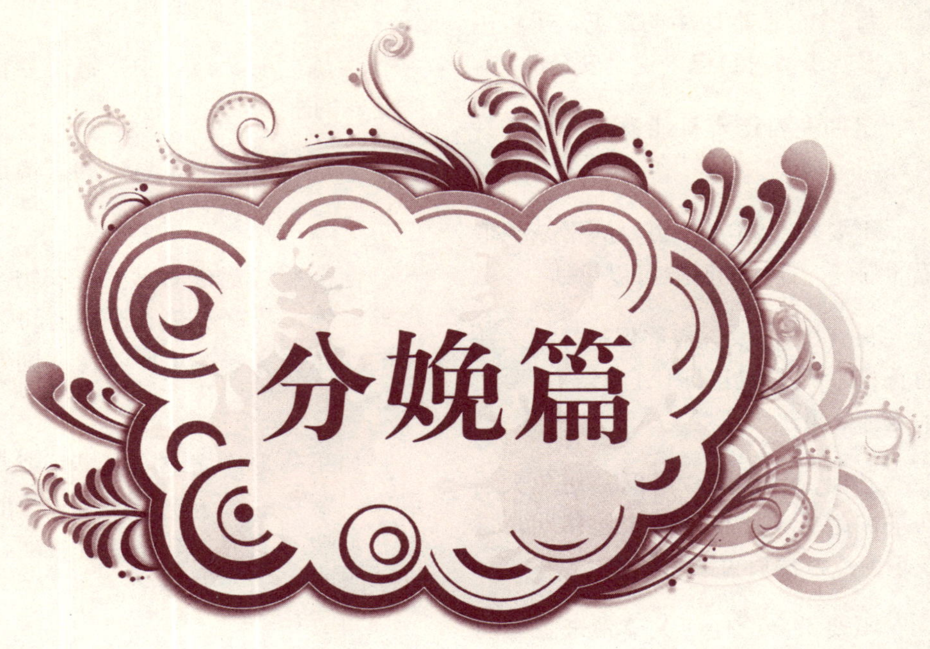
分娩篇

第一章

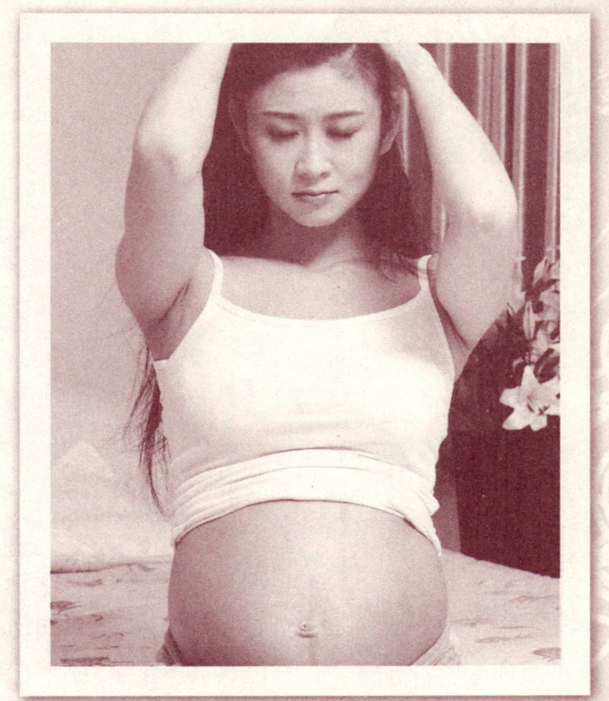

Delivery
分娩：和新生命重生

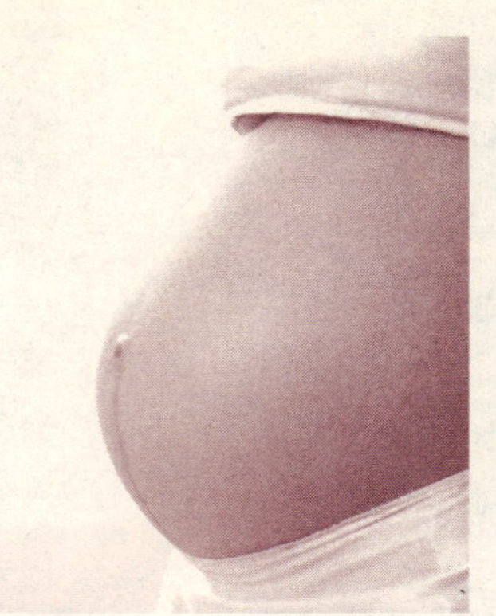

产前准备

产前生理准备

虽然在整个怀孕期间，子宫壁的肌肉都在做有规律的收缩，不过早期的子宫收缩与身体还没有达到同步，强度也不大，而且会受到机体的抑制，因为胎膜和子宫的蜕膜层会释放出大量的激素（包括黄体酮、松弛肽和前列腺素）以及氧化亚氮，促使子宫扩张，抑制宫缩，从而起到保护胎儿的作用。抑制宫缩的物质是氧化亚氮与黄体酮，松弛肽也能辅助子宫的结缔组织变软，促使子宫成熟、扩张。

几个星期后，到了孕晚期，在胎儿的作用下，子宫收缩加强，分娩进程启动。胎儿的这种促进作用，是通过启动一种先天的遗传机制和蛋白质分泌来实现的，分泌的蛋白质可以逐渐提高子宫壁肌肉的敏感性和收缩强度。同时，胎儿一天一天地长大，其活动对子宫产生的刺激性也增强了宫缩的强度。因此，双胞胎一般比较容易发生早产。

你和宝宝相互作用的机制非常复杂，共同影响着激素的产生和分泌。你和宝宝都会分泌催产素。宝宝的大脑发出信号，通过垂体腺到达肾脏附近的肾上腺，指导肾上腺分泌皮质醇，皮质醇刺激胎膜产生前列腺素，等到宝宝发育成熟时，前列腺素分泌出来，传送到子宫内侧时，会刺激子宫壁的肌肉发生收缩，机体的那种紧绷感就会变得越来越强烈了。这种收缩被称作希克斯收缩。接下来几周内，希克斯收缩越来越强烈，并且形成一定的规律。

你可能不会感觉到宫颈的变化。实际上，宫颈也在不断地发育中，直到最后成熟张开。子宫颈与子宫的底端相连，当子宫肌肉变厚，收缩变强时，子宫颈的肌肉反而变得越来越薄弱。随着分娩日期的逼近，在激素的作用下，子宫颈的结缔组织和肌肉变软，子宫颈壁慢慢地嵌入到子宫内。因此，子宫颈变得越来越短，并逐渐张开。我们将这一系列过程称作子宫颈的成熟，这种变化通常开始于分娩前第6星期，并且越来越显著。有些孕产妇的子宫颈一直没发生什么变化，直到产程启动才开始变软缩短，在这种情况下，产程一般会比较长。

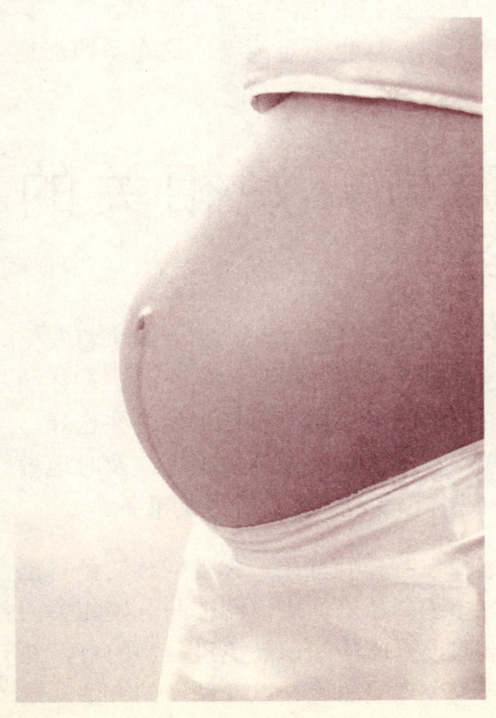

虽然产程的启动过程，从一定程度上讲，可以用激素的分泌来解释，不过这显然还受到许多情绪方面和机体环境因素的影响，比如你个人的健康状况、你的信心和精神状态、你的营养情况以及你的适应性，此外，还有宝宝的精神状态。

产前心理准备

要想实现顺产，还有一点也很重要，就是随时跟踪自己的情绪变化。对此，你可以向朋友和家人倾诉，也可以找接生员和咨询医师谈心，或者一个人静静地想想。

随着分娩日期的临近，大部分夫妇都会感到害怕。这其实也是很正常的，谁不害怕疼痛，谁不会为那些未知因素担心呢？而对于所有的女性来说，分娩是一个全新的经历，简直就是一件惊天动地的事情了。即使是剖宫产，分娩也将是你有生以来经历的最感人的一个场景。如果你内心太激动，得想办法冷静下来；如果你感到恐惧，就应该学会放松身心。要为分娩做好准备，最重要的两点是：一是充分了解，你可以有哪些选择，以及可能发生什么事情；二是接受一切，学会放松身心。

分娩时，你会把所有的精力都放在

腹部上，因为分娩是腹内的宝宝和子宫共同作用的一个过程。你的身体会受到直觉的牵引而发生各种改变，这些改变在分娩前几天，将通过情绪波动和精神变化充分地表现出来。

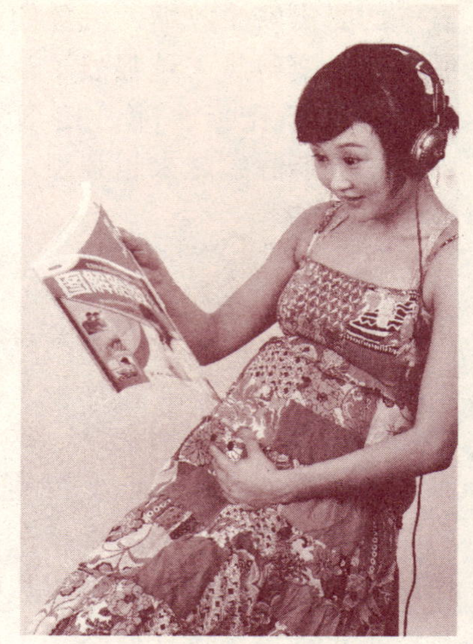

你的心境很有可能会显得超乎平静，休息时喜欢浮想联翩或者静坐沉思，比平时更喜欢睡觉了。此外，你会莫名地感到担忧，担心开支问题，害怕在分娩时宝宝出现问题。如果你还强烈地想要打扫卫生，为宝宝准备卧室，甚至想去烤面包，这也不足为奇，这在孕期都是很正常的现象。

明确与分娩相关的选择

不管现在的心情怎么样，你对未来将发生的事情越清楚，心理准备也就越充分。在怀孕的每个阶段，都应该明了自己可做哪些选择，只有这样，你才能在必要的情况下，及时地做出自己的选择，为分娩做好充分的准备。

从选择在哪分娩开始，你就应该清楚自己有哪些选择了参加培训班，阅读与分娩相关的书籍，掌握该阶段的知识。更进一步的有，熟悉有哪些减少疼痛的途径以及助产的方法。这

温馨提示

通常来说，对辅助治疗有所了解之后，就不会像以前那样一味排斥干预治疗了，而是能够从心理上接受一些必要的支持疗法。

时，你就会更加关注那些缓解疼痛的药物。

陪产人员的准备

分娩时，谁陪在你身边，他们的信心如何，都会影响到你的产程。如果你能够获得足够的精神支持和医疗支持，就可以放得更开了，身体也可以与宫缩充分地配合。如果陪产人员也心怀畏惧，你会受到影响，变得更加紧张。有时候，面对那么多女性，准爸爸会感到很不习惯，觉得自己对生宝宝的事情了解太少了，而在场的其他女性每个人都比他清楚。

可能你和准爸爸最后的决定，便是让朋友或者其他家人来陪产，而不是让他负责。不过，有的女性希望所有的家庭成员都能够到场。

准爸爸应该做的准备包括：了解分娩的每个阶段，熟悉缓解疼痛的方法，以及弄清楚有哪些医学辅助治疗。他可以采取看书、参加培训班或者陪你一起去做产前检查，当然，也可以是由你给他讲解。他可能还会替你安排日程，如果他对分娩的期望值很高，你们两个人最好分娩之前就先沟通好。

他还需要花大量的时间给你按摩，陪你练习分娩体位，跟你一起做呼吸训练。从中他也能够学到很多东西，如保持健康的体魄、注意饮食、建立自信等。和你一样，如果得到朋友和

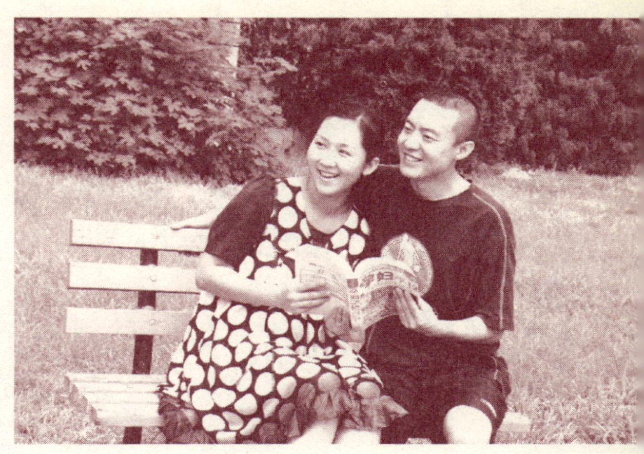

家人的支持，他的心情就不会那么紧张了。总之，如何合理安排和处理这些事情，将是他所要做的重中之重。

体力评估

挖掘身体潜能的方法有很多，怀孕期间，可以运用多种评估方法，评价自己分娩、照顾宝宝的能力，做这些评估可以帮助你树立信心。

评估的项目包括：你对准爸爸和其他协助人员的信任度，以及你对自然分娩的信心。如果你现在就可以确定自己在分娩时，将有其他人为你提供协助，当然就更有信心进行自然分娩了。

虽然谁也无法确定分娩时会发生什么事情，不过，你可以通过做一些放松身心的练习、运动、呼吸锻炼，运用想像，使自己放下思想包袱，快快乐乐地度过孕期。

还有许多方法可以帮助你树立信

心，比如了解宝宝的生长发育状况，想像他正以最佳的胎位安详地躺在你的肚子里，提醒自己，不止是你，宝宝在分娩的过程中也很重要，因为有一股内在的动力在催促着他从产道中挣脱出来，从而促进分娩顺利进行。

分娩地点的选择

对整个分娩过程的印象，主要取决于你在分娩时的感觉是否比较舒服，以及你感受到的信赖水平的高低。精神支持和关爱可以减少压抑感，促进分娩的顺利进行，使你在宫缩时可以凭自己的感觉自由活动，提高宫缩的效率。即使让谁来陪产比在哪生产更重要，但是周围环境也是不能忽略的，好的环境可以促进你充分调动体力生产，此外，好的环境可以提供必要的分娩支持，同时为新生儿提供一个适宜的接生环境。

究竟是在家里分娩，还是在医院分娩呢？两种情况差别是比较大的。另外，还有一些地方也可以提供很好的分娩环境。在同一个社区中，可能不止有一个医院，你最好尽快选择好地方，这样就可以提前知道医院的地点，了解该医院的产科技术水平，预定需要的辅助治疗措施。

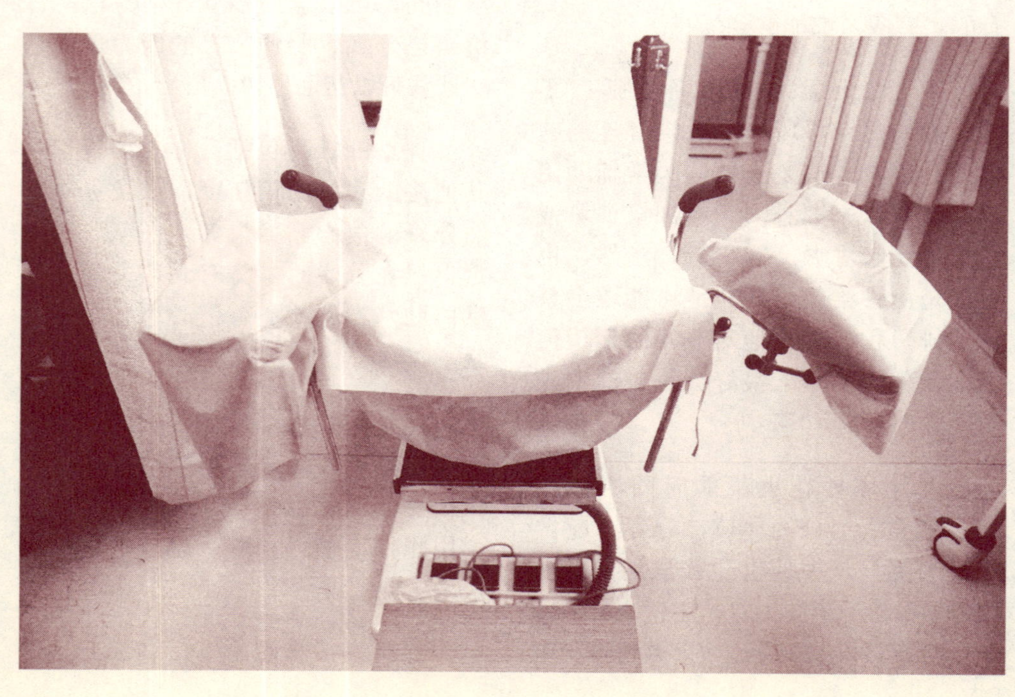

产前物质准备

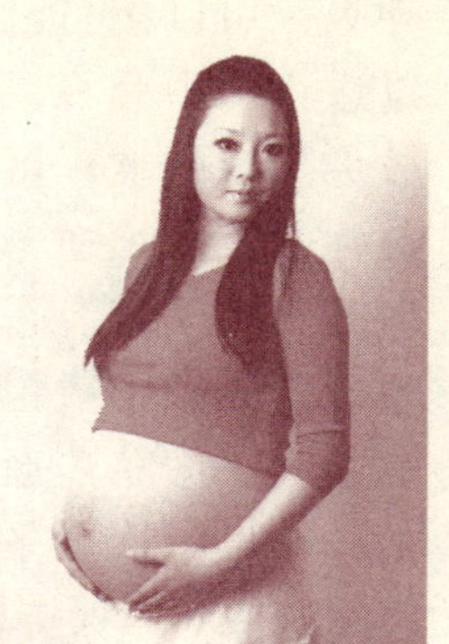

分娩环境的重要性

选择熟悉、舒适的分娩环境很重要，因为在这样的环境中，你可以放松心情，有一种由内到外的安全感。同时，体内释放的促进分娩的激素也比较多，其中有些激素还能够使你感受到爱，具有缓解疼痛的作用。在实地考察医院时，你可以将随身携带的一些个人用品留在医院里，也可以试着将房间里的灯光调暗。等到你临盆时，周围环境给你的感觉会被放大，好的环境可以让你感到更加舒服和安全。

当分娩的环境布置得比较安全、舒适时，分娩进程一般能够按照自然分娩的时间和规律顺利进行。分娩的过程是一个自然而然的过程，或者说是完全自动的过程；子宫也自发地收缩，自发地扩张，自发地为分娩做准备。

在激素的作用下，孕妇开始了分娩的历程：子宫开始收缩，并且以一定的规律维持下去。此外，激素还能够促进机体放松，缓解疼痛。

人类分娩时要把周遭的环境布置得安全、舒适一些，这样，“爱的激素”才能够自由、大量地分泌。如果产房比较舒适、隐秘，那就更好了。你可以把它布置成一个温暖、舒适的卧室，就如自己的家一样，有着淡雅的灯光，可以自由自在地走动、呼吸，可以按自己的想法摆体形，可以进行水中分娩，还可以大声说话，放你想听的歌，可以使用顺势疗法，跟你的丈夫呆在一起，还能够在里面做芳香疗法或者带上你的草药枕头。嗅觉是一种很敏锐的感觉，对人的影响很大。中草药通过散发香味刺激嗅觉，可以给人带来愉快的心情，帮助你稳定情绪，保持自信。

分娩时，爱和被爱、舒适感和自信，可以减少并发症发生的危险性，避免采取一些不必要的医学干预措施。

医院的选择

现在的医院类型多样，大小不一，如社区医院、区医院和大的教学医院中的妇产科等。要判断哪个医院比较合适，需要综合很多因素，不过其中有些因素更为重要。比如，医院的伙食不是很合口，但是，如果有着充满爱心、善解人意的接生员，伙食不好是可以忍受的。最终做什么样的选择，要看你的想法，以及宝宝的健康状况。如果宝宝需要特殊的监护，就得找一个比较大型的医院。

住院前应带的物品

怀孕期间可先跟接生员聊聊，了解你可以带哪些私人物品，以及缓解疼痛的自然药品或者补品。打包时，记得给宝宝也准备点东西，其中最重要的是尿布和衣服。然后，要搞清楚医院提供哪些物品，有些医院提供一次性的尿布，不过这种尿布洗了也可以再利用。有些医院会提供宝宝的服饰，更多的医院则是提供毯子。大部分的医院都会有空调，室内比较温暖，所以你不用为自己和宝宝配备太多的衣服。不过，在回家的路上就不一样了，必须注意保暖。

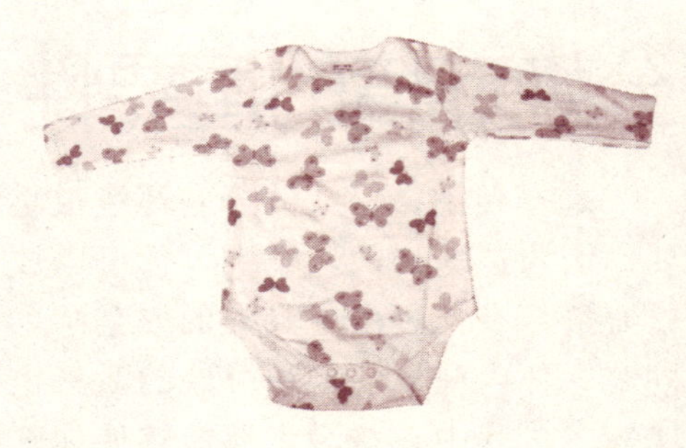

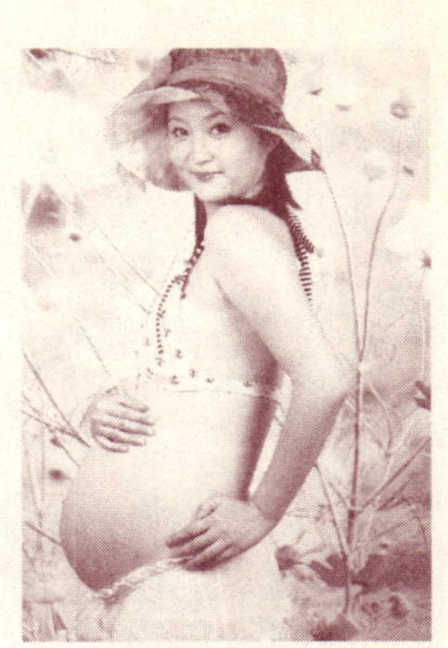

分娩方式

自然分娩

“自然分娩”意指不使用任何镇痛药的分娩方式。有许多女性确实能够做到不需要任何的医疗干涉顺利产下婴儿：女性的生理结构本来就适合自然的分娩方式，可以承受一定的痛觉水平，况且还有很多纯自然的方式，可以促进分娩过程的顺利进行，维持一定的体力，并将疼痛感减到最小程度。不过，通过医学方式缓解疼痛或者提供分娩支持，整合了传统的分娩技巧和现代医学的优点，能够给孕妇提供最大范围的选择余地和舒适性，从而确保产妇和宝宝的安全，这要比是否采用了自然的分娩方式重要得多。

剖宫产

人们通常所说的剖宫产是分娩的一种方式，是在因产妇骨盆小或宝宝大不能阴道分娩，或宝宝在子宫内缺氧等而采取的分娩方式。

在哪些情况下要进行剖宫产手术

剖宫手术的实施除了应本人要求采取外，在自然分娩可能危及母体与胎儿生命时或产道、娩出力、胎儿、胎盘发生异常时均可实施。

譬如胎儿头部不均衡、前置胎盘、胎儿头部遭胎盘阻碍而致使母体大量出血，或原因不明的胎儿心音不良、子宫口不张开、母体患心脏病等无法以自然方式分娩时均可实施行剖宫产。

此外，胎盘早期剥离或子宫破裂，以致胎儿死亡而欲挽救母亲时也可施行剖宫手术。

1. 脐带通过子宫颈脱垂(脐带脱垂)。

2. 前置胎盘(这是一种不常见的情况。由于胎盘附着于子宫壁的错误部位——如子宫下段或者直接覆盖在子宫内口所致)。

3. 胎盘从子宫壁剥离(胎盘早期剥离)。

4. 胎儿呈现极度的窘迫症：在每次宫缩，如果胎心率慢或“胎心变弱”(低沉)时窘迫症是明显的，当每次宫缩之间出现心率慢时则窘迫症更加严重——这将会在电子监测仪上显示出记录结果；或者羊水内混有胎粪时亦为胎儿窘迫症表现，因胎儿缺氧可引起肠蠕动增加，使胎粪排出于羊水中。胎儿肠蠕动可提示窘迫症。

5. 为了某种原因，如胎儿需要提前娩出，进行引产分娩对胎儿和母亲来说被认为是无必要的冒险。

6. 若胎儿非常大或有头盆不相称，即胎头大于骨盆腔者。

7. 胎儿臀位往往采用此法分娩，特别是在美国。

8. 上次有剖宫产史者，这是最常见的手术原因。

9. 任何性质的子宫感染。

10. 严重的阴道感染，如生殖器疱疹。

11. 子宫颈未能扩张者。

12. 产钳牵引术也未能娩出婴儿者。

13. 严重的RH不配合者。

有的情况要到分娩已经开始才能做出决定，其结果就是作紧急的剖宫产术。除非你已作硬脊膜外麻醉，否则要采用全身麻醉方法进行手术。

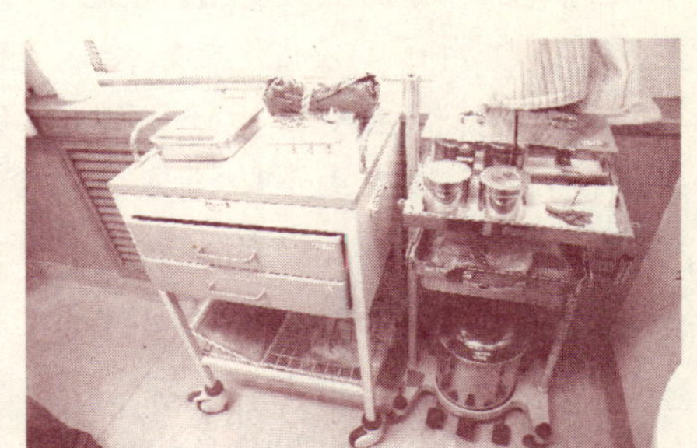

临近分娩

入院后的注意事项

在去医院的路上，你最好先打个电话通知院方，让他们提前做好准备。当你在宫缩间歇期想要散步或者休息时，可以叫丈夫帮你。

从家里分娩到向医院转移，你的精神状态也会发生巨大的变化，这需要一定的时间适应。在你转移的途中，宫缩很有可能突然消失，这可能需要再等上1～2个小时的时间宫缩才能恢复。陪产人员会一直陪着你，协助你保持稳定的情绪。等到你已经适应环境，开始做相关检查时，他们会帮助你协调呼吸，陪你度过分娩全程的一分一秒。

入院后的医学评估

医生会询问你和你丈夫的感受，并且为你做体检。等到腹部检查完毕后，她就能够大致知道你宫缩的强度，推测出羊水的量及宝宝的大小和位置。此外，医生还会测量你的脉搏、体温和血压，并且与你的病历记录簿上记录的资料相比较。

为了检测你的子宫颈是否已经开始扩张，医生会要求你做个阴道检查。虽然接生员更希望你躺在床上做这个检查，不过，如果你觉得四肢跪着做会舒服一些，她也不会拒绝的。在这个短时间就能结束的检查里，医生主要检测子宫颈的柔软度、伸展度、长度和扩张度。她还可以检测出胎头的位置，胎头下降进入骨盆腔的深度，以及母体骨盆的形状，以确保胎儿分娩时能够顺利通过。

做阴道检查时，如果你能够全身放松，轻轻地呼吸，就不会出现任何不适。相反，如果你感到紧张，或者当胎头或是子宫颈位置比较高时，医生需要伸长手指才能够到，就会引起稍微的疼痛。阴道检查一般在宫缩间歇期做，虽然在子宫收缩时做，医生可以更好地感觉到胎头是怎么下移的。

如果你已经做好如何分娩的规划，现在正是向医生解释的最佳时机，以便于她了解你想要采取的缓解疼痛的方式，并根据你现在所处的状况，给出最佳的建议。在分娩早期，有些医院会使用经皮电神经刺激（TENS）来缓解疼痛。

如果分娩过程确实已经启动，你将会被送入产房生产；如果还没有启动，你的丈夫会陪你一起先呆在一个单间里待产。在临产之前，你可能更喜欢一个人呆着，享受那种没有任何打扰的私人空间，一旦出现宫缩增强，你会更希望医生就在你身边，以便为你和宝宝提供支持和指导。

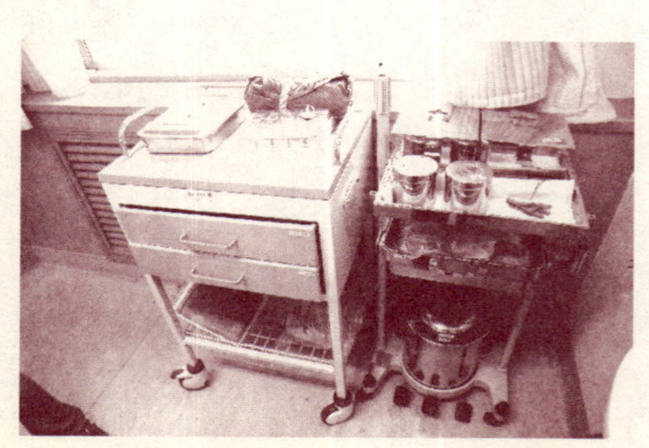

监测宝宝

医生为你做体检时，就能够大致确定宝宝的大小、位置以及羊水的量。如果羊膜已经破裂，还可以检测出羊水的体积和颜色，她同时还会记录下上次的超声波扫描结果和血液检查结果。

如果最开始的评价结果显示宝宝很健康，发生危险的可能性很低，医生会在分娩的过程中，每隔一段时间再做一次评定。假如危险性在持续升高，宝宝的监测次数会增多，频率会加大。

胎音监测（CTG，心动计数器）

电子胎音监测仪，又称心动计数器，可以用来评价宝宝的心跳状况，从而推测母体宫缩的模式和强度。做该监测时，医生会要求你躺着或者坐着，然后将一个外传感器放在你的肚子上，连续监测20分钟左右。监测仪通过发射超声波来计数宝宝的心动次数，并将数据打印在纸上，或者通过传声器读出来。连接传声器的带子不会引起什么不适，也不会影响你跪着或者是蹲坐着。

除了心动计数器，还有一种便携式的监测仪，可以直接听到心跳声，而不需要运用任何的描示法。在顺产以及水中分娩时，使用这种便携式的监测仪最好不过了。在分娩早期，医生将每隔30～60分钟检查一次心率。

到了分娩的第二个阶段，几乎每次宫缩后医生都要听听心率，因为当发生脐带环绕胎颈时，心率会加快。在你自然分娩时，正常的胎心会让人更加的放心。

体内监测

极少数情况下，体外监测器无法准确地计数心跳（通常是因为产妇的腹壁比较厚），就得在胎儿的头皮上放置一个电极，以获取胎儿心跳产生的电信号。电极插入时，会引起胎儿暂时的疼痛，不过并不剧烈，和做胎儿血液检查差不多。

如果羊膜还没有破裂，无法在胎头上放置电极，就得用人工的方法刺破羊膜。不过如果携带肝炎病毒或者艾滋病病毒，就不能进行体内监测了，因为这样会把这些病毒传染给胎儿。

如果你在分娩过程中，不得不从家里转移到医院，产程会受到干扰，导致宫缩突然停止。不过，一旦经过了分娩的初步评价，医生就会把你送进产房准备生产。你可能希望陪产人员帮你把产房布置一番。在分娩过程中，陪产人员还会帮助你树立平衡的心态，跟上分娩的进度。

分娩时的胎位

如果你怀的是第一胎，在怀孕最后4周时，可以感觉到宝宝的衔接过程：子宫内宝宝的身体开始下降，其头部的最长径，即双耳所在的水平面通过骨盆上口，进入骨盆腔。如果宝宝的头部始终没有衔接进入骨盆腔，会有很多种原因。

同时，宝宝形成了分娩时的胎位。大部分宝宝会将头部深埋进下巴底下，脸朝向子宫颈方向，背部朝向妈妈的腹部底部。这种胎位，即枕前位，是最常见的胎位，一般能够顺利通过骨盆，不需要协助生产。不过，并不是所有的胎儿都能舒舒服服、顺顺利利地以这种胎位生产下来。这时，宝宝会自行转变胎位，使其形状和大小尽量跟母体的子宫和骨盆的形状、大小以及胎盘的位置相切合。先露异常会影响宝宝分娩时的下降过程，有时候甚至需要剖宫产才能解决问题，比如宝宝呈臀先露时。

在很罕见的情况下，宝宝采用横向侧卧位，最靠子宫颈的是宝宝的手掌、肩膀或者脐带。这种体位有时候是可以纠正的，但是如果长期保持该体位，就只好采用剖宫产了。

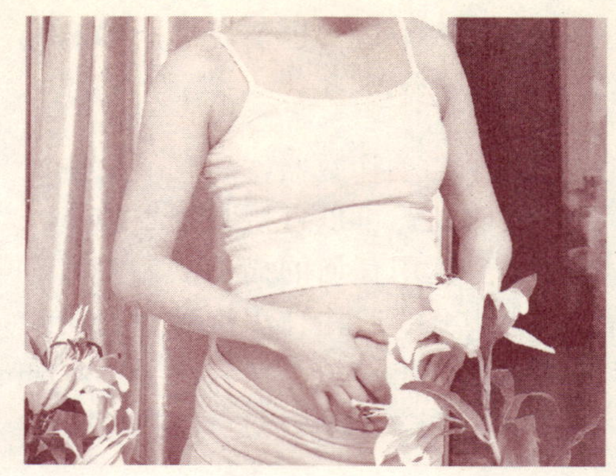

分娩征兆

宫缩

有些产妇在分娩前没有任何征兆，就突然出现剧烈的宫缩。不过更常见的是，在分娩前3～4天，或者前几个小时，出现一到多个征兆，使孕妇能够感觉到分娩即将来临，并表现出喜忧参半的情绪变化。

分娩最常见的征兆是有规律的宫缩和疼痛，这种经历就好比是在海上冲浪：开始时，海面上水波不兴，充满着安宁、祥和的气氛；随后慢慢地可以感觉到缓缓波浪来回荡漾，一浪接着一浪，越来越凶猛；然后在暴风骤雨的击打下，海浪四处拍击，层层迭起。有的分娩如海洋一样，几分钟之内就狂风骤起；有的分娩如雷阵雨一样，时紧时歇，往而复返；还有的分娩如平静的浅水海域一样，偶尔才会泛起几许微波，这种宫缩强度过弱，需要人为干预。

宫缩始于子宫底内壁上肌肉的收缩，并朝着子宫颈向下传递。宫缩引起的疼痛，通常始于子宫开始收缩时，在收缩力度达到顶峰时，疼痛最剧烈，当子宫壁肌肉放松后，疼痛又会骤然消失。开始时，你可能会感觉稍有不适，随后这种不适感加剧，接着是突然一身轻松，或者是几乎不停的强烈而难以忍受的剧痛，在下腹部、背部、大腿等地方可能还会有绞痛，就如平时来月经一样。在子宫收缩，肌肉纤维缩短的同时，通过胎盘的血流量逐渐减少；在宫缩间期，血流量又回升，以保证宝宝得到充足的供氧量，也有利于你放松肢体，蓄积体力。此外，宫缩会引起恶心。

分娩早期，宫缩没有一定的规律，通常间隔10～30分钟之久。有时候，宫缩突然纷沓而至，力度十分强烈，有时候又突然缓解减轻，甚至消失得无影无踪。你可以采取计时的方法了解宫缩的情况：计算每次宫缩的间隔时间，但是，你不要完全依赖于宫缩计时。最好的方法是放松身心或轻移身体，而不是眼巴巴地等待着下一次宫缩的开始。有些产妇在宫缩间期相对平静时，喜欢做点事情，比如煮东西、散步和清洗东西。

更频繁、强烈的宫缩表示宫颈正在逐渐扩张。刚开始时，每次宫缩持续30～60秒钟，然后进入15～20分钟的间歇期，其后间歇期逐渐缩短，宫缩愈加频繁。

宫缩并没有固定的模式，不同的产妇不尽一致。每次宫缩之间的间隔可能非常紧密，也可能相距甚远，还有的完全没有规律可循。有时候宫缩会突然间歇1～2个小时，有时候从一开始就很强烈。由于每个人对疼痛的敏感度不太一样，对宫缩及其强度的感觉也会存在个体差别。对于一些非常敏感的人来说，产前宫缩给她带来非常大的痛苦，而对于另外一些人来说，与其说是引起疼痛，不如说是带来不适感。焦虑会提高敏感度，增加疼痛。还有一些产妇在宫颈扩张时，根本就感觉不到任何宫缩和疼痛，不过这种情况很少见。

见红

随着宫颈的逐渐成熟，宫颈的形状会发生改变。在子宫膜和阴道之间的黏液栓发生脱落，形成果冻状的物质，并排放出体外，这种情况成为“见红”。见红排出的物质常常呈棕褐色、粉红色或者布满血斑，这是因为宫颈扩张时，其上的一些小血管发生出血。如果还伴有大出血或者排出血块，就得马上联系产科。见红并不意味着马上就要分娩了，它会出现在分娩前几个小时、前几天。

只要子宫膜不发生破裂，母体就不容易发生感染。这时洗澡是安全的，因为阴道壁互相贴附，能够阻止水进入子宫颈以上部位，性交也是安全可靠的。实际上，精液中的前列腺素能够刺激子宫收缩，加速分娩的进程。要知道在分娩真正开始之前，很有可能发生延迟，因此，如果持续发生见红，就应该咨询医生，这些症状可能表示阴道发生了炎症。

胎膜破裂

在分娩前，包绕在宝宝身体外周的胎膜，以及羊水外围的防护囊会发生破裂。如果胎儿头部已经分娩出阴道了，羊水还没有破裂，称作“胎头羊膜分娩”。一般来说，羊膜囊在分娩时就会破裂，最常见于分娩的第一个阶段，不过也可能在宫缩之前就破裂，这种情况称作羊膜早破。为了避免羊膜囊在夜间发生破裂，使得流出的羊水弄脏床垫，可以在床垫上加铺一张防水的垫子。有些孕妇无法区别羊膜早破和尿失禁，其实两者是有区别的：羊水的外观与尿液差不多，但是闻起来有点甜味，而尿液则没有。

羊水破裂时，有时候是成股地流下，但是，如果骨盆入口被宝宝的头部堵住了，羊水就会一滴一滴地流。羊水主要是由宝宝的尿液和胎盘的分泌物组成的，而且每天都会更新，更新的频率至少是一天6次。除非发生了羊水量减少，否则，羊水量始终维持在一个恒定的水平上，这样，才能保证宝宝身体不会变干燥。一般来说，羊水破裂后24小时内就会发生宫缩，不过其后羊水还会继续滴漏一段时间。

小知识

根据羊膜破裂的状态决定要做的事

- 羊膜破裂后，要立即通知医生，她会检查一下你的病案记录，然后决定什么时候对你进行评估。
- 在孕末期羊膜破裂之前，如果羊水量就已经开始减少了，有可能发生脐带同其他挤压。
- 如果羊水过多，或者胎头还没衔接，有可能引起脐带先于胎头分娩出来，这种可能性很小，但是一旦发生，必须马上通知医生。
- 如果羊水呈绿色，说明胎儿在子宫中排出了黑绿色的胎粪，应该立即通知医生，这时很容易发生胎儿窘迫，需要对胎儿进行监测。

预先分娩的护理

分娩的征兆一旦出现，体内就会迅速分泌大量的肾上腺素，促使精神变得异常活跃，活动明显增多。不过，这时要注意适当的休息、放松，因为预先分娩可能会持续一段不短的时间。即便如此，还是使有些产妇放松不下来，有的甚至兴奋了20～40个小时都未曾合过眼休息一会儿，就像宝宝已经产下了一样。

预先分娩有时候会引起恐慌，尤其发生在晚上时。因此，要确保24小时都可以跟医生联系上。许多产妇确实比较喜欢胡思乱想，要么担心分娩时没有力气生下宝宝，要么觉得预先分娩时，存在某些因素阻碍宝宝的顺利产下。幸好，我们可以通过一些仪器来监测宝宝的状况，这样可以让产妇安心一些。此外，对于那些比较敏感的产妇来说，更容易发生持续很长时间的预先分娩，医生应该提前解释清楚，这有利于产妇做好思想准备。

要做好预先分娩的护理工作，对于产妇本人来说，最主要的就是保存好体力。也许你现在还表现得挺平静的，也可能开始感到紧张了。不过，在接下去几个小时内，你就得靠别人提供的帮助渡过难关了。

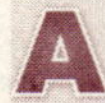

快生宝宝了，我非常害怕，真不知道该怎么办？

A

为了保证食物能迅速消化，不要吃太多东西，尽量吃些清淡的食物，避免摄入高脂、高糖的食物。喝的饮料选白开水或者凉茶就可以了，也可以在里面放一汤匙蜂蜜，这样可以多提供一些能量。

如果能睡着就好好睡觉，如果睡不着，最好也躺在床上歇着。休息时可以采用一个能够放松身体的姿势，做些瑜伽的伸展运动，或是随着宫缩的频率轻柔地移动身体。有些孕妇发现轻缓地舞动或者按摩可以缓解疼痛，促进分娩，你也可以试试。

可以像平时一样，该干什么还干什么，但是不要干太艰难的体力活。比如想做饭了，就煮些做法简单、快熟的东西。

可以在屋内或者户外散散步。

洗澡可以放松心情你可以在水里放点马郁兰和薰衣草油，同时注意水温不要太高，以免消耗体力。

集中精力做深呼吸也可以放松心情。如果你之前学过呼吸技巧或者想像，现在就可以派上用场了。

想好好休息，可以拒绝会客和接电话，但是要记得叫上一两个人陪在你左右，以防万一。

你可能开始感到恐惧和担忧了，不要害怕，你的丈夫和陪产人员会给你无微不至的关怀，而且接生员是随叫随到的。

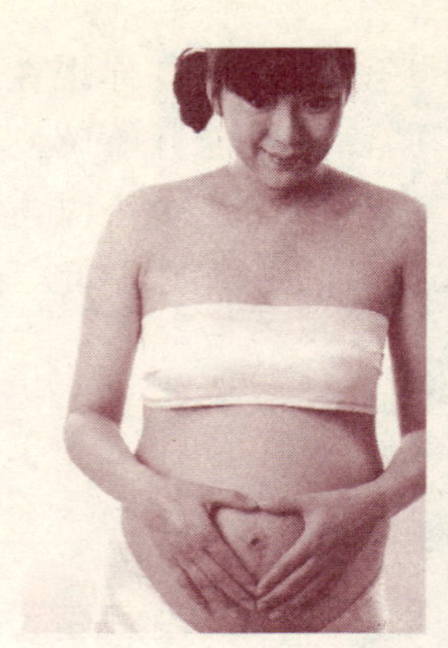

第一产程

什么是第一产程

分娩是一个连续的过程，为了便于理解，医学上将其分为三个阶段。大部分产妇觉得分娩是个宫缩强度递增的连续过程，其实，分娩并非只有这种模式。有的分娩进展迅速，从不中断，有的分娩缓慢而平静，还有的没有固定的规律，变化多端。在这里，分娩各阶段的时间跟孕妇是否为头胎生产有关。

分娩进入第一个阶段的标志是子宫颈的逐渐扩张，直径扩张到10厘米。第一阶段又可以分成两个过程，即潜伏期和活跃期。不过在大部分的情况下，两个过程间并没有明显的分界点，因为在宫缩间歇期，机体蓄积能量时，两个过程基本上融为了一个过程。

分娩的第一个阶段，通常是分娩全程中历时最长的一个阶段。在这个阶段里，子宫颈开始扩张，直到胎头可以顺利通过。本阶段最大的特征是子宫的自发性收缩，不过你也可以通过一些途径加强宫缩的强度，如循着宫缩的规律移动身体、放松身体，躺在丈夫的怀抱里寻求安全感，或是进行按摩或者水中分娩，体会其中的抚慰感。总之，每个产妇都需要一定的他人支持。

不同的产妇，分娩的规律不尽一致，即使是在同一个分娩过程中，也有很多变数。如果第一个阶段时间拖得太长，超过12个小时甚至更多，很有可能导致体力不支，这种情况多见于头胎生产。有的产妇的宫缩强度在刚开始时还很温和，其后宫缩强度越来越强，直到达到一个极限；有的人则一直都很温和，子宫颈扩张幅度也很小。

潜伏期

潜伏期，又称预先分娩，指子宫颈扩张幅度在3厘米以内。该阶段的宫缩强度通常来说比较温和，其后强度和频率才逐渐增大。但是，并不是所有的产妇都是这样的，有的产妇其子宫颈在分娩前就开始扩张了，这种情况多见于经产妇。

潜伏期的宫缩通常被归为预先分娩的一部分，引起的不适感一般都很轻，不过有时候也挺难受，你可以感觉到子宫、后下背、大腿或者所有的这些地方都很疼。有时候，宫缩一次接一次，此起彼伏，不过在更多的情况下，宫缩间歇期很长，期间你可以休息、做深呼吸以恢复体力，而且你还可以好好地体会每次宫缩的过程，不用费心去考虑下一步要做什么。

每次宫缩持续30～45秒钟，间歇3～20分钟。在间歇期，接生员会对你做些检查，看你的分娩进度如何了，是否需要提供帮助。

活跃期

在活跃期，子宫颈扩张5～10厘米，宫缩频率越来越高，通常是分娩全程中宫缩强度最大的一个阶段。

虽然你不知道什么时候子宫颈已经扩张到4厘米，但是，可以感觉得到宫缩越来越频繁，疼痛越来越厉害了，因为你已经跨入了活跃期。对于大部分的产妇来说，此时的宫缩强度将达到极限。不同的产妇可能不太一样，不过每次宫缩相隔3～4分钟，持续时间为40～60秒钟。

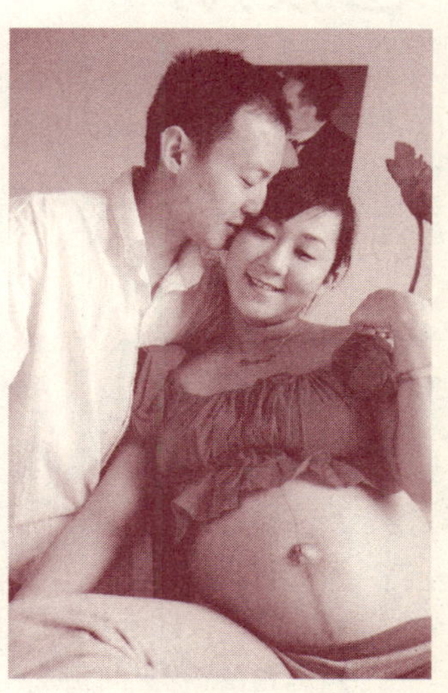

在这个阶段，你可以充分地调整呼吸，给自己打气，蓄积足够的力量，并最终战胜每次疼痛。还可以运用想像的方法，想像自己有着更强劲的力量，足以超越现在正在经历的苦痛，帮助自己建立必胜的信念。同时，你的丈夫也会给你提供帮助。在这个阶段，你可能更加迫切地希望用药物来缓解疼痛。

Q 怎样才能缩短产程呢？

A 不同的产妇，分娩的过程是不一样的，持续的时间也不尽一致。为了保证分娩进程顺顺利利，你可以想尽办法营造一个安全的分娩环境，邀请信任的人陪在你的身边。这样做可以促进你的身体分泌一些激素，从而加快产程。不过，千万不要盲目追求较短时间的分娩过程，因为短程分娩不见得“好”，而长时间分娩也不见得“不好”。有时候，短程的分娩疼痛非常剧烈，而长时间的分娩却反而比较好受一些。

真正分娩时，产妇很容易失去时间观念，根本就没心思在意现在是几点几分了，也不会去留意宝宝生了多久了。如果接生人员觉得你分娩进程异常慢，她们会告诉你。作为分娩计划的一部分，你可能希望能够跟她们探讨关于时间限制方面的规定，以及你对医疗支持和医疗干预所作的一些选择。

过渡期

过渡期位于子宫颈全面扩张之后，宝宝产出之前。在过渡期末，宝宝的胎头下降到达骨盆腔底，宫缩强度仍然很大。

小知识

产程缩短

- 宝宝的体积比较小。
- 胎位极佳，宝宝的头部屈曲角度不错，下颌很好地内收。
- 宫颈在怀孕期间就成熟并变软了。
- 骨盆的骨架比较大，形状比较适合分娩。
- 子宫收缩强劲，采用直立体位时可以促进宫缩。
- 你的身体很棒，营养良好。
- 你的情绪乐观，自我感觉安全。

子宫颈扩张达到10厘米后，分娩就进入了过渡期。这时的宫缩发生了颠覆性的变化，持续时间更长，强度更大。宫缩间歇期将减至2分钟左右，持续时间却高达60秒钟。因此，你会感到浑身精疲力竭，不止因为疼痛，还因为宫缩时子宫的肌肉，以及身体其他部位的肌肉一直在运动，需要消耗大量的能量。过渡期的产妇由于身体承受着巨大的疼痛，通常会像一头怒狮一样大声地吼叫，在呼气时也会频频发出呻吟声。这种“生产喊叫声”将一直持续到宫缩暂停，间歇期到来时，才会有所缓解或者安静上一段时间，让自己休息一下，喘一口气。

从精神上来说，过渡期是最难熬的。大部分产妇都会感到神经脆弱，身体也很虚弱，加上难以忍受的疼痛，心情变得十分的糟糕，真希望能

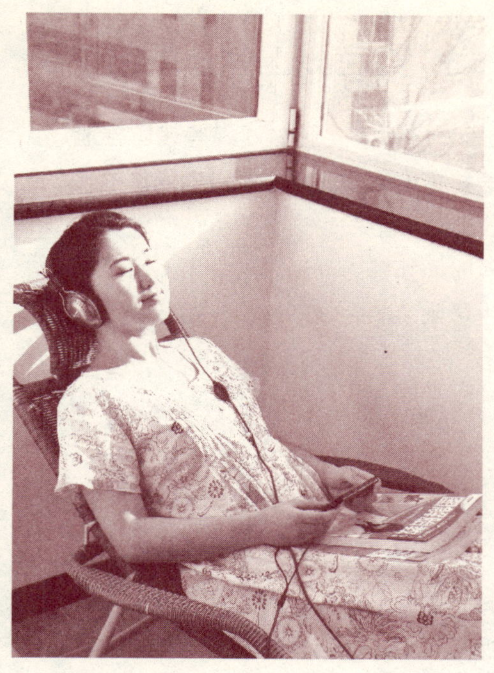

够中途放弃。这种情绪反应很正常，而且可以促进肾上腺素的分泌，从而增强体力，提高自信心，进而引起胎儿排出反应，促进分娩。只要你渡过了这道难关，就取得了八成的胜利了，剩下的困难也就微不足道了。

你可能觉得自己的身体好像已经被意识外的一种力量操纵，然后会大声叫喊，说你已经没办法继续下去了，感觉你好像要死了。当产妇说："我快不行了！"接生员会安慰她："不，你可以做到的！你已经做得很好了！"这些对话在产房里出现的频率最高。很多情况下，产妇都是在这个阶段要求打疼痛缓解剂的。不过，在注射之前，接生员会检查分娩是不是快要结束了。有时候，她会建议你暂时再忍受一段时间，因为宝宝一旦生下来，疼痛就会立即缓解，而且有可能在准备就绪，快要打针之前，宝宝就产下了，所以，也就没必要再注射疼痛缓解剂了。

很多产妇在活跃期时会发生呕吐，尤其是在过渡期，这是一个很好的现象，说明了宝宝很快就要产下了，宝宝下降的过程中，他的推力和阴道及直肠处受到的压力，使得你非常想用力将胎儿娩出。但是，不管你受到的推力和压力有多大，不管周围有多嘈杂，不管你内心有多害怕，也不管你经受的疼痛有多厉害，都要尽量憋住，千万别使劲，直到接生员告诉你，宫颈已经完全开张，可以用力了。如果你提前使劲，会引起宫颈水肿，从而堵塞胎头娩出通道。靠近膀胱那部分的宫颈一般扩张的比较晚，如果经过很长时间还没能扩张，可以让接生员轻轻做些按摩。如果你使劲过早，而宫颈始终不能完全扩张，接生员会建议你采取跪姿，头贴着床，翘起臀部，利用重力作用来疏缓产程速度，或者是做硬膜外麻醉。

等到宫颈完全扩张后，子宫收缩方式会再次发生变化，你体内会释放出一股自然的产力，推动产程的进展。此时即进入了分娩的第二个阶段。这时，你只要顺其自然，让产程自然发展下去就可以了。当然，如果你觉得自己能力不够，可以向助产人员寻求帮助。

Q 听说有些产妇分娩时会大便失禁、呕吐，我自己会发生这种事吗？

A 胎头下降过程中，会对直肠施加压力，如果直肠内刚好有残留排泄物，就会引起排便：不过接生员会迅速将排出物清除干净，以确保你的下身无菌。对此，你不用担心，几乎每个产妇都会发生这样的事情，没有人会介意这么多。而对你来说，根本没有时间和精力来处理这件事，有时候你甚至意识不到发生了什么事情。接生员则会感到很高兴，这意味着产程非常顺利，分娩在即。

至于呕吐，这也是很常见的现象。尽管感觉很难受，但干呕的确有助于子宫收缩，干呕时，膈膜会对子宫挤压，这同时还象征着过渡期即将结束，产程第二阶段的来临。当你恶心时，接生员通常会过来安慰你，并把你的脸部擦拭一遍，让你放宽心，等你意识到自己想要呕吐时，下一个宫缩又开始了。

为了缓解疼痛，虽然会给产妇使用止痛药的同时会使用抗呕吐药，产妇也可能发生呕吐。一般来说，分娩过程中的呕吐很快就会自动停止，继而是一阵身心放松，体力也会慢慢恢复。

第一产程的行走、跳舞和站立

跳舞的时候，通过小幅度地摆动或旋转臀部，可以缓解疼痛，促进宫缩，散步同样也具有相似的功能。子宫收缩期间要尽量地伸直身体，而不要紧张地缩成一团。此外，你还可以把背靠在丈夫身上或者墙上，轻轻地屈起两膝，两脚分开与肩同宽，平放在地上。

第一产程中的休息

为了蓄积足够的体力，在宫缩间歇期需要注意休息，甚至是连续休息几个宫缩周期，有些产妇则会小憩3～5分钟。休息的时候，你可以四肢朝下趴着、跪着或是坐在垫子、小布袋、椅子上面，把双脚平放在地板上，两腿分开，这样才能让双臂和头部都获得足够的休息时间。水中分娩时水可以提供一定的支撑力。

第一产程要调整呼吸

调整呼吸是最原始的助产方法，可以帮助你在宫缩期间集中精力，也有利于宫缩间歇期的放松。此外，调整呼吸还可以帮助你暂时地忘却疼痛，有利于体力的恢复，因为肌肉的收缩需要氧气的供应。同时，深呼吸也可以为宝宝提供新鲜的氧气。

分娩的时候，你会本能地做深呼吸，但是如果你在孕期曾经参加过这方面的培训班，就知道如何适时地调整呼吸了。宫缩强度比较弱的时候，你可以像平时一样做随意呼吸，等到宫缩开始加剧的时候，就要有意地调整呼吸了。为了延长呼吸的时间、放松身体，你可以长叹一口气，把气体慢慢地呼出来，或者通过唱歌呼出气体。

如果你感到疲倦、害怕或跟不上子宫收缩的频率，接生员会帮助你调整呼吸的频率，协助你恢复状态。不要担心太多，每次呼吸的间隔不会超过几秒钟。

宫缩时调整呼吸的方法

一感觉到宫缩，你就可以开始吸气，放松双肩，做缓慢而深长的呼吸。就像是在向腹部输送空气一样，因为缓慢的吸气可以保证充足、稳定的氧气供应，你可以想像着自己正通过呼吸，把能量慢慢地向子宫和宝宝输送。呼气的过程则是一个持续缓解紧张情绪的过程，耗时比较长。你可以想像自己呼出的空气正携带着疼痛，通过喉咙，从唇齿之间呼出体外。在吸入新鲜空气之前，尽量将体内的空气呼出体外，就仿佛是在为蓄积体力腾出足够的空间一样。

在整个子宫收缩期间，要保持做深长的呼吸。当宫缩增强时，要特别注意调整呼气，这时呼气会因为紧张而变快或者变短，而且控制呼气要比控制吸气容易得多。

千万不要屏住呼吸，人在面临疼痛和恐惧的时候，本能的反应是高耸起肩膀和屏住呼吸，结果反而引起了机体的高度紧张。作为产妇的你，当疼痛还不是很剧烈的时候，也会像平时那样本能地屏住呼吸，以为这样做可以缓解疼痛。实际上，屏气或者浅快的呼吸都会引起周身紧张，减少母体和宝宝的供氧量，导致能量供应下降和疼痛感、恐惧感的加剧。

呼吸过于急促，即通气过度，会导致产妇身体虚弱，引起恐惧感、头轻脚重感和嘴唇麻木感，产妇还可能出现肌无力以及难以控制的肌颤。发生这种情况的时候，你可以通过减慢呼吸来缓解症状，接生员也会帮助你。

边呼吸边鼓励自己

这种呼吸方式就像是刻意地按照呼吸的频率跟自己说话一样，可以帮助你建立积极向上的思维方式。在同一个子宫收缩周期，可以使用同一句话或同一个短语，比如："我很好，我很好，我很好"、"我的身体知道要怎样生宝宝，我的身体知道要怎样做的”、“我的宝宝也在帮助我，宝宝也知道要怎样做”、“放松一些，轻轻地扩张宫颈口，放松一些，轻轻地扩张宫颈口”。在调整呼吸的同时充分发挥你的想像，或者想像着你的宝宝正在朝着阴道向下滑动。

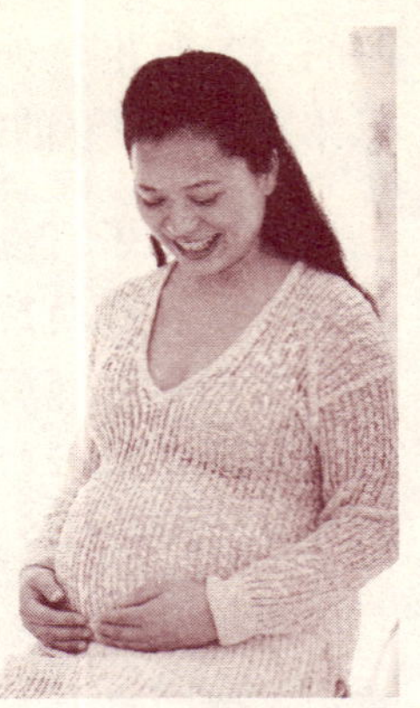

另外一种可以帮助你集中精力的方法是数数。吸气的时候，你可以告诉自己：“我在做第一次呼吸，我在做第二次呼吸，我在做第三次呼吸”等。如果这种方法有效，可以建立起一种节律性，帮助你控制子宫的收缩。

过渡期的呼吸

想要在整个过渡期保持稳定的呼吸，活动身体和说话是非常有效的方法。虽然过渡期的宫缩相当频繁，数数或者小声地自言自语，可以帮助你保持规律性的呼吸。如果你在宫颈还没有充分扩张之前就有使劲的冲动了，可以在子宫收缩期间把呼吸动作放轻，同时缓慢而微微地喘气—呼、呼、呵、呵。这时候，你可能需要丈夫或者接生员陪你一起做喘气呼吸，因为要一下子从深呼吸转变成喘气是不太容易做到的。

小知识
准爸爸应做的事

- 你不需要总是命令妻子做这做那的，因为最原始、最本能的运动和呼吸往往能收到最好的效果。
- 当妻子的呼吸没有节律性时，你可以慢慢地引导她恢复规律呼吸：用你的脸靠近她的脸，轻轻地呼唤着她的名字，然后告诉她：“你做得很棒，做得非常的好……我们的宝宝正在慢慢地下降，一切进展得都很顺利……我会一直陪在你身边的。”
- 如果你们做过想像方面的练习，在引导妻子分娩的时候，可以用言语给她催眠。
- 在妻子屏气用力的时候，她可能需要紧紧地抓住你的手，或者嘴里放一块布咬紧牙关，你可以为她拿着那块布。在宫缩间歇期，你得想办法抚慰她，让她恢复平静。
- 如果她始终难以舒缓地呼吸，你可以温柔地跟她说：“吸进，呼出，跟我一起呼吸，吸进，呼出……”如果这样还不能奏效，你可以尝试着帮她按摩，按摩的效果会好一些。
- 也有可能你什么事都不要做，只要静静地陪在她身边就可以了，她自己会搞定一切的。
- 尽量不要模仿她的呼吸节奏，你自己也需要休息，需要蓄积体力，所以你自己要调整好呼吸的节律。
- 宝宝拨露后，你应该马上告诉妻子，你的鼓励和称赞会给她带来更多的力量，有利于她更快地恢复体力。

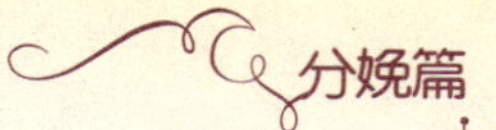

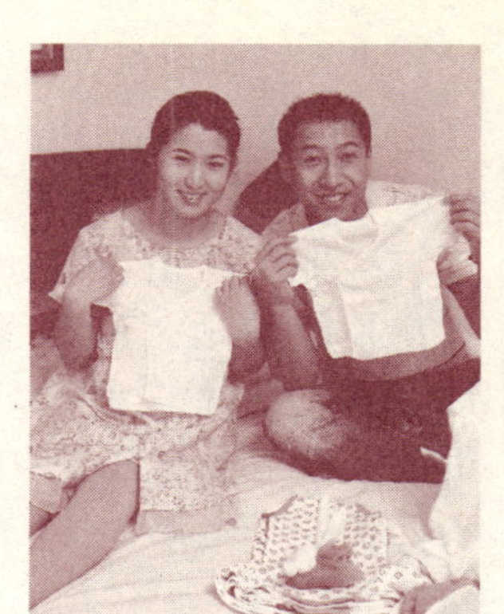

第二产程

什么是第二产程

等到宫颈开全，胎头开始下降后，你已经度过了过渡期。这个过程一般持续20分钟到2小时。宫缩的模式变动很大，强度很大，也可能有很长的间歇期。在你使劲时，会引起全身肌肉的收缩。你会从过渡期的绝望中缓过来，重新愉悦起来，有了目标，并且变得更有精力，这一切的改变，部分原因是宝宝释放了肾上腺素和内啡肽。

分娩的强烈愿望，以及胎头准备娩出时的那种奇怪而难受的感觉，通常会让产妇感到恐惧。但是，如果你能够得到鼓励，就可以把心思完全投入到分娩中去，所有的顾虑也都会随之消失。不妨放松心情，这将有助于你跟上产程的步伐：你可以想像宝宝正在通往阴道口的征途上。此时，你将步入一个非常神秘的阶段，因为你将在娩出胎儿的关口徘徊几许，新生命带来的力量会充满你身体的每一寸肌肤。

产力来源于正在向骨盆腔底下降的胎头，此时，胎头会对胃肠道和膀胱产生挤压。假如产力很弱或者缺失，可能是因为胎头下降的程度不够，你还处于过渡期，或者是因为做的硬膜外麻醉的药效还没有消失。有时候，产妇会因为担心发生会阴撕裂，或者会阴损伤，而产生强烈的恐惧感，这也会阻碍挤压反射的发生。如果宝宝的心跳很正常，你也感觉良好，接生员会由衷地感到开心，并且让你自然地分娩，不施加任何干预。对于分娩进程的时间安排，接生员主要是依据自己的观察和医院的政策来定。

屏力用气

等你进入分娩期，每次宫缩都会有下坠感：因为分娩的动力常常是自然萌生的。如果你可以忍受住宫缩的强度，把注意力放在控制呼吸上，你的身体是完全可以胜任分娩的。如果

小知识

准爸爸陪产在第二产程应该的注意事项

• 在这个阶段，你会跟妻子一样，对分娩感到非常紧张。令人不解的是，很多产妇刚开始时并不想生育，但是，真正到了分娩的关头，她们又可以抛开所有的想法，全身心地投入，充分挖掘体内的力量、爱心和所有潜在的外来支持。有些夫妇，觉得自己很难做到这点，因此，不敢面对分娩。当宝宝的头部开始露出来时，你会长出一口气，抑制不住满心的欢喜，立即把这个好消息告诉妻子。你的肯定和鼓励能给妻子带来更多的力量，帮助她一鼓作气把宝宝生下来。因此，你可能是第一个看到宝宝的人。

• 妻子在屏气用力时，尤其采用直立体位分娩时，你将是她最大的身体支柱。有时候，你得承受住她的全部体重：如果你有什么问题或者担心无法承受，可以跟接生员说明，让她们帮助你。有时候，即使你对按摩一无所知，妻子还是会要求你帮她按住某些部位的。

• 如果你感到害怕，可以把手头的活交给接生员，或者其他陪产人员去做，自己赶紧休息一下，片刻的休息可以让你瞬间精神焕发。

• 如果你不想亲眼看到宝宝降生，可以把头紧紧地埋在妻子的头后。

• 即使你已经精疲力竭，在宝宝娩出的那一刻，你还是会突然变得精力旺盛。

• 也许你会要求由自己亲手剪断脐带。

• 宝宝生下来后，医生可能让你把宝宝抱给妈妈看，你妻子也可能要求你在她身体恢复期间照顾好宝宝。从此以后，你开始跟宝宝通过肌肤接触、言语交谈和双眼对视进行情感交流。

• 如果床上还有空闲的地方，或者妻子是在水中分娩，你可以跟她们呆在一起。

• 分娩过程中出现任何问题时，你对妻子的支持和爱，会起到很大的协助作用的。在妻子和接生员之间，你将是一个很好的协调人员。当需要进行介入治疗时，你还可以帮妻子做出最终的决定。

• 你可以在恰当的时间向全世界宣布你们胜利了。不过，还是建议你等到一切都已就绪，你可以静下来陪坐在宝宝身边时，再拿起手机通知他人。

宝宝下降的速度比较快，你根本就不需要做什么事情，只要小心一些就可以了。不过更常见的是，你需要协助子宫用劲，至少生第一胎时是这样的。

如果采用的是直立体位分娩，生产过程要容易一些，胎头在重力作用下，能更顺利地向骨盆腔底下降，而且直立体位更有利于你自发地呼吸，更好地使劲，在宫缩间歇期也能够更全面地放松。不要把力气花在大声叫喊或者使劲憋气上，而应该在阴道上使劲。最好是屏住气，而不要大喊大叫或者是呻吟，这样只会把大部分的力气浪费在上身。在分娩第二个阶段后期，你甚至在宫缩间歇期都想使劲，这时就需要接生员加以引导了。

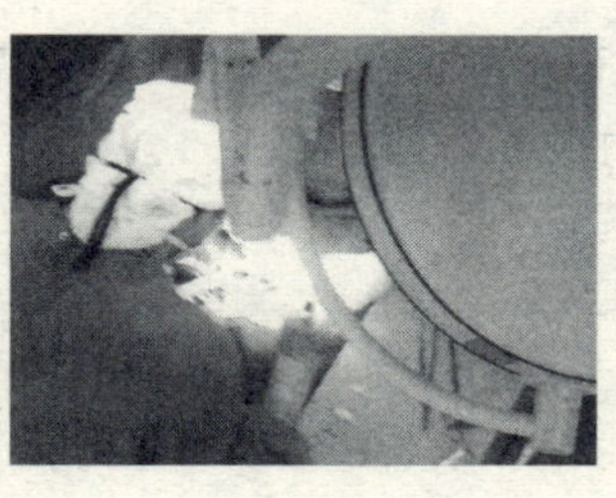

在你屏气用劲时，最好放松阴道和会阴的肌肉：如果这两个地方过于紧张，你使劲的效果将会被大大地削减。同理，自然排便后，胃肠道被清空，骨盆腔底和肛门两个地方会感觉一下子轻松了许多。如果你害怕在众目睽睽之下排便，或者是怕发生撕裂，自然而然会使劲憋住粪便，致使骨盆腔底、肛门和阴道的肌肉收缩变紧，这样做将大大地减少了宝宝分娩时可利用的空间，产道体积减少，意味着你得花更大的力气才能把宝宝生下来。

如果你感到越来越疲惫，产生“我根本就生不出来”的消极想法，可以休息几个宫缩周期，让精力恢复过来。当你想哭、想叫、想摆脱一切时，就把这些情绪都发泄出来。宣泄不良情绪可以帮你消除所有影响分娩的因素，有利于你蓄积力量。

此外，你应该摒弃掉之前对分娩所持的任何成见，这些看法可能影响产程的进行。对于许多产妇来说，暂时的放松，不管是精神上的放松，还是身体上的放松，都是非常必要的，你应该关注的是下一步要做的事情，当下的所有紧张都应该放开一些。片刻休息之后，产力会有所增强，不过这种现象只是暂时的，很快你又会感到很疲劳。

着冠

在胎头下降的过程中，你的阴道和会阴部会有一种伸展感和烧灼感，不过这种感觉还具有抚慰的作用，尤其是当你害怕发生撕裂时。许多产妇发现，分娩时通过感知这种烧灼感来使劲，同时放松肛门，更能摸清用力的方向，可以充分地调动上身使劲。

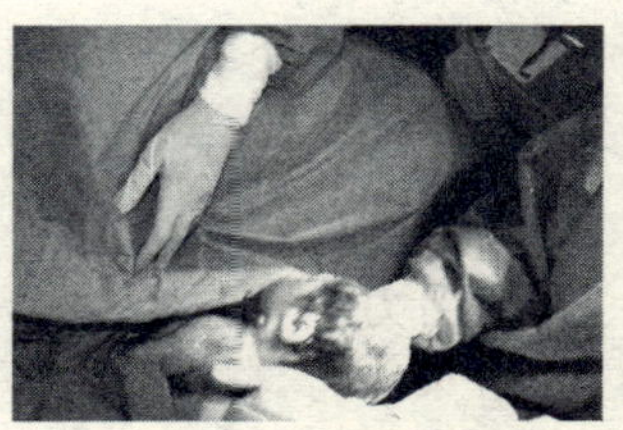

当宝宝下降到达阴道口时，烧灼感变得越来越厉害，

Q 宝宝出生后，我希望在医护人员为他清洗之前，能把他放在我的身边，闻闻他身上的体味。我希望一切都尽可能自然地进行，他们会答应我这些要求吗？

A 现在人们普遍认为，宝宝出生后应该马上跟妈妈呆上一段时间，但是，不同的医院情况也不相同。如果产后没有马上剪掉脐带，你可以在宝宝一生下来后就抱抱宝宝。不过，因为医护人员要把宝宝抱走一会儿，擦干他皮肤上的羊水，这时宝宝受空气的刺激，开始人生中的第一次呼吸。如果他始终不呼吸，接生员会轻轻地拍打他的屁股或者脸。

对于宝宝来说，你的体温是最适合他的温度。你们可以身子贴着身子相靠：你可以让他的腹部靠在你的身体上，用双手托住他的后背。他的身上可能还残留有血丝或者黏液，会散发出一股怪怪的味道。如果是在水中分娩，宝宝就不会有这些问题了，水会自动地洗掉他身上的东西。

对于宝宝嘴里的黏液，并不是非抽吸掉不可的，如果宝宝吞咽入的是羊水，羊水会被循环系统吸收。只有当宝宝发生呼吸窘迫或者吞入了胎粪时，才需要进行特殊的处理。什么时候给宝宝称重、量身长和穿衣，不同的医院规定是不一样的。有的医院会在等产妇跟宝宝呆够后，想喝杯茶水时，才会把宝宝抱走做上述的常规处理。

等到胎头一着冠，疼痛感将达到分娩全程的顶峰。通过阴道口，陪产人员已经可以清楚地看到胎头了，而你可能很想用手去摸一摸。宝宝很快就会生下来了，不过也可能得再等段时间。一般情况下，在胎头着冠后1～2个宫缩的时间内，宝宝就会全部娩出，有时也会花更长的时间。到了这个节骨眼上，宝宝会跟你的身体齐心协力，因此，有时你可能不需要再额外地用力。不过有时，你需要向下使点劲。

有些产妇具有内在的分娩本能，在子宫收缩似波浪般此起彼伏时，她们可以暂时地忘却周围发生的所有事情，可以对周遭的人视若无睹。而有些产妇其宫缩强度较弱，间歇期也比较长，使劲起来也断断续续的，难以尽全力，需要更多的协助。还有一些产妇虽然宫缩强度很大，却仍需要陪产人员鼓励才能很好地循着疼痛的规律使劲。对你来说，整个陪产小组的肯定，会起到很好的效果，他们会齐声对你说：“你做得很好，我们可以看到宝宝的头部了，再用点力就生下来了，大一点使劲，对，宝宝快出来了，做得很好！”

在胎儿娩出的关头，接生员会要求你做短慢的呼吸，或者用口喘气，并且不要有使劲的念头，让你的会阴部有足够的时间慢慢地伸展开。接生员还会轻轻按摩会阴部，并用手协助胎头慢慢下降。在接生员的帮助下，子宫再次发生收缩时，胎儿前肩先娩下，然后是另一侧的胎肩，最后再用一次力，宝宝就出生了。

产房里有时候静得掉下一根针都可以听到，因为大家都屏住气关注着产妇，有时候则吵得像个菜市场，所有的人都在为产妇呐喊加油，到了分娩的关头就更热闹了，产妇常常会大声呻吟，人们常把这种呻吟声形容为“最原始”的尖叫声。这种尖叫声极富特色，有史以来便被人们戏称为分娩的前奏曲，所以，接生员听到这种尖叫声后，即使闭着眼睛，也能判断出宝宝就要生下来了。在呼叫声中，你自己会有一种猛然爆发的感觉，也就在这一瞬间，宝宝的头部迅速娩出，你会感到浑身顿时一阵轻松，那种美妙的感觉简直难以言表。

娩出宝宝

经历了一段坚持不懈地挣扎用劲后，宝宝终于呱呱落地了，此时的你心绪极为复杂，难以描述。宝宝刚生下来的那一瞬间，紧张感会迅速消逝，代之以无尽的轻松和愉悦感。产房内也不再有撕心裂肺似的喊叫声，陪产人员也不用再陪着你说鼓励的话，相反，大家都会轻声柔语地说话。产房内的气味也会有所改变，整个房间会暂时弥漫着新生儿的胎味和羊水的味道。

接生员则更多关注宝宝的健康，她会对宝宝做一系列的检查，看他是否都还正常，皮肤是否红润，会不会哭闹。几秒以后，宝宝开始呼吸，并且第一次感受到人们的肌体抚摸。

如果你产后还有体力，可以要求接生员把宝宝递给你，让他躺在你的小腹上或胸口上，也可以用双臂环抱着他。由于宝宝的脐带还没有剪断，还跟胎盘相连着，所以，你可以跟他多温存一会儿，不过接生员会先用毛巾把宝宝的身体擦干。如果你们抱在一起，她会用一条毛毯把你们包裹起来，宝宝出生后，身体上还覆有一层薄薄的黏液，如果裸露着身体，体热会散失得特别快。假如你采用蹲坐式的分娩体位，宝宝会沿着双腿的夹缝娩出。如果你是在水中分娩，接生员

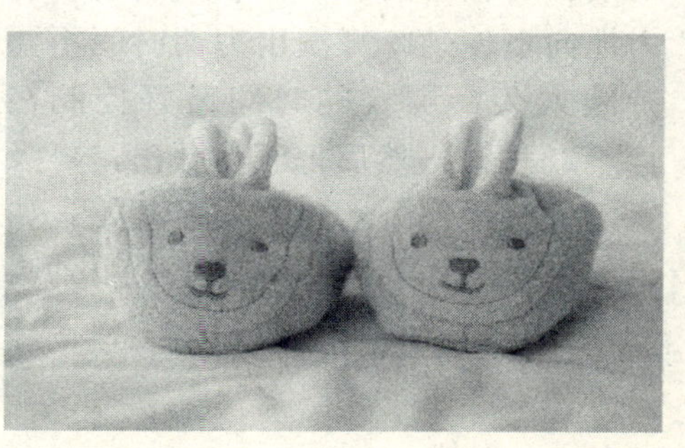

会把宝宝轻轻地抱出水面，放进你的怀里。

但是，如果你分娩时耗力太多，会觉得非常疲惫、沮丧，或者是疼痛，这时你见到宝宝，可能就没有太多的激动和欣喜了。如果宝宝皱纹特别多，表皮太红，或者是胎头形状太奇怪，虽然这在新生儿中很常见，你也可能被吓一跳。如果产后你没有那种快乐和爱的感觉，也不想抱抱宝宝，不要为此感到有心理负担，这并不能说明你不是一个好妈妈，母爱是需要一段时间才能被激发出来的。你已经取得了一生中最崇高、最具有挑战性的胜利，这时的你身心疲惫，可能就没有多少精力去理会宝宝了，这些都是可以理解的。

第二产程中的呼吸调整

到了第二产程，子宫收缩的规律会有所改变，为了更方便分娩时使劲，你的呼吸规律也会随之发生改变。到时，你会本能地做深长呼吸，并调动隔膜和腹部的肌肉做收缩运动，努力地向下使劲。每次用力的时间不要持续太久，屏气的时间最好控制在15～25秒钟，然后把气体呼出，再吸气，屏气，使劲，如此周而复始。如果你整个宫缩期间都屏住呼吸用劲，会引起摄氧量的减少，导致缺氧。

进入宫缩间歇期后，长时间收缩的肌肉紧张度下降，你感到身体瞬间放松开来。为了迅速恢复体力，你的身体会本能地做急促的呼吸。其实这种做法是不明智的，你应该把呼吸缓下来，放松全身，让体力慢慢地恢复。在每一次宫缩来临之前，你都要尽量做平静而深长的呼吸。

着冠时的呼吸

宝宝着冠后，你会有一种刺痛感，这时你要尽量转移注意力，把心思放在调整呼吸上，这样你才能很好地为下一次宫缩蓄积足够的体能。在这个阶段，子宫常常会不自主地向下推动宝宝，你可能也需要轻轻地使点劲。集中精力做规律呼吸可以减少恐惧感，放松阴道和会阴部的肌肉，避免这两个地方在扩张的时候发生撕裂。

娩出宝宝时的呼吸

接生员一旦发现胎儿快娩出了，就会吩咐你做浅快的呼吸，或者是用喘息代替深长呼吸（“呼，呼，呵，呵”）。这样做有利于子宫的收缩，防止你用劲过度，避免胎儿娩出太快。在胎儿娩出那一刻，你会大声呻吟或者尖叫几声。胎头娩出后，子宫再最后收缩一次，胎身便能顺利产下了。

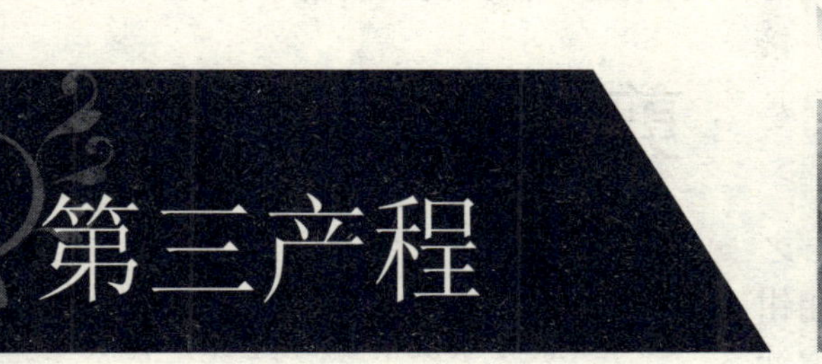

第三产程

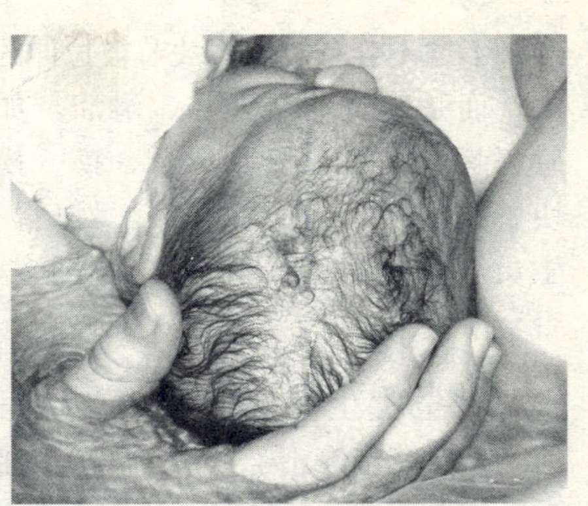

什么是第三产程

第三个阶段就可以怀抱宝宝了，以胎盘和羊膜的产下结束。

宝宝出生后，并不意味着完事大吉，你还不能把全部精力放在宝宝身上，因为分娩还没有结束，胎盘还呆在你的肚子里呢！不过在娩胎盘以前，你还有可以自由支配很多的时间，你可以转转身子，换个姿势躺着，胎盘还得过一段时间才会娩出。如果你想抱抱宝宝，可以找个地方斜靠一下。当然，你也可以继续蹲着或者跪着。如果是在水中分娩，你可以继续呆在水里休息一下，抱着宝宝慢慢地等待胎盘娩出。

娩出胎盘

在宝宝自然娩出后5～15分钟内，子宫会继续收缩，但这时的收缩强度要比先前的小很多，不过对于那些第三胎或第四胎分娩的产妇来说，这种宫缩强度差别并不大。胎盘娩出的时间在15～30分钟。

如果宫缩强度不够大，胎盘无法顺利娩出，你可以抱起宝宝让他吸奶：宝宝的吸吮动作可以促进催产素的分泌，进而提高宫缩的强度。此外，你也可以让接生员在你的腹部上按摩子宫。

胎盘分娩时，你也需要花点力

气，不过不会有肌肉、关节被拉伸的感觉，而是感觉非常温和、滑溜。如果感兴趣，你也可以看一看、摸一摸这块曾经哺育了宝宝的组织。然后，接生员会对胎盘进行检查，确认胎盘是否全部娩出。

在宝宝生下来后，胎盘娩出之前，只要脐带停止了搏动，就可以用钳子夹住并剪掉了。这时，子宫还会继续收缩，其内壁的肌肉纤维缩短，血管受压，胎盘的供血量下降，因此，出血就停止了。产后几周，子宫会继续收缩变小，体积减少至梨子一般大小。

在有些医院，接生员可能会建议你注射一针合成催产素，以促进胎盘的分娩，预防大出血。有时候也使用麦角新碱来代替，麦角新碱包括两种药物：催产素和麦角新素，但是麦角新素有很多不良反应，如恶心、呕吐、高血压和头痛，发生大出血时最好单独使用合成催产素。

常规使用合成宫缩素时，可以缩短第三产程的时间。接生员只要轻轻地拉扯着脐带，5分钟之内胎盘就可以生下来了。注射宫缩素之前或者在注射时，要把脐带钳住，以防止注射的药物进入胎儿的血液循环系统。

剪切脐带

当宝宝还在肚子里时，是靠脐带来传递营养和氧气的。宝宝刚出生时，虽然呼吸反射已经建立，但在剪掉脐带之前，脐动脉还会继续搏动，并传输能量和氧气。这时你可以把宝宝抱在怀里或者放在肚子上，接生员会通过触摸脐带的搏动情况，迅速对宝宝的健康状况做出评价。

宝宝的肺脏扩张之后，体内会分泌出前列腺素，促使脐动脉收缩，血流量渐渐减少，脐带也逐渐地变白、变软。这时，脐带不再起着传输营养和氧气的作用了，就可以用钳子夹住，在距宝宝身体大约2.5厘米处剪掉。

由于脐带上没有神经末梢分布，剪切时不会引起宝宝疼痛，脐带残端在10天后就可以自然愈合了，愈合后留下的痕迹也只是一个肚脐眼。

医生会怎么处理胎盘呢？听说胎盘可以用于生产化妆品，是不是真有其事？

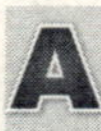

在西方国家，许多新生父母确实很看重胎盘，其中有的人是因为觉得胎盘外观和触觉都很独特。过去，人们曾经把胎盘用于生产化妆品。不过由于可能存在感染的问题，现在已经不这样做了。有些国家的人们非常重视胎盘，把他视为宝宝在怀孕期间的伴侣，象征着宝宝的未来。

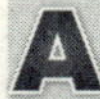

什么时候剪掉脐带最好？是不是应该在宝宝一生下来就剪掉呢？

A 很多年以前，人们曾经认为，如果不把脐带剪掉，可能导致胎盘的血液继续向宝宝输送，而引起高血红蛋白血症，或者是宝宝的血液向胎盘回流而导致贫血。现在，科学家已经发现，宝宝的血容量受体内激素系统的调节，会保持在一定的水平上，根本不用担心脐带的存在会产生不良的影响。对此，最好是在脐带停止搏动之后就剪断。如果在宝宝出生后几秒钟内就立即剪断脐带，可能会使部分的血液淤积于胎盘中，降低宝宝的血容量。

此外，过早剪断脐带可能引起宝宝缺氧，因为脐带具有输送氧气的作用。下面将介绍一些需要提前剪断脐带的情况：有些医院常规使用合成催产素来缩短第三产程，这时就得提前把脐带剪掉，防止药物进入胎儿的血液循环。在少数情况下，有的接生员认为不能单靠脐带供氧，而应该使用体外供氧，立即对宝宝施行新生儿复苏术。此外，如果有可能发生脐带绕颈，或者产后宝宝迟迟没有呼吸，为了便于把宝宝送进复苏室，也应该先把脐带剪掉。

分娩结束

只要你觉得没什么问题，不管胎盘是否娩出，都可以把宝宝抱在身边，并且开始喂奶。其实现在主要不是为了喂奶，因为宝宝刚生下来后即使什么东西也不吃，也可以呆上几个小时。喂奶主要是为了让宝宝早早地感受到母爱，让你们熟悉彼此的呼吸和体味，更快地适应对方。如果房间里灯光柔和，静谧优雅，你还可以跟丈夫一起享受这种亲密的三人世界。

接生员会检查你的阴道和会阴部的撕裂情况，先进行局部麻醉，然后迅速把撕裂口缝合起来。

接下去施行的程序，不同的医院不太一样。接生员可能给你送来一杯茶和一些吃的东西，同时给你一部电话，让你通知你的朋友和家人。医院可能还会让你洗个澡，或者让你躺在床上，帮你擦擦身子。如果有洗澡池，你还可以跟宝宝一起洗。等到一切都就绪后，他们会把你和宝宝一起送回产科病房。

分娩时的宝宝

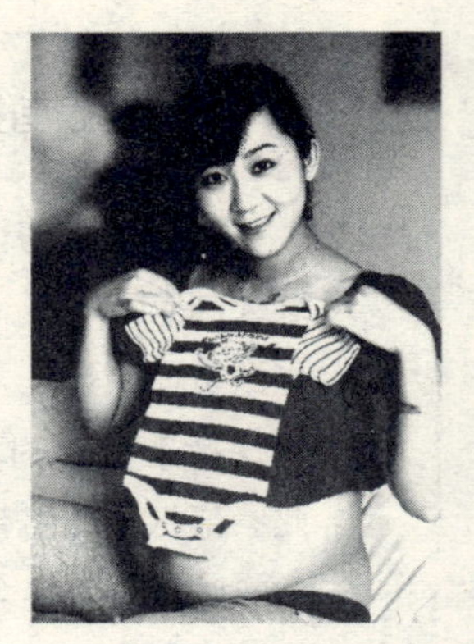

宝宝在分娩中的变化

宝宝体内释放的自然激素，可以促进宫颈成熟和子宫收缩，因此，宝宝是决定产期的主要因素。虽然宝宝并不清楚出生后要面对什么样的世界，但是，从生理上说，现在已经到了宝宝脱离母体子宫的保护，走入外面精彩世界的时候了。自然界赋予了宝宝的大脑和激素系统一种本能，他能够察觉出自己体内发生的变化。更神奇而有趣的是，在不同的阶段，宝宝的机体系统会制造相应的不同的蛋白质和酶，这两种物质不但能够促进产程的进展，而且能够保证宝宝各个阶段向正确的方向发育。

分娩时，宝宝的身体会顺应产道而自然地伸缩，尤其是宝宝的头部和颈部，伸缩性很大。在通过产道时，宝宝的头骨会相互交叠，头部会向各个方向旋转，颈部则能自由地上下左右曲折。宝宝身体其他的部位可能会发生转动，起到一个协助生产的作用，也可能被动地顺应子宫的收缩。当宝宝感到恐惧时，体内会释放内啡肽，来对抗这种消极的情绪，如果他感到紧张或者是被惊吓到时，大量释放的肾上腺激素和皮质醇也会使他产生恐惧的感觉。

宝宝在子宫内的感觉

探索宝宝在分娩过程中的感觉是一项尚在研究中，还未成熟的科研项目，这项研究主要基于超声波扫描和心音监测，还有一部分是纯粹的推测。生产过程有时很困难，有时也挺简单的——这主要看宝宝头部的大小和形状、下降时的胎位以及你的骨盆形状。此外，宫缩的强度大小和胎盘的输氧量也起到一定的作用。有些时候，规律的宫缩会通过羊水按摩和抚摸宝宝的皮肤，这能安抚宝宝，使其变得安静一些；而有些时候，若宫缩的强度和规律发生较大改变，幼小的宝宝会受到惊吓。

每次宫缩，宫颈都会被拉长一小段，并且对宝宝的头部产生推压力，宝宝也会相应向下慢慢地挪动一段距离。当他挤压宫颈时，会促使子宫颈口扩张，不过挤压并不会引起宝宝的疼痛，因为在胎头和宫颈之间，有羊水起着缓冲作用。只要胎膜还没有破，胎头对痛觉不甚敏感，而且头部皮肤内充满了液体，这就起到了极大的保护作用。不过，宝宝身体其他部位就很敏感了，每次宫缩时，表皮细胞受到挤压后，都会通过神经系统发送出一些信号，这些信号能够帮助他为产后适应外面的环境做准备。

直立体位分娩时，产道会扩张，使得第二产程顺利进展。宝宝娩出的过程中，母体阴道里的软组织，会将宝宝的脸部包绕起来，这样宝宝就不会像你一样感到烧灼感和疼痛了。由于胎盘具有供氧的功能，宝宝并不会因为受到阴道壁的压迫而感到窒息，相反，他会感到很舒服，在热闹非凡的产房里也不会觉得吵闹。

宝宝在出生前，只是单纯模仿我的情绪变化吗？特别是在分娩时，我的情绪对他有什么影响？

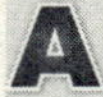

虽然宝宝不能像成人一样感知这个世界所发生的事情，却可以清楚地捕捉你的情绪变化，因为你血液中的激素会渗入到他的机体系统中，他可以从中感受到你的肢体活动和心脏跳动，平时听到你的声音，就知道你什么时候心境平和，什么时候充满恐惧。而且他有其独特的某些特性，不只单纯地模仿你的情绪，还会通过多种方式做出相应的反应。有时候，他会进入深沉、甜美的睡眠，即使是在紧张的产程中；有时候，在强大的产力推动下，他会拳打脚踢，慢慢地顺着产道向下挪动。宝宝在生下来后那一瞬间的情绪，往往反映了他的分娩经历和个体反映，不同的宝宝情绪表现是不一样的。

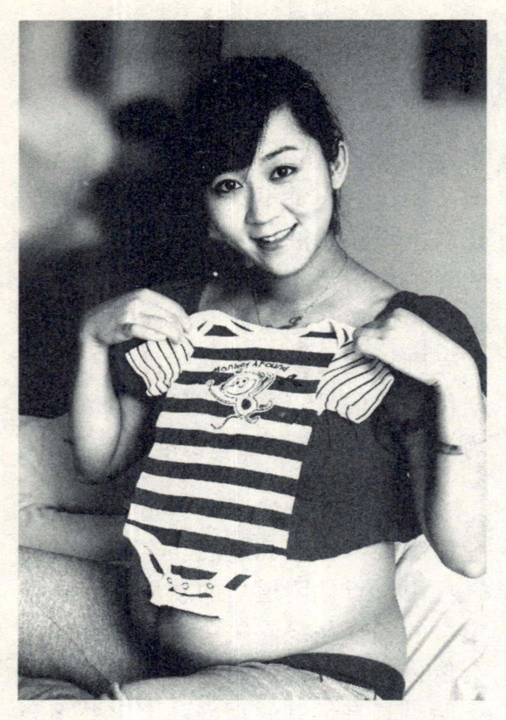

宝宝在子宫外的感觉

自由地呼吸新鲜空气

宝宝出生前，胎头衔接后就可以看到宝宝的头部了。宝宝自己也可以感觉得到子宫的收缩强度、你体内的分娩推力。在胎头娩出时，你的阴唇会轻轻地抚过他的小脸，会给宝宝带来些许紧绷感。

一接触到空气，宝宝就能够感受到温度的变化。温度的变化，会刺激宝宝的呼吸系统，引起呼吸反射，不过有的宝宝要等到身体其他部位都产下后，才开始呼吸。刚开始时，宝宝可能比较安静，或者仅仅张开小嘴，稍后才突然爆发出响亮的哭声。接生员会用手按住宝宝的头部，他的躯体还会继续旋转角度，以利于在下一次宫缩来临时，可以用最佳的胎位娩出。最先娩出的是一侧的肩膀，然后是另一侧的肩膀，最后是身体的其他部位，这时，宝宝就全部娩出了。

宝宝出生后，就可以感觉得到外面凉爽的空气了。开始的时候，宝宝的双眼是紧闭着的，两只小手紧紧攥握着。1分钟后，宝宝开始呼吸，可能像喘气一样深吸一口气，屏住气，再深吸一口气，接下去才开始做有规律的呼吸运动。有时候，宝宝的呼吸是跟哭闹同步进行的，哭一声，吸一口气，再哭再吸气。

宝宝哭闹的时候，空气的压力可以促进肺充分地扩张，所以新生儿产后前几分钟的哭闹并不是因为不开心，只不过是一种生理反射而已。当然，肺也可以通过疏缓地呼吸进行扩张。还有少数宝宝出生后不能自主呼吸，需要进行呼吸协助。

如果呼吸正常而且室内的光线比较温和，宝宝出生几分钟后就会睁开双眼，用复杂的眼神注视着你，那眸子里仿佛生来就蕴藏着无尽的睿智。然后，他会松开那紧攥着的小手，张开双臂乱挥乱舞，仿佛在向全世界宣称：“我光荣地降生了！”

用整个身体感受世界的存在

宝宝刚生下来后可能一直醒着，1～2小时后才会渐渐入睡，你们可以利用这段时间，互相熟悉彼此的眼神和体味。宝宝一睁开眼睛就能够凝视事物了，他会入神地端详着你的脸庞。当你们贴身躺在一起的时候，你的抚摸将给宝宝带来一种非常温暖、细腻的爱护感，刚刚脱离子宫保护的宝宝也能从你们的肌肤接触中体会到你对他的爱和期待。由于你体表的温度跟羊水的温度差不多，所以宝宝贴着你的身体会觉得很舒服。在新的环境中，宝宝还能体会到很多全新的感觉，包括重力、来自你皮肤的抚触、周围事物的形状和颜色以及声音等，这些都能够给他带来新鲜感。

从十月怀胎到今天的一朝分娩，宝宝第一次完全伸展开他的脊柱，随后还会慢慢地伸直身体。在这样一个充满着爱意的环境中，听着熟悉的心跳声和谈话声，闻着你身上的味道，躺在你温暖的怀里，这所有的一切都会给宝宝带来无尽的慰藉感。有些宝宝喜欢赤裸着身体躺在你的身旁，并且把脊柱伸直、四肢展开，然后用身体抵住你的身体睡觉。而有些宝宝则更喜欢蜷曲着身体，把四肢埋起来，如果能够用衣服把他紧紧裹住，用力抱着他，他会觉得更舒服一些，也会表现得更乖一些。

宝宝的外观

一提到宝宝，人们的脑海中就会浮现出一个可爱的形象：皮肤润润滑滑的，一小簇毛发油光发亮，圆圆胖胖的小脸无可挑剔。在出生的头几分钟里，宝宝还保留着子宫中的那种形象：皮肤油光滑腻，上面布满了黏液，这种黏液在怀孕期间起着保护、湿润宝宝的作用。皮肤上还可能残留有斑斑的血迹，外观呈粉红色，并且像老太婆一样皱巴巴的。有些宝宝生下来后脸部就布满了疹子，称作新生儿痤疮，是由皮脂腺阻塞引起的。由于宝宝的头骨很软，在分娩过程中发生挤压交错，因此，产后的宝宝头皮可能有些水肿，整个头部看起来像被压挤过一样，甚至呈圆锥形状。

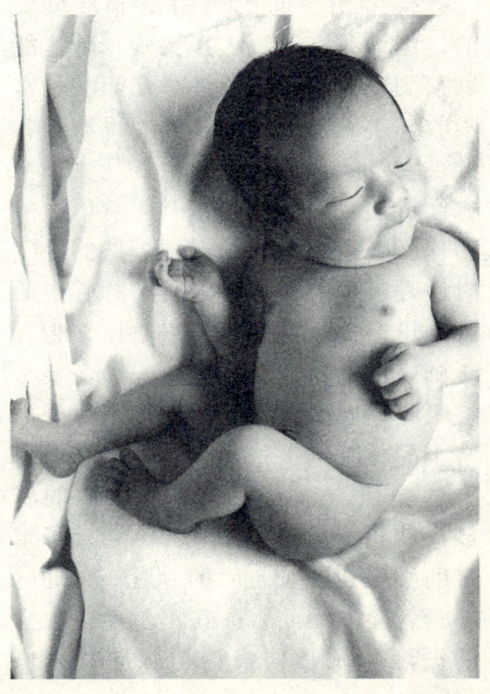

你可能还会发现宝宝的乳房有点肿胀，不过不用担心，这是由你身上分泌的激素发生的作用导致的，几天后就会消肿。生殖器可能也有点水肿，这同样也是激素作用所致。如果生的是女宝宝，产后几天内，阴道可能还有少量分泌物或者出血。

所有的这些症状，在产后几个小时之内就会开始消退。几天后，给宝宝洗个澡，他的头发就会蓬松起来。慢慢地，皮肤也没那么皱了，虽然由于要适应新环境，皮肤还会有点脱屑。此外，宝宝那圆锥状的头，在几天之后也会有很大的改观。

宝宝的哭闹和呼吸

宝宝出生时的哭闹是非常重要的，因为只有通过大声哭闹，肺才能够得到充分的扩张，怀孕期间从子宫吸收，进入肺脏的液体才能逐渐吸收并被空气所代替。实际上，从生理学方面讲，宝宝的体内正发生着巨大的变化。当接触到外面温度较低的空气时，呼吸反射被激发，宝宝肺脏内的肺泡迅速扩张并膨胀开来，原来积存于肺脏内的液体要么被咳出来，要么被吸收，要么转化为尿液排出体外。宝宝的肺脏一扩张，就会引起肺内压力的变化，进而促进前列腺素的释放，前列腺素一释放，原来连接了宝宝的心脏与肺脏之间的导管——动脉导管就会主动闭合。在出生前，宝宝的循环系统必须依赖动脉导管来供氧，出生后动脉导管自然闭合，转而通过肺部供氧。

分娩刚结束的时候，宝宝的嘴唇会有些发绀，继而慢慢变红，几分钟之后，躯体也会慢慢地呈现出粉红的肤色。宝宝的双手和两只脚掌还是会有点蓝紫色，不过一般都不是因为缺氧，而是因为循环系统向来反应就比较迟钝。

如果你采用的是直立的分娩体位，宝宝分娩时就是头朝下脚朝上的，这有利于清除宝宝呼吸道内的黏液或液体。宝宝出生后，医生会立即将他面朝下放在一条毛巾上，你也可以让他趴在你的大腿上，然后轻轻地拍打他的后背。通常医生不会抽吸口鼻的液体，但为了以防万一，还是会提前准备好抽吸仪器的。

宝宝的反应

暂时性近视

当你注视着宝宝，跟他说话，并且用手抚摸他的时候，宝宝也会做出一些很细微的反应：他的眸子里似乎荡起了微波，小嘴一张一合，舌头上下摆动，仿佛也在跟你诉说着什么。宝宝的眼睛已经可以看到东西了，但是视物不甚清晰，只能看到25～30厘米的东西，所以躺在你的双臂内，他可以很清楚地分辨出你的脸庞。这种暂时的近视眼是有一定的好处的，新生儿喜欢看一些质地柔软、形状偏圆的东西，你的脸部刚好符合这个要求。

非意识性活动

虽然宝宝的所有活动都是非意识性的，但他确实可以感觉到你的存在和室内人员的活动，也可以听得到周围的嘈杂声。当他张开双臂，松开双拳的时候，会用小手触摸自己的脸和你的皮肤，以此来熟悉周围的环境。宝宝的认知能力很强，仿佛生来便被自然界赋予了这种特殊的本能，他可以很快地搜索到你的脸，迅速地熟悉你的体味；他能感知到你的情绪变化，并且用那双天真可爱的眼睛注视着你。宝宝的眼神里写满了安慰，动作中流露着关心。

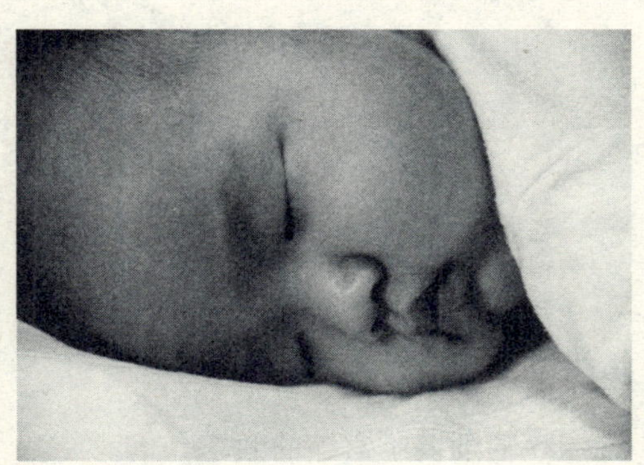

宝宝出生后也有可能交给接生员和你的丈夫照顾，他们的怀抱同样可以给宝宝带来安全感，但是只要接触到你的身体，闻到你身上特有的气味，听到这9个月来耳熟能详的心跳声和说话声，他马上就能意识到自己已经回到了母亲的怀抱里。

宝宝很快也会开始识别父亲的声音，听到家人大声言谈也会继续保持安静：这种人声鼎沸的环境并不会惊吓到年幼的他。在你休息的时候，宝宝就得在爸爸怀里呆一段时间，这对你丈夫来说是很重要的，因为他可以趁机跟小宝宝交流感情。虽然他们相互熟悉的方式可能不太一样，但是肯定是从互相注视、彼此抚触的那一刻开始的。

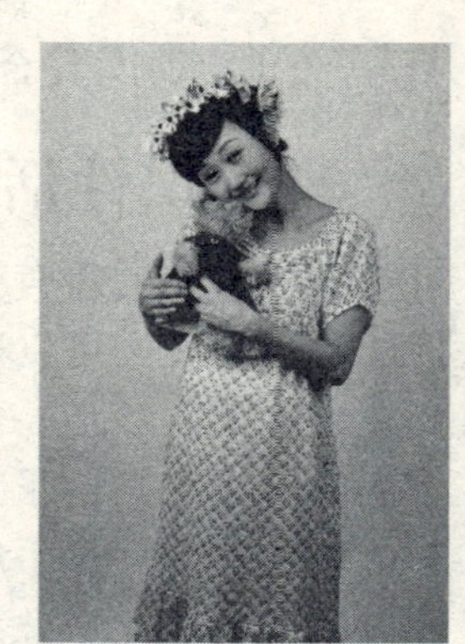

缓解分娩疼痛的方法

缓解疼痛方法的选择

每一种缓解疼痛的方法都有利有弊，因此，在选择最佳的缓解疼痛方案时，你需要做以权衡，并从你和宝宝的实际需要出发。选择缓解疼痛的方法的原则是：运用该方法可以确保你顺利分娩，同时保证宝宝能够安全娩出。

你可以决定是否采取缓解疼痛的方法，也可以由接生员或者产科医生来决定，但是如果出现下面这几种情况时，陪产人员的意见只能作为参考，一切都由你自己来决定：

疼痛过于剧烈，严重抑制了你的情绪。

疼痛削弱了宫缩的效率。

子宫颈口还没有开全，但是你已经开始屏气用力了，而且你根本没办法控制住自己。

产程的第二阶段疼痛太剧烈，以至于你没办法使劲。

分娩过程中需要进行一些协作治疗时，比如产钳术。

需要行剖宫产时。

产程过于缓慢，你需要休息一段时间来放松肌肉，以减少胎儿下降的阻力。

控制疼痛的时间并不是越长越好，而应该保证在胎儿娩出之前其效能可以慢慢地削弱乃至消失。分娩早期你可能还有时间阐述观点，等到子宫收缩加剧，就不再适合跟你进行长谈阔论了，所以你应该尽早将你的观点公之于众。最重要的一点是，你要充分相信你的丈夫和医护人员，相信他们会尊重你的选择，这样你才不会觉得自己要被迫接受很多东西。如果接生员觉得你马上就要生了，她会鼓励你安心等待，调整好呼吸，并且尽量在分娩的紧张时刻仍然保持每隔一定的时间进行一次宫缩。

TENS（经皮电神经刺激）

经皮电神经刺激的工作原理跟针灸差不多。一个经皮电神经刺激器包括两个或者四个粘贴垫子，每个垫子上放置有许多个跟电池相连的电极。治疗时，把垫子放在后下背的一些特定的位置上，打开刺激器的电源开关，电流就会不断地向皮表的神经末梢发送脉冲，从而阻断子宫向大脑输送疼痛觉的神经通路。

使用情况

TENS最适合于分娩早期，但是不能用于水中分娩。可以在临产前先试试其止痛效果。使用时，可以随意地调整电脉冲的水平，并在宫缩期间把脉冲水平调到最高。

优缺点

所有的操作都是在体外进行的，因此不会对胎儿造成任何影响，也不会改变母体的化学平衡。

许多产科都配有TENS的设备，也可以跟药剂师和厂商联系，在家里租用。

能够完全控制住分娩全程的疼痛，而且非常的安全。

一氧化二氮—氧混合气体

一氧化二氮-氧混合气体包括50%的一氧化二氮（一种麻醉性气体）和50%的氧气（比空气中氧的含量高出30%）。气体通过一个与圆柱形气瓶相连的面罩吸入，气瓶则放在一个能随意移动的载体上面，这样即使你变换体位或者在水中分娩都可以方便地吸到该气体。接生员会告诉你怎么调整好呼吸，使呼吸和吸入气体起相互协同的作用。

使用情况

分娩早期很少使用该气体，不过对于控制强烈的宫缩可能会有一定的效果。吸入该气体的目的主要是缓解锐痛，或者转移注意力，而不是全面地控制疼痛。这种办法只对部分产妇有效，有些产妇觉得调整呼吸的效果更佳。

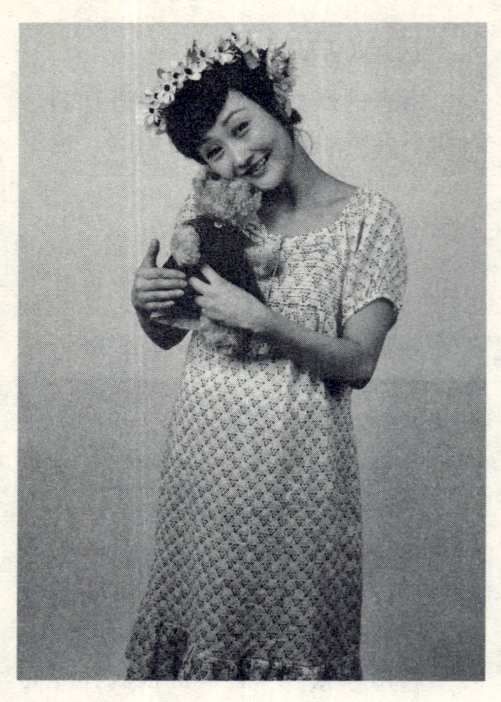

优缺点

一氧化二氮氧混合气体可能会引起恶心，但是不会对母婴造成远期的不良反应。

一氧化二氮会引起头晕目眩和发笑（一氧化二氮被称作“笑气”），而且可能需要过几分钟才能很好地控制住这些症状，所以相对于其他产妇来说，你在宫缩间歇期获得的休息时间要短一些。

最适合于在第一产程末期使用。到了第二产程，面罩吸入可能会妨碍屏气用力，最好把面罩摘掉，集中体能分娩。相对于水中分娩和硬膜外麻醉来说，使用一氧化二氮氧气混合气体来缓解产痛，其效果要逊色一些。

硬膜外麻醉

硬膜外麻醉实际上是一种复合麻醉，麻醉药一旦起作用，就感受不到痛觉了，但是仍然有触觉，仍然可以感觉到宝宝正在娩出的过程。

做硬膜外麻醉前要先做局部麻醉，在行硬膜外麻醉的同时，医生会不断地监测你的身体状况、血压和宝宝的心律。

使用情况

连续性硬膜外麻醉对分娩全程都适用，不过多在分娩早期采用。全麻通常用于那些需要干预治疗的情况，比如行剖宫产、产钳术等。

许多产妇在分娩时采用硬膜外麻醉，是为了给自己一个短暂的缓冲时间，因为麻醉后她们可以好好地睡一觉，尽可能地储蓄体能以便于下一步的分娩。因此，不管产妇是否需要做干预治疗，都可以施行硬膜外麻醉。对于那些需要手术助产的产妇来说，还可以行36小时的全程麻醉，以缓解剧烈的疼痛。

优点

既可以缓解产痛，又不会改变意识、削弱睡意。

有助于产妇休眠和子宫颈的扩张。

有利于医生行助产手术（如产钳术或者剖宫产），而且产妇仍然可以保持

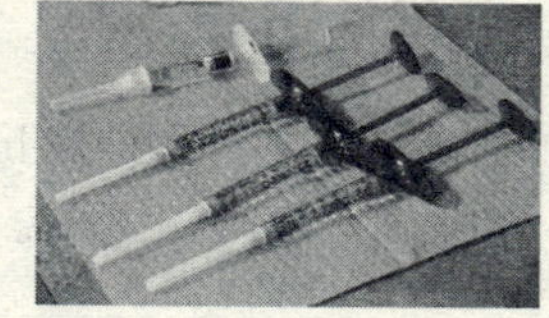

清醒的意识，亲自迎接宝宝的降生。

相对于母婴全麻术来说，硬膜外麻醉的安全性要高很多。

可以防止分娩时发生血压骤升。

硬膜外麻醉可以减轻产妇对疼痛的畏惧感，充分放松产妇骨盆的肌肉，进而促进胎儿的下降。

可以将一个有创伤性的分娩过程转变为一个愉快的经历。

缺点

存在一定的不良反应，不过发生率很低，而且随着局麻药应用剂量的减少，硬膜外麻醉越来越安全了。如果由经验丰富的产科医生、麻醉师和接生员接生，发生不良反应的可能性就更小了。

连续性麻醉的运用大大降低了尿液失禁的发生率，尽管如此，还是会为产妇插上导尿管的。

在少数情况下，身体局部仍然可以感觉到疼痛，如果疼痛过于剧烈，可以考虑重新麻醉。

硬膜外麻醉会削弱宫缩的强度，你可能还需要额外地注射催产素来刺激子宫的收缩。

施行全麻后，骨盆处的肌肉失去活动能力，这将阻碍胎头向前旋转，可能需要做产钳术等协助宝宝娩出。

硬膜外麻醉很容易引发胎儿窘迫和早产。

麻醉结束后，在进针的区域会有点疼，疼痛一般持续数周到数个月。

可能导致头痛，会持续数天之久。出现这种情况时，可以仰卧着在床上躺2～4天，直到脑脊液压力恢复正常，如果要给宝宝喂奶，可以侧身子躺着喂。

偶尔也有报道说硬膜外麻醉可以引起严重、高危的不良反应。

脊椎麻醉

这种麻醉方法一般适用于那些需要施行手术的产妇。手术进针的地方跟硬膜外麻醉是一致的，都是在两个椎骨之间进针，不同的是，脊椎麻醉需要将针插入脑脊液，然后注入局麻药和止痛药的混合剂，最后才拔出针头。

使用情况

出现紧急情况时，运用脊椎麻醉起效比较快，有的麻醉师将其当成剖宫产的常规止痛措施。

优缺点

麻醉效果特别好，跟全麻差不多，持续时间为4～6小时。

最大的缺点是要小心地调节用药

剂量，而且很容易发生低压性头痛。

阴部神经阻滞

当需要行低位产钳术、拔罐或者外阴修复术时，就可以对该神经行阻滞麻醉。手术时，医生会要求你面朝上平躺在手术床上，通过阴道将麻醉针刺入阴部神经，然后再注射局麻药。

使用情况

由于阴部神经阻滞不能阻滞来自子宫的感觉神经传导，所以该麻醉方法只适用于第二产程末期。

优缺点

当暂时没办法请到硬膜外麻醉，或者脊椎麻醉方面的麻醉师时，这种局麻方式还是可以起到一定的效果的。

麻醉效果不能与硬膜外麻醉相媲美。

局部麻醉

局麻是一种沿着伤口周围注射麻醉药的麻醉方法，目的是为了缓解缝补组织时产生的疼痛。在局麻药起效前，大部分的产妇都会感到进针点会有剧烈的疼痛，持续时间是20～30秒钟。

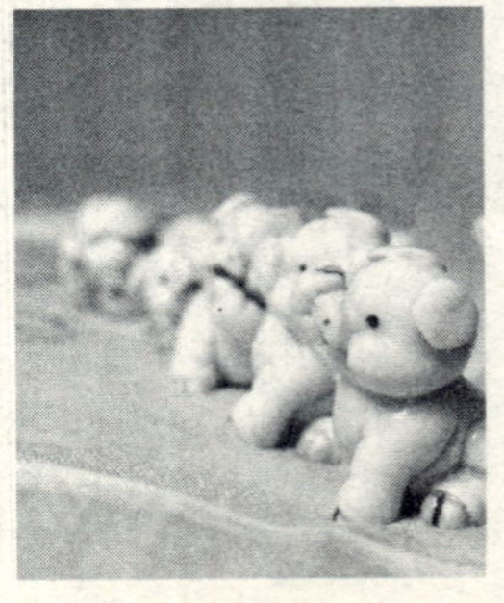

使用情况

一般用于外阴切开术前，或者是产后缝合裂开口之前。

优缺点

优点是可以消除缝合时的疼痛。

手术危险性很小，主要是引起进针点水肿。

全身麻醉

随着局麻技术的发展，全身麻醉用的越来越少了。施行全身麻醉时，医生向静脉内注射药物，诱导产妇进入睡眠状态，并且使用肌肉松弛药来维持睡眠。为了缓解疼痛，你将通过一根管道吸入麻醉性气体。

使用情况

通过全身麻醉，可以把产程控制在30分钟到1个小时，只要你愿意，医生可以迅速地把你唤醒，让你为宝宝喂奶。

优缺点

全身麻醉最大的优点在于麻醉速度特别快，尤其适用于紧急情况下，或者当你准备行剖宫产，由于过于焦虑需要迅速催眠时。

对于宝宝来说，全麻最大的缺点是，麻醉性气体或者药物可能会通过胎盘影响到宝宝，导致宝宝感觉迟钝或者嗜睡，尤其是当宝宝发育还不够成熟时。

你可能感到恶心，走路东倒西歪的，做过气管内插管的喉咙会有点疼。

最严重的并发症是呕吐物被误吸进入肺部，由于呕吐物含有酸性较强的胃液，可能会引起严重的吸入性肺炎。为了避免这种情况的发生，采用防水的气管内插管，可以防止液体流入肺脏，尤其适用于产妇行空腹麻醉。此外，为了中和胃液，医生通常会在手术前用点抗酸药。

镇痛药

不同的医院规定不同，不同的产科医生和接生员也有不同的使用观点和用药标准。

使用情况

产妇已经临盆，但宝宝至少要3小时后才能产下。

优缺点

镇痛药的使用不一定会削弱子宫收缩的强度，对难产还有一定的改善作用。

这类作用强劲的镇痛药可能引起恶心、呕吐、困倦，可能导致精神失控、焦虑，还会影响产妇的精神状态。

许多产妇怀疑镇痛药可以引起失忆，因为产后她们回想起分娩的具体过程时，基本上没有任何印象了。

镇痛药对宝宝的影响特别的大，尤其是在宝宝娩出前3小时内。发育未成熟的宝宝其大脑还没有发育完全，对镇痛药非常敏感，胎龄越小的宝宝受到的影响越明显。

最严重的并发症是呼吸抑制，宝宝出生后应立即静脉注射对应的解毒药，并且行新生儿复苏术。

可能影响胎儿的精神状况，胎儿娩出后会一直处于昏睡状态，无法进行母乳喂养。

如果没有发生早产，这些不良反应通常会在产后24小时内消失。

安定剂和镇静药

究竟要给多少量的安定剂和镇静药，不同医院、不同接生员的观点也不尽一致，所以最好在产前就把这个问题协商好。应用安定剂和镇静药的目的，在于加强麻醉剂的药效，减少恶心、呕吐等并发症的发生。

使用情况

有利于缓解紧张的情绪，适用于在假分娩期间放松产妇的身体。尤其要注意的是，在临盆或者预分娩期千万不能使用安定剂或者镇静药，它能通过胎盘进入宝宝的血液循环，至少4个小时才会从胎儿体内排出。

优缺点

是否使用安定剂和镇静药，不同的产妇有着不同的观点：有的产妇就喜欢那种全身放松的感觉，而有的产妇觉得用药后对身体失去了控制力。

大剂量的安定剂和镇静剂可能影响你调整呼吸，使得你无法做规律呼吸，无法很好地享受分娩的乐趣。

受到镇静剂的影响，宝宝产后可能有呼吸困难，可能会出现反应迟钝、嗜睡，对于早产儿，这些症状可能会持续数天之久。

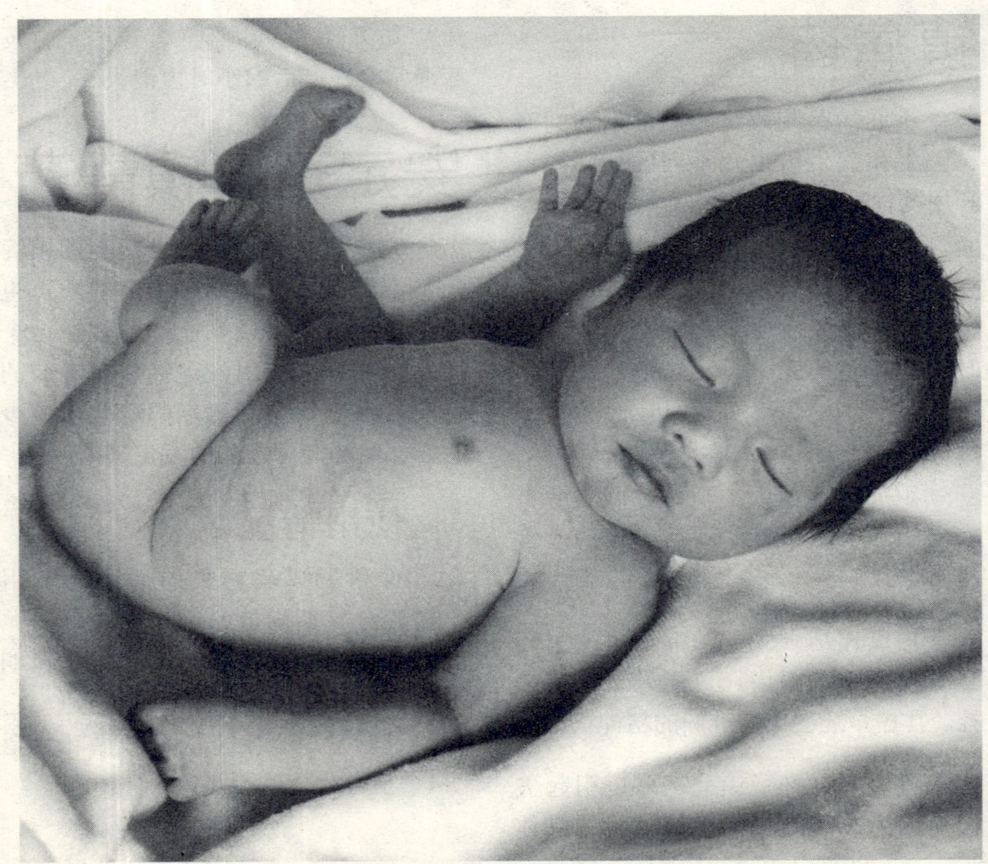

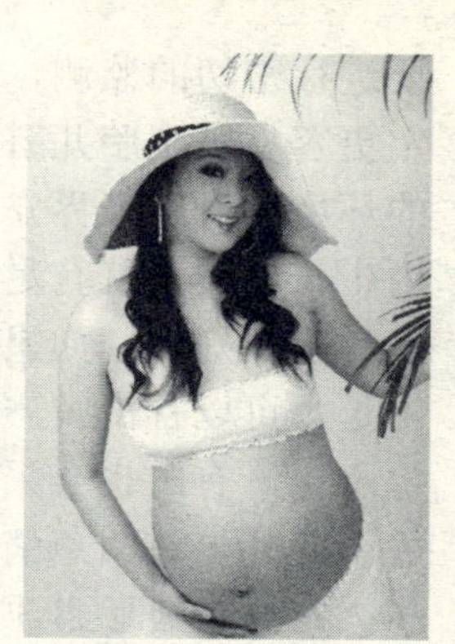

分娩时的协助疗法

实施分娩协助疗法的必要性

分娩时的协助疗法，其目的在于监测宝宝的健康状况，尽早发现问题，以避免产生远期效应，或者将远期效应控制在最低水平。如果发现宝宝有问题，你自然会给予特别的关注。对于每个父母来说，分娩前后是一段非常敏感的时期，需要高度注意。大部分情况下，事情并没有我们想像的那么糟糕，许多我们原本确认存在高危因素的胎儿，生下来后却非常的健康。如果产妇有可能发生高危分娩，接生小组会采取各种措施尽量地确保分娩安全。

要始终记住，分娩的主角不仅包括你，还包括你的宝宝，分娩的过程同时受到你和宝宝的调控。如引起分娩迟缓的原因有很多，可以是你的原因：生理问题、子宫收缩强度不够、情绪低落、体能差，或者是骨盆的大小、形状不佳。也可以是宝宝的原因：胎头的大小、形状以及胎位都可以影响分娩进程。有些干预治疗旨在启动产程，同样也可以促进分娩。

分娩时的医学监测，可以帮助接生小组评估宝宝的健康状况，也可以早期发现问题。比如，发生宫内生长迟缓（IUGR）或发育未成熟的宝宝需要进行密切的监测，因为未成熟的宝宝更容易发生胎儿窘迫。如果子宫内的环境还没有外界安全，如发生了宫内生长迟缓，就有足够的理由诱导分娩，中止妊娠。如果宝宝储存的体能不足，可以行剖宫产。如果宝宝的胎位不正，有时也会采取手术的方法分娩。此外，在紧急情况下，比如发生了大出血或者胎盘早剥，可能得迅速采取措施控制，幸好这些情况都是很罕见的。

宝宝窘迫时

在子宫里，宝宝是从母体血液中获取氧气的。宫缩会引起血流量的下降，不过宝宝可以从他的肝脏中动用糖原来供能，即使在分娩过程中以及产后连续缺氧10分钟，宝宝也不会有事的。

引起宝宝心率异常的原因有很多，其中一个可能是因为宝宝缺氧，在医学上指的是胎儿窘迫或者称为窒息，持续缺氧时间过长可以引起脑损伤，尤其是当宝宝个头较小时，其糖原储存量较少，比较容易发生胎儿窘迫。因此，宝宝出现心率异常，往往提示可能存在胎儿窘迫，这时妇产科医生会想办法加快产程。

小知识

外阴切开术

外阴切开术是产科最常见的手术。假如宝宝发生胎儿窘迫，需要立即娩出，或者是阴道口太窄、胎儿需要行产钳术，则必须进行外阴切开术。不过，做了拔罐一般就不用再做外阴切开术了。

宝宝需要助产时

大部分的产妇都不喜欢做产钳术，因为产钳术会引起她和宝宝的不适，但是出现宝宝娩出困难或者需要紧急分娩时，就不得不采用该方法

Q 听说可以从宝宝的胎粪判断宝宝出生前的状况，这是真的吗？

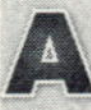

绿色胎粪也提示可能发生了胎儿窘迫。如果胎儿在宫内排粪，破膜后就可以在羊水中看到绿色的胎粪，如果同时出现胎音异常，就可以推断发生了胎儿窘迫。单独的绿色胎粪是不足以诊断胎儿窘迫的。分娩过程中出现上面提到的两种发生胎儿窘迫的征兆时，如果接生员能迅速采取措施控制，绝大部分的胎儿都能安全产下，而且不会留下远期效应。对于那些高危妊娠的产妇，为了保证接生员和产科医生可以及时采取干预措施，应该对其分娩过程进行严密监测。

了。产钳就像一对大勺子，置于胎头两侧，配合宫缩牵引产钳，协助产妇娩出胎头。产钳术前通常会先做个外阴切开术。现在，拔罐疗法在分娩过程中应用越来越多了，因为拔罐对产妇的损伤要小一些，效果却要好得多，而且一般不需要做外阴切开术。

宝宝的脐带问题

如果脐带紧紧绕住胎儿颈部，会引起胎儿窘迫，这些可以通过胎心监测发现。如果脐带绕颈引起输氧量下降，就得立即引产。

当脐带位于胎头和子宫颈之间时，极少数情况下会发生脐带脱垂。破膜后，胎头进入骨盆腔，脐带有可能因为发生脱垂而被下降的胎头挤压，从而引起血流量和输氧量的下降。脐带脱垂可以通过阴道检查发现，一旦发生，必须立即行剖宫产。

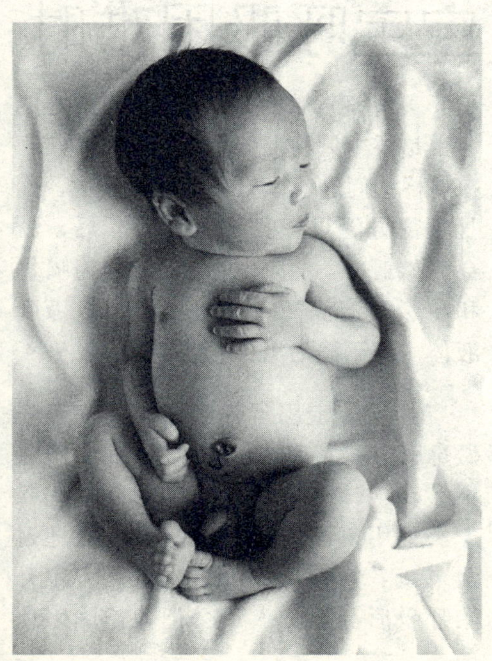

需进行剖宫产时

剖宫产是分娩时最大的干预措施。那些主动选择剖宫产的女性，有的可能是因为以前有过创伤性的分娩经历；有的则可能是由于怀了双胞胎或者胎儿呈臀先露等，剖宫产对她们来说是最安全的分娩方式。紧急情况下做的剖宫产，能否保证胎儿健康一直是人们关注的话题。其优点在于可以保证胎儿安全娩出，但手术过程会非常紧张。许多夫妇在采用剖宫产时感到非常的轻松，因为医生把一切都设计好了，但是许多人在产后几周甚至几个月内，还需要医生对其身心康复提供支持。

产后
协助疗法

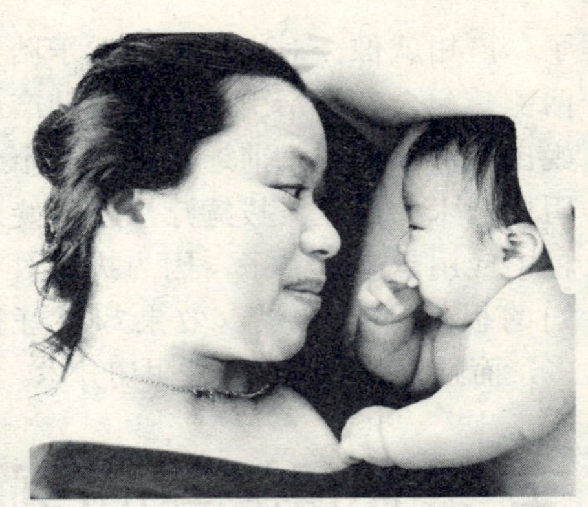

实施产后协助疗法的必要性

大部分新生儿都能够迅速适应产房的环境，只有一小部分新生儿需要提供医学的支持治疗。最常见的问题是程度较轻的呼吸困难，一般几分钟就可以解决。如果产前发现宝宝可能发生胎儿窘迫，接生小组会密切关注分娩的全程，会准备好新生儿复苏设备以备不测。

如果胎儿需要做紧急护理，接生员、产科医生和儿科医生会迅速实施医学支持治疗，只有极少数的新生儿需要行重症监护。

宝宝呼吸困难时

开始第一次呼吸时便遇到困难的宝宝是很少见的，但是有的宝宝确实存在这样的问题，幸好占的比例不大，而且大部分经过擦拭、身体变暖后，就会开始呼吸。也有的宝宝是因为嘴里和鼻子里塞满了分娩时留下的黏液和液体，擦干净后就能正常呼吸了。

如果宝宝出现呼吸困难，应该先做鼻子和口腔的液体抽吸。症状改善不大，应该马上剪断脐带，立即送入产房使用复苏设备进行抢救，并通过面罩或者气管插管给氧。等到宝宝开始呼吸后，医护人员会把他抱回来还给你的。如果输氧还无法解决问题，可能就得把他送入婴儿特别护理病房了，呼吸支持治疗将一直持续到宝宝开始呼吸为止。

宝宝出现循环系统问题

胎儿窘迫可能会伴发血压的下降，引起宝宝循环血量的减少。这个问题一般可以通过复苏给氧纠正，但少数情况下宝宝还需要进行静脉输液。有时候循环系统出现问题还可以导致心肺功能紊乱，这时就需要送入特别护理病房治疗了。通过超声波扫描，先天性心脏病和肺脏疾患一般在孕期就可以检查出来。

宝宝有产伤时

目前的产科护理技术十分完善，发生产伤的情况是非常罕见的，即使发生了，由于人体存在内在的防御机能，宝宝一般也可以自行痊愈。最常见的产伤是擦伤，尤其是那些早产儿或者分娩时行产钳术和拔罐疗法的新生儿。分娩过程中的挤压有时候会导致胎头突起一个大肿块，称为头部血肿，一般几天后就会消失。肩部、颈部或者锁骨受损很少见，见于那些个头较大，肩部娩出困难的胎儿，即发生了肩难产。

宝宝在宫内生长迟缓

发生宫内生长迟缓的低体重宝宝一般不会有呼吸问题，除非宝宝需要提前娩出，特别是发育尚未成熟的宝宝。在这种情况下，遇到的问题主要是低血糖和低体温。在宝宝出生后，让宝宝睡在你身旁就可以解决低体温的问题了，产后早期喂养也可以预防发生低血糖。

早产

如果产妇怀孕未满38周就分娩，产下的胎儿尚在发育中，有些器官或者系统，通常是肺脏、肝脏、免疫系统和神经系统，可能还无法正常工作，因此被称为早产儿。所有的早产儿都需要给予特别护理，不过有些早产儿相对来说比较容易进入状态。遇到早产时，人们通常会把孕妇送往特别护理病房生产。虽然分娩越早遇到的困难越大，但由于产前护理十分周到，早产儿的存活率越来越高，而且不会遗留下后遗症。出生太早的宝宝一般需要放在保温箱里行高科技护理，不过肌肤抚触和父母的关照也是十分有效的。

宝宝的必需品

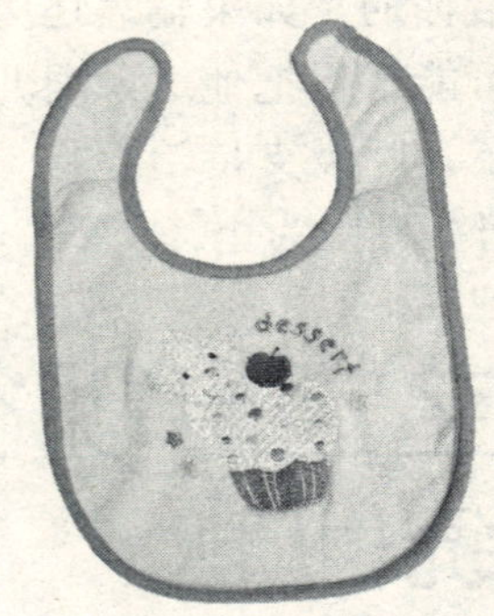

衣物

要记住一点，在宝宝出生以前，你不可能知道宝宝的身长是多少，而且2～4周以后，有些衣服就短了。有时一天之内你就得给他准备3套衣服。要选天然材料织的衣服，并要检查衣服是否合适，衣服的领口不能太紧，裤子要有弹性或者穿方便换尿布的开裆裤。所有的衣服和床单被褥在用之前都要先洗一遍。

玩具

对出生不久的宝宝来说，最好的玩具就是其他人的脸。他可能也喜欢

小知识

宝宝出生时的物品

- 6件汗衫或者婴儿套装（短袖、不带裤腿的；天冷时准备长袖的）。
- 6件婴儿长袍（长袖、长裤腿的长袍）。
- 夏天给宝宝准备太阳帽，冬天准备棉帽。
- 3件天然材料织成的开襟衫（开襟衫比套头衫要方便）。
- 2条裤子。
- 2件贴身衬衣（男孩儿女孩儿都可以穿的那种）。
- 1条包被。
- 2双短袜。
- 4件围兜（备用）。

看图片或者颜色对比明显的图案，如黑与白的对比，把这些图片放在婴儿床或者婴儿车的一侧，可以让宝宝清楚地看见。

出生不久的宝宝还会对能动的东西感兴趣，如移动的物体、树上的树叶、微风中轻轻摆动的窗帘，或者是在房间内嬉戏的其他宝宝们，而且还喜欢音乐，尤其是你抱着他轻轻摇摆的时候。

3个或4个星期以后，宝宝喜欢躺在婴儿健身篷内，健身篷上挂着五颜六色的小玩意。你还可以给一些能促进宝宝身心发育、满足其好奇心的玩具。他还喜欢观察日常生活中的物品，从门把手、餐桌和窗帘上的图案到项链、手表和眼镜等。

卧室用品

摇篮或者婴儿床（儿童床可以等到3～5个月的时候再用）。

舒适温暖的床垫。

4床和婴儿床配套的天然纤维床单和多孔毯子。

婴儿室或者卧室的温度计（可选）。

厨房高脚椅子

买高脚椅子的时候要考虑清楚宝宝是现在用，还是6个月或12个月的时候使用。宝宝还小时，你需要一些夹子来保证其安全，等他大点了，安全带会比较合适。

有些高脚椅比较适合年龄大点的宝宝。高脚椅的高度设置有很多种，可以根据餐桌的高度和宝宝的不同需要进行调节。带有移动托盘的高脚椅适合年龄稍大的宝宝，这样他就能和爸爸妈妈共进晚餐。不管你选择哪种类型的高脚椅，椅子结实与否很重要。如果为了移动方便或者不至于在厨房里占太多空间，可以选择能和成人椅或者餐桌固定的高脚椅。

外出用品

婴儿车，折叠式轻便婴儿车或轻便手推车（宝宝10周或12周以后比较

小知识

选婴儿车时的注意事项

- 是否方便折叠和移动，自己重新卸装的难度。
- 车身会不会太沉。
- 大小能否进出家门或汽车。
- 刹车是否灵敏。
- 手柄的高度是否合适。
- 车罩拆洗是否方便。
- 是否附带有防雨篷和遮阳伞，有没有防蚊网。
- 宝宝多久才能适应这辆车。
- 是否附带有幼儿学步安全带，可以让学步的宝宝不出现危险。
- 能不能摇摆或者悬挂。
- 有没有储物袋、购物箱。

适用）。

妈妈背包，可以有条理地放置宝宝和妈妈外出时的必备品。

婴儿背带。

安全座椅，要有舒适的把手，并能支撑宝宝头部。

婴儿车

如果家里有足够的空间，可以把婴儿车放在房间里、院子里或者花园里哄宝宝睡觉。当然，你也可以推着婴儿车带宝宝散步。大多数婴儿车都是可调节的，宝宝既可以把它当作婴儿床，舒服地在里面睡觉，等学会了坐之后，还可以变换成推车，让宝宝坐在里面。有些婴儿车可以变换成适合宝宝12周以后用的折叠式婴儿车。此外，还有一种多功能的婴儿用车，既可以当作婴儿车和折叠式婴儿车，还可以作为支撑车辆座椅的底座。

如果你考虑买一辆二手婴儿车，买之前一定要仔细检查车子的前轮是否灵活，稳定性如何，还要为车配备一张新的底垫。

婴儿背带或吊带

不管你带宝宝出门还是在家做家务，如果你不能把宝宝扔在一边，用婴儿背袋或者吊带是把宝宝带在身边的最好方式。他能紧挨着你，闻到你身上的气味，听得到你的心跳，感

Q 在为宝宝选购婴儿背袋时，要注意几个方面？

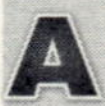

检查肩带：是否是宽肩带，即使你长时间背宝宝，或者当宝宝变重以后，宽肩带也不会给你的肩膀很大的压力。

有没有支撑宝宝头部的设计。

能否朝前使用。

爸爸背起来是否方便、合适。

宝宝的安全带系起来是否方便。

夹子扣起来是否方便。

婴儿袋的大小能否调节，因为夏天时你可能用来背刚出生的宝宝，而到了冬天宝宝不仅长大了许多，而且还会穿上厚厚的防雪服，如果大小不能调节，能用的时间很短。

觉到你的走动，就像在你肚子里时一样。这样还能增强宝宝的肌力，促进他的脊柱发育，对你也有好处，它能刺激你椎骨中钙的沉积，从而减低你将来得骨质疏松症的概率。等宝宝大点之后，当你用婴儿袋带着他散步的时候，他还可以欣赏路边的风景，因此，可以考虑买一个开口朝前的婴儿背袋。

安全座椅

不管你什么时候驾车带宝宝出门，也不管出门时间长短，都要带上安全座椅。如果车的气囊设置在前排座位，那宝宝用的安全座椅就要放在后排。因为在交通事故中，气囊可能导致严重的人员伤亡。

有些安全座椅是半固定在车内的，安全带从座椅后面穿过，有些座椅则是不固定的，你要先让宝宝在座椅内坐好了，再把座椅移动到车内放稳、扣紧。如果你不想把座椅移来移去，半固定座椅会比较适合。如果你选择不固定的安全座椅，就要注意安全座椅只能在车内使用，因为它是乘车的时候专门用来确保宝宝安全的，而不能给宝宝起到一个很好的支撑作用。宝宝后背的肌张力只有在你抱着他，用吊带背，或者让他平躺着的时候才能受到刺激，正常发育起来。所以如果平时滥用安全座椅，时间长了会影响宝宝的身体发育。

小知识

选购安全座椅时的注意事项

- 座椅要有BSA安全标志。
- 买二手的车辆座椅时，注意检查车罩下面和车身后面，看是否有开裂的地方。
- 要注意金属和暗色塑料等装置，因为不管汽车在太阳底下停放多长时间，这些地方都最容易变热。
- 检查安全带是否合适，系起来是否方便。如果车两侧门都经常打开使用，就是尤其注意。
- 设想一下能否把座椅从车上移动房内。
- 选购时注意一下有没有可以支撑头部的靠垫靠垫，如果有，宝宝坐起来会更舒服。
- 是否所有的罩子都可以拆洗。
- 这辆座椅能用多久。
- 座椅能否和婴儿车的底座一起使用。

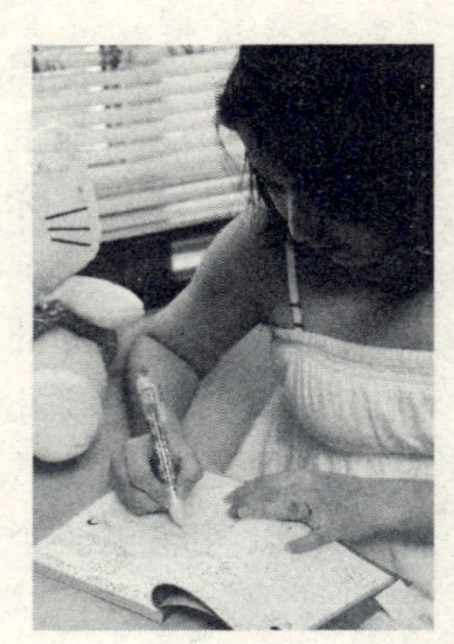

值得关注的问题

怎样构想一个温和的分娩场景

进行想像的焦点主要集中在身体负责分娩的那些部位。把想像的目光投向腹部最深处，锁住骨盆周围的那些骨骼上，这些骨骼就像一个框架，周围附着有来自腹部、腰椎和大腿三个部位的肌肉。身体其他部位的肌肉都能够自由活动，正如这些肌肉一样，骨盆腔位于关节处和韧带周围的骨骼，也可以向外突出、伸展。你可以想像，从现在开始到分娩结束，骨盆腔的内径每天都在渐渐变宽。慢慢地，宝宝的头部下降到子宫最低部位，并与宫颈的内口相衔接，从而形成了最佳的分娩胎位。

低头，使下巴抵得到你的胸骨，脊柱向前倾，这样宝宝的最小头径就完全落入骨盆了，多训练几次，宝宝就可以慢慢适应这种体位了。从第36周开始，你的骨盆正好可以容纳下宝宝的整个头部，胎盘开始分泌大量的激素，使骨盆腔继续变大，为分娩做准备。

好好照顾宝宝，让他保持安静，这样胎盘才会分泌足量的激素，为分娩腾出大量的空间。

临近分娩时改变分娩方式有什么影响

怀孕期间，你做什么样的准备都无所谓。但是，分娩时突然改变主意，以后会发生什么事情就不好说了。在分娩期间，你应该放松身心，顺其自然，不应该再有其他想法。想控制住所有的事情是不可能的，宝宝的体积、胎位以及头部是否已经衔接等都不是你所能控制的。此外，你还要考虑子宫的力量和骨盆的大小。你的思想、精神、激素的释放等因素，也有着举足轻重的作用。由于存在着这么多的不确定因素，你最好还是从大局着想：除非你先前决定的分娩方式太古板了，很可能让你很失望，甚至让你觉得很内疚，觉得无法给宝宝提供一个“完美的”、“独一无二”的人生开端。

为了让你接受并享受想像的那种自然分娩，减少你的种种担忧，一个很不错的方法就是，相信陪产人员以及医护人员，他们会在你分娩时给予大力的支持，增强你的自信心。

虽然分娩的方式很重要，但是要记住，宝宝的身体是有弹性的，他的大脑有能力对发生的事情做出反应，学会适应，并从经历中积累经验。与分娩本身相比较，怀孕期间发生的事情，以及产后如何哺乳同样重要，甚至更加重要。在分娩时，宝宝的作用也是相当重要，不容忽视的。

找不到合适的医院分娩怎么办

就如其他职业一样，医生的技术也各有千秋，并不能满足所有人的要求。如果始终没办法找到最适合自己要求的医院，到最后你可能只好确定一个了，这时，也不要有心理负担，你应该坚信仍仍然会得到很好的护理。

如果产房里的灯光没办法调暗，可以询问相关的负责人，看是否可以自带一盏小灯泡，甚至是蜡烛和香精油。如果医生也不知道可以采用哪些分娩方式，你可以参加一个产前培训班，跟丈夫一起练习。如果医生的护理让你感到很不适应甚至是紧张，等宝宝出生后，你可以考虑咨询母乳喂养方面的医生，他能为你提供帮助，让你有一个好的开始。如果医院环境比较嘈杂，影响睡眠，你可以买一副防噪音耳塞，或者等宝宝顺利产下后，回家休息。

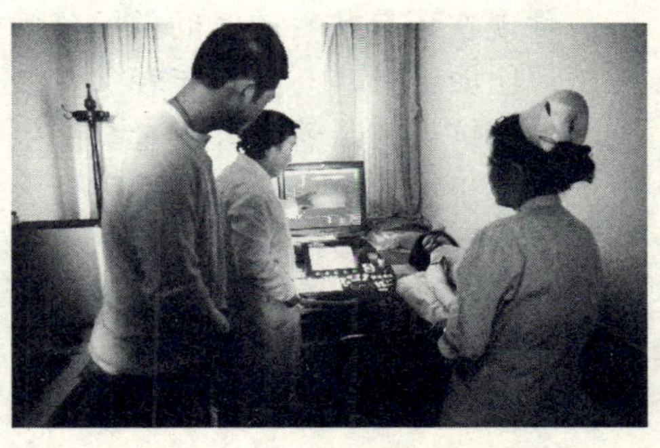

什么叫顺产

顺产这个短语适用于分娩的全程和分娩前后，包括积极地为分娩做好准备、在孕期照顾好自己，以及对未来的家庭生活怀抱美好的期望。这是一个连续的过程，贯穿于孕前、孕中和孕后，即从受孕那一刻起，到产后1个月。

关于积极的分娩方式，主要是在分娩时要保持好的身体状态，使其能够跟得上宫缩的频率，并选择一个舒适的分娩体位，充分利用体内的力量和重力的作用。同时，医疗小组会想办法帮助你建立信心，为你做出一些选择，比如，怎样减轻疼痛和做哪些干预治疗。分娩过后，紧跟的是解决新生儿的早期喂养问题，这也需要你积极、自信地处理。

与顺产最直接的对应面是“被动”分娩，这种分娩方式是完全由他人为你预先安排的，整个分娩期间，你得乖乖地躺在床上，任凭产科医生为你做所有的决定，幸好现在这种分娩方式越来越少见了。

你现在还有数月的时间学习分娩常识，比如看书、与其他年轻父母谈天、参加培训班、看影碟或者与医生交流，决定要在哪里分娩，采用什么分娩方式。在这段时间里，你可以为分娩做好充分的准备，包括身体上的准备和思想上的准备。通过保持与医生沟通，及时了解他们采取的治疗措施，以及主动备战，主动做出选择等等，你可以在自己的产前护理中扮演一个主要的角色——决定自己是否需要镇痛药、是否采取剖宫产。

什么是假分娩、正式临产

假分娩和正式临产之间的区别，要通过医学检查来辨别。正式临产是子宫颈的渐进性扩张，通常伴随着规律性的宫缩，只能通过体内检查才能证实。有些产妇在子宫颈扩张之前很长时间，就开始发生强烈的宫缩了，这段时间称作假分娩。还有一些产妇在子宫颈扩张时，并没怎么发生宫缩，她们没经过假分娩就直接进入正式临产了。假分娩的一般表现是情绪的巨大变化，或者紧张的精神备战后出现的意识改变。而真正的分娩开始时，子宫颈扩张要达到3厘米长。

在正式临产开始之前，你通常会痛上几个小时或者几天，宫缩一般会出现在每天的某几个固定的时刻。对于某些产妇来说，假分娩非常痛苦，很棘手，而对于另外一些产妇来说，或许只是背部的持续不适。当你感觉到宫缩已经开始时，要保持镇定，注意休息，因为如果这只是假分娩，你还得等上一段时间才会发生子宫颈扩张，必须注意保存体力。第一次宫缩可能会你带来极大兴奋，尤其是在夜间休息时，这时的宫缩显得更加强劲。

小部分的产妇，尤其是怀第一胎时，有着强烈的宫缩，但并不伴有子宫颈的成熟，感觉好像要分娩了却又没有任何的进展，这就是所谓的假分娩。这些发生于临产早期的宫缩，有时候会自行消失，然后在几小时或几天后，再次出现。

产程的启动是受多种因素调控的，假分娩的发生说明促使正式分娩启动的因素还没有齐全。如果这种宫缩持续了数天之久，会导致孕产妇疲劳乏力，医生会考虑使用诱导剂，在孕产妇还有体力储备时，用人工的方法诱导子宫颈的扩张。

怎样在分娩过程中积蓄体能

分娩的时候，你可以同时做很多项工作，如宫缩期间你可以四处走动，同时注意调整呼吸的节律；在接生员为你按摩的时候，你可以充分发挥想像，幻想宝宝正在朝着骨盆向下移动。有些事情，比如四处走动，可以帮助你做另外一些事情，如说出你的感受，或者增加你的勇气。而且，在不同的分娩阶段会有不同的需求，有的疼痛缓解方法刚开始时可能很管用，也许再过一会儿就无效了。

如何应对体能持续下降

在预分娩阶段，进食有营养的点心、活动肢体以及分阶段的休息，都可以改善体能或者保持体能。芳香疗法和想像也可以收到相同的效果，营造一个舒适的环境，以及充满爱心的鼓励可能也有一定的帮助作用。你可以选择做一个硬膜外麻醉，这样可以好好休息一段时间。还可以输点液体和电解质，以增强体能、纠正机体脱水，或者使用催产素促进宫缩。

如何处理产程延长

理论上讲，接生小组会按照一个统一的指南接生，但实际上分娩过程是不应该有过于严格的时间限制的。如果接生员担心宝宝会有生命危险，或者担心你出现过度疲劳，她们会协助你加快产程；如果你感到自己已经精力不济或者是疼痛过于剧烈，也可以要求施行协助治疗。肢体活动和呼吸调整，可以帮助你蓄积体力。

医学支持治疗方法有很多，包括人工破膜（ARM）以促进宫颈的完全扩张；静脉输注催产素（缩宫素）以加强子宫收缩的强度；或者是使用拔罐、产钳术甚至是剖宫产以协助医护人员接生。到了第三产程，为了加快胎盘的娩出，可以同时注射催产素和麦角新素。如果出现胎盘滞留，可能就只好人工取出了。

怎样使阴道尽量扩张

怀孕期间经常按摩会阴部位和锻炼骨盆肌肉，有利于分娩时扩张阴道。尽量保持上半身坐直，按摩会阴组织和在水中分娩等都可以帮助阴道扩张。必须注意的是，即使在分娩前已经做了周全的准备，分娩时也是精心地护理，孕妇也仍然有可能发生阴道和会阴撕裂，这时，为了防止阴道和会阴的严重撕裂伤，医生会建议实行会阴切开缝合手术。

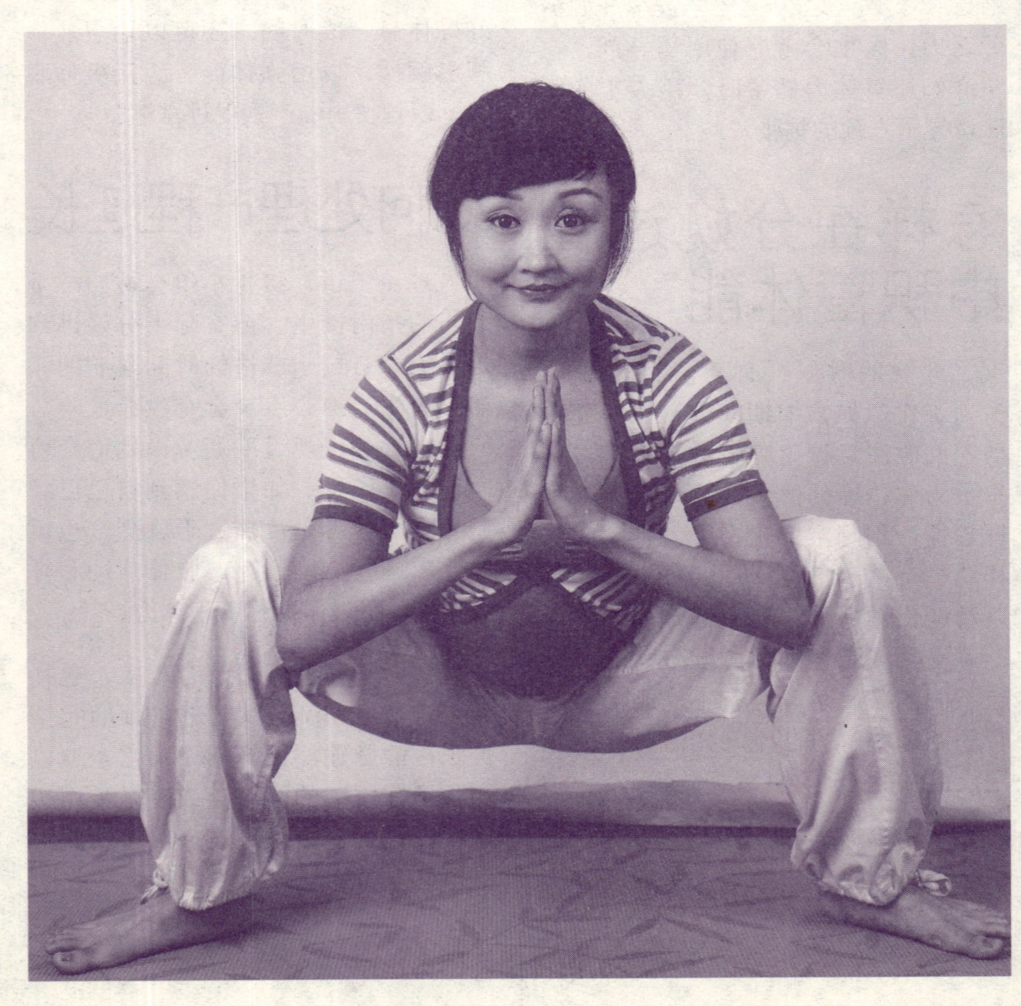

第二章

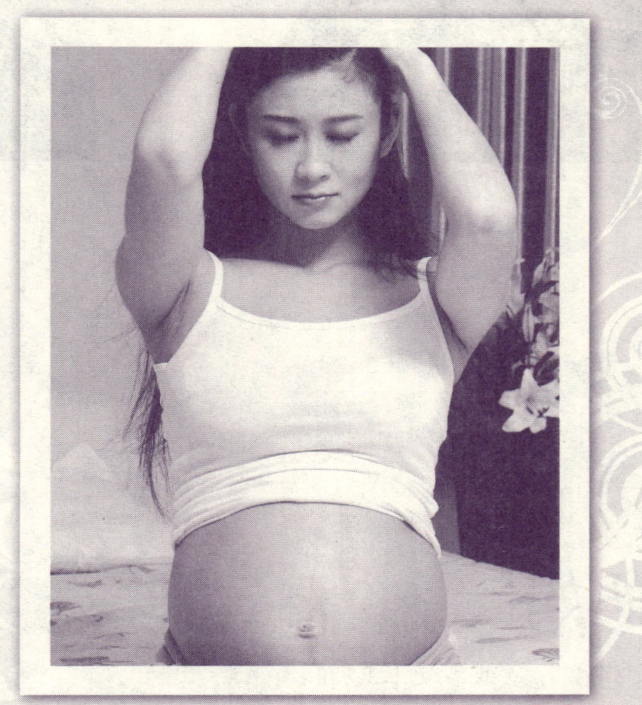

Postnatal

产后保健：恢复你的光彩

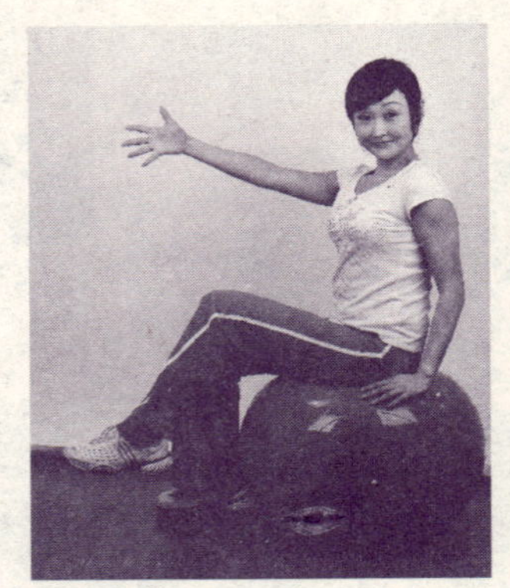

产后第一天

新手妈妈

产后头24小时，或者更长时间内，产妇的主要任务是休息，让身体迅速复原并照顾好宝宝。如果你还没出院，只要你有什么需求，接生员都会呼之即来，你可以一整天待在床上休息。如果你心情愉快、精力充沛，应该会有一个很不错的开始，但是仍然要注意控制分娩的进度，切忌急功近利。通过注射肾上腺素加快产程，刚开始时可能还有一定的作用，但功效不能持久：因为你更需要的是休息、睡眠和进食。

如果生产后，你感到非常疲倦或者烦乱，产后第一天可能有点头晕，但是很快体内的激素就会发生作用，

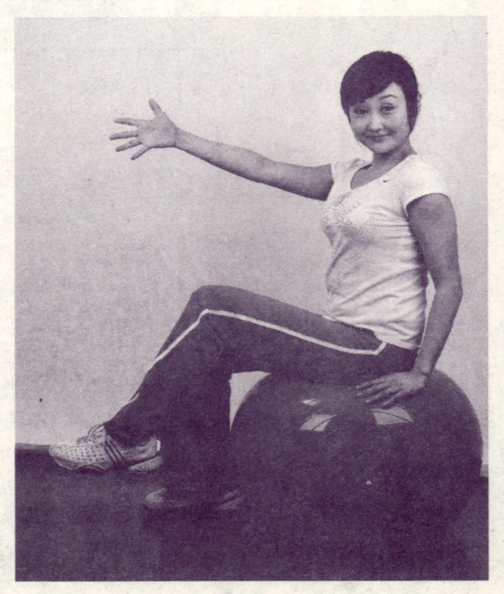

把你的注意力吸引到宝宝身上来。你和宝宝会一起睡上几个小时，还会时不时地对视对方。对你来说，迅速恢复健康是非常重要的，你要懂得调用丈夫和其他陪产人员的力量，为你提供支持和帮助。只要条件允许，他们会想办法扶起你的身体，把宝宝递给你抱，或者帮你和宝宝摆好姿势，进行早期的母乳喂养。为了看到宝宝睡着时那张恬静的脸，可以让宝宝挨着你睡，或者放在你旁边的床上。

怀孕期间分泌的激素在分娩期间将达到高峰，分娩结束后，激素水平需要过一定的时间才能逐渐消退。雌二醇和孕酮在产后几天后就会消失，但是“爱的激素”的作用仍将持续一段时间。你仍然会感到心情愉快并充满爱心，这是因为，宝宝每吃一口奶，“爱的激素”就会蔓延到你身体的每一个角落。同时，雌二醇和孕酮会促进乳房分泌初乳，刺激宫缩，使子宫的体积恢复到产前的大小。

新手爸爸

宝宝出生后，许多做爸爸的都会感到茫然不知所措。一般来说，虽然有时候会忙得焦头烂额。新生儿的降生带来的是难以言状的骄傲和喜悦。有些父亲在宝宝出生后就得马上回家，他们独处的时间比较多，更容易接受分娩已经结束，以及跟宝宝开始了第一次亲密接触的事实，进入状态要快一些。

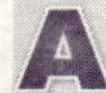

产后疼痛会很剧烈吗？

A

几乎没有一个人产后不会感到疼痛的，虽然不适感并不会很强烈，而且宝宝可以转移你的注意力。产后子宫还会继续收缩，引起产后宫缩痛，在母乳喂养时加剧，几天后会有所缓解。你可以通过调整呼吸来缓解疼痛。有时候还需要注射镇痛药，这多见于那些经产妇。

阴道可能有伸展过度和水肿的感觉，如果缝合过还会有点疼，在排小便时会有刺痛感。为了缓解疼痛，你可以做温水浴，还可以在水里撒上具有治疗功能的草药制剂：西门肺草和金盏草制剂。分娩过程中由于要大声嘶叫，产后可能有点喉咙痛，肌肉也会变僵硬，就像刚跑完马拉松一样。

骨盆的骨骼和关节如果在分娩时受到压迫，会引起骨盆疼痛。产后的韧带仍然很柔软，关节也还很宽，不过在接下来几个星期后关节会逐渐闭合的。充分的休息，结合做一些温和的产后锻炼和瑜伽，骨盆疼痛可以迅速得到缓解。但是行剖宫产和阴道缝合的产妇，骨盆疼痛可能非常厉害。

有些医院并不限制探访时间，只要新手爸爸愿意，想在产房里待多久就待多久。这种规定使得许多产妇的产后生活变得滋润很多，因为这些新手父亲可以帮助妻子沏茶、备餐以及换尿布。

新出生的宝宝

对宝宝来说，娩出后头24小时最重要的两件事是：来自外界充满爱心的迎接以及确保胎体的健康。宝宝一生下来，接生员会迅速对他进行医学检查，然后做一个彻底的儿科体检。宝宝的每一寸肌肤都是你的，他非常喜欢跟你待在一起。

宝宝需要一段时间才能适应周围的环境。刚开始时，如果有人陪着他、安慰他、抚摸他的肌肤，他就可以保持长时间的安静。在产后头24小时，他可能一直睡着，不过期间会不断地改变睡姿。每次醒过来时，他都会四处搜寻你的臂膀，寻找乳头吸吮。他也会哭闹，有时候是为寻求安慰，有时候是真的饿了，有时候则仅仅是想哭闹而已。

有些宝宝刚开始并不会哭闹，直到生出2～3天后感觉到消化方式发生了改变，才开始哭。有些宝宝则似乎生来就有哭闹的嗜好，一生下来就哭个不停，仿佛在向世人宣布他的到来，或是想吸引人们的注意力，从而安慰、哺喂他。

家人和朋友

当今的代沟问题十分严重，不过，当你看到宝宝的爷爷、奶奶、叔叔、阿姨等人轮番爱护宝宝时，会感觉那条代沟仿佛已经消逝得无影无踪了，取而代之的是一份浓浓的亲情。你的兄弟姐妹和朋友也会过来看望宝宝，每个人进屋后都会用他们独特的方式来表达对宝宝的爱。当他们第一次抱起宝宝时，你会有一种非常奇妙的感觉，仿佛从这一刻开始，你们之间便结成了一辈子的友谊。而对于宝宝的祖父母来说，即使这是他们第二次、第三次甚至是第十次为人祖父母，他们仍然会感到非常兴奋，因为宝宝可以给人们带来愉悦和喜庆的气氛。

几乎所有来访的人都会微笑着称赞你的宝宝，夸他可爱而漂亮，这时你会感到非常自豪，同时也会感到浑身酸痛、疲惫不堪。分娩结束后，你应该制作一张探访作息表，留出你和丈夫、宝宝独处的时间，这样才能保证你获得充分的休息时间，也可以防止你在照顾宝宝时受到外界的打扰。尤其当你需要大量休息时，限制探访时间是非常重要的。如果你不习惯在众目睽睽之下喂奶，更应该为你和宝宝开辟出一片独处的空间：因为对你们来说，目前的重中之重是尽量保证安全和舒适。

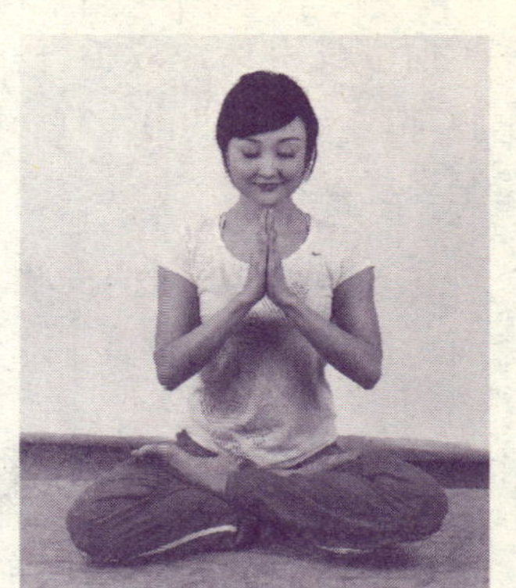

产后运动练习

真空站立

稍微弯曲膝盖，将双手放在两个膝盖上做支撑。吸气，让气体充满肺部和腹部，然后呼气，向内吸肚子，使成凹形。确保后背始终居中。尤其要注意的是呼气和吸气时不要弯曲脊柱。重复10次。

基本压踏

仰面平躺，膝盖呈45度角弯曲。自己要感觉舒服，同时也应当感觉自己要轻轻吸着腹部，以保持居中呈直线。吸气，使腹部鼓起，接着呼气，压缩身体，如果能做，双手伸出够膝盖，弯曲时收缩肚子，吸气，回到开始的动作。重复8～32次。脖子和肩膀不要弯曲，要用腹部的肌肉来带动这个动作。在开始弯由之前，尽量注意收缩腹部肌肉，直到回到地面一直保持紧缩。

冲浪型动作

这是稳定躯干肌肉非常好的练习方法。生产后6～8周，开始从第一阶段进行这个练习，然后随着力量和自信的增强，转入第二阶段和第三阶段。如果是剖宫产，在宝宝出生之后过两三个月再开始从第一阶段练习。

第一阶段：俯卧，肚子着地，用

手肘支撑身体，双手合在一起。收紧腹部，一直吸肚子，直到创造一个真空环境。

第二阶段：抬起臀部，离开地面，抬到膝盖的位置。

第三阶段：伸展膝盖，完全呈冲浪型位置。每一阶段都检查自己的脊柱位置是否呈中线，而且不能往上推臀部或者下沉脊柱。保持这一动作10～30秒。

向前冲

站立，一条腿迈向前，后腿膝盖向地面弯曲。前腿膝盖越过脚踝，在向前冲的基础上双膝呈90度角。整个过程保持臀部与肩膀在一条直线上，并且收紧肚子。挤压半边臀部的肌肉，向后拉冲刺的那条腿，回到站立位置。每条腿重复动作8～12次。随着力量的增强，可以额外拿着哑铃进行锻炼。

俯卧撑

这是怀孕练习阶段中站立式俯卧撑的一种变体。双手和膝盖跪地，膝盖正好在臀部下。双手分开，稍微比肩宽，手指向前。头和脊柱成一条线，手肘越过手腕，弯曲手肘，胸部向地面下压。收紧腹部肌肉，这样身体向下时后背不会呈弓形，起来的时候重心前移，而不是拉回。如果你的身体变得强壮了，就可以通过向后移动膝盖，做成长的杠杆形状来增加练习的强度。要确保你以很好的身形来完成这个动作，腹部肌肉要足够强壮来支持中线。重复8～16次。

倾斜三头肌

坐在一个坚固的椅子或低板凳边上，双手分开，与肩同宽，放在板凳边上，手指朝向自己。弯曲手肘，向地面放低身体，直到手肘弯曲成90度。确保臀部贴近板凳。伸直手肘，回到开始的位置。重复8～16次。如果想让动作容易一些，可以坐在地上，弯曲手肘，身体可以向后移动，或者更难一点就在板凳的位置伸展腿部。

伸展运动

在每个动作结束之后伸展相应的肌肉组织或者在完成锻炼之后，按自己舒服的顺序做一系列伸展运动。怀孕期间做伸展运动很重要，但是不要过度伸展。放松会使你感觉更加灵活，但是过分拉扯会使关节不稳。锻炼之后做伸展运动能减少受伤、抽筋以及肌肉疼痛的概率。

蹲式、坐姿划船、反转与产前动作练习相同。

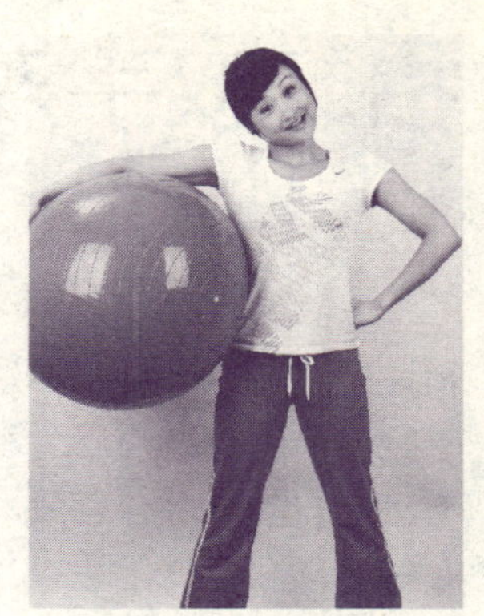

产后瑜伽

在宝宝出生之后，安静地做瑜伽练习对你来说就有点困难了。宝宝可能很高兴地坐下来观看你练习，在做某些姿势的时候你也可以抱着他一起做。如果宝宝刚开始学走步，可能很乐于模仿你的动作，并在你身边玩。这样就会分散精力，但你仍然可以从几分钟的伸展放松练习中得到锻炼。对于更多的集中练习，利用宝宝睡觉的时间进行练习，或请别人代为看管或请他们带宝宝出去散步，你就会有30分钟的时间自己练习或者参加本地训练班。

基本的躺姿

腹部深呼吸。

仰面平躺，膝盖弯曲并分开。双脚分开，与臀同宽，脚后跟向外倾，舒服地夹紧臀部。手臂可以放在两侧或者向外伸展到头后。头部居中，稍微弯曲下巴拉长脖子后部。深深吸气，感觉腹部扩张。慢慢呼气，慢慢放松脊柱底部，拉动腹部肌肉。感觉脊柱向尾骨方向拉长。呼气结束时休息一会，再开始新的呼吸。深呼吸几分钟，开始调和腹部肌肉，进行放松。

抬起双手双脚

放松到地心引力。

先做基本的躺姿，然后向空气中抬起手臂和双腿。放松手肘和膝盖，感觉手臂陷进在肩膀骨缝里，腿向臀部下沉。自然呼吸，呼气时感觉地心引力在拉脊柱和手臂，享受这种感觉。

胳膊交叉

颈椎放松。

先做基本的躺姿，胳膊伸展到两侧，呼吸，感觉肺部和胸腔扩张。然后胸前拥抱双手，感觉肩胛骨扩张，颈椎放松。放松双手，拉长颈后部。吸气进入肺部，呼气时，集中缓解脊柱的紧张感。几次呼吸之后，向两侧伸展手臂，胸部扩张，然后另外一种方式交叉手臂，重复动作。

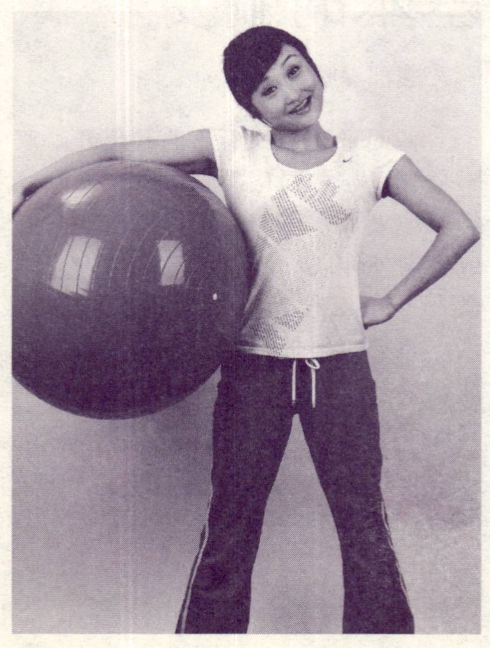

仰卧驾驭

长腿伸展。

先做基本的躺姿，左膝往胸部抬起。在左脚掌上缠绕一条带子，然后向上伸展左脚，伸直。放松手肘和肩膀，不给上身造成压力。如果背后下部比较有力，沿着地面伸展右腿。或者保持膝盖弯曲，这样能起到保护腰椎的作用。扩展双脚后跟。呼吸，随着拉长双腿，感觉气息进入脚底和膝盖后面。想伸展得更长，可以左手拿一个带子，在脑袋后面沿着地面拉长右臂。从脚到指尖沿着身体右侧进行伸展。

桥姿/骨盆倾斜

加强腰椎力量。

先做基本的平躺姿势，手臂放在身体两侧，掌心向下。平静地呼吸，感觉脚底落到地面上，就像生根一样。呼气，向内吸肚脐，向地面压迫腰椎，倾斜骨盆。用大腿骨的力量抬起骨盆，离地面几厘米。在气息和进入脊柱，抬高身体时，保持骨盆倾斜、脊柱拉长。放松自己，慢慢从肩膀到尾骨将脊柱放回地面。休息一下，然后重复动作。

小船型

放松腰椎。

仰面躺下，膝盖抬到胸前，一次抬一个，手可以轻柔地放在膝盖上休息。像画圈一样转动膝盖，享受地面对脊柱和骨盆后部的按摩。呼气时尽量释放压力和疲劳。只要后背感到累或疼痛，就可以做这个动作。这也是做其他动作时，让你休息的动作。

旋转脊柱

滋养脊柱。

仰面躺下，向外伸展手臂，不要高于肩，放松肩膀。将左腿越过右腿。如果在刚生完宝宝后或感到背部疼痛的任何时间练习时，记住不要交叉双腿，可以在膝盖中间放一个小垫子，也可以把垫子放在膝盖两边。呼气，慢慢转动膝盖，转到左边，直到碰到地面或垫子上，眼睛向右看。气息顺着脊柱向下走，滋养你感到旋转和脊椎骨节打开的地方。试着沿着右侧从后脑勺往臀部方向拉长身体，头和膝盖回到原位。休息，呼吸。重复另一边的动作。

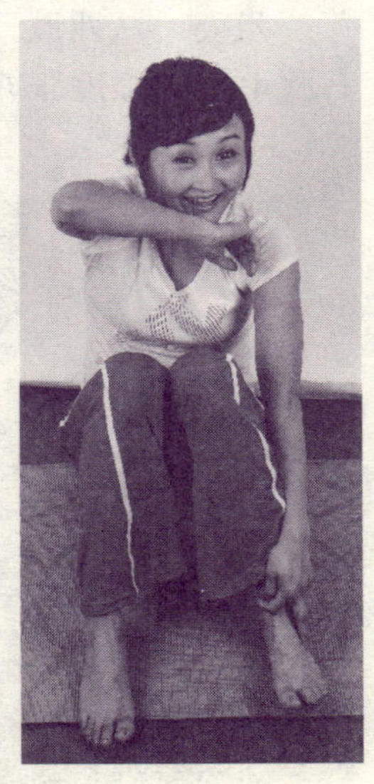

瑜伽仰卧起坐

加强腹部和脊柱的力量。

仰面躺下，膝盖弯曲，双脚平行，下巴轻轻抬起，手放在肚脐下休息。做几次长长的、充足的呼吸，腰椎向下放松，感受腹部肌肉的运动。呼气，收缩肚脐，脊柱底部压向地面，慢慢从大腿向膝盖滑动双手，抬起脊柱上部、肩膀和头，离开地面。吸气，保持这个姿势。脖子和肩膀放松。呼气，慢慢放下。休息，重复动作。

睡式或仰卧舒适的姿势（放松）

在刚生完宝宝后或感到背部虚弱时，可以在臀部两侧各放一个大垫子。轻柔地分开膝盖，靠向地面或垫子，保持脚底并拢。让脊柱后部在地面上休息，如果感觉有点弓，注意放松。在脑后伸展手臂，弯曲手肘，使肩胛骨在地面上舒服地休息。轻柔地呼吸、放松。

伸展的猫弓

有活力的腿部和脊柱伸展。

用手和膝盖支撑身体，力量均衡分布两边。半抬头，不要弓脊柱。呼吸，从颈部顶端到尾骨，拉长脊柱。呼气，左膝向胸部挪，低下头，拉动腹部肌肉。吸气，抬起头，伸展左腿和后脚跟。拉长脊柱不要成弓形。会感觉腹部、背部和腿部力量持续增加，臀部向前面伸展。重复几次，然后换方向。

四足斗士

通过平衡加强力量。

四肢支撑身体，手正好在肩膀下方，膝盖正好在臀部下。眼睛盯着前方。感觉固定好之后，向后伸展左腿，脚尖着地。慢慢抬左腿，然后向前抬起并伸展左胳膊，拉长脊柱。做这个动作时，你会有些轻微摇晃，呼吸，平静地将右手和右脚放在地面上，保持几秒钟。重复右边的动作。达到平衡时，全身会感到最大限度的自由和放松。练习得越多，保持动作的时间会越长。感到不舒服时，就伸展另外一侧。

狗式

打开颈后部、手腕和膝盖。

手和膝盖支撑身体，脚趾收缩。轻松地呼吸，手掌、脚掌放松地放在地面上。呼气，慢慢抬起骨盆，伸展腿部，放下脚后跟。收缩头部，伸展骨盆。轻松吸气，右手手掌到左脚后跟进行伸展，然后是左手到右脚。接着拉长手到骨盆的距离，以及骨盆到脚跟的距离。放下四肢，做儿童姿势放松自己。

儿童姿势

休息脊柱。

双膝跪地，双脚并拢，双手放在地面，向前移动，直到上半身全部靠在腿上。如果胸不舒服，可以分开膝盖。臀部底部与脚后跟接触在一起。呼吸，放松脊柱。可以向外伸展手臂，放松肩膀，或者转圈碰到脚，放下肩膀，放松胸椎。如果这么拉脊柱感觉不舒服，可以靠到一个小布袋或者垫子堆上。

牛式坐姿

平衡骨盆。

坐姿，从四肢开始，将左膝绕到右膝上。大幅度张开脚，放松背部。

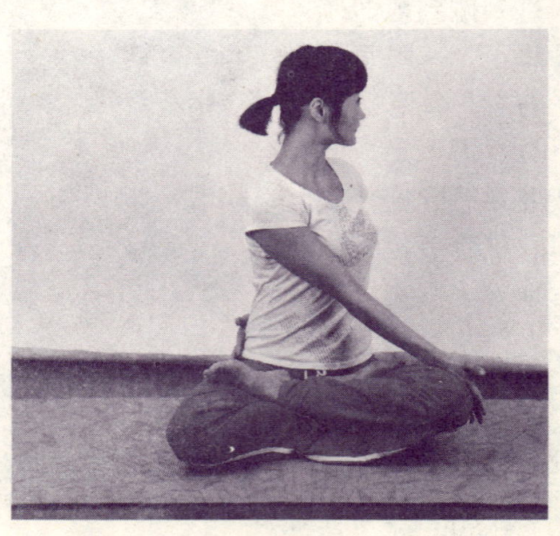

在左臀部下面放一个小垫子。按摩腰椎和骶骨与髂骨之间的关节，然后晃动胳膊和双手，消除紧张情绪。在胸骨前将双手后部轻轻并拢，拉长颈后部。静静地呼吸，放下膝盖和肩膀，让气息穿过脊柱，只要感到舒适，就可以一直保持这个姿势。向外伸展腿部卷起双脚。重复动作，将右膝盖绕到左膝盖下面。

充满活力的站立伸展

双脚平行站立，与臀同宽。吸气，抬起左胳膊，让气息向下流至左脚。向上伸展胳膊至头上，让右臂沿着腿向下滑。深呼吸，沿着左侧拉长身体。感觉臀部、胸腔和肩膀的压力消除了，轻柔地在体前放下胳膊。在左侧伸展4次，吸气的时候向上伸展，伸展到极限时呼气。做动作时保持气息流动，最后达到顶端时停一会，做几个简单的呼吸。交换动作。

向前弯腰

胸部扩展运动。

舒服地站立，双脚平行与臀同宽，手指在骨盆后交叉相握，放松脖子和肩膀。呼气，脚后跟着地，慢慢向前弯身，保持脊柱伸直并且拉长，抬起坐骨。从容一点，呼吸，享受脊柱和大腿的伸展。最后，抬起胳膊，释放肩膀压力，打开胸部。起身时，放低胳膊，屈膝，收缩骨盆并慢慢的伸展脊柱。

树姿

平衡，变得有力、向上生长。

左侧靠墙站着，也可贴着墙站立保持平衡。目视前方，双脚平行，脚后跟与臀部成一条直线。感觉骨盆居中，重量均衡，放松肩膀，重心转移到左脚，然后抬起右脚，放到左侧大腿骨上。压脚让它和大腿骨在一起，伸展手腕。呼吸，感觉有股力量穿过大腿（像树干），也能感到脊柱和胸部很轻。向头上方伸展手臂，如果感觉不稳，将手掌在胸前合在一起。换到另一侧重复动作。如果感觉不舒服，可以在开始的时候将右脚放到左脚上。

平躺姿势

仰面平躺，双腿向外伸展，胳膊稍微离开身体两侧。放松肩膀、臀部和膝盖，消除四肢由合脚而带来的僵硬感。闭上眼睛，自然地、有节奏地呼吸。感觉地面正好贴着身体背面。呼气，放松脊柱，释放紧张、疲劳的感觉。每次呼气，试着比上次时间长一些，让地心引力支持住自己。吸入能量。

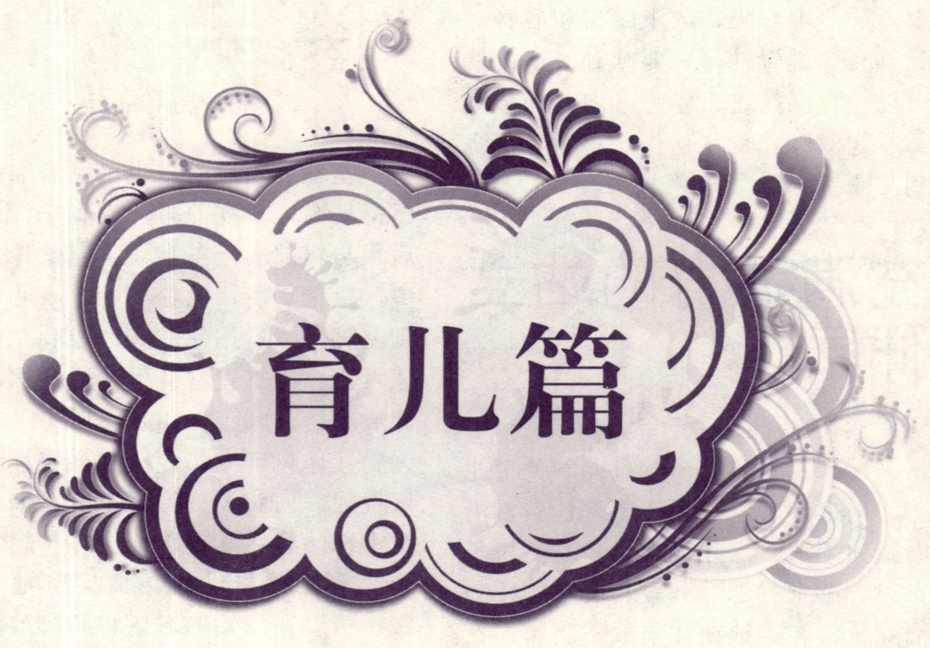
育儿篇

第一章

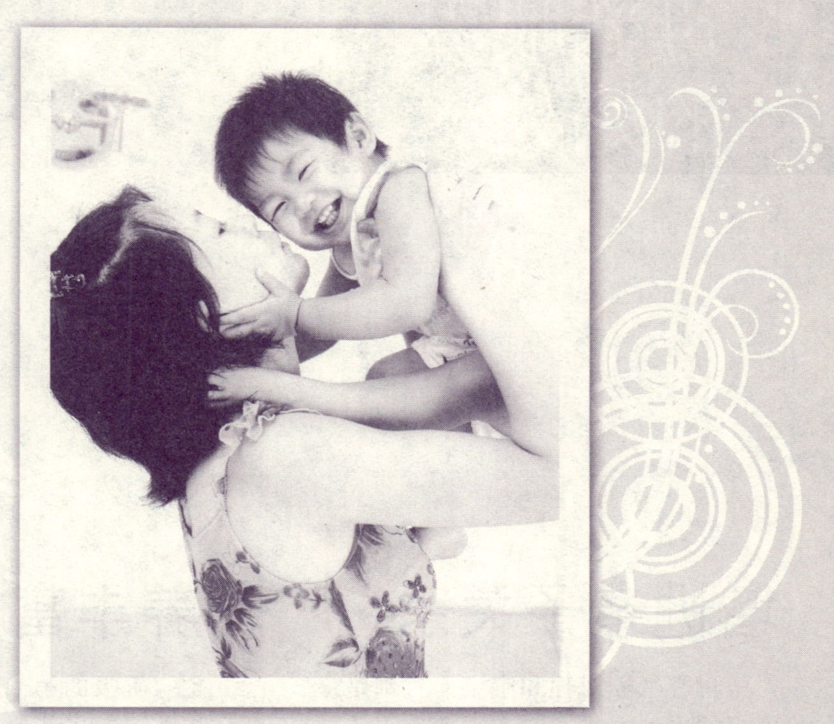

Breastfeeding
母乳喂养：与宝宝更亲近

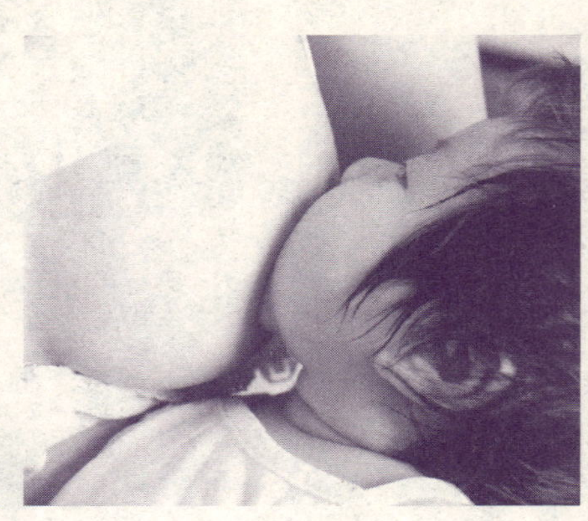

母乳喂养的好处

增进亲子关系

母乳喂养对你和宝宝而言都是最理想的一种方式。它有很多优点：首先，母乳营养丰富，能够满足宝宝生长发育的需要；其次母乳喂养能让你和宝宝亲密接触，当他把暖暖的小身体靠在你身上的时候，这是一种无法用言语能够表达的美妙感觉，而且有助于体内激素的分泌；对宝宝而言，则能帮助他身心放松。

你和宝宝可能轻而易举，也可能得花上几天时间才能适应母乳喂养。但是，要记住，不管母乳喂养有什么困难，你们都能克服。

营养丰富的乳汁

宝宝吮吸的第一周的母乳称为初乳，初乳清澈呈黄色，里面含有能源物质糖和蛋白质、抗体以及刺激消化的激素。接下去的几天时间里，营养丰富的母乳呈乳脂状，然后逐渐过渡成成熟乳。成熟乳在哺乳初期时是白色或略带黄色，后期则逐渐变稠。

母乳的主要成分是水，里面溶有或悬浮着其他物质。随着宝宝的成长，母乳的成分会发生改变，甚至于宝宝每一餐的母乳都不一样。

热量：母乳含有宝宝生长所需的足够能量。

脂肪：脂肪是宝宝必需的提供能源和热量的物质，此外，脂肪还能保护连接神经细胞的纤维。

脂肪酸：脂肪酸是维持细胞功能的必需成分，而且有助于钙的吸收。钙主要用来发育宝宝的骨骼和牙齿。

蛋白质：蛋白质是机体发挥正常功能的必需成分。母乳中含有一种特殊的蛋白质，能够被迅速降解、吸收。这就是为什么哺乳期的宝宝进餐次数多而又很少便秘的缘故。母乳中还含有一些抗体蛋白质，能增强宝宝的抵抗力。

白细胞：母乳中的白细胞起保护作用，能帮助宝宝抵抗疾病。

乳糖：乳糖能迅速地提供能源。母乳中只有一部分乳糖被消化，其余的进入大肠促进乳酸杆菌的生长。乳酸杆菌是一种有益菌，能减少腹泻的发生，改善宝宝大便的气味。

维生素：只要你营养充分，母乳就能给宝宝提供合适比例的维生素。母乳中含有的维生素A、维生素B、维生素C和维生素E比牛奶丰富，但是维生素K则相对较少。因此，宝宝出生后要定期补充维生素K。

矿物质：母乳中矿物质的含量主要取决于你的营养。一般情况下，母乳中的矿物质和盐分比例适当。

母乳喂养的其他好处

母乳喂养至少要4个月，能增强1岁内宝宝的抵抗能力。母乳喂养的宝宝比人工喂养的宝宝胃肠疾病发生率低40%，呼吸系统疾病发生率低30%。总而言之，母乳喂养的宝宝感染性疾病发生率低，并且严重程度也相对轻微。

母乳喂养能降低婴儿死亡率。

母乳喂养至少4个月，能降低某些严重的儿童疾病的发生率，如糖尿病、白血病、肠道疾病和肝脏疾病。

母乳喂养的宝宝发生肥胖和体重超标的可能性小。

母乳喂养能减少妈妈患某些疾病的概率：糖尿病、硬化症、甲状腺病、乳腺癌和卵巢癌。

母乳喂养能促进分娩后的子宫收缩。

母乳喂养是一种自然的避孕方式。

母乳喂养的准备工作

如果把刚出生不久的宝宝抱在你的胸前，他就会本能地找你的乳头吮吸，这其实是一个吸吮反射。宝宝出生后几分钟就能吮奶。刚开始时，每个妈妈和宝宝都是新手，你们需要不断地练习才能相互适应。医院的助产士能给你一些指导，快则1天，慢则2周，你们就会慢慢适应。

哺乳需要一个良好的气氛。试着营造一个安静、专心的环境，房间或病房太吵的话，脸对着宝宝，温柔地和他说会儿话，让他把注意力集中到你身上。关掉电视、收音机，把电话也拔掉，选择一把舒服的椅子，或者坐到床上去。宝宝开始吮奶后，会闭上眼或是盯着你，把胳膊放在胸前，或是展开，这样他就可以用小手轻拍你的乳房。

刚开始几天，你可以通过和宝宝一起睡，以及和宝宝尽可能地亲密接触来刺激泌乳。三四天后，等你们互相掌握了对方的规律，哺乳也开始需要固定的“优质时间”，并且在以后的几个星期或几个月都要坚持。可以寻求家人和朋友的帮助，为你减少一些日常事务，使你有足够的时间和空间哺乳。

有规律的哺乳以及和宝宝的身体接触，能够刺激乳汁的产生。你可以把宝宝抱到胸前试一试。等天气热了，可以试着把上衣脱了，宝宝也只需垫块尿布，这样你和宝宝就可以来个亲密的身体接触。有关哺乳姿势将在下文介绍。

Q　母乳喂养有哪些不好的方面吗？

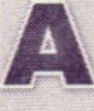

对妈妈来说，母乳喂养比人工喂养要难。不要否认母乳喂养消极的一面，这反倒更能坚定你母乳喂养的信念，因为从长远角度考虑，这对你和宝宝都是非常有利的。

母乳喂养有时会限制你的活动自由。

乳腺炎、充血、乳头疼痛或其他疾病时，会给母乳喂养带来不便。

母乳喂养会限制你的饮食，尤其是酒精的摄入，因为你吃什么，宝宝也会跟着你“吃”什么。

母乳喂养是一件非常需要感情投入的活儿，会影响你体内的激素平衡。

可能影响你的性欲和性生活。

有些宝宝的爸爸可能会有一种被“遗弃”和不安的感觉。

小知识

母乳是怎样流出来的

刚开始的5～10分钟，宝宝获得90%的奶量。你会发现他刚开始时狼吞虎咽，到后来就变成了小口小口地慢慢品尝了。减慢的吮吸速度能使含脂肪量高的后奶从导管流向乳头，使宝宝获得剩下的10%乳汁，从而完成哺乳。宝宝获得剩下的10%乳汁，不仅意味着得到了必需的热量，而且会向你的身体传递信号，来产生宝宝所需的乳汁量，从而延长哺乳时间，让你和宝宝继续享受这种亲密接触。每次哺乳一般要10～40分钟。

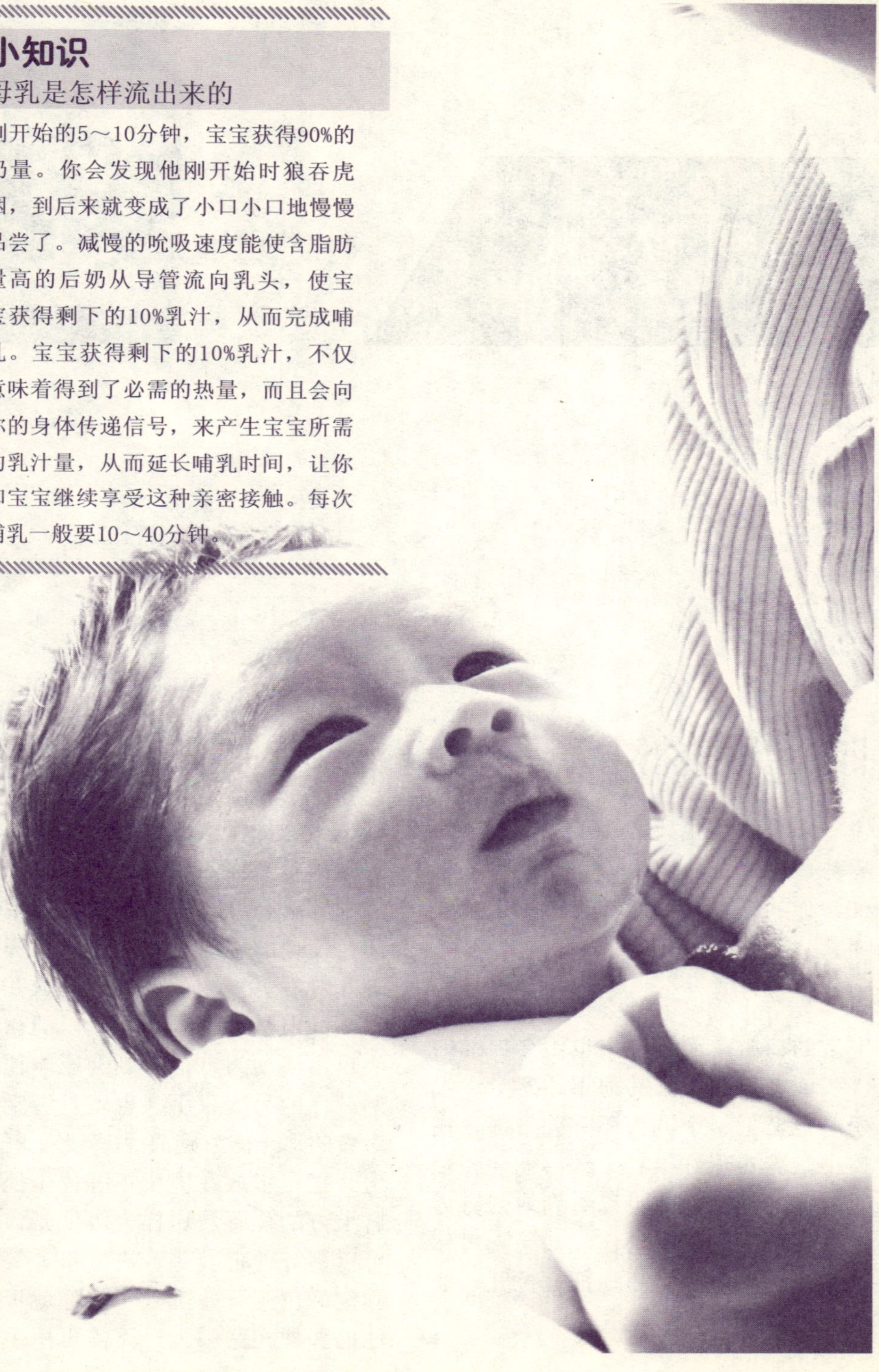

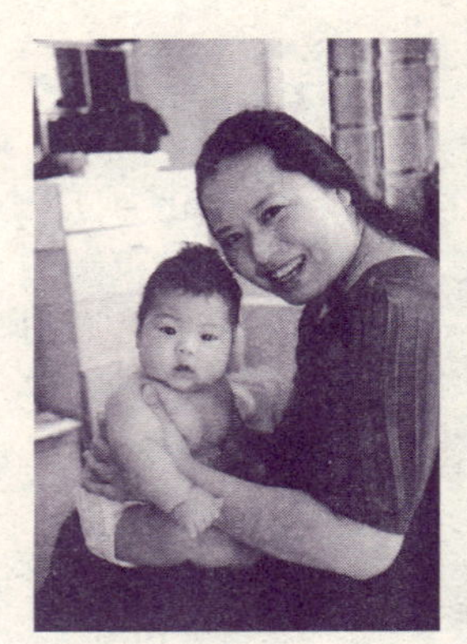

哺乳姿势

哺乳时的注意事项

哺乳好坏主要取决于你和宝宝的姿势，你要全身放松，摆好姿势，记住，你的饮食和心情都会影响宝宝的哺乳。

姿势正确，乳汁会很顺利地流到宝宝的口中，而且宝宝也不会拽你的乳头或者给你带来其他不适感觉。吮奶时他会把整个乳头还有乳晕都含在口中，乳头正好顶着上颚，他会轻轻压着你的乳房，你可以看到他强有力的、有节奏的吮吸动作。如果弄疼你的话，可以用手轻巧地把他拉开，摆好姿势重新开始。

传统的哺乳姿势

坐直，把宝宝抱到胸前，让他的腹部对着你的腹部，用枕头把宝宝垫到乳房高度。用胳膊搂住宝宝的背部，使他的脸对着你的一侧乳房，小脚儿对着另一侧。你的手则放在他的颈部，但是不要太紧了，以能让他的头自由活动为宜，否则会影响他的吮奶。你的另一只手（也就是宝宝头部对着的那一侧）则成“C”形，托住乳房。把宝宝放在乳头正好位于他的嘴唇上方的位置，这样一等他张口，就可以引导他把乳头含进嘴里。等宝宝固定好位置开始吮吸了，你就可以让他的头枕在胳膊上，无需再用手托。

可以在胳膊下放个垫子，背部也最好有一个舒服的靠垫，这样肩部不容易疲劳。

如果你的胸部丰满，最好用手托住乳房。用食指和拇指轻轻托着，这样既不会挤压到乳房，也不会因为不小心而使宝宝的小嘴儿受压。为了方便哺乳，记住要穿一件宽松的衣服。

橄榄球式抱姿

这个姿势很适合刚开始哺乳宝宝的你，而且可使乳汁的流速相对较慢。坐好，在你即将要哺乳的那一侧的胳膊下放一个枕头，把宝宝放在上面，让他的鼻子正好对着你的乳头，用胳膊夹住他的小脚儿，使它朝向身后。抱紧宝宝，用手托住他的颈部，另一只手则成“C”形托住乳房。宝宝很容易就能摆好这个姿势，无需他人的帮助。但要保证宝宝含在嘴里的乳头下方的乳晕部分要比乳头上方的多。

躺着哺乳

朝向你要哺乳的那一侧躺好，也就是说你要用右侧乳房哺乳，朝右侧躺好，让要授乳的乳房位于下方。用肘部支撑身体，手成“C”形托住乳房，让宝宝的小脚儿对着你的腰部，用手托住他的颈部，使他的鼻子和你的乳头位于同一高度，这样可以引导他把乳头含进嘴里。等宝宝摆好位置开始吮吸后，你就可以把胳膊放下来，让自己躺着更舒服。

正确的哺乳姿势

把宝宝抱到胸前，使他的鼻子和你的乳头处于同一高度，就好像乳汁是从你的乳头沿着一条直线流到宝宝的后脑勺一样。

不管采用什么姿势，都应该让他的头稍微后仰。

把宝宝抱到胸前时，宝宝的小嘴儿得张得足够大：大于100度。角度合适时，他的鼻子正冲着你的乳头，当他稍微仰起下巴时，下唇和舌头首先能触及你的乳头，但是鼻子并没有贴着你。

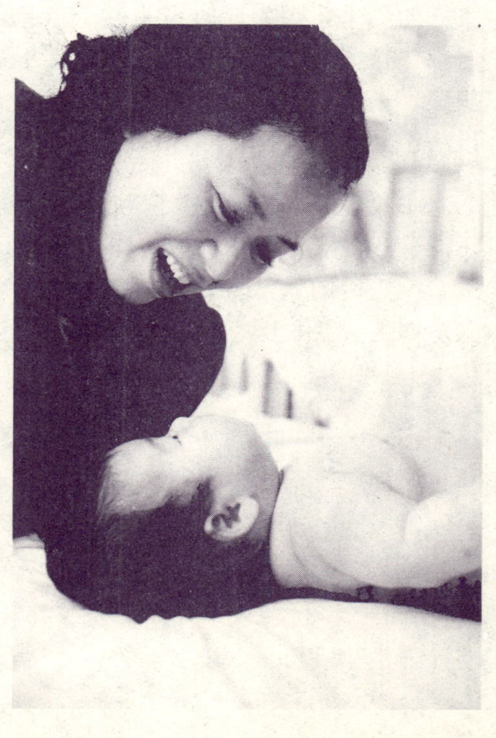

吮吸时宝宝会把乳头和乳晕都含在嘴里。如果在他吮奶的时候你还能看到位于乳头上方的乳晕而不是下方的。

如果发现宝宝只含着乳头，则应该温柔地打断他。正确的做法应该是，含2/3的乳晕和1/3的乳头，这样哺乳时乳头才不会被压。

如果宝宝不愿张口喝奶，可以轻轻握住他的小手儿，用乳头蹭他的小嘴儿周围。或者挤出一点乳汁，看能不能引起他的兴趣。宝宝安静时，可以教宝宝模仿你张大嘴巴，模仿是他们的天性，在他张嘴的瞬间，乘机把乳头放进他嘴里。但是，记住，动作一定要轻柔。

不要在宝宝哭闹时把乳头放进他张开的嘴里，因为此时舌头位于口腔后部，这样做的后果是哺乳会非常不舒服。正确的做法是应该在进食之前设法让宝宝安静下来。

如果乳房不小心堵住了宝宝的小鼻子，千万不要挤压乳房，这可能堵塞乳腺管，正确的做法应该是，轻轻把宝宝从你乳头上脱开，重新摆好位置。

错误的哺乳姿势

哺乳时受伤。

乳头出现疼痛、被撕裂的感觉。

喂完奶之后，感觉乳房里还有乳汁，很快又开始发胀。

总是要把乳房移开才不会压住宝宝的小鼻子。

宝宝狼吞虎咽，没有慢下来的时候。

宝宝哺乳时姿势紧张。

喂了很长时间后宝宝看起来还是饿。

即使已经哺乳长达40分，宝宝也不愿意停下来。如果姿势正确宝宝会自己停下来。

宝宝的体重没有如期增长。

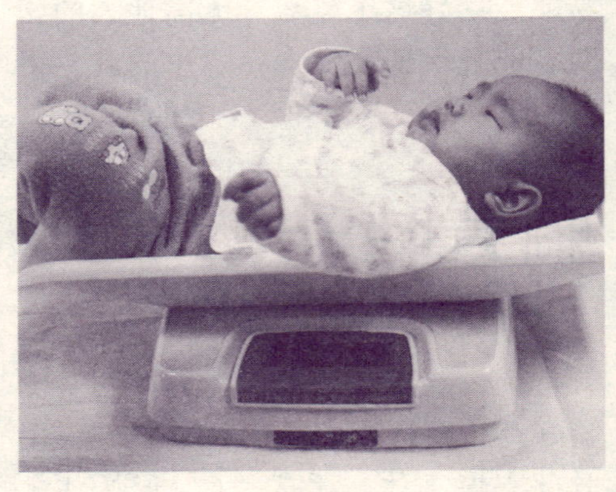

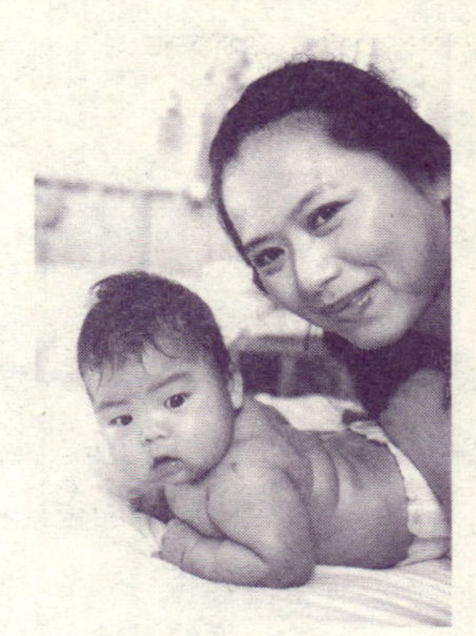

按需哺乳

第1周时，宝宝需要少食多餐，这有助于你和宝宝慢慢适应哺乳。频繁的吸吮不仅可以供给宝宝足够的初乳，还可以让乳汁逐渐增多。从第2周或第3周开始，宝宝的哺乳时间应该增加（至少20分钟），这样可以吮吸到高热量、营养丰富的后奶，从而使每餐之间的间隔时间延长。

由于母乳很容易消化，因此，一般情况下，宝宝每隔2～2.5个小时需要喂奶一次，但也有的宝宝需要每隔1个小时就要喂奶，而有的喂奶间隔时间却可以长达4小时。

应该争取每侧乳房至少哺乳20分钟，但也可根据实际情况而定，因为不同宝宝、不同母亲之间有差异。比如有些宝宝10分钟就可以吃饱，而有的却需要40～60分钟。乳房会满足宝宝不同的需要，如果他渴了，需要更多的前奶，那么乳房就能供给他足够的前奶，如果宝宝需要更多的热量，那么通过不断吮吸就能得到更多的高热量的后奶。

刚开始时，宝宝可能只吸吮一侧乳房。那么下次喂奶时就要记住，让宝宝在另一侧乳房吮奶。如果记不住哪一侧，可以用胸针、彩带或者戒指做标志。随着宝宝胃口的增大，一侧乳房不能满足他的要求时，就换到另一侧乳房，让他尽情地吃。但是下次喂奶时要记住先从另一侧开始。

小知识
“填充式”和“食草动物式”

喂养模式通常可以分为两类：“填充式”和“食草动物式”。前者宝宝胃口好，就餐积极，每次都把自己撑得饱饱的，然后吃好就睡。后者则有规律地哺乳，宝宝睡眠时间也比前者短，但是总的说来哺乳比较频繁。这两种宝宝都是正常的，你的身体会根据宝宝的实际需要满足他的不同需求。

哺乳时间表

刚开始时，不应限制宝宝的哺乳时间和哺乳餐频率。等他吃饱了，就会以自己的方式告诉你。比如把小嘴儿从乳头上移开，或者对吮吸不再表现出兴趣。没有必要强迫宝宝，母乳喂养的宝宝会在需要的时候进食，一般不会吃得太多。

等到宝宝每天所需的哺乳时间长到仅次于睡眠时，哺乳就成了每日生活的重心了。在以前，父母会给宝宝制定一个哺乳时间表，每隔3或4小时哺乳1次，有时甚至还精确到分钟。现在还有一些父母采用这种做法。但实际上根据宝宝的需要哺乳会更合适。因为和成人一样，宝宝的胃口每天都会发生变化，有时甚至每餐都会不一样，因此，只有他自己知道需要什么。母乳喂养就是建立在这种供需的基础上。如果宝宝饿了或者需要更多的能量，就会吃得多，你的机体也会相应地提供更多乳汁。如果这时宝宝没能及时哺乳，你的身体就不会“知道”宝宝的需要。按需哺乳，相信宝宝能够根据自己的营养需要，养成良好的就餐习惯。

数周之后（少则3周，多则8周），你会逐渐发现宝宝的哺乳时间已经定型了。如果想要改变这一习惯，可以每天提前或推迟几分钟给宝宝喂奶，在根据宝宝需求的基础上慢慢引导他。

即使你想给宝宝的进食建立一个时间表，也不可能指望宝宝很快就能适应。即使宝宝按照这个时间表来就餐了，但是却总是哭闹个不停，想必你也不会开心的。有些宝宝和妈妈经过6个星期就能养成固定的生活习惯，但有的却需要4～6个月。有些妈妈不愿意为宝宝定时间表，而是顺其自然。无论是否定时间表，都会有意外的时候，如生病、长牙、噩梦，还有宝宝生后早期快速生长阶段，都会使宝宝需要更多的乳汁、睡眠和拥抱。不管怎样，根据宝宝的需要来，要记住，每个宝宝都是不一样的，你可以根据你和宝宝的具体情况养成符合你们需要的生活习惯。

夜间喂奶

夜间给宝宝喂奶是一件相当美妙的事情，你和宝宝亲密地坐在或躺在一起，周围一片安静，完全不用担心有谁会去打扰你们。夜间喂奶将会成为接下去的几个星期或几个月，你的生活不可缺少的一部分。但问题并不在于宝宝需要夜间喂奶，而是如何在喂奶之后让宝宝或者你自己睡着。

刚开始时，营造出一种和白天不同的氛围，让宝宝知道现在是晚上，同时让他舒舒服服地进食，但是要尽可能地使气氛沉闷。睡前的最后一餐应该在昏暗的卧室里进行，等他晚上醒了想进食的时候，不要提供任何会分心的东西。房间要静，不要开灯，尽可能少说话，摇一摇直到他睡着为止。和他待在一起他就不会觉得孤单，而且会给他安全感能再次安心入睡，但是，这需要花上几天或几周时间。如果你和宝宝睡同一张床，或者夜间在床上授乳，那么在宝宝进食的过程中你可以打个盹儿，等宝宝自己喝饱了，会自己慢慢地睡着的。许多妈妈都会采取这种做法，因为这样至少不会太影响自己的睡眠，而且在寒冷的晚上不用起床。

在公共场合哺乳

不管你是在分娩之后的6天还是6周以后出门，都会发现有时你不得不在公共场合给宝宝喂奶。如果这让你觉得太过暴露或者紧张，刚开始时，可以和其他妈妈们或者好朋友在一起，这能帮助你建立自信心。选择一件不用暴露整个胸部，也能给宝宝喂奶的合适衣服，T恤或开襟羊毛衫都可以，还有一些专门为母亲设计的侧边开口的衬衣。很多公共场合都有专门的母乳喂养室。

停止母乳喂养的时机

要想知道什么时候停止母乳喂养并不是一件容易的事。宝宝可能起决定性的作用，而且他可能更喜欢使用奶瓶，但是也可以你自己做决定。不管什么原因停止母乳喂养，你心里都会有一种失落感，觉得内疚伤心，尤其是在乳房还不断产生乳汁，或者宝宝对你有抵制情绪的时候，这种感觉会更加明显。

如果到了该停止母乳喂养的时候，你却还想继续，在哺乳的时候宝宝

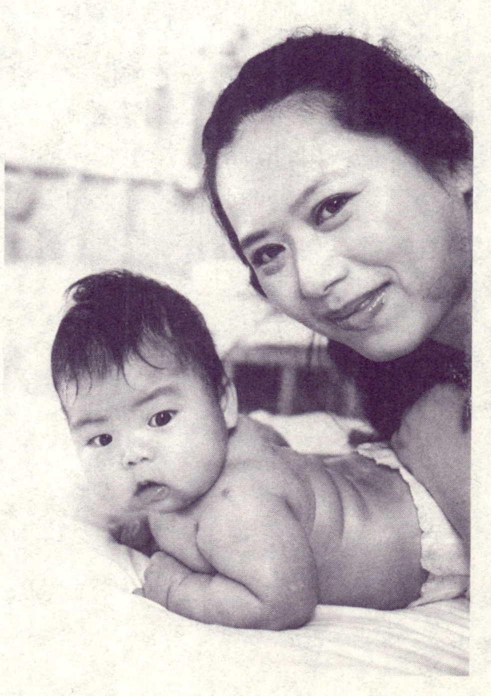

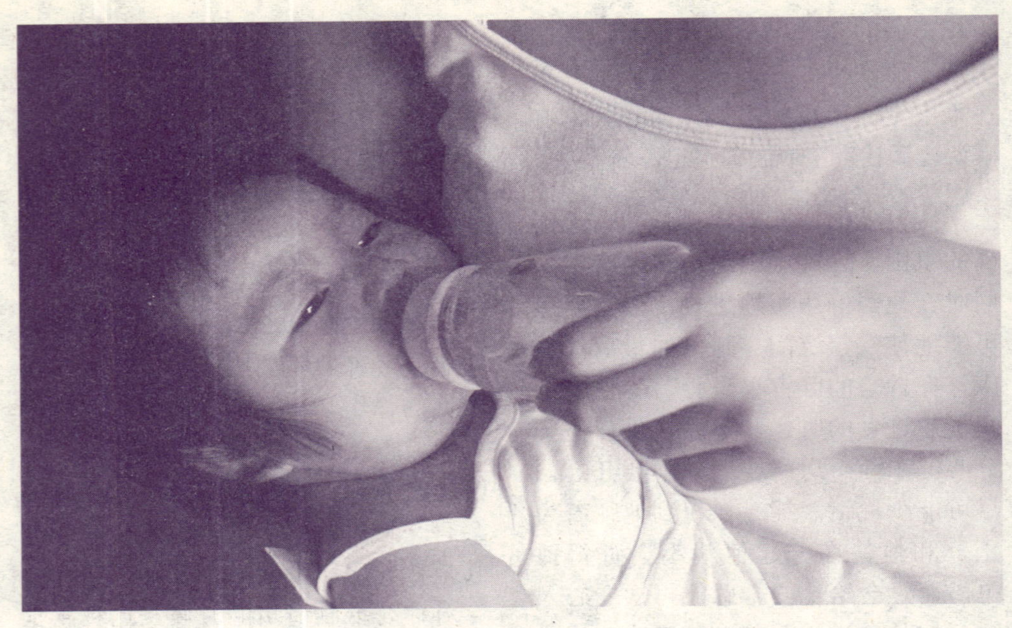

会感受到你的焦急情绪。也就是说本来应该是宝宝全身心放松的时间，他会变得焦虑不安。如果出现这种情况，采取人工喂养对你们俩都会比较好。

停止母乳喂养后，注意保护好乳房，不可挤压和按摩，淋浴或泡澡的时候避免使用过热的水，穿紧一点儿的乳罩。刚开始的时候，每天用人工喂养代替一次母乳喂养，慢慢地替代次数可以逐渐增多，早上那一餐留到最后替代。尽管要花上好几个星期乳房才会完全停止分泌乳汁，但是过一段时间后，你的乳房会慢慢适应，激素水平也会逐渐恢复正常。在适应的过程中，或者你觉得很困难难以继续的时候，应该不断地提醒自己：你已经给了宝宝一生中最完美的开始。

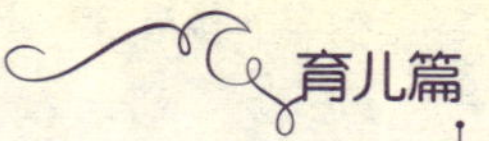

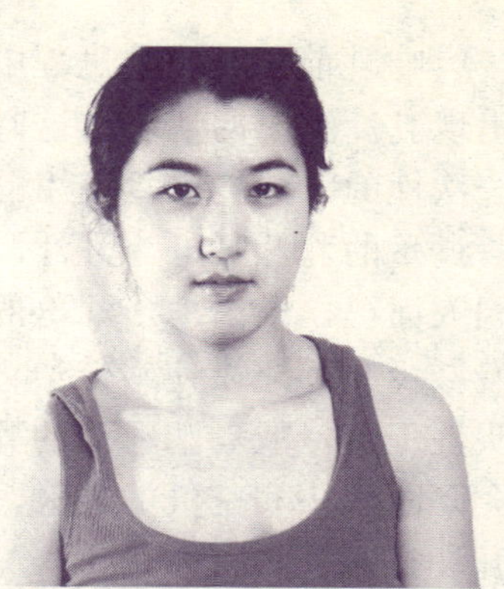

关爱自己

呵护乳房

宝宝通过母乳直接从你身上汲取营养，因此，照顾好自己是保证宝宝能够获得所需营养，以及让你的身体能轻松应付的最好方式。给自己时间好好享受哺乳，哺乳后充分休息，每日三餐定时吃好，保持足够的能量。尤其中午这段时间，对保证乳汁的质量，防止宝宝晚上由于饿而哭闹非常重要。

如果哺乳顺利，乳房会自己调理，没有必要进行乳头清洗。宝宝需要你皮肤上带有的天然细菌刺激肠道、帮助消化，并促进免疫系统的发育。乳晕上的蒙哥马利腺能分泌出一种有润滑作用的物质，因此，无需在乳房上涂抹霜或露。但是用一些纯净的油，如杏仁油，按摩乳房不仅对皮肤有好处，而且可以帮助你适应乳房触摸的感觉。此外，每天把乳房暴露在空气中20～30分钟几次，对你也是有好处的。

哺乳期间，乳房会逐渐被乳汁胀满并变得很沉，因此，选择一个合适的有支撑作用的乳罩非常重要，最好是棉制的，还要有厚的舒适的肩带。试穿的时候，应该试试看能不能用一只手打开和合上一个罩杯。避免使用带有钢圈的乳罩，这样可能挤压乳房堵塞住乳腺管。

哺乳前后或哺乳过程中，都可能出现乳汁漏出的情况，这时你可以用一次性的，或能重复使用的乳垫把这些过量的乳汁吸干。乳汁漏出的情况因人而已，渐渐地，漏出的量也会慢慢减少。不建议使用带塑料外壳的乳头洗干器，或者塑料边的乳垫，这些会隔断乳头和空气的接触，导致乳头开裂。

要想让乳房处于舒适状态，就应该保持乳头干爽，一有问题出现就要加以注意。重要的是即使乳头疼痛也应该坚持哺乳。如果乳汁堆积，你的乳房会更加不舒服，而且有可能导致乳腺炎。

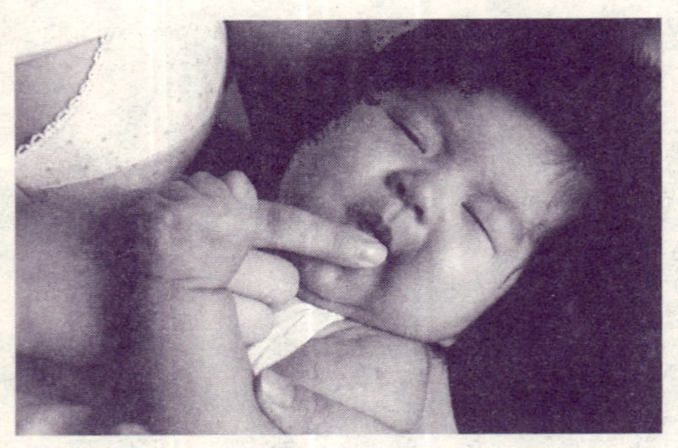

用药和哺乳

哺乳期间很多药物都不宜使用，所以，如果要用药，事先要咨询医生。尽管哺乳期间应尽可能地少吃药，但是如果你的确疼痛难忍，适当地采取一些措施缓解也是必要的，只是事先一定要咨询医生。药的某些成分会通过母乳进入宝宝体内，但是剂量合适，可以把对宝宝的影响减少到最小。止痛片加少量食物能帮助你减轻胃部不适。

哺乳情绪

哺乳能让你身心愉悦。看着宝宝从你身上得到足够的营养，这是让人相当满足的一件事情。而父亲也会很乐意深爱的妻子和宝宝能如此亲密，以及宝宝在妻子的照料下养得白白胖胖。激素能让你的情绪外现，尤其是当你感到累或者是脆弱的时候，这些激素的含量会更高。利用好哺乳的时间，调整一下情绪，能帮助你更好地进入母

Q 我的乳房很小，会不会乳汁不够?

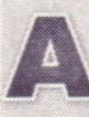

能否产生足够的乳汁和乳房大小、乳头以及乳晕没有直接关系。不管乳房大小，都含有几乎相同数目的产奶细胞，功能也基本相同。之所以有大小之分，是因为产奶细胞之间的脂肪组织的数量不同。唯一有区别的是乳头凸出的程度。如果乳头凹陷，宝宝将很难吮吸，这就会刺激神经末梢产生更多的乳汁。乳头凹陷时以通过按摩或使用乳头罩来解决。

亲角色。还有你爱人的情绪也非常重要。他可能有一种被宝宝“踢出去”的感觉。他的不良情绪还会影响到你和宝宝共同形成的生活节奏。

你会经常出现消极情绪，而且一天24小时照顾宝宝也会让你感到疲惫不堪。如果你把这种消极情绪带到哺乳中，就会使乳汁量减少，同时，宝宝也会变得烦躁不安。正视你自己的情绪，试着和他人交流，如朋友、爱人、母乳喂养的顾问还有医生等，这会对你有所帮助。改善情绪的同时也会提高乳汁质量。

哺乳对体形与性的影响

你和宝宝的亲密关系会让你重新看待自己的乳房。显然，每个妇女对这个问题都有自己的看法。有的会感到骄傲或者忧虑，认为拥有一个丰满的胸部才是正常的，也有的担心乳房下垂、乳房过大或过小。你怎样看待自己的乳房和哺乳，将会影响你的体形以及自尊。

哺乳还会影响到性，哺乳的时候，乳房首当其冲是为了给宝宝提供乳汁。尽管乳房在这段时期看起来很丰满，但是对抚摸反应迟钝。体内的激素会让你性欲减退，阴道的润滑液分泌减少，这种情况直到几个月之后才会恢复正常。你的丈夫也会有他自己的反应：不敢碰你的乳房，他怕弄疼你或者刺激分泌乳汁。

小知识

乳房按摩

- 从孕期你就可以开始按摩乳房。哺乳开始后，有时乳房会感觉不舒服，尤其是乳房胀满乳汁的时候。通过按摩能减轻乳房疼痛，并能防止乳腺管堵塞和乳腺炎的发生。
- 按摩时动作应轻柔，按摩的目的是为了使乳房放松，并不是刺激乳汁的产生。按摩从乳房的外围开始，包括从锁骨到腋窝的一整块区域，慢慢地从外到内按摩到乳头。这种按摩是模仿乳汁流经导管的方向来进行的。你尤其要注意疼痛的地方，应用手掌来按摩，力道要稳，以不感到疼痛为宜。从乳房的顶侧开始，也就是时钟12点的位置，向内按摩到乳头，接着再从1点钟的方位从外侧按摩到乳头。如此继续，直到按摩了整个乳房，每次都是起于外围，终于乳头。注意不要遗漏。先淋浴或泡个澡温暖一下乳房，按摩起来会更适宜，或者用点温和的天然油，如葡萄子油或杏仁油。

混合喂养

在刚开始的几个星期请不要使用奶瓶，不管是装配方奶还是母乳。只有等母乳喂养已经稳定了才可以考虑。这段时间只有在宝宝体重增加不够的情况下，才可以在儿科医生建议下额外增加食物。

如果母乳喂养的同时还使用奶瓶，乳房的奶量就会相应地减少。每天在固定时间使用奶瓶喂奶，那么在其他时间你就会有足够的乳汁供给宝宝。有些宝宝不管是人工喂养还是母乳喂养都能很好地接受，但是，他会发现用奶瓶好像更容易一点，所以会更喜欢奶瓶。

如果你重新回到工作岗位，不再给宝宝哺乳，会觉得乳房发胀，非常难受，有时还出现漏奶的状况。直到两个星期之后，你的身体才会进入一个新的模式。很多妈妈都会利用午餐时间挤奶，来维持足够的乳汁供应量，以便他们不上班的时候可以给宝宝授乳。

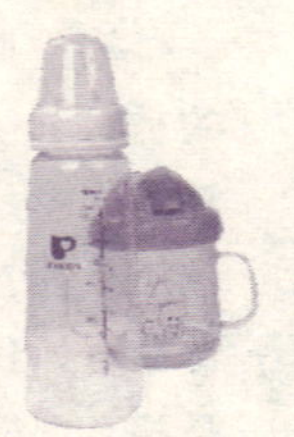

挤奶

在刚开始的6个星期，宝宝几乎需要你所有的乳汁，你的身体也会根据宝宝的需要来泌乳。因此，刚开始的时候你不要挤奶，挤压会使乳房产生更多的乳汁。如果你的乳汁流速太慢，可以在每次喂奶之后稍微挤压一下。

用一侧乳房授乳的同时，挤压另外一侧，会给你的乳房带来一种舒适的感觉，或者在哺乳后挤压，也会给你带来同样的感觉。如果你在哺乳的时候挤压乳房，那应该选择一个乳汁量足够多的时间，每天都固定在这个时候来进行，通常这都在早晨哺乳之后。如果你是因为外出工作或其他原因错过了一次哺乳，那应该从用来哺乳宝宝的那一侧乳房开始挤压。

一些妈妈不喜欢挤奶或者感到困难，这和吮吸不一样，按压产生多少乳汁并不意味着宝宝会把这些乳汁都吃下去。你要持续挤压，直到乳房的胀痛感消失或者有乳汁流出。如果挤压过多，尤其是在产后的6～8周这段时间，会过度刺激乳房，使乳房不适甚至发生乳腺炎。

挤压出来的乳汁可以在冰箱里保存24个小时，或者在冷藏库里保存一个月（你可以在一个奶瓶里放2次或3次挤压产生的乳汁）。冷藏之前请先消毒挤压乳房的用具和奶瓶，配奶的时候也应该事先把乳汁加热。

挤奶的技巧

为了掌握挤压技巧，你需要不断练习和有足够的耐心。挤压会使你的乳房维持足够的乳汁，而且比吸奶器更为合适。在练习的时候千万不能心急，可以在你需要乳汁之前多试几次。着急不仅会影响乳汁流出，而且会使练习相当浪费时间。热水浴、泡澡或者在乳房上盖一件衣服，这些保暖措施能使挤压相对容易。朝乳头方向轻轻地拍击，可以刺激乳房里的乳汁流出。

Q 因为乳房疼痛，我在宝宝4周大的时候，开始使用配方奶。但是我的乳房现在已经不疼了，我想重新开始母乳喂养，这样可以吗？会不会太晚了？

A 当然可以。而且应该尽可能地母乳喂养，要使乳房重新开始适应产生乳汁。可以咨询医生或者母乳喂养方面的顾问。建议按照以下的程序进行：宝宝每次进食的前10分钟用母乳喂养，然后挤压乳头10分钟，把挤压产生的乳汁喂给宝宝，接着给宝宝喂配方奶。如此下去，随着乳汁的逐渐增多，宝宝对配方奶的需求会越来越少。

要注意，宝宝会对重新开始母乳喂养有抵制情绪，用奶瓶显然更为方便快捷。你可以试着用杯子代替奶瓶给宝宝喂奶，从而缩小和吮吸乳头之间的差距。这种方法值得一试，但是可能效果并不明显。

洗干净手，大拇指放在乳晕上侧，另外，四个手指呈“C”状托住乳房。轻轻地往胸腔侧按压，然后用拇指和食指挤压乳房（手指不能在皮肤上滑动），放松-挤压-放松，形成一个稳定的节奏。把挤出来的乳汁盛在消过毒的奶瓶里。不用紧张，这根本不会伤害到你，只要注意一下姿势就可以了，可以坐在桌前或者靠着工作台，这样就不用因为奶瓶的位置太低而弯腰。

等你开始有规律地挤压乳汁后，可能会选择一个手动的或电动的吸奶器，往往得试好几次之后才能找到适合你的。吸奶器的吸力应该是间断性的，这样才不会伤到乳房。使用的时候应该注意使乳头正好位于吸管中心，以免伤到乳头。

母乳喂养可能出现的情况

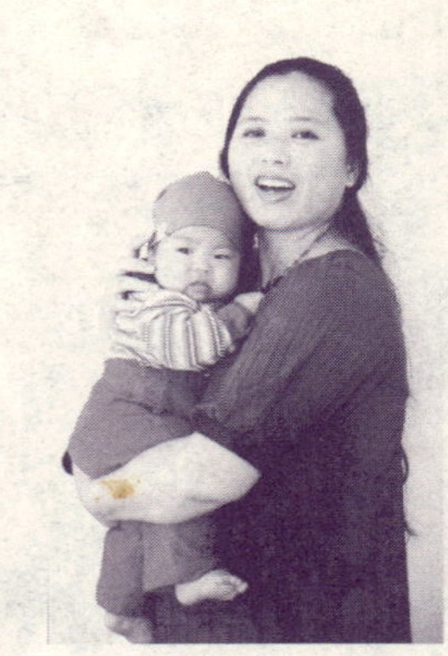

乳房肿胀

易发生于产妇刚开始泌乳时或泌乳后1周，一般因泌乳量多于宝宝的进食量，不想母乳喂养时，或在断奶前，乳汁在乳房内蓄积所致。当乳房内充满乳汁、充盈、有坠感及触痛时可引起乳房肿胀。

乳房肿胀的原因及症状

在产后第二或第三天，乳房开始泌乳时，可肿胀增大至平时的3倍。这样可能使你感到轻微不适或极其不舒服，但也表明很快你就可以顺畅泌乳。肿胀通常在几天内即可消退。如果乳汁没有完全排空，肿胀可持续较长时间，可发生于宝宝吸吮方式不当或食奶量少于泌乳量时。乳房肿胀时，乳头可能变平，这使宝宝吸吮起来更加困难。如果肿胀持续，且乳汁没有排出，排乳管可能堵塞，而引发乳腺炎。当你决定停止母乳喂养时，可引起乳汁暂时蓄积，而导致乳房肿胀。

乳房肿胀的应对措施

给宝宝喂奶时，乳房会很痛，但

宝宝吸吮的乳汁越多，乳房肿胀也会相应地减轻。注意喂奶时的姿势以及宝宝的吸吮方式，宝宝需要时即为其喂奶。几天后你的乳房泌乳量就可以和宝宝的需求量相适应。

针对乳房肿胀的护理方法

轻轻地按摩乳房以利于乳汁流向乳头，从而便于排出，也可以热敷。

每次喂奶后都要仔细检查乳房，看是否有肿块或触痛区，这样有利于防止不适感加重，预防乳腺炎。

针对乳房肿胀的喂养技巧

吸吮方式正确是母乳喂养成功的关键所在，你和宝宝可能需要配合几天后才能达成默契。当你和宝宝都感到舒服时，正确的姿势就会自然而然地建立起来，这样有助于防止肿胀加重。

如果乳头比平时扁平，把拇指和食指分别放在乳头的上下，轻轻地按压乳头，这样乳头就可以凸起。如果宝宝在吸吮时感到特别费力，就更应该尽量使乳头挺起。注意不要让手指妨碍到宝宝吃奶，使宝宝的嘴含住乳晕，而不仅仅含住乳头。

如果宝宝非常嗜睡，需要给宝宝脱下衣服并弄醒他喂奶，特别是在宝宝连睡了5个小时没有吃奶。

你可以在给宝宝喂奶前挤出一些奶以减轻乳房压力，使乳头突出。

当因停止母乳喂养而感到乳房肿胀时，可在胸部周围紧紧地裹一条毛巾。这样有利于减轻疼痛，压力可以阻止泌乳。尽量不要挤压胸部，这样会刺激泌乳增多。一般不适感在48小时内即可消失。

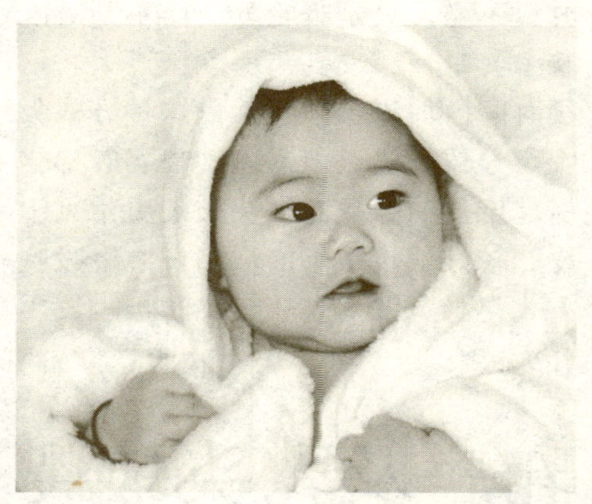

乳房肿块

怀孕期间乳房肿块很常见，母乳喂养期间，肿块更多见。对于肿块你最大的疑虑可能是癌症，但只有3/10000的女性在怀孕期间患上乳腺癌，只有3%的乳腺癌与受孕或哺乳有关。肿块疼痛时则更有可能由输乳管堵塞引起。这种类型的肿块边界清楚，容易确诊：肿块要么可通过按摩消除，要么可通过超声波检查查出肿块内有乳汁。有些女性在腋窝处有多余的乳房组织，称作副乳，此组织在怀孕期间及母乳喂养期间可肿起。这是正常的乳房组织，肿胀通常会随时间在2周内消退。去医院检查肿块，必要时做超声波检查。这种超声波与检查胎儿的超声波一样，没有危险。

乳房及乳头皲裂

大多产妇在母乳喂养期间的某个时候都会有乳头触痛。如果宝宝吸吮方式不当，只是吸吮乳头而不是吸吮整个乳晕，会使乳头所受压过大。这段时间内如果宝宝持续以这种方式吸吮可导致乳头皲裂，每次喂奶时都会引起剧烈的穿痛。乳头皲裂更常见于皮肤较好或较敏感的产妇，宝宝吸吮方式得当、喂奶姿势正确时极少发生乳头皲裂。

乳房及乳头皲裂的原因及症状

过度地直接吸吮乳头可致类似真空吸尘器的作用，而引起乳头出血。吸吮的压力及皮肤下的出血可致小的皲裂。母乳喂养期间，乳头处的皮肤会自然的柔软，但如果乳头总是很湿，皲裂就很难痊愈。皮肤感染，尤其是念珠菌（鹅口疮）感染时，也不利于痊愈。

乳房及乳头皲裂的应对措施

经过悉心护理后，皲裂的乳头通常可痊愈。皲裂对宝宝无害，尽管乳头皲裂导致的少量出血可出现于宝宝的粪便中，乳头皲裂更常见于初产妇。

针对乳房及乳头皲裂的喂养技巧

在乳头皲裂时，你要持续给宝宝喂奶。如果因为疼痛而减少喂奶，会导致乳汁蓄积而出现乳房肿块。

宝宝吸吮方式得当有利于产乳，所以喂奶时间可以缩短，宝宝吸吮区域需要增大，延长两次喂奶的间隔时间以留出更多的时间促使乳头康复，这样也可使乳头所受的压力减少。随着乳汁流动，刚开始喂奶时的疼痛可逐渐减轻。

不要让宝宝每次吃同侧乳房的奶，每次喂奶时改变宝宝的姿势，这样有助于减少每侧乳头所受压力，便于皲裂处痊愈。

如果宝宝吃完奶后，乳房还是有胀感，可以挤出部分乳汁以防乳房产生肿块。

针对乳房及乳头皲裂的乳头护理

乳头皲裂易引起感染，会增加患乳腺炎的风险。

不给宝宝喂奶时，你可以将乳房暴露于空气中几分钟并戴上合身且是天然棉纤维的胸罩。不要使用防水衬垫或防水胸罩，这样会使乳房周围皮肤总是很湿。此外，要避免衣物摩擦乳头。在清洁乳房时，只用水洗乳房即可，洗完后要在乳头周围的皮肤上涂抹润滑油，以免干燥。

给宝宝喂奶后用天然油轻轻地按摩乳头处皮肤几分钟，然后将乳头暴露于空气中。最好将90%的杏仁与10%的麦芽精混合，再加2～3滴金盏花酊剂于60毫升的瓶中，少量即可，以免乳头太湿，也可以使用金盏花或维生素药膏。在给宝宝喂奶后，可以从乳头中挤出乳汁以保持乳头润泽，从而缓解乳头皲裂。

乳头罩也有助于暂时缓解乳头皲裂，可以从药店买到。

经过几个月的母乳喂养后或抗菌治疗后，如果疼痛持续或乳头突然发红，可能是念珠菌感染。要检查宝宝的舌及其尿布区，看有无发病迹象。酵母菌对阳光敏感，所以可把胸罩及乳房暴露于阳光中以杀灭酵母菌，并持续进行乳头护理。如果是真菌感染，可在医生的指导下使用杀真菌药膏或药片。

乳头内陷或扁平

如果乳头扁平或内陷，会使宝宝很难吸吮到乳汁。如果乳房又伴有肿胀，乳头就可能更平。很少有妈妈因乳头内陷而放弃母乳喂养的，所以最好的方法是在刚开始受孕时就要努力使乳头外翻。

乳头内陷或扁平的应对措施

需要多注意自己的姿势及宝宝吃奶的方式，并从助产士或母乳喂养顾问那获得直接帮助。

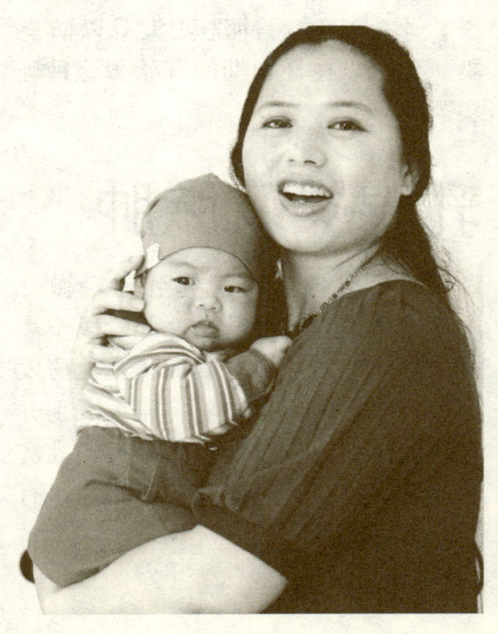

用手指托住乳房的下面，把拇指放在乳房上面，朝胸部方向推压乳房，然后同时轻轻地按压手指以延伸乳晕，并使乳头突出。轻轻地按摩乳晕有助于凸出乳头，开始时轻轻地按摩，使乳头处皮肤慢慢适应，在刚受孕以后就要做这项工作。

有一种小型的塑料套状装置，适合戴在乳头上，可以戴在胸罩内，其上有一个吸取用的气球，可以拉长乳头。需在喂奶10分钟前戴上，可以重复使用，但在喂奶后和下一次喂奶前要消毒，在怀孕期间也可使用。或者可以试着使用吸乳器，有助于喂奶前拉伸乳头。

可以在喂奶前30分钟戴上为扁平或内陷乳头设计的乳头罩。乳头罩上有一圆形盖，适合戴在胸罩内，还有一个洞，使乳头通过这个洞而凸出来，不喂奶时需冲洗乳头罩以防感染。你可以在怀孕期间开始戴这种乳头罩。

乳腺炎及脓肿

早期乳腺炎可引起乳房轻微红肿，乳房边缘体温升高，此阶段不需抗菌治疗即可痊愈。其症状是乳房发红、发热，因而可与乳房胀大区别开来。如果细菌导致严重乳腺炎，乳房会非常红且痛，可能体温非常高，有似流感症状。

脓肿是某一区域因感染性乳腺炎而出现的症状。乳房脓肿可导致体温极高，并产生严重的似流感症状及非常红且极痛的大肿块。如果服用抗菌药物，体温升高、疼痛及发红等症状可明显改善。

乳腺炎及脓肿的应对措施

如果注意到乳房有肿块、疼痛或发红，尤其是伴随体温升高时，可咨询助产士、母乳喂养顾问或医生。大多数情况下，乳腺炎可通过早期注意清理堵塞的输乳管而进行预防。乳腺炎及感染等并不都能预防，但一些新技术的出现可减少其发生率。在爱的支持下，你可以坚持继续母乳喂养并从感染中复元。

针对乳腺炎及脓肿的喂养技巧

检查宝宝吸吮的方式，这是预防及治疗感染最重要的一点。

不要停止母乳喂养，而要尽可能更频繁地给宝宝喂奶，这样有助于消除

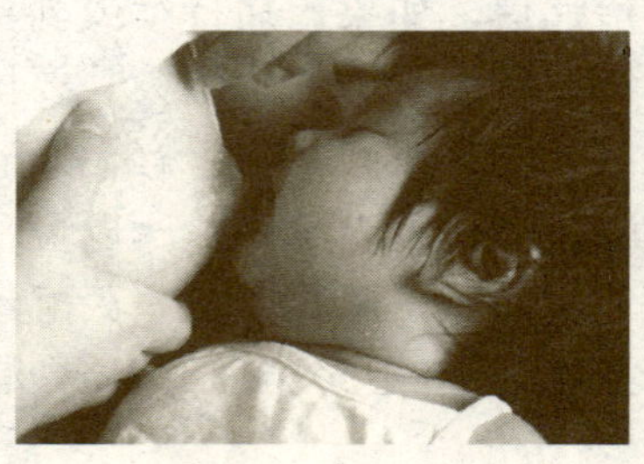

输乳管堵塞，清除致感染物。

针对乳腺炎及脓肿的乳房护理

如果你感到乳房内有肿块或某些区域有触痛，在喂奶前试着用温和的敷布（不能用热布）轻轻地热敷乳房10分钟，这样可以使管道内的干奶块变松弛。可以试着在敷布中加入少量的芳香油乳香、天竺葵或甘菊，或者在喂奶前洗一个温水浴。

按摩有助于喂奶前或喂奶后泌乳。天然油（杏仁、葡萄子或维生素E）与香精油混合后，可用于按摩乳房，要保持轻轻按摩以免损伤乳房组织。

如果按摩后乳房还没有排空，可以使用吸奶器。给宝宝喂完奶后，温暖乳房，然后吸乳，这样可以使不适感降到最低，并提高吸乳效果。避免使乳房劳损过度，一旦出现乳汁由流减慢到滴，需要立即停止吸乳，因为过量吸乳可使情况恶化。

持续实施一些预防措施，并根据医生的指导治疗乳腺炎，与医生保持密切联系。乳腺炎可能使你感到非常不舒服，但一旦开始治疗，通常很快即可康复。

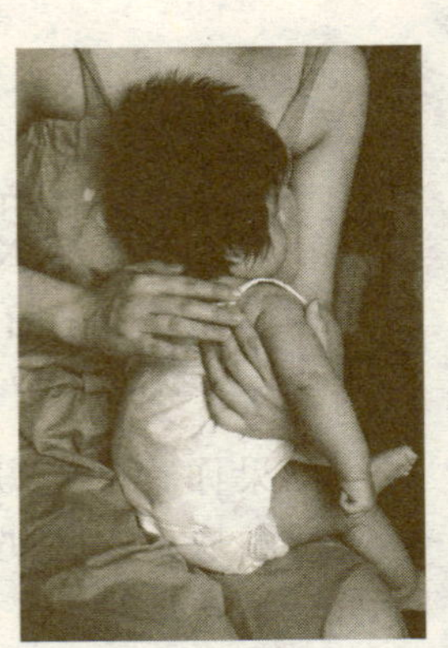

值得关注的问题

哺乳时射乳痛怎么办

这种情况可发生于母乳喂养初期，每一侧输乳管壁的小肌肉收缩使乳汁排向乳头时。大部分产妇一般几天后射乳痛即可消失，但小部分产妇母乳喂养期间射乳痛会持续存在。调整好宝宝吸吮乳头的方式可增加泌乳，减少疼痛。偶尔这种类型的疼痛是由于输乳管念珠菌（鹅口疮）感染。

哺乳时肌肉痛怎么办

哺乳时肌肉痛一般由母乳喂养时抱宝宝的姿势不对引起，可导致胸肌疼痛，胸肌位于胸前，乳房后，肩内，也可能到达颈部。胸肌疼痛易与乳腺炎混淆，但单纯的胸肌疼痛时，乳房一般不会发红。医生或助产士可通过胸肌是否有触痛来确诊胸肌痛。在给宝宝哺乳时，你要注意抱宝宝的方式，也要注意宝宝的姿势，只要保持正确的哺乳姿势，就可缓解这种疼痛。

乳汁出来太快怎么办

如果乳汁出来太快，可以采用橄榄球式的抱姿，让宝宝坐直了给宝宝授乳。或者你躺着，把宝宝放在腹部，让他自己来控制。坐着时也可以通过两个手指按压乳晕来减慢流速。

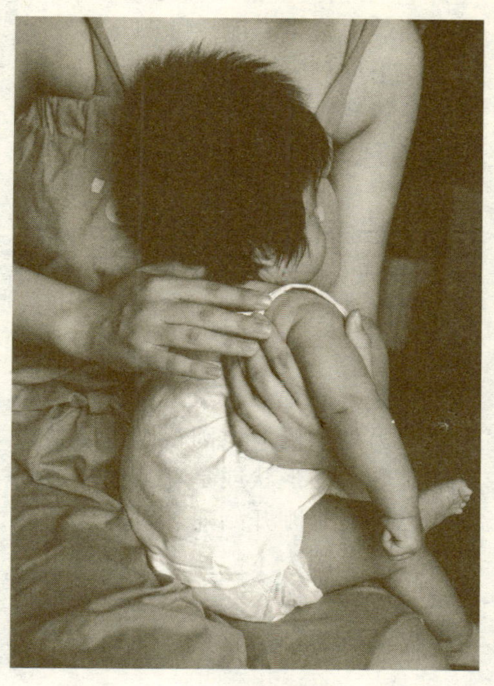

宝宝打嗝怎么办

每个宝宝在喂奶时会打嗝，有的是在喂完奶后，有的是在喂奶的过程中。有些宝宝特别容易打嗝儿，有些则打得很少；有些宝宝打嗝儿时需要别人的帮助，有些则可以自己解决。一般打嗝儿较多的宝宝在2个星期之后就会好一些，因为那时消化系统已经适应了母乳，宝宝也开始能做到进食时不把空气吞下去了。

宝宝有时候哭闹，如果你确信他不是饿了想吃东西，就很可能是想打嗝儿了。他会趴在你胸前，但不是想吃奶，而是希望得到你的抚慰。这时你最好让他趴在你肩膀上，拍拍他的背，或者让宝宝坐在你大腿上，一只手的手掌抵着他的胸部，位置以宝宝的下巴正好位于你的拇指和食指之间为宜，另一只手轻拍他的背。

如果宝宝把膝盖屈到胸前，满脸苦相，看起来好像正处于打嗝的痛苦之中，可能在吃奶时吞下去了一些空气。这时候，你要注意观察宝宝哺乳时的姿势，保持他的头部比腹部高。如果乳汁流速太快，要帮助他掌握吸吮节奏。宝宝哭闹会吞下去过多的空气，因此，在他感到不适之前喂奶可以避免进入这个“恶性循环”。

宝宝吐奶怎么办

几乎每个宝宝进食后都会有吐奶的现象，里面混有一些唾液。造成吐奶的主要原因是胃内容物返流到食管。在宝宝吐奶时，你可以放一块棉布在肩上接住。

吐奶是新生儿的常见现象，一般情况下，宝宝吐出来的是成凝固块儿的母乳，并非清亮的液体。有时宝宝呕吐是由胃里未能排除的气体引起的。如果你对宝宝的呕吐感到担心，尤其是伴有腹泻或者是频繁地喷射性呕吐，可以咨询医生。

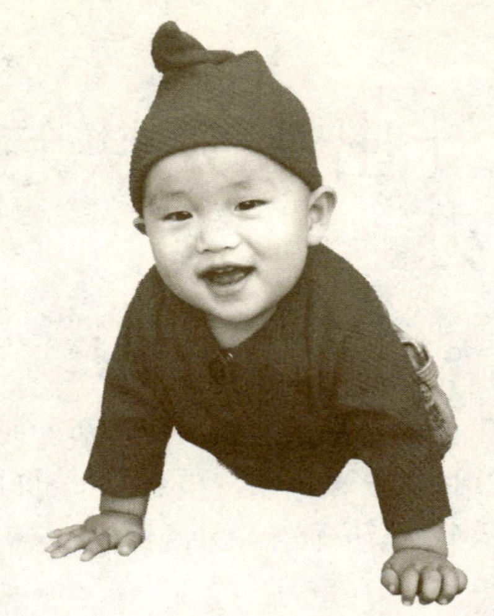

宝宝拒绝乳房怎么办

宝宝有时候会喜欢一侧乳房，而不喜欢另外一侧，原因很难讲清楚。可能是乳头的形状或是乳汁的流速问题，也可能是刚开始哺乳时养成的习惯，可能是因为本能或者你觉得用一侧哺乳比较舒服，或者想把一只手腾出来喝杯茶或者拿本书。

即使你用一侧乳房哺乳，宝宝也能得到充足的营养，但这样的做法还是不可取。每次哺乳时你可以试着从另一侧先开始，并且定期地按压这一侧乳房。如果这样还不管用，那么可能一段时间后，你的两侧乳房不一般大，还得注意防止哺乳少的那一侧乳房发生乳腺炎。

如果宝宝同时拒绝两侧乳房，你首先要做的就是观察宝宝的反应，他是哭个不停呢，还是明显地哪儿弄疼了，或者是安静、内向，甚至反应迟钝？如果真是这样，或者你担心他可能病了，就去看医生。

宝宝可能因为乳汁和乳房的气味，而不喜欢吃奶，比如你吃的东西或者用的肥皂、香水改变了乳汁的气味。也有可能是你因为疲惫或焦虑导致乳汁量减少，或者宝宝被你的情绪所感染。出现这种情况时，你可以与宝宝一起泡个舒服的澡，让自己放松下来，而且你和宝宝之间的身体接触能刺激乳汁的产生。

宝宝对食物敏感怎么办

你吃的东西不仅都会转到宝宝身上，而且还决定着你的能量水平和健康状况。尽管如此，你和宝宝对食物的敏感性可能相同也可能不同。有时宝宝会不喜欢你乳汁的味道，而且即使他已经很饿了还是拒绝吃奶，或哺乳的过程中哭闹、出现皮疹、胃不适、便秘或者不停地打嗝，这都可能

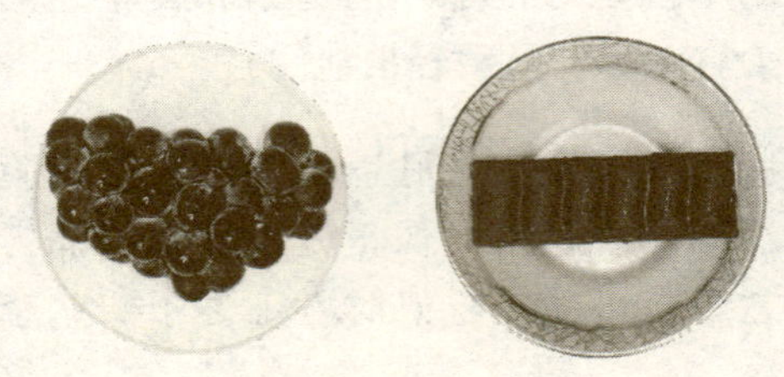

是因为你吃的东西不适和宝宝。每个宝宝都不一样，但有些食物过量往往更容易出现问题。

进食过多的面食会有腹胀感，并减少能量的产生。

进食碳酸饮料、豆类和甘蓝会打嗝儿。

酒精会使宝宝镇定或过度刺激宝宝。

进食过多糖类很容易导致腹泻，类似的食物还有巧克力、糕点以及过量的水果，包括葡萄和草莓。调料过多的食物，以及可能引起过敏或不良反应的食物，都不应该出现在你们的饭桌上。试着剔除或减少那些你怀疑可能引起宝宝不良反应的食物，然后观察宝宝的反应，从而确定不良反应源。

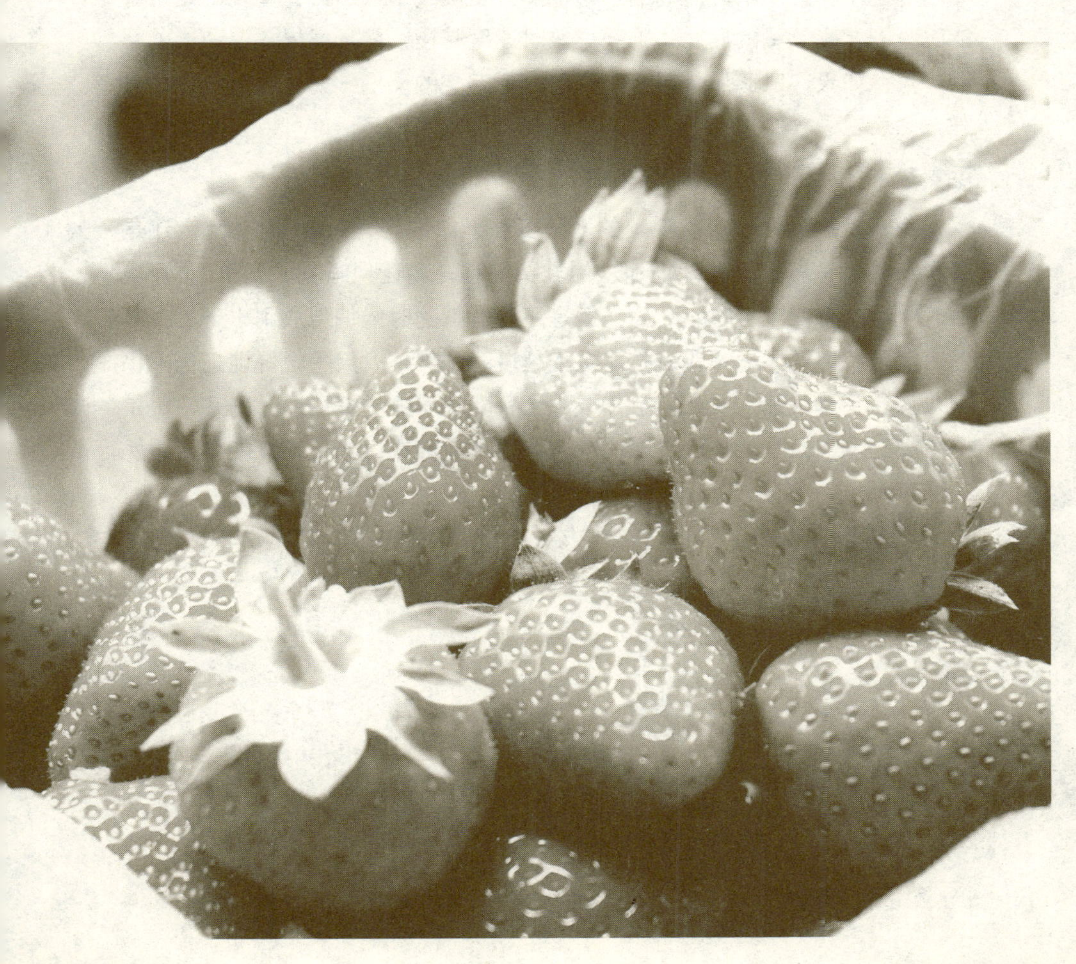

Q 我的宝宝在吃奶的时候看起来总想睡觉，有时喂完奶没几分钟就睡着了，这正常吗？

A 在开始几天，宝宝在喂奶的时候睡着是很正常的。因为哺乳对宝宝而言是一件让他心情愉快的事儿，能让宝宝完全放松，但由于也是一个能量摄入的过程，因此，宝宝很容易疲劳。把宝宝睡着看作是一件好事儿，这说明宝宝对你的授乳和拥抱很满意。

但是如果宝宝每次哺乳后都睡着，你就得采取一些措施让他保持清醒了。哺乳时，你可以让宝宝光着身子，摸摸他的小脸蛋，挠挠他的小脚趾头儿，或者动一下你支撑他的胳膊，但不能强迫宝宝醒着。每个宝宝的具体情况都不一样，哺乳时间的长短也没有正确或错误之分，重要的是宝宝能吮吸到含高热量的后奶（吮吸后奶时速度减慢，并且发出“嗯嗯”的吞咽声）。如果你对此还是担心，观察一下宝宝的反应，如果宝宝猛喝了一阵，然后在进食的过程中停下来，就表明可能吃饱了。你可以让医生给宝宝称一下体重检验你的判断。

哺乳时睡觉会使宝宝晚上的入睡困难。如果到8～10周时，宝宝还是每次哺乳时睡着，轻轻地把他从你乳头上移开，让他睡觉。到第3个月底的时候，试着在宝宝吃奶之后，但是还没睡着的时候把他放到小床上。等到宝宝已经饱餐了一顿或者吃得越来越慢时，你可以用手轻轻地把他的小嘴儿从乳头上移开。要让宝宝养成不含着乳头入睡的好习惯，刚开始时是得费点心思，但是从长远考虑，这还能防止他养成每次一睡醒就需要喂奶的陋习。

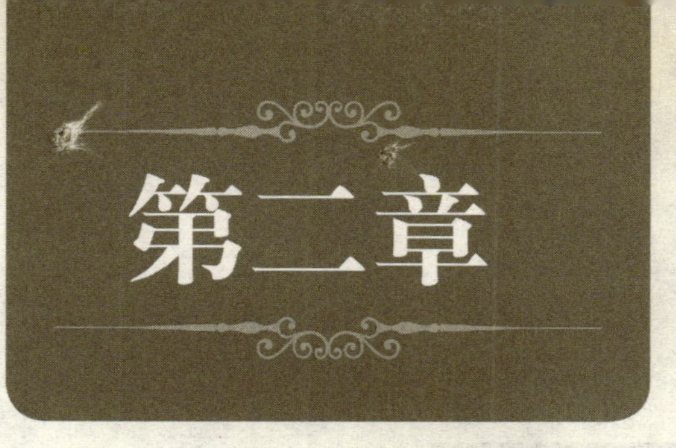

第二章

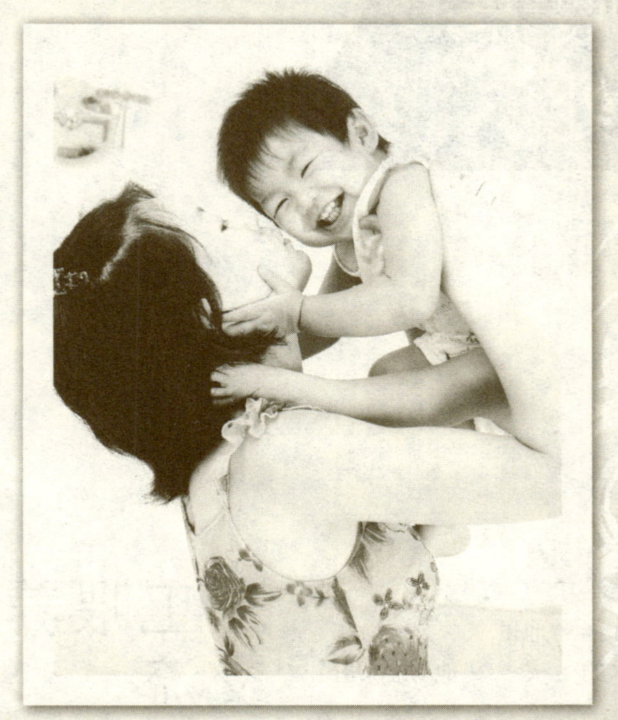

Bottle feeding

人工喂养：与宝宝交流的机会

人工喂养的好处

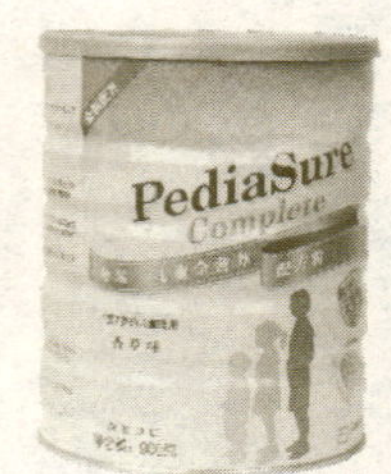

人工喂养给予宝宝的不仅是充足的营养，还有你对他的关怀和爱心。除你之外，你的丈夫、其他家庭成员和朋友也都会关爱宝宝。尽管配方奶不像母乳一样能给宝宝提供抗体，但它里面含有成长所必需的主要营养成分。不论是从一出生就进行人工喂养，还是几天、几周、几个月之后开始的，配方奶都能给宝宝提供足够的热量、维生素和矿物质。

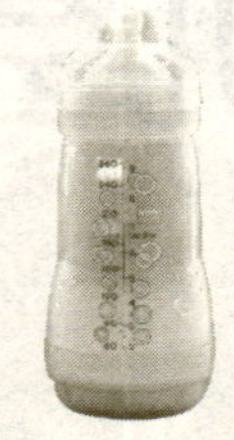

人工喂养的情感交流

人工喂养能让你和宝宝亲密接触。这样的亲密接触是一对一的，宝宝可以听到你的心跳声、闻到你的体味，宝宝喜欢和你这样待着，他会把所有注意力都集中在你身上。对你而言，这也是你了解宝宝的时间，放松的时间，不要在这时候心不在焉。

在繁忙的一天中，喂奶通常是你和宝宝能够安静共处、了解对方的时候。看着他的眼睛，感觉着他全身放松的软软的小身体在你的臂弯里，此刻你的心头充满了爱，也有可能因为

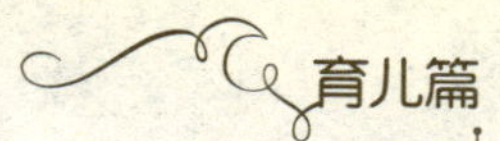

哺乳对身体和情感上的要求，让你感到心力交瘁，或者两者兼而有之。

如果你和宝宝觉得继续母乳喂养有困难，尤其是宝宝的体重没有增长，比原计划更早地采取人工喂养，对你来说是一种解脱。否则你会感到不安甚至有一种挫败感，有时你感觉不能母乳喂养是对自己的否定，但是这对你、宝宝以及家庭而言，也许是最好的选择。而且人工喂养也是一种健康的、被广泛接受的喂养方式。

然而有时坚持自己的决定会非常困难。如果你感到自责或是受到来自他人的压力，记住：你已经给了宝宝最好的营养，而且他也非常喜欢这种喂养方式。如果你还是觉得受委屈了，可以和支持你的家人或者朋友谈谈。

配方奶的选择

配方奶是专门设计的容易消化，而且含有充足的营养成分的牛奶。

不同牌子的配方奶成分很可能是相似或一样的。但对宝宝而言，可能某些牌子会更好消化。刚开始的时候可以先买小袋试试，直到你认为找到合适的为止。如果是从母乳喂养改成吃配方奶，由于消化系统可能需要一点时间来适应配方奶，这段时间宝宝会显得不开心。

配方奶中可能含有一些转基因产品，但在标签上并未标明。如果你不希望有转基因产品，可以改用有机配方奶。等到宝宝6个月的时候，不建议再继续使用原来的奶粉，这些奶粉的成分已经不适合宝宝的消化系统了。

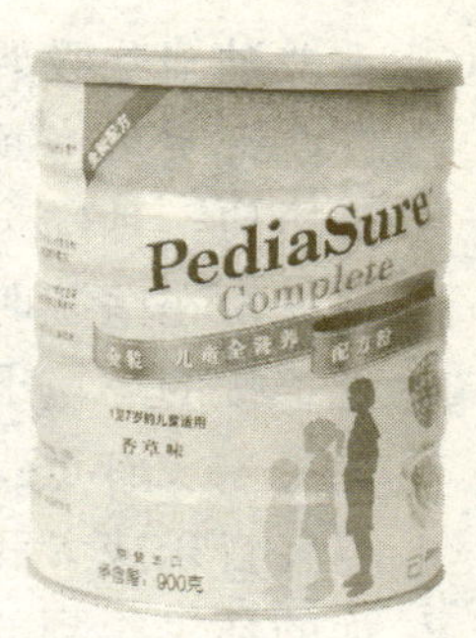

其他喂养食品的选择

用牛奶加工出来的配方奶对不能实现母乳喂养的宝宝而言是最适合的。但也有一小部分宝宝可能会产生不良反应，表现为过敏或者不耐受。如果宝宝发展到腹泻或者出现体重不增加，要去医院请医生帮助查找原因，并定期监测宝宝的健康状况。

你也可以试试羊奶或豆奶加工出来的配方奶，在超市、药店或者通过处方可以买到。现在已有为过敏体质的宝宝提供的部分水解蛋白、深度水解蛋白，甚至氨基酸配方奶。和配方牛奶一样，宝宝吃配方羊奶和配方豆奶也不需要额外的食物补充。未经处理的豆奶和羊奶都不能作为宝宝的食物，里面没有充足的营养成分，而钠的含量则过高。

人工喂养的时机

宝宝一出生就有吮吸本能，能毫

不费劲地吮吸奶嘴。第一次哺乳的时候，把宝宝抱到胸前，你们肌肤接触会给他一种安全感。选择一个安静的地方，在医院时可以拉上窗帘，在不受干扰的环境下你会觉得比较自然。如果宝宝有点躁动，温柔地抱起他放点轻音乐或者和他耳语几句，让他在你的怀里得到放松，如果他的小手儿乱动，可以包起来。让宝宝看着你的眼睛，他想看多久就让他看多久。如果他哭闹，你要尽可能在喂奶前让他安静下来。

在医院的时候，利用身边能够得到的任何帮助，有需要时，还可以求助护士。护士还会帮你准备好奶粉和奶瓶，并把泡好的牛奶放到奶瓶里，这样你就能专心致志地给宝宝喂奶。刚开始的时候，你的丈夫也会很乐意干这些事。

如果出生后就开始用配方奶喂养，这时乳房已经做好了哺乳的准备，却没有吮吸的刺激，可能需要一段时间才能适应。乳汁量会慢慢减少，但可能需要好几天的时间，而且你会感到不适，尤其是乳房胀满乳汁的时候。

如果你的乳房漏奶，建议穿一件支撑作用较好的胸罩，并要使用乳垫。如果还不见效，试着用毛巾或一块布包裹住上身，这样多余的压力都会落在乳房上。由于你是在短时间内停止哺喂，激素的变化会使你的情绪出现波动。

人工喂养的安抚和姿势

喂奶时宝宝喜欢紧挨着你，或者躺在你怀里，因此，根据你们两个人的需要，喂奶姿势越舒服越好。可以准备一张有靠背的椅子，坐在上面，把脚平放在地板上，把宝宝的头搁在你弯着的胳膊上，这样你不仅能支托起宝宝的重量，还能和宝宝面对面喂奶。如果需要，还可以给宝宝找个垫子。

喂奶时奶瓶应该稍微倾斜，这样不仅能使牛奶顺利流出，还能防止空气进入奶嘴，如同前面讲过的一样，这样做是为了防止宝宝打嗝儿。当宝宝头部的位置比胃高时，能促进消化行。要注意观察宝宝吃奶的速度，在宝宝吃到一半的时候进行，或者吃完奶后，帮他拍嗝，把空气排出。

不要让宝宝单独一个人和一堆瓶子玩儿，这不仅会导致窒息，而且还剥夺了宝宝和你进行亲密的身体接触的机会，也减少了宝宝从你身上得到关爱和安全感。

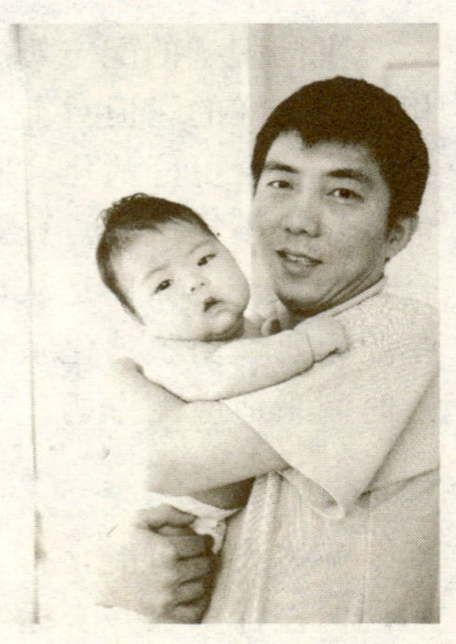

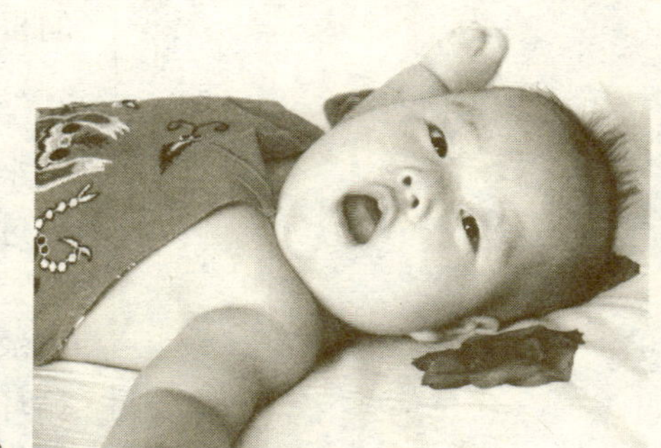

按需喂养

每次的喂养量

宝宝刚出生时吃得少，但是吃奶的频率较高。每次可能只能吃50毫升，但是1～2个小时之后就饿了。到了第2周或第3周的时候，吃奶的间隔可以延长到3个小时，每次进食量增加到100毫升。慢慢地，你就能够听辨出宝宝哭是不是因为饿了。有时候你会把他因为累而哭当作是饿了，尽管偶尔犯点这样的小错误，你还是会越来越能读懂宝宝的“语言”，而且你和宝宝之间也会相互更加了解。刚出生时，按需哺乳可以保证宝宝在饿的时候能够及时补充食物。

等到宝宝每天进食次数增加到6～8次，每次间隔3个小时左右的时候，进餐模式差不多就固定了。随着宝宝月龄的增长，进餐次数基本上也不会发生变化了，但每次的吃奶量都会有所增加：从第一个星期的60毫升增加到4个星期时的125毫升，到12个星期时宝宝的奶量已经可以增加到210毫升了。即使宝宝每次只能喝125毫升也不用担心，只要他的体重增加比较理想就可以了。

即使是进食最有规律的宝宝，有时也会出现饿的情况，比如半夜，或者有时胃口特别好，而下顿又吃得特别少。因此，宝宝的进餐时间应该是弹性的，而且每次准备奶的时候要记得多准备一瓶。再也没有比抱着哭哭啼啼的宝宝，又得匆匆忙忙地给调制奶粉更糟糕的事情了。

调制配方奶应该严格按照生产商的使用说明来进行。加太多奶粉，可能使宝宝的体重增长过快，有时这会很危险，而且就算吃得再多宝宝也不可能一觉睡到天亮。用水过少，过高的浓度会让宝宝觉得渴，而且会导致一个恶性循环：渴就需要吃更多奶，而吃奶又让她感到更渴，这很可能会超过他的肾脏所能承受的能力范围。

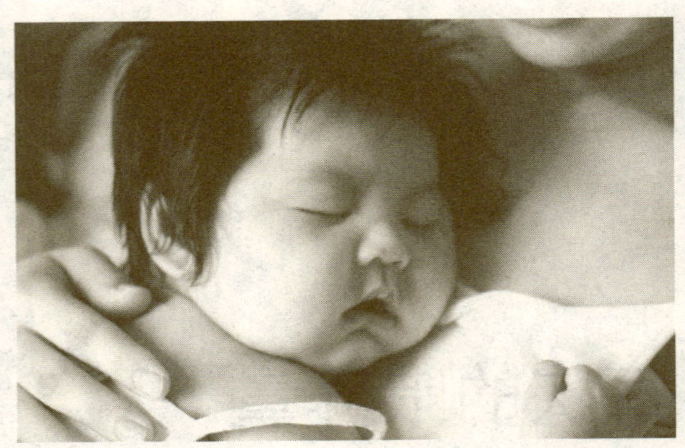

夜间进食

刚开始的8个星期，宝宝通常在清晨需要吃1瓶牛奶（从午夜到清晨6点或7点之间），晚上也需要1瓶（晚上10点或11点左右）。

8个星期之后，宝宝可能就不需要清晨的那一餐了。他的进食喜好和规律，部分是与自身的消化系统以及晚上的睡眠状况相符，一定程度上还要看你如何引导。宝宝夜间会不会醒来吃奶，主要还是看白天吃得如何、睡得如何。

如果宝宝总是醒，但每次只吃30毫升，就应考虑一下他可能不是饿了，而是需要得到你

温馨提示

为了让宝宝在夜间睡得久一点，而把配方奶调配得很浓，或者在牛奶中加入婴儿谷类食品的做法都是不合适的。在宝宝4个月以前的饮食中添加固体食物，会影响其消化系统，并可能导致体重增加过快。

的安慰。试着延长每次喂奶的间隔，如果他养成“放牧式”的进食方式，到晚上的时候也会这样，而且这样的坏习惯很难改掉。一般说来，如果他的身体得到了所需的足够的热量，在晚上因为饿而醒过来吃东西的可能性就不大。

Q 我的宝宝吃奶的时候总是狼吞虎咽，但是几乎有一半奶都没吃到嘴里，之后就开始打嗝儿，而且经常呕吐。我该怎么办？

A 很有可能是乳汁的流速太快。可以换一个奶嘴试试，看情况会不会好一点。注意改变一下奶瓶的倾斜角度，也会有用。把奶瓶立起来一点，减轻挤压力就能使乳汁流速变慢。可以在你掌心中试试，测试一下乳汁是慢慢滴出来还是喷出来。最后，还有一点，给宝宝足够的时间进食，根据他需要，想停的时候就停一下。

Q 我怎样才能知道宝宝什么时候需要增加进食量呢？我总是担心给他吃得太多会导致他生病或者过度肥胖。

A 如果你根据宝宝的需要来哺乳，就不会出现吃得过多的情况。并且注意观察宝宝的反应，如果他还感到饿，会哭个不停。如果已经饱了，就会把头转开，或者用手推开奶瓶来表示不想吃了。如果你强迫他，即使他已经饱了，也会继续吃。给宝宝提供他需要的，而不是你认为他应该吃的，这样就可以避免宝宝挨饿，或者吃得太多而导致体重增加过快。

准备奶的时候，在宝宝平时的进食量的基础上，再多准备30毫升。这样宝宝每次吃饱之后都会剩一点，但是如果哪天把奶全喝光了，下次就再多准备30毫升，如此分步增加宝宝的进食量。

宝宝每次吃完后都会吐一点奶。偶尔也会因为吃得太多而呕吐，如果呕吐太过频繁，或者出现喷射性呕吐，就应该去医院了。

人工喂养的准备

必需装备

奶瓶

至少需要6个容量为250～280毫升的奶瓶，这种奶瓶能用1年。奶瓶要带有奶嘴、瓶盖，这些可以成套购买。随着宝宝慢慢养成的个人习惯，你可以给他用不同颜色的奶瓶。现在就给他换用不同颜色的奶瓶，要比等宝宝开始厌倦了再换更好。

奶嘴

奶嘴的外形和型号是不同的。宽颈奶瓶的奶嘴在外形上和乳房比较相似。不管选用哪种，刚开始时乳汁通过奶嘴的流速都要慢。

清洁装置

买一把奶瓶专用刷，此外还得配备奶嘴刷。

可选装备

消过毒的方便袋

可以买那种配有一次性的，消过毒的方便袋的奶瓶。这种方便袋可以减少奶瓶中的空气，尤其适合患有腹痛的宝宝使用。

买一个专门用来冷却奶瓶的袋子，可供你和宝宝外出的时候使用。

奶瓶加热器

可用水浴加热奶瓶，或者放在可以控制温度的加热器里加热。

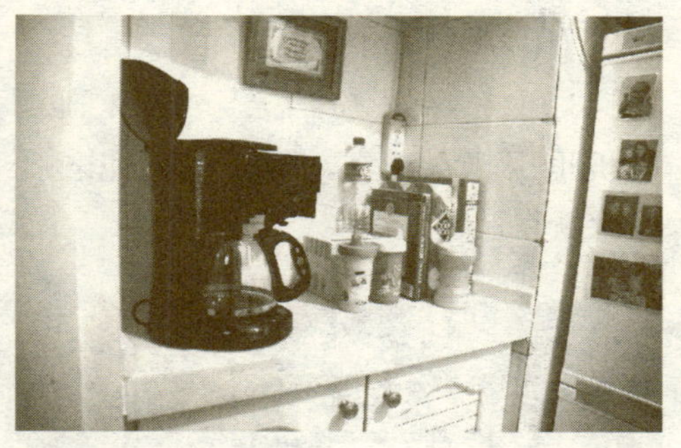

准备过程

如果事先计划好，不用10分钟的时间，你就可以把一天要用的乳汁都准备好。

把台子擦干净，手洗干净。

在干净的平底锅里把水烧开，然后放凉。可以用自来水，但不要使用反复烧开几次的水，这样的水里盐含量会很高，也不要用过滤水。

把奶瓶、奶嘴、奶瓶盖一并洗干净并消毒。

使用能够测量容量的勺子，严格按照包装上的说明调制奶粉。把奶粉加到已经测量好并冷却的水里，盖好盖，充分摇晃，让奶粉溶化。如果水没有事先冷却，奶粉可能结块儿。

宝宝要吃奶的时候，把奶瓶放在水浴锅内，温度以稍高于体温为宜。要把奶充分混匀，可以滴一滴奶到手腕上测试一下温度。如果温度太高，把奶瓶放在冷水里或者自来水下冷却。

不要用微波炉加热牛奶，微波炉会使牛奶受热不均匀。

如果宝宝每次只能喝半瓶，剩下的奶就不要再喝了。剩下的奶很容易滋生细菌，会导致感染。

烧开的水、泡好的牛奶存放不要超过24小时。

清洁和消毒

宝宝的消化系统非常敏感，尤其是1岁内，很容易发生细菌感染，因此，对宝宝的餐具进行消毒尤为重要。

通常用专用的奶瓶刷和热水来清洗奶瓶，而且每次都要把奶渍刷干净。洗奶嘴时要把内侧翻出来清洗，还要看看奶头有没有堵住。总之，所有东西都要彻底清洗，洗后还要进行消毒。如果奶瓶或奶头坏了，或者有磨损，就扔掉不要再用了，出现裂隙的地方很容易堆积污垢。

煮沸消毒

把器具都放进平底锅内，煮10分钟，需要用的时候再拿出来。但频繁的煮沸消毒会缩短奶嘴的使用寿命。

蒸气消毒

蒸气消毒不用化学试剂，消毒效

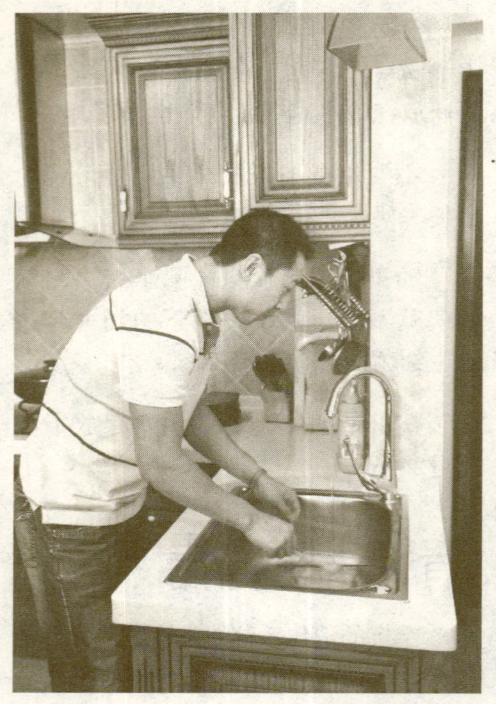

果好，而且容量大，可以同时大批量进行消毒。每次只需花10～12分钟，而且消毒之后会自动关闭，几分钟之后就可以使用。当你忙乱或者突然发现少个奶嘴的时候，常能解你燃眉之急。

化学消毒

要用冷水和化学溶液或可溶的片剂。每次消毒30分钟，消毒后，器具还可以泡上24小时。在用之前，确保消过毒的器具的每一部分都用冷却的开水冲洗干净。

微波炉消毒

微波炉会配有专门的消毒用具，但一般都不用微波炉进行消毒。

洗碗机

清洗奶瓶和奶嘴后，可以放到洗碗机里用热水消毒，但是消毒完之后马上就得用。

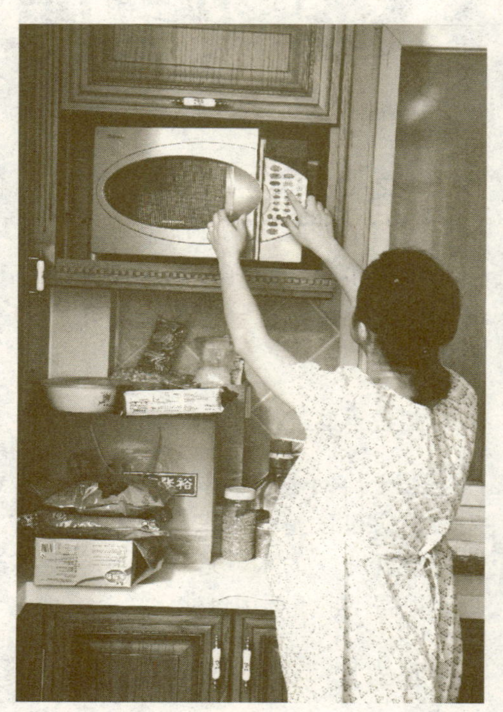

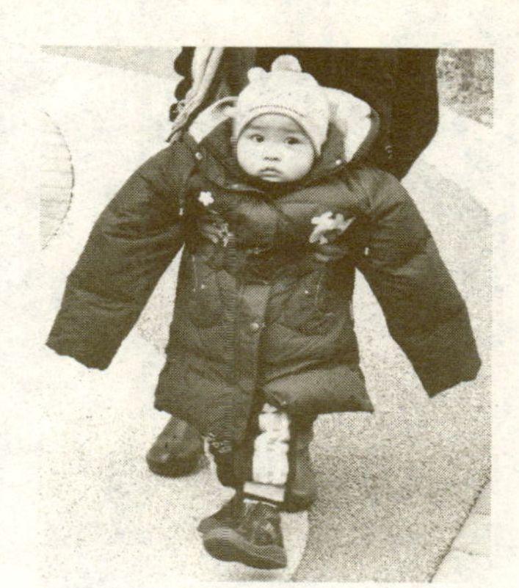

值得关注的问题

外出时怎样喂养宝宝

如果宝宝需要外出，记得带上温水，准备足够的食物，或者把奶瓶放在冷却袋里冷却，要用的时候再用一壶热水或专门的加热器加热。不要把牛奶放在保温瓶里，这样很容易滋生细菌。宝宝在6周以后会非常喜欢喝接近室温温度的牛奶，这在外出时非常方便。

怎样分担夜间的喂养工作

如果你和丈夫一起给宝宝喂奶，刚开始的几个晚上，你俩能够一起体验到给宝宝喂奶的这种新奇的感觉。但是几周以后，你们夫妇俩都会被累倒。因此最好事先商量好今晚由谁来负责这项活儿，并让喂奶这活儿越简单越好。

事先准备好一瓶牛奶存放在冰箱里。

如果不想在大晚上进厨房，可以事先准备好一暖瓶热水，这样就可以很方便地在碗里倒上热水来给宝宝热牛奶。

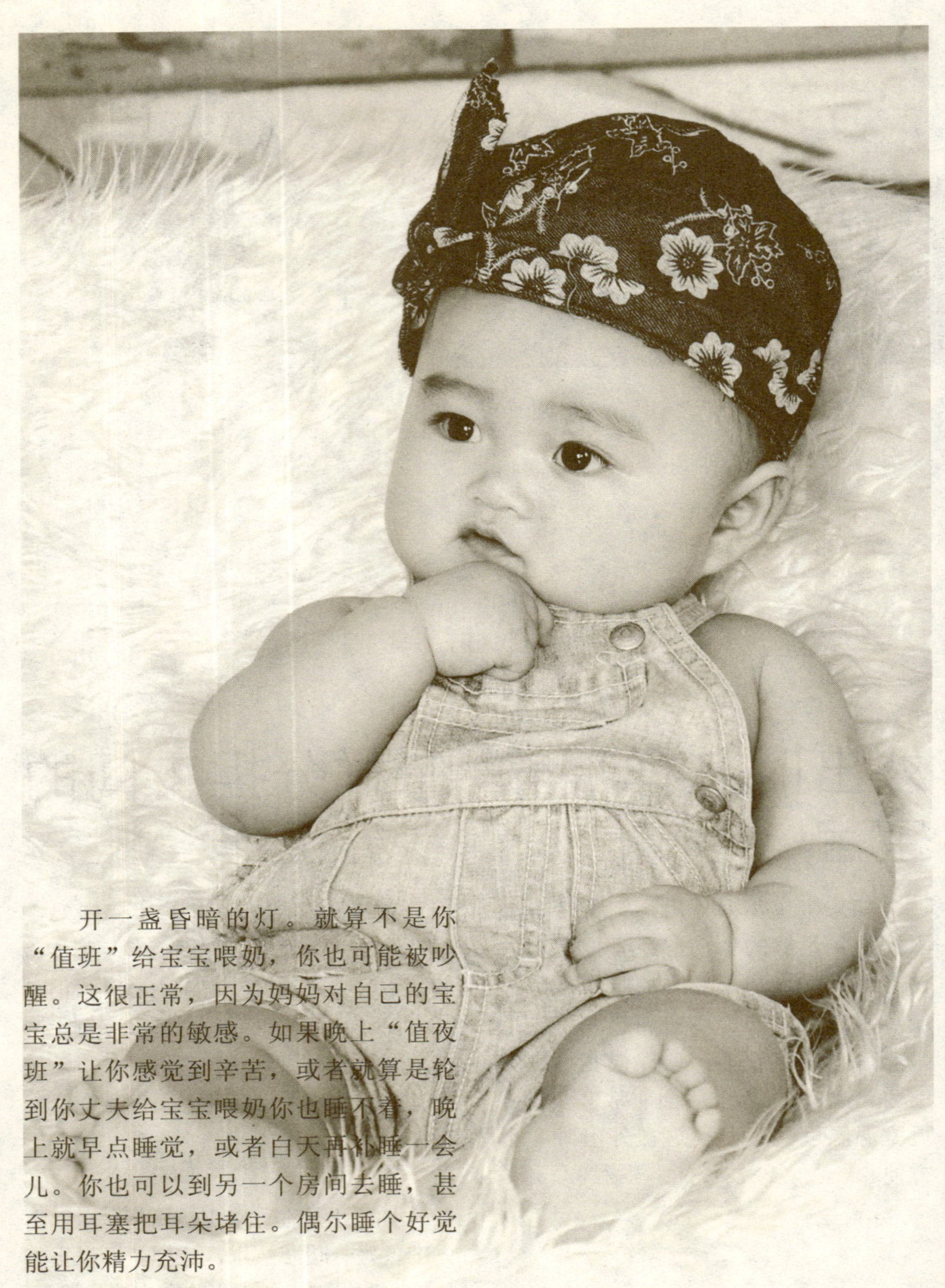

开一盏昏暗的灯。就算不是你“值班”给宝宝喂奶，你也可能被吵醒。这很正常，因为妈妈对自己的宝宝总是非常的敏感。如果晚上“值夜班”让你感觉到辛苦，或者就算是轮到你丈夫给宝宝喂奶你也睡不着，晚上就早点睡觉，或者白天再补睡一会儿。你也可以到另一个房间去睡，甚至用耳塞把耳朵堵住。偶尔睡个好觉能让你精力充沛。

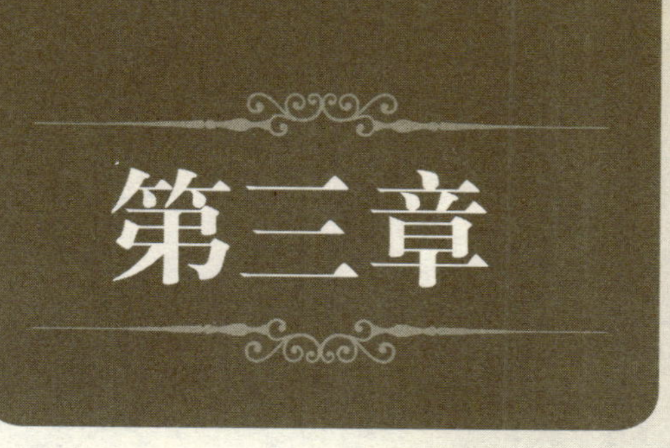

第三章

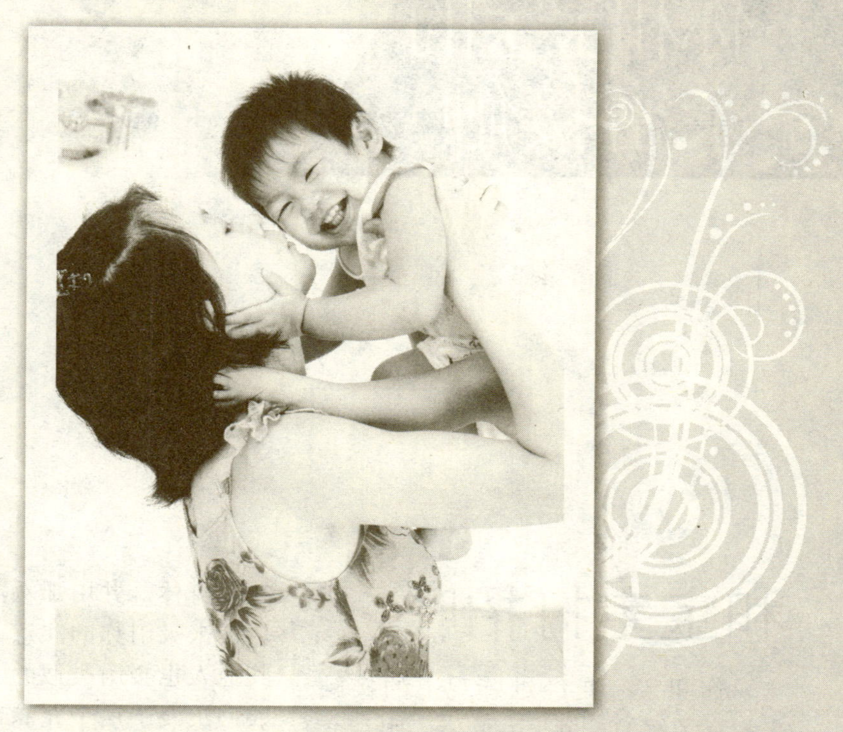

Parenting

1个月：为新生命喝彩

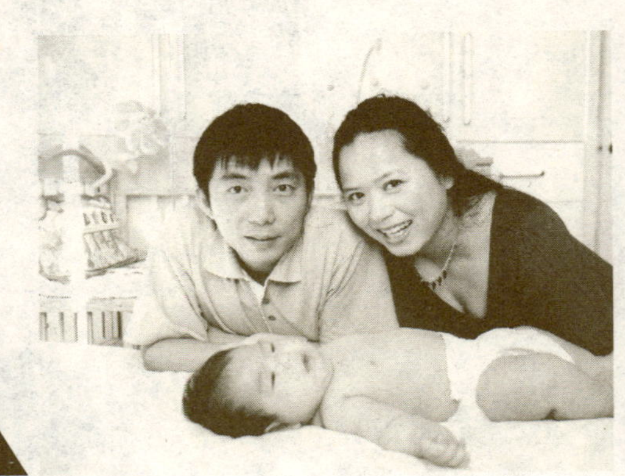

你和宝宝的亲密接触

和宝宝打招呼

你和宝宝是经过感观上的接触来相互了解的。触摸、聆听、眼神交流、熟悉彼此的气息，这就仿佛是感觉上的盛宴。尽管从生理上而言，你们已不像怀孕时那样血肉相连，但是出生后情感上的自然交流却仍然使你们亲密无间。随着时光流逝，你会越来越了解宝宝，包括他的脾气和生活作息。

宝宝有着惊人的学习能力。出生后，首先就记住你的声音，几天之后，就能识别出你身上的气味，还会时不时伸展一下刚出生不久的粉嘟嘟的小身体，并用那双漂亮的眼睛盯着你，来吸引你的注意力。对待爸爸和其他人也会用类似的“小伎俩”，使人们沉浸于这个充满奇迹的小生命带来的迷人气氛中。即使是刚出生的宝宝也有着丰富的肢体语言，他会通过一些小动作来表达自己的感受。在他四肢放松时，可能表明内心平静，当他盯着你，小嘴一张一合时，可能正与你高谈阔论。

和宝宝最初的相处

到了该离开医院回家的时候，你可能觉得心里七上八下的很不是滋味，很多产妇都会有这样的感觉。不仅是因为要离开有安全感的产房，还因为对有了宝宝后的生活感到些许迷茫。有的人会心情沮丧，也有的人会欣喜若狂，恨不得马上插上翅膀飞回家。而此时的爸爸，总是非常乐意把这个新的家庭成员带回家，但对未来的生活也有点惴惴不安。

毫无疑问，从此以后，你的生活会发生翻天覆地的变化。不仅多了一个可爱的小生命，还有从医院带回来的保健袋、成堆的礼物和鲜花，你会感觉到突然之间你的生活被塞得满满的。

一段安详的睡眠或是间断的几个小盹之后，宝宝的一天就开始了，这可能是早上的4点、7点或9点。刚开始的几个星期，你可能非常不习惯，你的时间总是被打断成零散小段，而且还要顾及宝宝的作息规律。但是，慢慢地，就会形成符合个人需要的生活节奏。

让宝宝感受到你的爱

交流向来都是双向的，从怀孕开始，你和宝宝就一直在交流。怀孕时，你能感觉到宝宝在你体内做“运动”，此时的他精力充沛；出生后，和宝宝的眼神交流会使你们更加心灵相通。宝宝哭了，你会本能地给他喂奶；宝宝咿呀着想说话时，你会下意识地给他一个温暖的拥抱，毫不犹豫地满足他的要求。当你逗他笑时，他会给你一个调皮的鬼脸；甚至还会用漂亮的小脸蛋来抚平你心中的不安。

即使不是儿童心理专家、儿科医生，你也能无微不至地照顾好宝宝。这是人的本能，根本无需刻意努力。在这一过程中，宝宝会和你配合，不仅在生理上，更重要的还是在心理上。如果宝宝不想洗澡，会通过哭闹来告诉你。换尿布时，如果他停下来盯着你，并试图逗你笑，表明想和你聊会天或是玩玩“挠痒痒”的游戏。

小知识

意识状态

• 宝宝的意识状态有多种：沉睡、浅睡、清醒、沉思、平静、多动以及哭闹。他可能会从一种状态迅速地变换到另外一种，一天24小时内变换多次。睡觉—哭闹—进食—舒舒服服地醒着，不断地重复这个模式。就这样，宝宝慢慢地长大了。

• 如果宝宝静静地盯着空中发呆，表明他正在沉思。这样的沉思每天会有好几次，尽管每次时间都不长。如果你有幸赶上，那么就能和他一起享受这份宁静时光。

• 宝宝在每一状态的持续时间不尽相同，也就是说节奏在时时变化，比如3个月时的节奏就与第1个月时截然不同。

感受宝宝的生活规律

你和宝宝的个性不同，但也有相似之处，就像你会遗传你父母的一些特征一样。宝宝想吃饭、睡觉或是想向你撒撒娇了，就会给你一些“信号”来告诉你。实际上，宝宝非常聪明，天生善于调动他人，而且总能把调动火候拿捏得恰到好处。即使是内向的宝宝也不例外。这样，在这一过程中，家庭关系就形成了。但家庭关系和谐与否，取决于你们每一个人。

在这样的家庭关系中，每个人都扮演不同的角色。你会发现即使要放弃一些原则或稍有妥协，你也很乐于和宝宝合拍。当然，这根本无对错之分。但是你们的关系协调得如何，则取决于你和宝宝是否性情相投。如果他对你的所作所为感兴趣，那么你们就能融洽相处。事实上，这也是最常见的一种状况，因为父母总是尽他们所能地满足宝宝。

但当你和宝宝的节奏不合拍时，也会有些小矛盾，此时就需要换种方式。也许你的生活节奏和宝宝的作息不合拍；当你想抱他的时候，他却想独自呆会儿；也许你觉得喂得差不多了，结果他还没吃饱，甚至还有一些其他的大矛盾。

与宝宝共舞是一种很好的方式，不仅能带来很多乐趣，而且可以锻炼平衡，还能找到同时适合你们两者的最自然的节奏。哺养宝宝要有弹性，因为事物不是一成不变的，你和宝宝每天都在改变，但也要有始终如一的坚持精神以及自信心，毕竟你不只是宝宝的保姆，同时还是他人生的引路人。哺育宝宝最大的难点就在于如何在“弹性”和“始终如一”之间找到平衡。此时，最好的方法就是敞开心扉，听听宝宝的心声，跟着自己的心走。

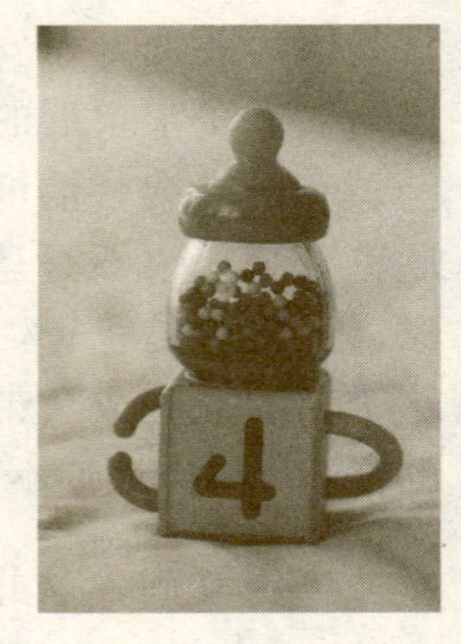

宝宝学会的第一件事就是信任或者不信任自己所处的环境，当然，在这其中你是第一位的。在宝宝出生之前，就已经跟你和谐相处10个月了，他对你的感觉作出的各种反应将在心里留下烙印，并成为他性格的一部分。你可以掩饰自己的内心，但千万不可对宝宝撒谎。诚实是你能给宝宝的最好的礼物。对宝宝微笑，他也会报以微笑，然后他还会继续观察你接下去的反应。此时他的理解是：“你如此关爱地看着我，我完全信任你，相信你不仅能给我安全感，而且会明白我需要什么。你珍重我，我也会珍重我自己。”想想看，这对增强宝宝的自尊心是多么重要！如果此时你对宝宝的微笑熟视无睹，就会让他感到焦虑不安。

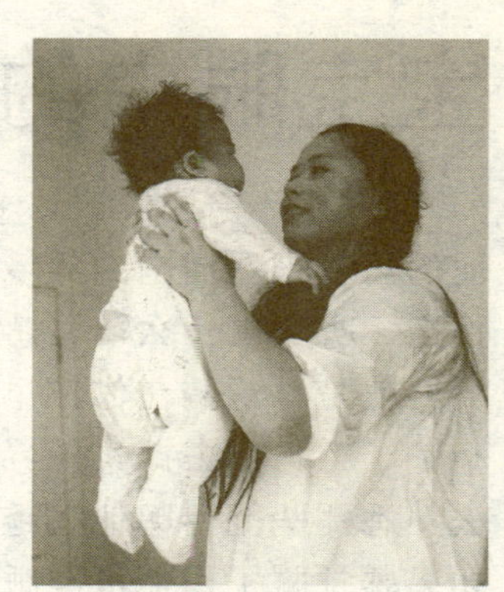

宝宝的观察力

宝宝的洞察力

对宝宝而言，这世界就仿佛是感观上的盛宴。他的嗅觉、听觉以及身体的触觉都相当敏感，但视觉仍有待进一步的发育。在最初的3个月，所接触到的事物对他而言都无比新奇，随着大脑的发育和身体协调性的改善，慢慢地他会学着把见到的和听到的、感觉到的联系起来。但此时的宝宝还是完全依赖着他人，如果缺少某种感官的刺激，宝宝就不可能健康全面地成长。宝宝需要父母如此长时间的哺养和照顾，这在所有的哺乳动物中是独一无二的。

宝宝的注意力集中时间很短。如果他发现一个会动的物体，马上就会被吸引，但是一旦物体停下来，注意力也就转向它处。就像在魔术表演中，物体出现一消失，变换相当快。如果是成人，可能就会想这些东西从哪来？到哪去？但是宝宝就不会想这些问题，他对所见的东西照单全收。前1秒钟还可能对着感兴趣的东西扭动身体，踢踢小腿，处于兴奋当中，但是说不准马上就平静下来，即使他仍然感兴趣。宝宝的心智就像海绵，不断吸取外界信息。除了兴奋期，他也需要平静期来消化所见所闻。

宝宝眼中的世界

和宝宝一起玩时，可以试着从他的角度来看周围的环境。他看到了什么，听到了什么，又感觉到了什么呢？他是喜欢躺在你怀里，还是躺在小垫子上自己去探索外界呢？他喜欢去熟悉那些能引起他兴趣的东西吗？如果感觉腻了，他可能睡着或是安静下来，直到其他感兴趣的东西出现，也可能有挫败感，然后开始抱怨。有些日子里，他会安安静静的，消化一下从周围环境学到的新事物；也有些日子，他会处于兴奋期，需要一个多变的外部环境。

随着宝宝不断长大，你应该经常更换玩具、图画，放一些颜色鲜艳的玩具在婴儿车里，让他听听音乐，介绍一些新事物给他。当你做饭、淋浴、开车、洗衣服时，可以让他和你一起做“发现”的小游戏，留心一下他在注意什么。如果条件允许，你可以每天都带他到户外去走走。你会发现他喜欢去哪些地方，没必要强迫自己，陪宝宝玩应该是生活中不可或缺的一部分。

小知识

用“妈妈语调”对宝宝说话

• 和其他人一样，当你和宝宝说话时，会不由自主地使用“妈妈语调”：放慢语速，拉长音节，提高音调，元音重读并且声音悦耳。当宝宝听到这样的声音后，大脑就会接收到某种信号，来帮助他分析声音。如果你用妈妈语调说话，宝宝收到的信号就会增强。信号越强，他能收到的信息也就越多，学得也越快。如果不用这种语调，将会延缓他的语言学习。“妈妈语调”也会让你自我感觉良好。你可以边说边笑，而且由于你说得比较慢，还可以在说的过程中观察宝宝的反应。

• 刚开始用这种“妈妈语调”说话时，你可能会觉得很不习惯，许多父母都需要相应的练习来适应。对宝宝而言，更重要的是看着他，并让他知道你是在对他说话，让他感觉到加入了你们的谈话。和宝宝近距离，你会发现他总是盯着你，并观察着你嘴巴的一张一合。在陌生的地方，你的声音往往能给宝宝带来熟悉的感觉。

• 不用担心说什么。比如，给他换尿布时，你可以说点稍加评论的话，也可以和他说说明天母亲要来看望你们。如果实在想不起来说什么，也可以和他聊聊墙的颜色、厨房、窗帘，他的手、小鼻子、头发等等。如果觉得开心，你还可以用宝宝的语言和他聊天“噢噢……啊啊……叭叭叭”，这都可以。这些词尽管没有实际意义，却可以增强宝宝对声音的辨别力。

• 等你完全习惯了和宝宝聊天之后，就可以问一些问题，比如“喜欢吗？”“你觉得好看吗？”“发生了什么事？”等，还可以表扬一番：“干得不错，多舒服的一个澡啊！”宝宝会从你这儿学习到说话的艺术，很快，他也会用同样的方式对你说话。

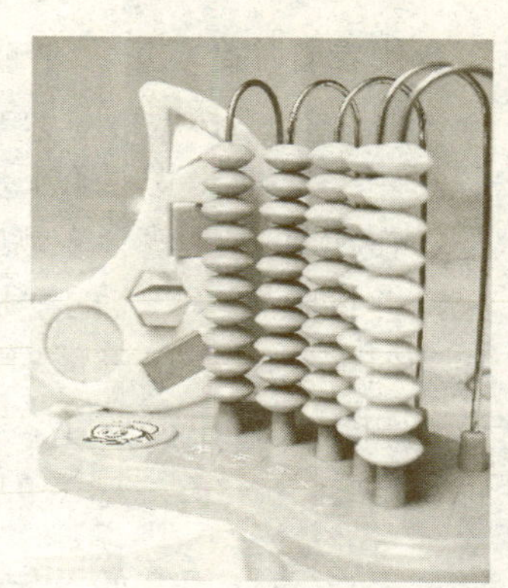

宝宝的发育

视觉

怀孕7个月以后，宝宝能感受到太阳光或灯光照在你腹部时光的强弱变化。在光的刺激下，他会眨眨眼，看看所处的环境，然后闭上眼接着睡。出生后，他能看清20～25厘米远处，这个距离正好能让他躺在你怀里吃奶，或是舒舒服服地休息时可以看清你的脸。除此之外，他还能辨认出颜色和形状的变化，并且能够大致感觉出哪些是人类的活动。

宝宝大脑里一处特别的区域，让他对脸尤其痴迷。他会慢慢但是彻底地把你的脸部研究个透，从你的发际、眼睛、眉毛到嘴唇，并会深深地印在脑海里，而且这也是未来12周中让他最为感兴趣的东西。接着他会模仿你的说话语气、口形以及眼神等。

宝宝喜欢注意会动的物体，以及对比强烈或有影子的任何东西，或是黑色、白色、黄色、红色等有助于他视觉发育的东西。这些东西对宝宝的眼和脑是一种很好的练习，有助于他们区别不同事物。

听觉

刚出生的宝宝对声音还是处于迷茫状态。刚开始时，他根本不知道不同声音代表着什么意思。你的声音和各式各样的噪音一样，如关门声、汽车声、音乐声，对他来说没有任何区别。但是，慢慢地，他就会发现声音从何而来，并排除一些噪音的干扰。到3个月底的时候，宝宝已经能对不同的说话语气和方式做出回应了，他还能模仿你说话。

从怀孕15周开始，宝宝就能在你体内听到各种各样的声音，因此，等到他出生时，听觉已经发育得相当完善。这个世界对他而言也不再是无声的，而是充斥着各种频率的声音，但是他可能只对父母的声音还有怀孕晚期听得多的音乐感到熟悉。

小知识

交流游戏

• 有些宝宝较外向。在刚开始的几个月，宝宝会花一番心思向你要这要那。如果你满足了他的要求，他就会有一种满足感，然后开始注意其他东西，否则，会影响他与人交往的自信心。这些得不到满足的宝宝往往比那些能得到满足的宝宝学得更慢。

• 让宝宝参与你们的谈话，告诉他你正在干什么或你们要去哪，可以给宝宝这样一种感觉：他是你们生活的一部分。这是你能给他的最基本的东西，能帮助宝宝学好语言并具有社交自信心。和其他的父母、孩子们在一起也是锻炼宝宝社交能力的一种很好的方式，那些稍大的孩子将会是宝宝很不错的老师。

宝宝尤其对你轻快的“妈妈语调”感兴趣。刚开始时，他只能找到位于面前的声源，并被它吸引。随着年龄的增长，你和他的谈话会越来越

小知识

宝宝的听力

• 宝宝喜欢你的声音。但是，你也要经常带宝宝到户外走走，让他听听风过树梢音、水流声、过路人或者汽车的声音。

• 他也喜欢屋里洗衣机和真空泵发出的声音。还喜欢音乐，当你听音乐时，不妨抱着他一起跳舞或者给他一个音乐玩具。

• 有些宝宝是很好的倾听者。你可以通过一些简单的声音让这个小听众兴致盎然地听下去，比如感叹声：哇、嘘！或是用勺子敲击茶杯发出的咔嗒咔嗒声、手掌的拍击声、铃声等等。刚开始时，宝宝会通过踢腿、扭动身体来回应你，但是随着他逐渐能够控制自己的身体和声音，就会用咕咕声或其他声音回应，或冲着你笑。

• 宝宝还喜欢押韵的声音和音乐。到12周左右，他能够识别这些声音，并总是希望从你那听到。你不用担心宝宝太小听不懂，可以的话多给他唱唱歌。对宝宝来说，能坐在你膝盖上听你“哟哟”和“嘘嘘”是一件非常开心的事。听了几次之后，只要一听到“哟哟”、“嘘嘘”声他就会冲你笑。这些对宝宝的听力发育非常重要，听力好自然就学得快，而且这还有助于增进你们母子的感情。

多，有时是面对面的，有时是他躺在你怀里，这种从不同角度发出的声音对他来说是一种不错的听力练习。

嗅觉和味觉

宝宝的舌头和嘴唇发育较早，而且由于羊水的变化，在你体内就已经体验了各种味道（酸、甜、苦、咸），因此出生后，他不仅嗅觉灵敏，而且非常喜欢母亲初乳的芳香。还喜欢舒舒服服地躺在你怀里，你的体味会给他一种安全感，但是相比之下，他对父亲的怀抱就没那么感兴趣了。出生后5天左右，宝宝就能识别出你的体味，并且也是通过灵敏的嗅觉来认地儿。

尽可能地多抱抱宝宝，肌肤之亲能增进你们之间的情感。

宝宝主要靠嗅觉来认人，并且也是通过嗅觉来判断周围环境是否安全和熟悉，因此要有这样一种意识：气味对宝宝而言比成人更重要。

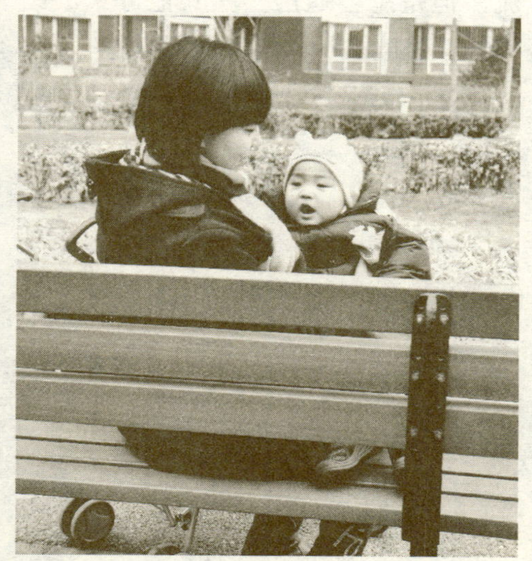

在陌生的地方要抱好宝宝，最好带一床他熟悉的小毯子在身边，这样会给他一种安全感。

如果厨房的气味太呛，要记得把窗户打开，因为宝宝的嗅觉比你灵敏。但是也没必要把他和所有陌生的气味隔开。每一样事物、每一个人都有自己特有的气味、外观和声音，给宝宝发现的机会，你会发现他能从中找到无穷的乐趣。

不要吝惜宝宝认识新气味的机会——在秋天的树林里，能闻出风的味道，挨得更近一点儿的话，还能闻出树皮的味道。如果经过一家烤饼屋，不妨进去，让他闻闻新鲜出炉的烤饼的味道。洗衣服时，也不妨让他闻闻湿衣服的味道。

等宝宝的小嘴儿开始喜欢吮吸东西的时候，记住给他玩没有危险的东西。实际上，他能从家里的很多东西中找到乐趣，比如木制的汤匙、天鹅绒或丝制的垫子、粗斜纹棉布或灯芯绒的裤子、棉的或木制的盖子，还有纸板等等。

触觉

有人认为，在几十万年以前，胎儿要在怀胎12个月之后才能出生。后来随着人类的进化，胎儿的头逐渐变大，不得不提前两个月出生才能挤过狭窄的骨盆。不管这一说法正确与否，宝宝需要你的爱抚和按摩却是毫无争议的。皮肤是从外胚层发育而来的，从同一组织发育而来的还有大脑和神经系统，因此，通过抚摸宝宝可以促进宝宝的大脑发育。

前3个月通常是“怀抱期”，拥抱的感觉对他而言非常重要。触摸对宝宝的正常发育是非常必要的，还可以保证你们之间的亲密接触。宝宝对抚摸反应敏感，不仅有助于身体发育，而且鼓励他信任你，加深你们之间的感情。这已不仅仅是安抚和刺激，通过接触宝宝，体表的细菌会进入你身体并产生抗体，抗体再通过母乳进入宝宝体内防止发生感染。

怀孕期间，子宫为胎儿提供了全方位的保护。到出生时，触觉是宝宝所有感觉中发育得最为完全的。他能感觉出你的爱抚、温暖舒适的小毯子以及给他带来愉快感觉的肌肤之间的接触。他会通过脸颊的触觉来寻找你的乳头，还会本能地通过手的触摸来了解你的身体。记住，即使是刚出生的宝宝也需要你的爱抚。

交流

宝宝没有意识到自己出生后就已经是一个独立的人了，尤其是和你，他认为你们还像十月怀胎时那样是一体的，其实这只是宝宝的一种感觉而已。他希望得到所有需要的东西，却不知道很多时候你很难猜透他的心思。他也非常期望跟你呆在一起。由于宝宝的大脑主要经过丘脑的情感中心来处理所见所闻，因此往往带有很重的感情色彩。

宝宝的交流欲望非常强烈。非常喜欢别人能和他近距离地相处、交谈。到4周左右，听到你的声音时能想到你，或是看到奶瓶时想到该吃饭了。尽管还不能用肢体语言进行交流，但是总会通过一些其他方式，比如哭、神情紧张或放松让你明白。

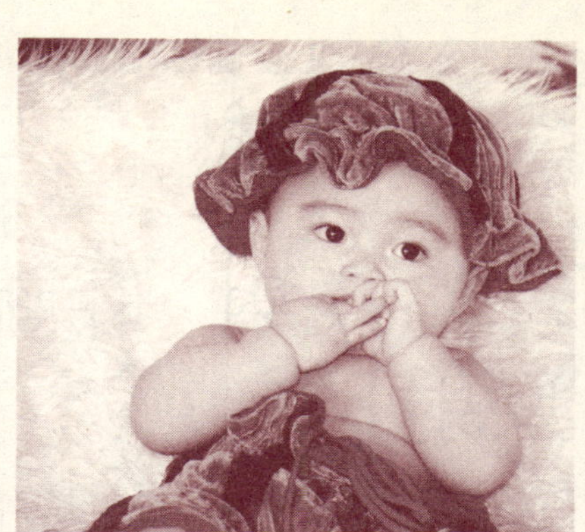

宝宝的肢体反射

巴宾斯基反射

由脚跟向前轻划新生儿足底外侧缘时，他的拇趾会缓缓地上翘，其余各趾呈扇形张开。宝宝开始走路后，该反射会自然消失。

呼吸反射

一接触到温度较低的空气，宝宝的皮肤感觉到凉意，就会自主地开始呼吸。产后前6个月左右，宝宝的呼吸还不是很有规律性，但具有自主性，不需要通过神经控制就可以自由地呼吸。

潜水反射

宝宝有着非常强烈的生存本能，当他感觉到有水时，在潜水反射的作用下，喉咙会迅速闭合。这是一个纯自然的反射过程，说明水中分娩是安全可靠的，宝宝在水里游泳也是没有问题的。至于该反射能持续多长时间，科学界尚无定论：也许是6个月，但是如果一旦被激活，会持续更长的时间。

抓握反射

把手指或者小物品放在宝宝的手掌时，他会紧抓不放。到了2～4月，宝宝开始有意识地抓取东西。到第9个月时，宝宝完全具有了控制能力，可以随意抓起东西，然后再把扔掉。

莫洛反射（惊跳反射）

突如其来的刺激，比如突然出现较响的声音、强光或者突然触摸宝宝、突然移开头下面枕着的物体，都会引起惊跳反射。出现惊跳反射时，宝宝的双臂伸直、手指张开、双腿挺直、双眼圆睁。这是对危险的一种自然反射，出生3个月后会逐渐减弱，8个月后将完全消失。

跖反射和掌反射

轻划足底外侧缘，宝宝的足趾会出现屈曲的动作。如果你用嘴亲吻，他的足趾会向着你的嘴唇屈曲。同理，如果你向宝宝手掌的尺侧施压（即手的掌部），也会发生相似的反射。

觅食反射

用手指或乳头抚弄一下宝宝的面颊，他就会转头张嘴，做出吮吸的动作。把他抱到你的胸前，他就会主动地把头转向乳头。觅食反射一般在产后4个月消失，不过在他睡着时，可能还会把头偏向妈妈的那一侧。

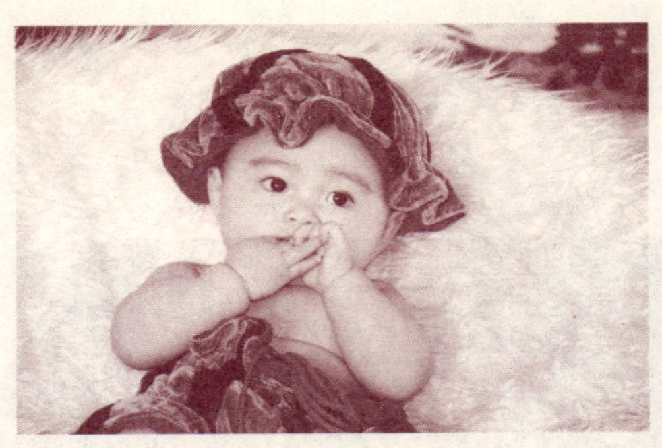

踏步反射（步行反射）

握持宝宝的腋下呈直立位，使其一侧的小脚踩在桌面上，这时宝宝会将足底平放，下肢屈曲然后抬起，再放下，这一系列的动作类似迈步，称为踏步反射，一般持续4～5次。数周后，宝宝对下肢的自制力增强，踏步反射会逐渐消失。

吸吮反射和吞咽反射

宝宝在子宫内就开始练习吸吮反射了，他抓取物品、做吸吮动作时，力道是很足的。不过，要真正熟悉你的乳头的形状，并且把乳汁吸出来，宝宝一时半会是学不来的。等他适应了边吃奶边呼吸时，就会发出杂乱的吮吸声。

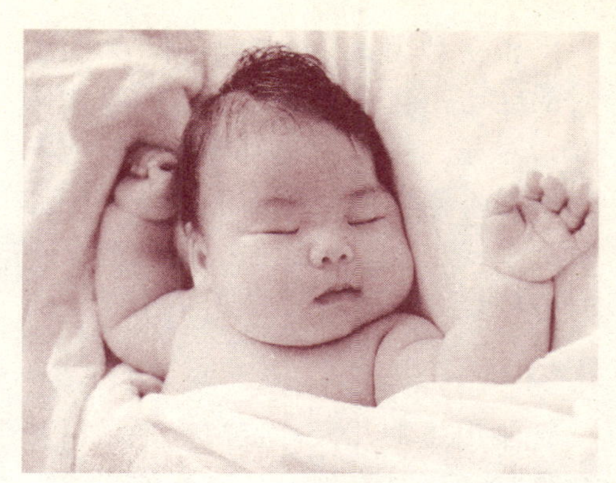

宝宝的睡眠

新生儿的睡眠规律

对父母而言，宝宝睡眠的习惯是最让他们头疼的事。最主要的原因是，宝宝的睡眠模式短而频繁，很少有那种连续长时间的睡眠，因此，对父母而言很难适应。刚开始的时候，宝宝在晚上醒来两次或以上是很正常的，但随着宝宝的慢慢适应，次数会逐渐减少。有些宝宝在6个星期的时候，就已经开始进入成人的睡眠模式，也就是大部分睡眠时间在晚上，白天会小憩2次。但也有很多宝宝并不这样。当宝宝需要指导时，父母们总是会感到很惊讶。

睡眠对宝宝来说就像呼吸一样重要。每天他需要睡多久就会睡多久，而且这绝不是浪费时间，这也是他成长的一部分。生长激素在睡眠中会分泌得更多、更频繁。刚开始的6～8个星期，你无需做什么就能适应宝宝的睡眠规律：只需在午夜和凌晨6点之间醒来喂1次宝宝。他的睡眠时间也有可能和你不同步，但是一般到3个月底的时候，你们已经慢慢相互适应了。

新生儿的睡眠模式

刚出生的宝宝一般每天会睡16～19个小时，醒过来2～3个小时吃点东西，有时会小睡上不到1个小时。

很多种因素会影响睡眠，如出生时的经历，对食物的需要，吮吸，做梦，对光、噪音和其他动静的反应，以及对不同环境的适应能力。宝宝的睡眠模式也会影响到你：他会把24小时分成很多个2个小时或4个小时，而不再有昼夜之分了。

刚出生的几天，宝宝吃饱之后就会睡觉，有时吃到一半时就睡着了，这个时候的他还控制不了自己，会目不转睛地盯着你看1分钟，然后接着就睡着了，或者刚才还在狼吞虎咽地吃奶，但是突然就进入了深睡眠。尽管他需要休息，但是经常会在一些感观刺激的作用下醒过来，比如饥饿。

宝宝几乎白天需要睡上2～5小时，而且通常在傍晚或者早上醒来的时候比较清醒。等你逐渐了解了宝宝，就会发现这一规律，还能辨别出他疲惫的一些征象，比如哭泣、打哈欠、眼睛肿胀、眼皮低垂。当宝宝觉得累时，你可以抱起他，哄他睡觉，或者把他放到婴儿车里或儿童床上。

晚上时间、睡眠时间

刚出生的几天，有些宝宝就像猫头鹰一样，别人都在睡觉的时候他反倒格外清醒和警觉。而有些宝宝则像百灵鸟，晚上睡得香，白天精力充沛。不论你的宝宝是像猫头鹰还是像百灵鸟，都应该试着晚上多睡觉，白天少睡觉。宝宝还很小的时候就让他知道白天和黑夜的不同。白天，你可以让他睡在起居室的婴儿车里，或者抱在怀里睡，用不着担心外面的噪音是否吵醒他；晚上则睡在安静的卧室，在你的床上或者童车里，白天睡眠较长也可以在卧室里睡。同时，你要尽量把晚上睡眠的气氛布置得昏暗和乏味。每个晚上宝宝都会从深睡眠中醒20多次，当他醒来的时候，可能睁眼片刻，此时最好不要去打扰他。

你还可以给宝宝一些暗示，让他知道睡觉的时间到了。如果你在固定的一个地方给宝宝洗澡和喂奶，或者在睡觉之前给他听一段音乐，接着重

我的睡眠会受到刚出生的宝宝的影响吗?

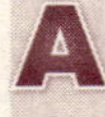

宝宝的睡眠时间是不固定的，对你而言，不管是在半夜还是在中午，你也应该在宝宝睡觉的时候尽可能地多睡会儿，这对你很重要。这是哺养宝宝的黄金定律之一，在照顾好宝宝的同时让自己休息好，并且还要保持心情愉快。

复10天，他很快就能主动养成这个睡觉反射。

刚出生的宝宝通常在晚上8点和10点或者午夜的时候比较警觉和活跃，因此，最好让他在9点或10点左右睡觉。晚上宝宝会醒过来吃一两次奶，这并不重要，重要的是要形成规律。规律形成后你就会发现，随着宝宝月龄的增长，让宝宝提前到7点或8点睡觉并不难。他知道干完哪些事之后就该睡觉了，他只是遵循这个睡觉反射而不是时间。有时，熟悉的睡眠习惯能让宝宝很快安静下来进入梦乡。养成这样一个睡眠习惯，可能需要好几周的时间，但是要记住，随着宝宝的长大，睡眠模式会发生变化，养成的睡眠习惯也应该相应地进行调整。

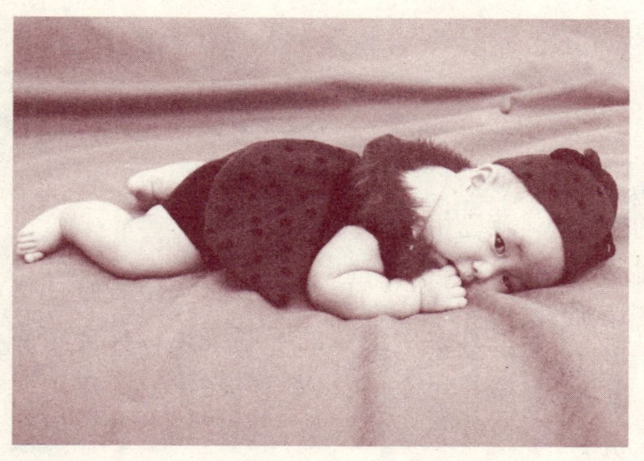

温馨提示

如果你和丈夫或者其他人轮流照顾宝宝睡觉，就有机会在晚上放松一下，或者选择外出。

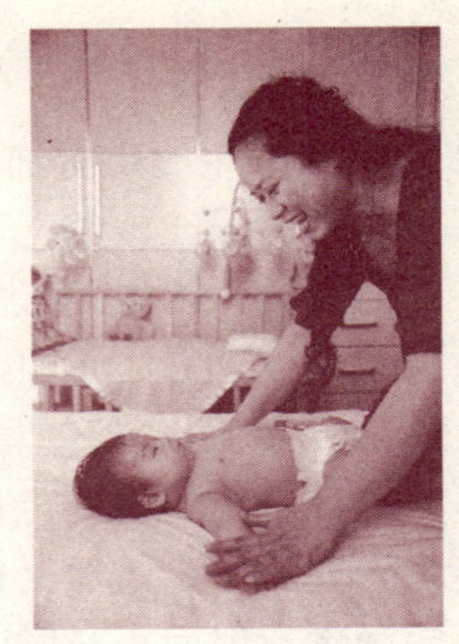

宝宝的哭闹

人们普遍认为刚出生不久的宝宝除了吃、睡、哭，就很少再干其他事，幸运的是，事实并非如此，只要稍加注意你就会发现很多美妙的声音：咕哝声、咯咯声、哼哼声、吱吱声、嗤嗤声、打喷嚏声、哈欠声、吮吸声以及吃奶时发出的响亮的啪啪声。

哭闹是生理和情感上需要的表达和反映，就像需要吃奶一样，是一种心理上的正常需要。有时候宝宝哭闹并不表明需要什么，只是想通过哭来表达一下内心的感受而已。这是一种心灵的释放，即使长大成人了也同样需要。有时，他也可能只是想制造出一点噪声，或者喜欢自己这种哭的声音。很多爱哭的宝宝还在蹒跚学步时就已相当健谈了。

宝宝的哭声时断时续，有时甚至悦耳。对宝宝的不同哭声，你会相应地作出不同反应，可能生气、焦虑或是欢喜。实际上，在这样的过程中，你已经在慢慢学着“听懂”宝宝的语言了。

哭闹的学问

与其他行为一样，哭不仅是一种反射，也是个性的一种反应。总的来说，把新生儿哭的时间累计起来，每天有2～4个小时。通常哭是一种信号，表示“我饿了”、“我想睡觉”、“我需要一个拥抱”等，但哭经常也是情感的一种自我表达方式。当宝宝哭时，有时你能很快就让他安静下来，但有时却得花上半个小时甚至更长的时间。有些宝宝比较老成，很少会长时间地哭，而有些宝宝则哭得比较多，以至家长觉得他没有不哭的时候。

哭是一种最急切的交流方式，因为哭能马上引起你的注意。不管他是因为饿了、累了、不舒服了、生气了或者觉得无聊了，都希望你能关注他，也需要你能识别他的环境来适应他。当他哭的时候，会让你知道哪些是喜欢的，哪些是不喜欢的，哪些是能忍受，哪些会觉得累，以及他有多看重你的爱和关怀。如果他想要一种安全感，就会频繁地引起你的注意，而且，如果某一天他过得很顺心，就会很满意身边人和事，会通过触摸、移动身体和眼神来交流。

安慰宝宝

宝宝的哭声常让你肝肠寸断，出于本能，你仔细想各种可能的原因。你的第一反应是抱起他，安慰他，但是这只有在宝宝能感觉到你，听到你的声音，闻到你的体味时才管用。当抚摸或按摩的时候，宝宝的身体会有所反应：心跳减慢、调整呼吸、肌肉放松。当然，饿的时候，除了喂他吃奶之外，其他什么都不会管用。

你只有试着从宝宝的角度看待问题，安慰他的时候才能更加得心应手。是饿了还是不舒服了？是消化不好吗？考虑一下可能的原因，温柔地和他交流，对他的感受要有所回应：“我知道你很生气，我能理解你”、“是肚子不舒服吗？我现在就来帮你”、“我知道如此多的东西对你而言都是全新的，我会抱着你的”。他可能听不懂你的话，但会注意到你说话的语气，知道你待在身边陪着他。如果不是因为饿，尿布也干净整洁，又打完嗝儿，而你又认为哭不是因为哪儿疼，最好的方法就是和他待在一起，抱着他，陪着他，做个好听众，关怀他：“宝宝，你就好好哭吧，哭出来就好了。”接受他情绪不好的时候，就像你接受好情绪的时候一样，这是养育宝宝不可缺少的一部分。

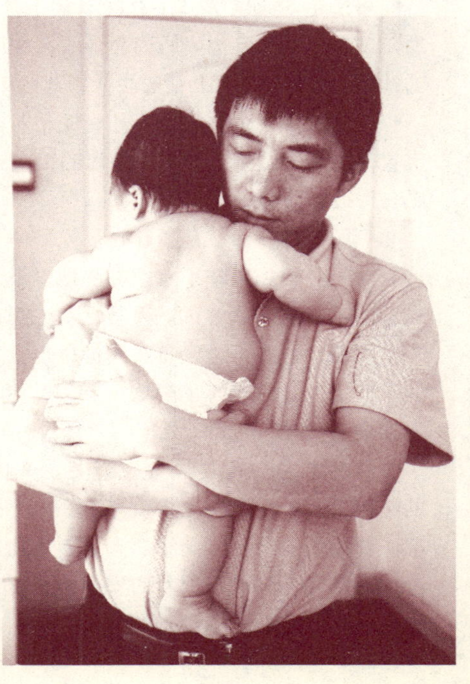

尽管这可能有些难度，但试着放松，不要紧张。你会发现带着宝宝在婴儿车或育婴袋里散步或者坐在车里行驶上一段，马上就能起到安慰的作用。如果你和他一块散步、一起唱歌、跳舞，或者以某种特别的姿势抱着他、让他耳朵贴着你的脸颊，或者躺在你怀里看着你的脸，他就会安静下来。音乐声、流水声、洗衣机的声音，也能起到安慰的作用。洗澡、躺在有着他熟悉的毯子和奶嘴的舒适的床上，也能让他放松安静下来。如果宝宝哭是因为需要你的关注和刺激，就会很喜欢和你待在一起，一起聊天，一起欢笑，一起做游戏，如果这时你还能抱着他的话，那他就更开心了。

安慰自己

除了睡眠时间少了之外，几乎所有的父母亲都会认为，安慰哭泣的宝宝是育儿生涯中最具挑战性的事情。

小知识

如果你的宝宝爱哭闹

- 照顾爱哭闹的宝宝是一件令人沮丧的事，但是1个月以后一般都能慢慢适应。你一定要相信宝宝越大，会哭得越少。要知道，宝宝哭是一件很平常的事情，而且哭的间隔会一天比一天长。
- 事实是，宝宝哭并不意味着你不是一个好妈妈。你要尽可能多地接受他人的帮助，试着定期和其他妈妈们会会面。你可以从当地的儿科诊所、母亲、有关哺育宝宝的社团、全科医生、儿科医生或者其他支持你的团体那里得到帮助。
- 尽管宝宝在公共场合哭是一件令人尴尬的事情，但是不要把宝宝抱开，把自己和宝宝孤立起来会更加糟糕。旁边的很多人都已经为人父母，他们会理解你的，宝宝哭是一件很寻常的事情。
- 照顾好你自己就是要让自己吃好睡好，这样才能保证乳汁充足，如果睡不着，静静地坐下来，集中精力在自己的呼吸上，或者试试天马行空地想像。即使是采用人工喂养的方式，母亲自身的健康也很重要，其重要性并不亚于母乳喂养。了解这一点，对你、你的丈夫和宝宝都很重要。
- 有些宝宝会比其他宝宝爱哭，大概他觉得出生时的经历以及要生活在这个世界上令人不安。针对这种情况，要慢慢地给宝宝介绍新人和新事物，让他在心理和身体上都有一种被保护着的安全感。有些宝宝则非常活泼，喜欢刺激和长时间放松心情。

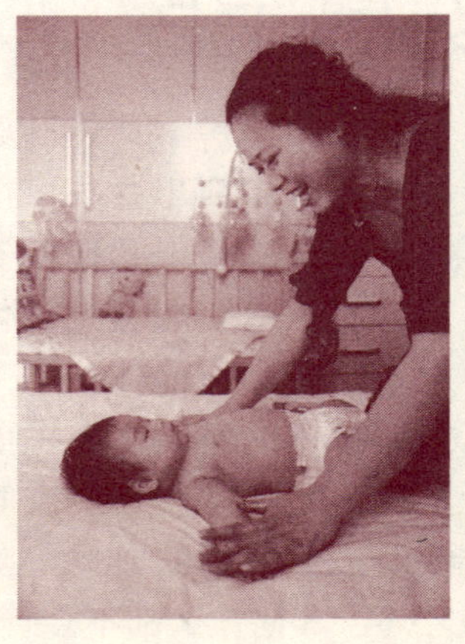

哭会刺激各种各样的感觉，而且也非常累人，此外还会带来噪音，让你的心脆弱敏感，使你有挫败、负罪感，还有不安。如果你在大半夜起来，宝宝的哭声会让你很生气、伤心，或者两者兼而有之。

选择既能安慰宝宝，又能让你放松的方式，这对你来说还是比较容易办到的：比如和宝宝一起在加了薰衣草油的水里泡泡澡，在他经常哭的时间点提前半小时给他按摩，或者播放你最喜欢的音乐，踩着音乐跳舞等。如果你坦陈地对待宝宝，就会惊讶地发现，和宝宝敞开心扉是一件容易和轻松的事。宝宝哭时，如果你想走开，可以到一间安静的房间或者到庭院里安静一下再回去。坐下来喝杯茶、短时间的锻炼、大吼一声，或者通过打枕头来发泄情感，对你来说都会有帮助。戴上耳塞可以把音量减到最低，而不至于使你不安。

宝宝的哭声都会给你带来一些童年的回忆，如果你的童年不开心，那宝宝的哭声会让你想起这些久已忘怀的感觉。你可以问问你的父母，当你还很小的时候是什么样的，这也许能帮你理解为什么你对宝宝哭声的反应那么强烈。这样你对宝宝的哭声不至于反应那么强烈，也能帮助你更能得心应手地安慰你的宝宝。

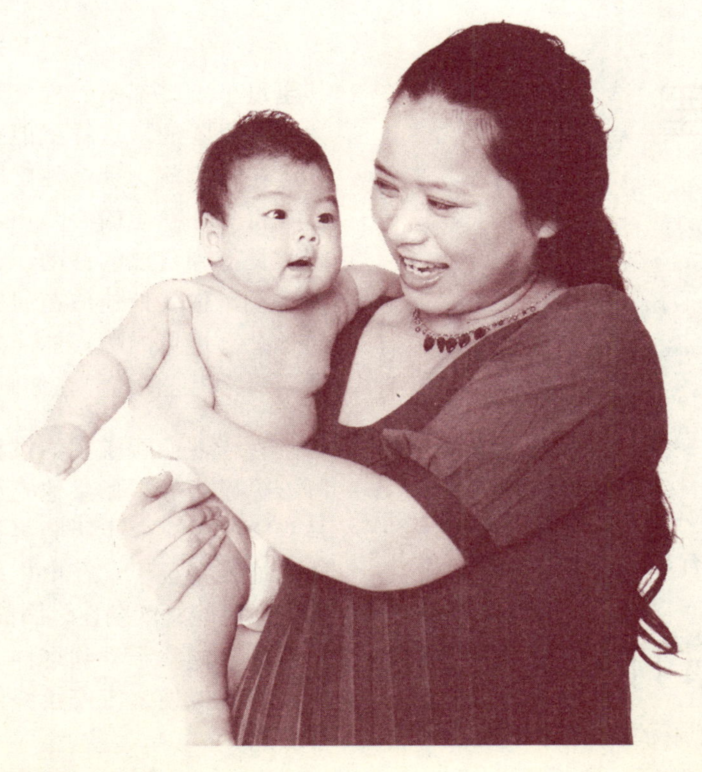

宝宝的护理

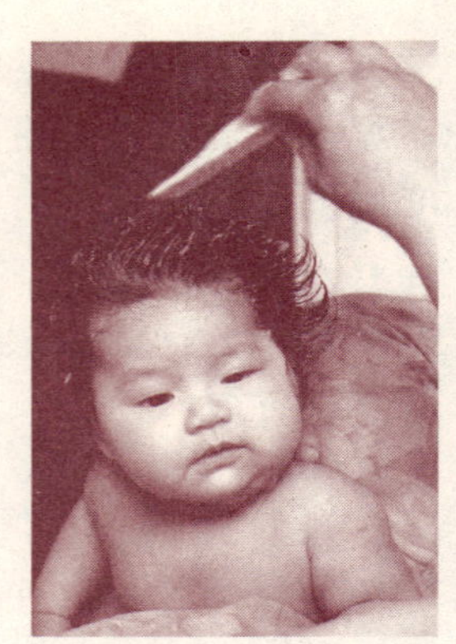

在家里

大多数第一次当妈妈的女性，在宝宝出生后的1个星期或更长时间内，会和宝宝在卧室里休整很长时间后再出门，有些妈妈则在产后几个星期就带着宝宝四处串门，而有些妈妈则要待在家里，等身体完全康复，再带着宝宝去看外面精彩的世界，每位妈妈都不一样。在家时，要把居室收拾得舒舒服服，外出时，带上你和宝宝可能需要的所有东西。

在你的怀里

宝宝喜爱的抱姿，可能每天，甚至每个小时都不一样。有时他喜欢被抱得紧紧的，这样就能打瞌睡，或者趴在你胸前、躺在你胳膊上，这样能听得见你熟悉的心跳声，你走动时能感觉得到自已的移动。如果他想四处看看，你就把他放在肩上，这样他的耳朵靠近你的嘴，能清楚地听你说话，或者让他的背靠在你胸前。

在学着照顾宝宝的过程中，宝宝能给你以指导。如果他吃饱了，就算是喜欢吃的东西也不会再要，这会儿他可能准备玩了。在出生后的一个星期，他可能喜欢躺在你胸前，但是到3个月的时候就不喜欢这样了。有时换个姿势就能使宝宝停止哭闹，甚至缓解腹痛。

把宝宝举起来

当你把宝宝从地上举到肩膀上时，这段距离是宝宝身高的数倍。他会赖着你，不用花上多长时间，你们俩就能自由自在地相处了。要保护好他的头，这点很重要。和他弱小的身体相比，你的大手和胳膊能做他的坚强后盾。试着慢慢来，用一只手托着宝宝的头和脖子，另一只手托住他的背，然后轻轻地把他举到胸前。如果你把宝宝从地上举起来，要弯曲膝盖，减少宝宝举起的距离，以免拉伤你的背。当你把宝宝从肩上放下来时，直到宝宝安全“着陆”之后再松手。如果你想换个姿势，要告诉宝宝，他能从你的语气知道接下来要干什么，从而提前做好心理准备，更有安全感。

让宝宝躺下和坐着

对宝宝来说，不在你怀里时，最舒服的姿势是平躺着。这有助于他的脊柱发育，也能让他无所拘束地踢腿、扭动身体。这些动作不仅能锻炼身体力量，也能让他了解自己的身体。起初，他可能不喜欢一个人躺着。有些宝宝的确需要花上几天或者2个星期时间才能建立起自信，才能有足够的信心在脱离大人安全的怀抱的情况下完全放松自己。

等宝宝安静下来之后，应该挨着他坐，拿点好玩儿的东西逗他玩，或者让他好好“研究研究”你的脸，宝宝总是对爸爸妈妈的脸很感兴趣。此外，趴着是宝宝锻炼身体的一种很好的方式，趴着时抬头看的姿势，能增强颈部和肩部的力量。但是爸爸妈妈通常认为，趴着是不安全的，很少会让宝宝趴着，从而使宝宝没能锻炼到上半身，也没有机会学习爬。实际上，如果宝宝没有睡着，又有爸爸妈妈在身边看着，趴着一般不会有危险。5个月以后，在带有安全带的专用婴儿椅上，宝宝就能靠着坐起来了。但是，不要使用安全座椅，这类座椅通常不能起到很好的支撑作用。如果你家的婴儿椅是能前后摇晃的那种，宝宝还特别喜欢通过自己让婴儿椅晃动起来。你还可以和他一块儿坐到沙发上或者舒适的椅子上，用手或者垫子做支撑，让他坐起来，但是可能垫子的支撑力不够好，而且用垫子时，不要让宝宝一个人待着。最初坐着的时间不要过长，因为宝宝的腰部还不能支撑过久。

给宝宝穿衣服

宝宝出生以前，你比较关注的可能是宝宝衣服的数量、尺码和颜色，但是等宝宝出生以后，你关注的焦点马上变成了怎么给宝宝穿衣服、脱衣服。一天下来，你得给宝宝穿、脱好几次衣服。刚开始的时候，白天和晚上你不会给宝宝换不一样的衣服，但2个月以后，到晚上睡觉的时候可以给宝宝换上睡衣，这样能帮他养成良好的睡眠习惯。

大多数宝宝都不喜欢脱衣服，一是因为脱下暖和的外套后就得接触冷空气；二是在脱衣服的时候，胳膊和腿很容易被挤压。因此，在脱衣服的时候，应该尽量减少脱衣给宝宝带来的不舒适。可以让宝宝仰卧在暖和的台面上，而且脱衣服的动作要轻柔、迅速。给宝宝脱衣服时，应先用拇指把衣服撑开，把手伸进衣服内撑着衣服，这样宝宝的脖子才能穿过，记住，一定要把衣服撑起来，不能盖在宝宝的脸上，并且要用手护住他的头，不能让衣服遮了他的前额和鼻子。此外，尽量使用前面开襟的外套，把外套敞开铺在台面上，让宝宝仰卧在上面，这时再系上或摁扣子就很容易了。穿袖子时，先把你自己的手从袖口穿进去，再拿起宝宝的小手儿，轻轻地带着他的小手儿穿过袖子。如果穿婴儿袍，系扣子要从上至下，这样不容易扣错。

注意给宝宝保温

宝宝在子宫内从来都不需要适应温度的变化，因为子宫内的温度较为恒定。出生后，宝宝会觉得身体的产热能力比较弱，而且如果没有穿足够暖的衣服，身体还会散失多余的热量。有些宝宝的脂肪储存量很少，对温度的变化尤其敏感。宝宝的第1个月，要非常注意室内外温度的变化，不能让他吹冷风，也不能让他处于太

Q 我的宝宝两个月了，但是不管采用什么样的姿势，他都不喜欢躺在我怀里，也不喜欢任何人抱，这是为什么?

A 经过反复试验和多天的练习，你就会发现让宝宝安静下来，已经比原来更容易了，而且宝宝也会发现躺在你怀里更轻松。但是一些新生儿还是不喜欢别人抱。如果你认为自己的宝宝也这样，千万不要放在心上，也不要有你做得不够好的想法。事实上，宝宝可能只是不喜欢这种被抱的感觉，一段时间之后（几天、几周或者甚至几个月），就慢慢习惯了。

现在，对你来说应该试试其他的办法，如果宝宝一抱就哭，对你俩来说都不会开心的。当他躺在小毯子上时，喜欢你把他的小腿弯曲，挠挠他的脚趾头，也喜欢你轻轻地给他按摩。把脸凑近他一点，让他能看清楚你，当你温柔地对他说话的时候，也让他有足够的时间端详你。如果你把他包裹起来，他会觉得很有安全感。当他的喜好改变时，就会开始喜欢别人抱，而你由于宝宝不喜欢被你抱产生的挫折感最终也会消失。

热的环境下。

宝宝进入梦乡之后，要多关注他的体温变化，在他的体温升降之前，就增减衣服，而不是等宝宝觉得太热了或太冷了才动手。

别让宝宝太热

太热时宝宝会以自己的方式告诉你：两颊通红、出汗，甚至还有可能哭闹。太热有时是由于密切的身体接触、室内温度过高、穿得太多或者盖得太多等多种原因引起的。可以通过减衣服，少盖一层毯子帮助降温，也可以把宝宝抱到室温低的房间内，但也要注意不能一下子降得太快。

天热时，给宝宝穿件汗衫就够了，尽量避免阳光的直射，待在凉快的地方，比如树阴下，也可以使用其他遮阳的工具。如果在车里，而车内温度又高，让宝宝坐在凉快的地方，把车窗打开一点，挂一条湿毛巾或者一块湿布，即刻就能起到降温的作用。也可以用你的手掌或者书给宝宝扇一扇。

别让宝宝着凉

如果宝宝觉得冷了，先抱抱他，你的体温很快就能使他暖和起来，但是加盖一条毯子却并不一定能起到同样好的效果。

宝宝出现以下表现，就可能是着凉了：不正常的快速呼吸、哭闹、苍白的脸色、胸前和背后冰冷。不到3个月的宝宝颤抖机制还没有完全建立起来，即使冷了一般也不会颤抖。这也是宝宝冷了不能自己暖和过来的一个原因，颤抖能使身体的肌肉表层活动起来，从而提高身体的温度。宝宝觉得冷时，把他抱到暖和的环境下，通常就可以暖和过来。

宝宝冷到一定程度的时候，反倒会表现得很安静，他可能静静地、一动不动地躺着，但是如果你抱起或者把他抱到一个暖和的地方，吃点能使身体暖和起来的东西，他的反应还是很热烈的。如果冷到一定的程度而没能及时采取保暖措施，很可能伤害到宝宝的身体，甚至可能出现危险。万一出现这种情况，宝宝的手和脚都会变成粉红色，神态懒散，反应迟钝，这是新生儿冻伤的表现，需要立即送往医院。

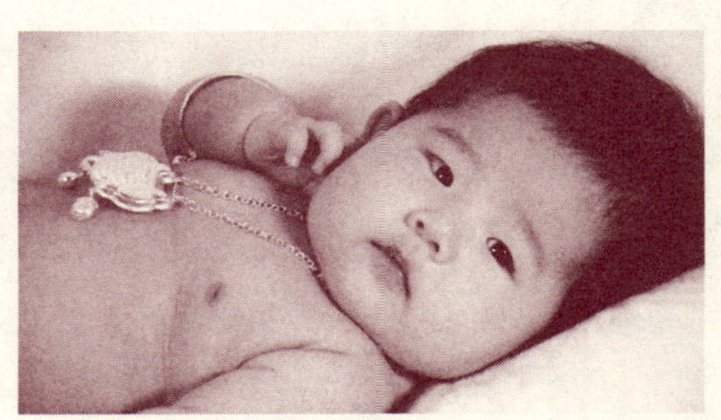

宝宝的尿布

很多父母在宝宝出世之前都没换过尿布。如果你也是这样，不用着急，要相信自己很快就能学会，而且还能熟练到即使宝宝的身体不安分地扭来扭去，或者坐在汽车后座上时候，你也能又快又好地换上尿布。如果你能在宝宝出世之前，先花点时间学习怎么照顾宝宝，就会有一个很不错的开始，也会对自己更加有信心。

换尿布的次数主要取决于宝宝的饮食、皮肤的敏感度，以及消化功能。如果尿布让宝宝不舒服了，他会“告诉”你，而且不久之后他就会形成自己的日常习惯。

宝宝的指甲

宝宝的指甲可能很锋利。你可以给他戴上手套来防止他抓伤自己。但是戴了手套之后，宝宝就不能像不戴手套时那样“研究”自己的小手了，也不能吮吸自己的小手指头了，更不能感受小手和你的皮肤接触的那种亲密感了。可以用专门的婴儿剪刀给他修剪指甲，这种指甲刀形态小巧，而且两端是圆的。

排便

宝宝在出生以前，肠内充满了黏稠的、黑绿色的胎便。有些胎儿在子宫内时就会把胎便排出，而有些则要在出生后才会排出，但大多数新生儿会在出生后48小时内开始第一次肠蠕动。如果宝宝出生48小时之后还没有开始排便，建议你去看儿科医生，检查是否有肠梗阻或消化道畸形。

Q 我应该在什么时候给宝宝换尿布？要换几次？

宝宝出生后的前几个星期，建议每天换6～10次尿布，大约每隔3个小时换1次。如果不小心在尿布上弄上了粪便，应该马上换新的，但是宝宝可能要花上5分钟才可能排完大便，因此，不要以为换上干净尿布之后就万事大吉了，而是应该等他把大便排干净了。

除非尿布弄脏了，宝宝的皮肤过分敏感，或者得了尿布疹，否则没必要在睡觉时叫醒宝宝换尿布。你可以等到第二天早上再换。但是，如果你想叫醒宝宝吃奶，或者宝宝醒来之后为了能让他更好地进入梦乡，也可以顺便把尿布换了。

换尿布用不了多长时间，等你熟练之后速度就更快了。宝宝嬉戏时应尽可能不用尿布，让他可以不受拘束地打闹，皮肤也可以直接和空气接触，这对患了尿布疹的宝宝尤为重要。要把换尿布需要用的东西放在你方便拿的地方，这样换起尿布来才能更加得心应手。

母乳喂养的宝宝很快就会排便，之后大便的颜色从亮黄色到浅绿色，大便通常也比较稀，没有人造黄油那么稠，气味稍微比发馊的牛奶重。有时大便里还混有黏液或者凝固。人工喂养宝宝的大便比较黏稠，颜色较深，气味也比较重。

有时换完尿布还不到2分钟，宝宝又拉了，有时隔三四天才拉1次，如果宝宝身体健康，这两种情况都是正常的，母乳喂养的宝宝不定时排便的情况更常见。大约6个星期之后，他会养成每天定时排便的习惯。

如果好多天了都没有排便，或者拉出来的是硬结的大便，可能是便秘了。可以给宝宝喂点儿稀的食物缓解便秘，如在消过毒的杯子里或者奶瓶里把奶粉稀释，然后加热到和体温接近的温度给宝宝饮用。如果不奏效，就要带着宝宝去看医生。

如果宝宝每次拉的都是稀软的大便，症状有点类似腹泻，你要注意必要时把新鲜的大便标本带给医生做检查，看是否有肠道感染。出现这种情况也不用太担心，很快就能好起来的。但是，如果宝宝嗜睡、发烧或者呕吐，就得马上去医院。

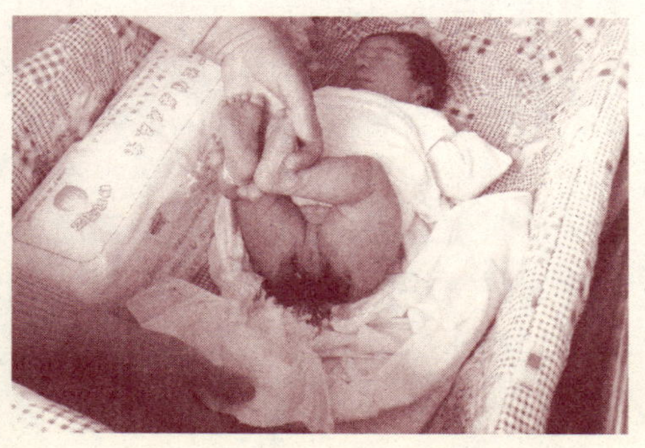

尿液

健康的宝宝排尿很频繁，如果在喂奶2个小时之后，发现宝宝的尿布还是干的，就得注意了。宝宝不排尿的原因有两个：一是天气炎热，身体的需水量比平时多，二是吃的不够。此时宝宝想喝多少水就让他喝多少水。如果过会儿排尿了，就说明没问题。如果尿液颜色深而且浓缩，说明还需要喝更多的水。吸水效果好的尿布尽管能使宝宝的皮肤保持干燥，但也会带来另一个问题：需要取尿液做检查时，会因为尿液都已经被尿布吸干而很难采集样本。

出生不久的女宝宝阴道经常会排出白色黏液，有时还混有少量从阴道里出来的血迹，这是宝宝出生后，其体内来自母体的激素量减少的缘故，并不是身体出了问题。不管是男宝宝还是女宝宝，刚出生后的几个星期，尿布上会留下粉红色的污迹，看起来好像是混合的血迹和尿液，实际上这些污迹不是血液，而是一类粉红色的称为尿酸盐的化合物。

保持宝宝清洁

宝宝洗澡的频率取决于你个人的喜好，以及当日的具体情况。有些父母认为应该天天洗澡，会在早上和晚上给宝宝洗澡；有些父母每周只给宝宝洗一次澡，平时只是轻轻地擦洗身体。宝宝的清洁计划还取决于他自身的具体情况：如果宝宝不喜欢洗澡，那就尽可能地少洗，直到他开始喜欢水了再增加洗澡次数。

宝宝皮肤比成人细腻娇嫩，有着更多的感觉受体、气孔和脂肪腺，每平方厘米的毛囊也较成人多，这意味着宝宝皮肤的吸收能力比成人强。因此，护理宝宝娇嫩的皮肤时一定要格外小心，护肤品也要用最纯净温和的。

如果宝宝喜欢水和洗澡，洗澡将会成为他一天当中非常美好的事情。也有的宝宝不喜欢洗澡，洗澡时会生气地尖叫、吵闹和踢腿。宝宝刚出生后的几个星期，除非不小心被乳汁、呕吐物、粪便弄脏身体，没必要每天都洗澡。如果宝宝不喜欢洗澡，每次都应该尽可能快地给他洗完，即使只洗了1分钟也可以，等他慢慢地熟悉水之后，会喜欢在水里的感觉。

宝宝身体重要部位要保持清洁。每次换尿布时，都要擦干净肛门。还要用凉开水蘸湿棉布，轻轻地把他的小脸擦干净，然后再用另一块棉布把小嘴、鼻子、眼睛和耳朵擦干净，尤其要注意保持颈部的洁净，因为颈部的皱褶，很容易堆积喂奶时滴落的乳汁和残留的呕吐物。还要擦干净其他可能堆积脏东西的地方，如腋窝、耳朵后面、大腿根部、手掌。不要去擦那些有自我清洁作用的“出口”，如鼻孔和外耳道，这些部位很容易弄伤。

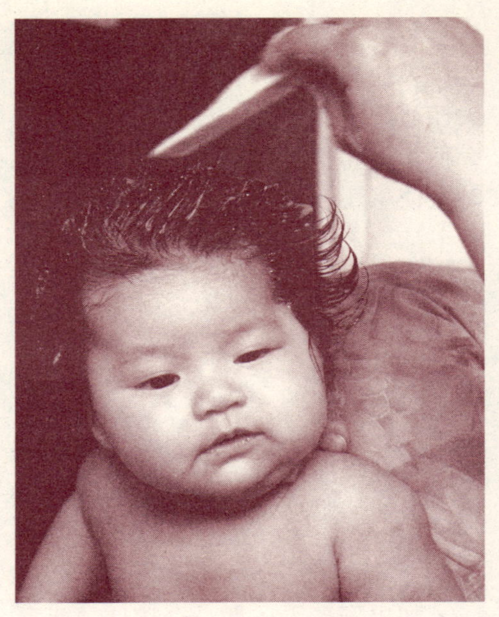

清洗脐带残端

肚脐眼上用线缠着的那段短粗的棕色脐带，并没有神经分布，因此，宝宝不会感觉到疼，在他出生后的2个星期左右，通常都能自行愈合。护理这个特殊部位并不困难，最好的办法就是每天2～3次医用酒精消毒脐带根部。

脐带发生感染的症状有：很重的臭味、表面潮湿或者有渗出。不要用手碰它，即使看起来好像快要脱落了，因为它会自行脱落的。必要时把尿布的一端往内翻折一下，免得摩擦到肚脐，洗完澡之后，要把脐窝用棉签吸干净再用医用酒精消毒。用不了多久，宝宝就会有一个非常完美的、漂亮的肚脐眼儿了。

Q **我很怕给宝宝洗脸，甚至让他在浴缸里待长一点我都会觉得不安，我担心把水弄到他耳朵里。**

A 宝宝的耳朵有一层蜡一样的防水物质，使水不能进入外耳道，因此，干净的洗澡水，即使里面混有少量肥皂水也不会伤害到宝宝的耳朵。如果你要给宝宝清洁耳朵，只清洁耳廓就可以了，不要碰耳道。

只有长时间接触游泳池里有刺激性的水时，才可能引起外耳道内膜的感染。如果发生感染，耳道会发出一种难闻的气味，很容易被识别。药店里卖的抗生素和杀菌药对外耳炎通常都有效。但还是建议向医生寻求帮助。

值得注意的问题

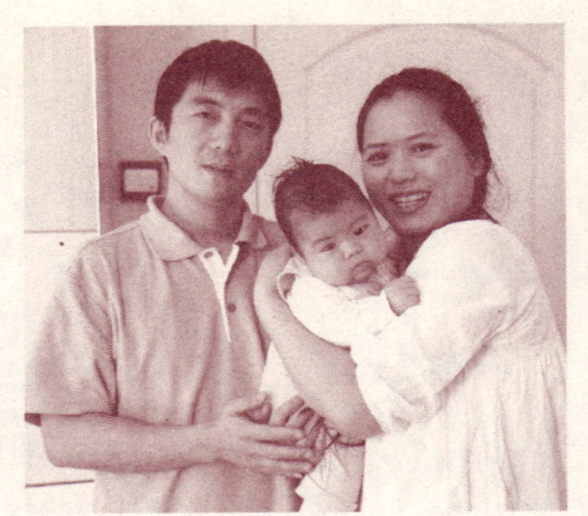

晚上开灯睡觉会不会影响宝宝的视力发育

近视、不能聚焦远处的物体，是由于眼球的过度发育引起的。宝宝的眼球在2岁以前发育得尤其快，甚至一些科学家认为，晚上开灯睡觉会刺激眼球的发育。影响一个人视力的原因很多，包括遗传因素、儿童时期的用眼情况。

晚上关灯睡觉有助于提高宝宝的暗适应能力。如果你的宝宝不喜欢黑暗，可以慢慢地把灯光调暗，最后再关掉，也可以把过道的灯开着，再慢慢地把门关上，让宝宝有一个适应的过程。

我怎样才能知道做得对不对

了解宝宝的发育进程，哪些能刺激宝宝的发育，以及最新的照顾宝宝的方法当然可以让你把宝宝照顾得更好。但是，你要知道，在远古时代，即使没有研究宝宝发育的精神治疗医师和神经科学家，妇女还是照样顺利生下小宝宝，宝宝也能健康成长。因此，在你对宝宝的行为，以及宝宝为什么会有这样做感到迷惑的时候，和宝宝自然地相处更重要。

当今发展迅速的传播媒介，包括互联网，能给你大量的怎么照顾宝宝的信息。有一些是金玉良言，但是也难以避免存在一些不正确的信息。搜集尽可能多的信息，在你判断是对还是错之前，先和其他懂这方面的知识的人讨论。没有永远正确的父母，也没有永远正确的宝宝，你们只要大部分没有做错就可以了。宝宝也不需要永远正确的父母，他们需要的只是能教给他们关于生活的起起落落，以及教他们怎么从生活低谷中走出来的普通父母。不要忘记，只有你俩在一起开心度过的时刻，才是宝宝带给你的幸福和最美好的回忆。只有开心的时候，宝宝才会学得最快。一起享受美好的时刻，一起放松，相互交流，你和宝宝都能做得更好。

我发现自己产后有尿失禁现象，尤其是咳嗽的时候，我该怎么办

韧带对位于膀胱底部的瓣膜起支撑作用，分娩时，由于阴道被撑开，韧带可能被拉伤，从而导致尿失禁。几个月之后，随着韧带的逐渐恢复，尿失禁会慢慢恢复正常。经常做锻炼骨盆底部的练习，有助于身体的恢复。

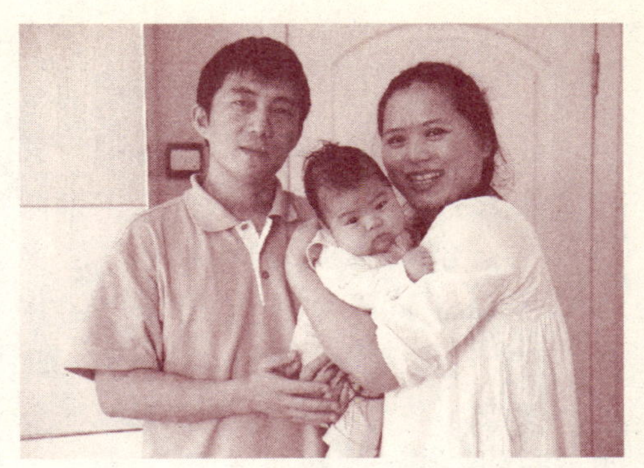

如何缓解产后头痛

头痛通常是由脊髓腔内的压力过高引起的。此外，睡眠不足，以及抱宝宝的姿势不正确，都可能引起肌肉酸疼和头痛。应对方法有：按摩或者物理治疗，疗效都不错；瑜伽和联想，能减轻脊髓腔内的压力；支持疗法，良好的营养支持能使你肌肉放松，精力充沛。情绪低落也可能引起头痛。有时还可能出现偏头痛，这种情况就需要仔细检查一下你的饮食，看是否有使你过敏的食物。

如何缓解产后背疼、轻微的坐骨神经痛

产后出现背部疼痛是很常见的现象，而且还经常会伴有脊柱周围部位（肩膀、颈部和头部）的疼痛。怀孕期间和分娩过程中，骨盆口张开，脊柱的生理弯曲会比怀孕前更加明显，分娩之后，骨盆和脊柱又会恢复

到正常状态。你给宝宝喂奶和抱他的姿势，都可能引起或者加重脊柱的负重。如果背部的疼痛放射到腿部，就有必要去看医生，检查是否发生椎间盘脱出。能帮你减轻疼痛的方法很多，比如注意睡姿、保证充分的休息、进行适当的产后锻炼和瑜伽。此外，按摩、整骨疗法、理疗或者针灸也能起到一定的缓解作用。

为什么宝宝喜欢蜷缩小腿儿

因为宝宝在你子宫里时，就是把小腿儿蜷缩起来的，他会觉得这个姿势特别自然、舒服。但有时他也会喜欢伸展一下四肢。如果他只有在哭闹、急躁、紧张的时候才采用这种姿势，就意味着宝宝的胃不舒服、打嗝儿或者腹痛。有时宝宝还会摆出和在子宫里一模一样的姿势，即把胳膊和腿都放到胸前，这样的姿势能让他感到放松。当他处于一个陌生的环境中，觉得不舒服或者受噪音的打扰时，就会采用这种姿势，然后“闭目养神”，但实际上他并没有真正睡着。

我家宝宝好像在2周大的时候就会笑了，他是笑，还是在打嗝儿

即使宝宝还很小，你也会觉得他经常微笑，有时是在睡梦中，有时是在醒着的时候。其实，这只是宝宝的一种反射，这种反射在他还是胎儿的时候就能观察到，而且在出生后依然存在。比如，当他从深睡眠过渡到浅睡眠时，就会露出“微笑”的表情。但对父母而言，这似乎不仅仅是反射而已：因为宝宝闪烁的眼睛似乎是在说：“我很快乐”。其实，宝宝真正的微笑要到3～6周时才会出现，从此，他就会笑得越来越频繁。他会对着图片、汽车、移动的树和窗帘微笑，但是笑得最开心的时候，还是当别人尤其是你，朝他微笑的时候。再过一段时间之后，他就能发出咯咯的笑声了。你和宝宝都会非常享受相互之间的美丽的微笑。

第四章

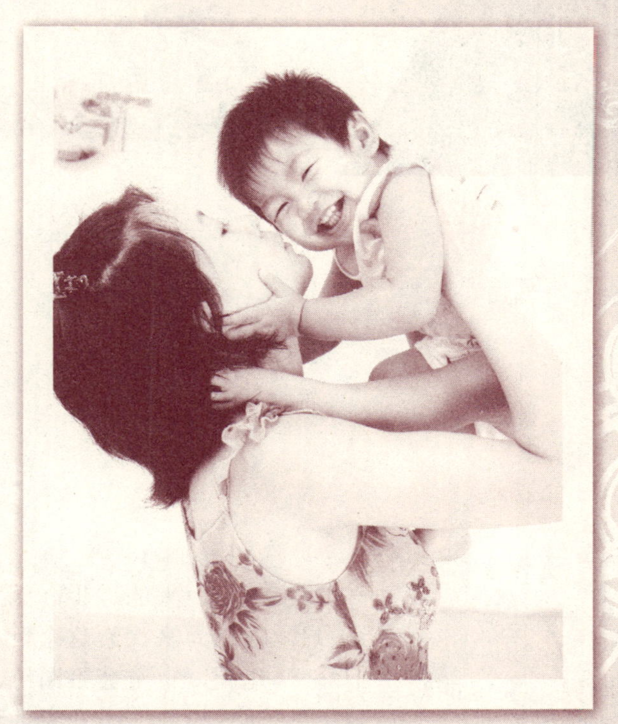

Parenting

2个月：和你更熟悉的宝宝

宝宝的发育

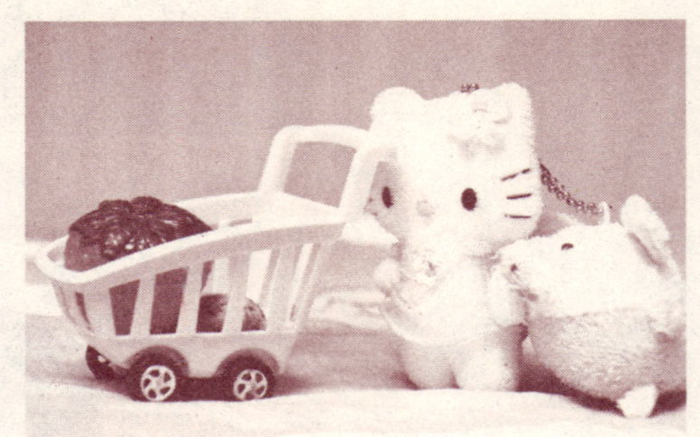

视觉

到6周的时候，宝宝能转动头部“跟踪”那些慢慢移动的物体。到8周左右，能排除另外一个移动物体的干扰，而把注意力集中在其他地方。从此时开始，宝宝就能控制自己的注意力了，之前对移动物体的反射性注意也将不再发生。

如果宝宝对你笑了，就会非常热切地期待着你的反应。他会仔细观察你脸部的细微变化，然后研究每个表情的含义。到8周左右，会伸手去抓看到的东西。如果抓到了，无论是出于偶然还是其他原因，对他而言，都是一个巨大的进步。因为他已经靠自己的能力来探索这个世界了。在未来的几周，宝宝会不断练习抓这个动作，通过练习，眼和手的协调能力将越来越好。

听觉

到第2个月底时，他已经能开始注意来自旁边的声源了。但是，此时，如果你在背后和他说话，他还是不知声音从哪儿来的。他会通过一些肢体动作如踢腿、扭动身体或哭来表示“抗议”，并希望能离你更近点儿，参与到你们的谈话中。

嗅觉和味觉

在第5～8周，宝宝在嗅觉方面已经积累了相当丰富的经验了。这对他认人和事物起着重要的作用，对记忆发育亦是如此。你会发现当他闻到什么难闻的气味时就会把头转开，或对有诱人气味的地方流连忘返，那会儿你可能还没闻到这诱人气味呢。

触觉

通过触觉宝宝能学到很多东西。会留心接触过到的东西的感觉：你的肌肤、他的衣服、头发、小毯子，并把触觉和眼睛所见到的外观、形状、阴影联系起来，从而得出一个初步印象。下次再接触以前，他就会根据记忆中的印象来猜测大致是什么感觉。此外，宝宝还会有一个“抓紧反射”：如果你把手指或玩具放在他的手掌心，他就会反射性地抓紧它。脚也是如此。这个反射是没有意识的，宝宝要等3个月后才可能开始有意识地抓东西。

小知识

宝宝的触觉

- 宝宝并不是通过手来感触外界的，他的小手儿总是攥成拳头。但是不要因此就忽视了抚摸宝宝，实际上他身体的任何部位对你的抚摸都很敏感，而且也非常喜欢这种被抚摸的感觉。抚摸对他而言就像吃奶、睡觉一样重要。
- 宝宝喜欢你给他温柔的按摩，喜欢水，喜欢洗澡时你给他一个爱的拥抱。
- 帮助、鼓励宝宝用手去熟悉不同的东西：松软的毛巾、硬塑料、木头、纸片、湿海绵、起皱的丝织物等。每种东西都会带给他不同的感觉，这也是他熟悉外界不可缺少的环节。

交流

几周之后，宝宝对家人和来访的朋友们的问候方式已相当熟悉，当你吻他或者其他人挠他痒痒时，他会对你们微笑。他还会记住哪些玩具是喜欢的，哪些玩具踢一踢就能发出声音。6周左右的时候，宝宝能发出生平的第一个元音：“喔”或“啊”。而且跟大人们交谈时会更加兴奋，但是此时仍没意识的自己已是一个独立的人了。

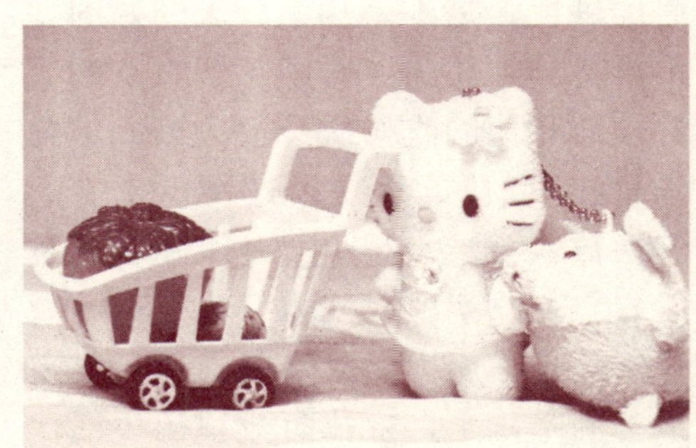

宝宝的睡眠

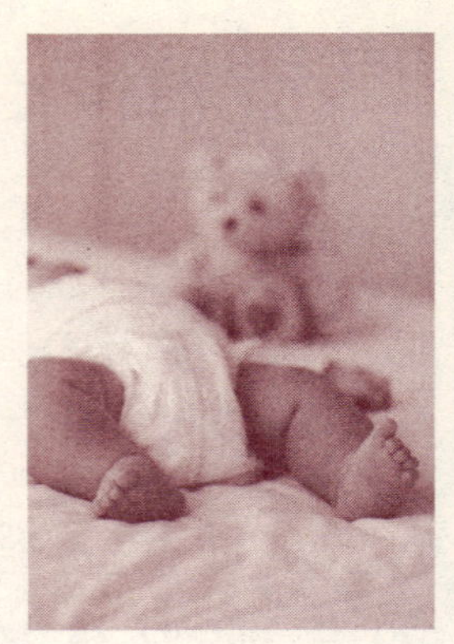

睡眠模式

睡眠波动

如果你希望每天的作息都有规律地进行，是不是从第一天开始的并不重要，你还需要时间了解宝宝的节奏，而且他的吃奶次数很频繁。但是最早在第2周，最晚第10周，宝宝哭的次数就会越来越少，晚上睡觉也越发安宁，吃奶的时间也开始变得有规律。如果你愿意，这将是在遵循宝宝节奏的基础上，安排有规律的生活比较适合的时候。

宝宝一天的睡眠时间可能是晚上21点到第二天上午10点，第二天可能就变为晚上9点半到第二天10点半，改天又可能变成晚上8点半到第二天9点15分了。尽管不可能每天都分秒不差，但是从中却可以发现一个明显的睡眠模式。宝宝可能在晚上8点左右的时候开始觉得累（会在20点半、21点、19点上下波动），提示你该休息了。为让白天的睡眠有规律，并提高睡眠质量，你可以让他在安静的卧室里或者婴儿床里，睡上一个长长的下午觉。如果他醒了，轻轻地摇一摇或者拍一拍，帮他再次进入梦乡。

累了但睡不着

宝宝累了，但又睡不着的时候就会哭。很多宝宝入睡的时候都需要大人哄。当他感到非常累，会比平时显得更加敏感，而且需要好一会儿才能放松下来。这时你要待在他身边，摇一摇或安抚一下他，柔声对他说会儿话，或者唱会儿歌。你也可以在他安静下来的过程中抽身离开几分钟，有些宝宝需要自顾自地哭一会儿之后才能睡着。

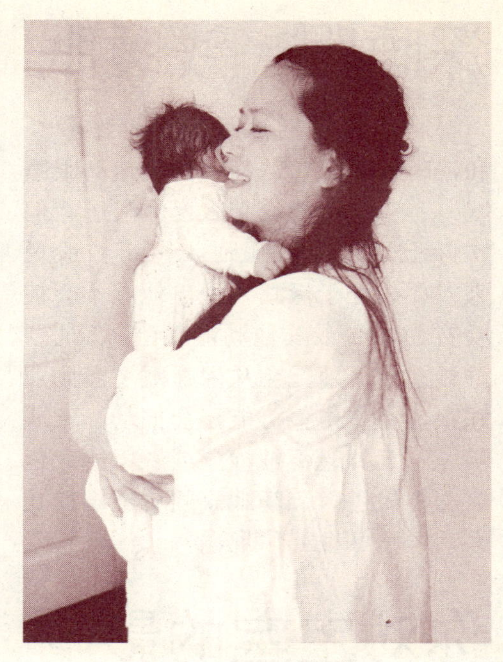

可能需要一周或几个月的时间，宝宝才会适应这种睡眠方式，这主要取决于你帮他入睡的方式，以及宝宝的性格。很多父母得费上一番心思和时间，才能把睡着的宝宝从怀中抱开，有些宝宝甚至必须有人抱着才能睡着。

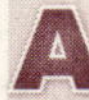

我的宝宝特别喜欢含着奶嘴睡觉，这对他是好还是不好？

A 如果你这时把他抱起来，他可能因被你弄醒显得相当烦躁，因为此时他正处于“睁着眼的睡眠”中。宝宝正在形成自己的睡觉习惯，也就是说如果他是在吃奶之后被哄入睡，或者是含着奶嘴入睡，那么晚上醒来后，也同样需要你哄他或者含奶嘴才能睡着。你也可以帮他养成其他睡眠习惯，晚上醒来之后让他自己就能睡着。一个健康的宝宝晚上可能会醒来20多次，但90%的情况下会继续入睡，偶尔有那么两三次可能睡不着，这对宝宝和父母来说都很棘手。很多睡眠正常的宝宝的父母，都在努力达到一种完全理想的睡眠模式，其实这根本就不存在。

宝宝出生后，睡眠周期就在逐渐发生变化：醒着的时间越来越长，对睡眠的需求慢慢减少，而睡眠期也会变得稳定。最后，宝宝就能在晚上睡个整觉了。这是一个学习的过程，可能需要几年的时间，因为在婴儿期和幼年期很容易被打断。

深睡眠、浅睡眠

睡眠期包括深睡眠（不做梦）和浅睡眠（做梦，又称为快速动眼睡眠）。宝宝可能看起来已经醒了，但实际上还处于浅睡眠状态。一般说来，如果处于深睡眠中，他就不会被噪音、灯光或其他动静吵醒。5～45分钟之后，他就会从深睡眠过渡到浅睡眠，在梦中他可能还会抽动一下或笑一下。如果不被吵醒或者饿醒，他又会再次进入深睡眠。随着宝宝的长大，睡眠周期会不断变长。

你对宝宝的影响

不同的宝宝对睡眠的需求和模式也各不相同。当你教宝宝开始辨别白天和黑夜的时候，要记住，你对他的影响是非常大的。有些宝宝需要指引时，父母就会设定一个框架，让他按这个框架行事，但有时这个框架并不适合他。很多时候，父母的期望只是反应了他们小时候的经历，并不是根据宝宝自身的性格特点来设定的。另外一种常见的情况是，有些母亲喜欢抚摸宝宝，以至于无意中剥夺了宝宝安宁的睡眠，这反映了父母希望被宝宝需要的感觉。即使父母非常希望宝宝去睡觉，但是如果宝宝看起来紧张不安，他们也可能打消这一念头。

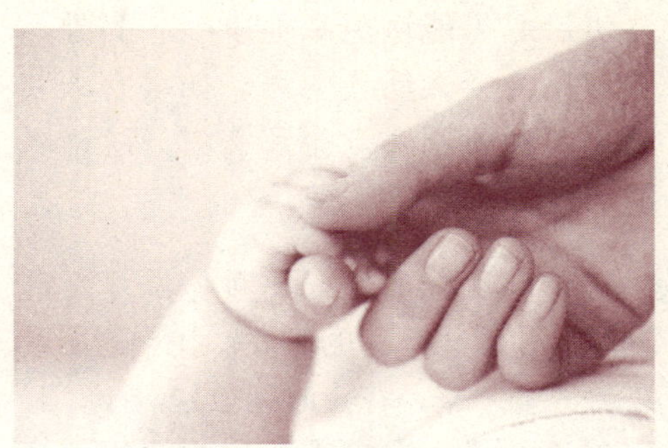

宝宝的哭闹

哭闹的学问

时间长了你就能识别出宝宝的不同哭声。根据不同需求，如食物、玩耍、拥抱等，哭声会有不同的停顿和强度，哭声大小也会有所不同。比如，如果他感到无聊，哭声是间断性的，哭一会儿就会停一下看你是否过来陪他。但是宝宝的哭声并不一定传达的都是消极的含义，他可能只是想表达一下自己的情感而已。

夜间的烦恼

尽管并不是每个宝宝在晚上都会有烦躁的时候，但是大多数宝宝都会这样，而且很少有父母亲会知道为什么会这样，即使是地段保健医生也经常难以解释清楚。宝宝会连续不停地哭1～2个小时（甚至三四个小时），除了含着乳头或奶嘴吃奶，或者躺在你怀里睡觉之外其他什么都不想干。这种情况可能会在出生后的第一个星期，在下午16～20点或者更晚，20点和午夜之间发生，也可能一直持续5～6个星期。

要处理这些麻烦事是很困难的一件事情，尤其是当你还要为家里的其他人准备晚餐和洗衣服等家务的时候。对你丈夫而言也是很辛苦的，特别是当你脆弱敏感的时候，很容易对丈夫发火。这也是你和丈夫吵架最常见的导火线，如果意识到这点，丈夫下班后尽可能避免和他争吵。另外，吵架还会让人筋疲力尽。如果有人帮助你，你就不会觉得那么累，这样就能为以后养精蓄锐。

宝宝哭的时候，这种做法通常能见效：在你想喂奶的时候，找个舒服的姿势，躺下来，花点时间放松一下，最完美不过了。宝宝需要你的抚慰，也需要你喂奶，这样能减轻你的压力。要想让宝宝停止哭闹，转而专注于其他事情，得费点功夫，而且通常效果也不明显。如果宝宝刚刚开始学步，你在喂奶的时候可以给他讲故事。

在烦恼的夜晚，不要干其他任何事情，等宝宝睡着了你也马上睡觉。打开电话留言，也不要去想洗衣服的事。几个星期之后，这些烦恼的夜晚就会过去。

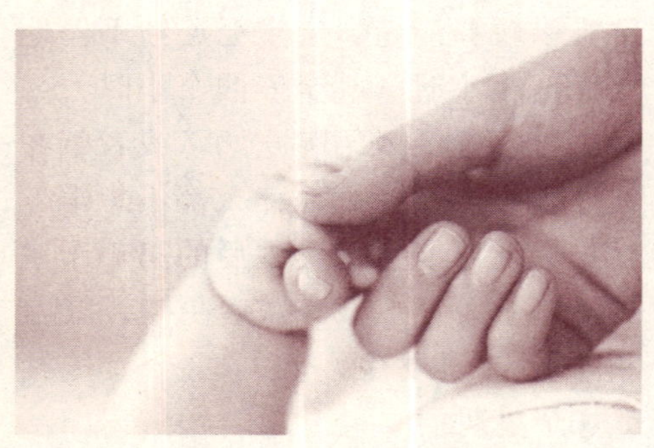

小知识

宝宝烦躁的原因

- 宝宝可能觉得，明亮而又广阔的世界里的繁忙生活让人压抑，到晚上的时候想洗个澡，躺在你爱的怀抱里，有源源不断的美味的奶供应。把房间的光线调暗，减少刺激的东西通常能起到一定作用。
- 有时宝宝需要锻炼，消耗掉一些多余的能量。
- 如果是母乳喂养，你累的时候或者饮食不好的时候，乳汁就会减少，宝宝会因为乳汁少而哭。
- 宝宝会在晚上的某一特定时间出奇地饿，延长哺乳的时间，可以让他在晚上一觉睡得更长。
- 如果你觉得疲惫或者生活节奏过分紧张，宝宝也会感染上你的不安情绪。
- 不管是什么原因，你都要深信10～16周以后，这些不安的夜晚都会过去。

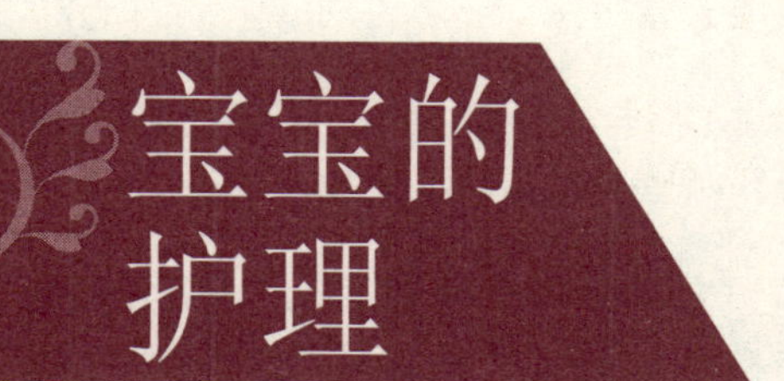

宝宝的护理

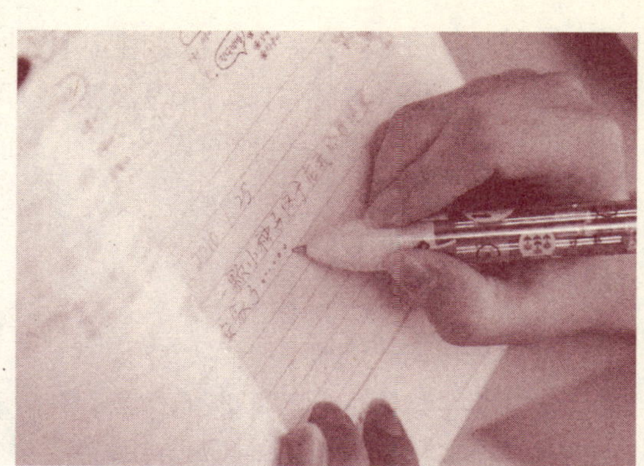

你的特权

照料宝宝的好办法应该既适合你，又适合宝宝，你应该从众多的选项中找出最佳答案。在你不断探索并找出可行的、能承受得起的办法的过程中，当你开始与他人共同照顾宝宝时，可能出现一些争执。如果你们都觉得照顾宝宝的这个办法不错，适合于你们，那么，最初的争执将会被信任感取代，同时你不必再为此担忧，并有了一些属于自己的时间，心里也有了一种轻松感。如果照顾宝宝的办法不合适，你、爱人以及宝宝都会感到灰心和心烦意乱。

宝宝出生后，你可能要把抚养宝宝的责任委托给其他人。其实这并不容易，你常常会遇到许多不容忽视的实际问题，需要好好考虑，有责任确保宝宝安全、幸福、有人好好照顾，你也有责任把自己的担心与忧虑降至最低。不论你把宝宝放在哪里托人照顾，最好清晰、明确地讲明自己的要求，最好写下来，这样就不会有太多的不确定因素了，也可以避免误会。你应该尊重照看宝宝的人，明确、真诚地告诉她你希望她如何照看宝宝，同时也要认可她照看宝宝的方式。

记住这一点：照看宝宝的人的资格、能力固然重要，但是你对她是否爱宝宝产生的直觉与印象更为重要。还有一点也很重要，就是每隔一段时间应该评估一下你对宝宝的日常生活安排是否合适，看看它是否适合宝宝，适合你，适合照看宝宝的人。

面试保姆

大部分保姆是女性，当保姆来面试时，她的性格会给你留下很深的印象。你能感觉到你能否处理好和她的合作关系，她能否和宝宝好好相处。由于你事先准备好了一系列需要解决的问题，面试中就不会错过重要的问题。

制订基本规则

如果你要把宝宝委托给别人照顾，最基本的一点就是你要信任这个保姆。在抚育宝宝方面，你们两个人要尊重对方的观点。一旦选择了一个保姆，就应该制订出一些基本的规则，并明确讲清希望她如何照看宝宝。

基本规则涉及的问题包括给宝宝喂饭，哄宝宝睡觉，可以给宝宝玩哪些玩具，带宝宝活动，如游泳、每天到户外走一走等。制订基本规则的最好办法是以文字形式写下来，这样你们可以随时参阅一下，并且可以更好地遵守规定。至于你希望保姆如何照顾宝宝，宝宝的作息规律，需要保姆照看宝宝的天数及每天的具体时间，写得越清楚明白越好，但应该避免过于专横。

为保姆制订一些准则来指导她照顾宝宝，这有助于在保姆和宝宝之间形成良好的关系。因为在有准则可循的情况下，保姆才能放心地、自然而然地去爱宝宝、照顾宝宝。

商讨一些重要的问题，比如饮食、睡眠、洗澡时间等。

对于如何联系你和丈夫应给出明确指示，此外还应说明其他一些重要人物的联系方式，比如宝宝的（外）祖父母、你的好朋友、邻居、医生。这样有事时她可以及时与你们联系。

列出一些宝宝不舒服或出现紧急情况时，可以参照处理的准则。

给保姆一个笔记本，让她记录每天照顾宝宝的基本情况。写明家里出现一些紧急情况时，比如管道设备、电器设备、汽车出现故障时，该如何采取应急措施处理。

明确保姆的职责，其职责是否包括家务活。

明确工作时间和休假时间。

安排一个时间，你和保姆可以一起阅读你对她的安排，并评价这些安

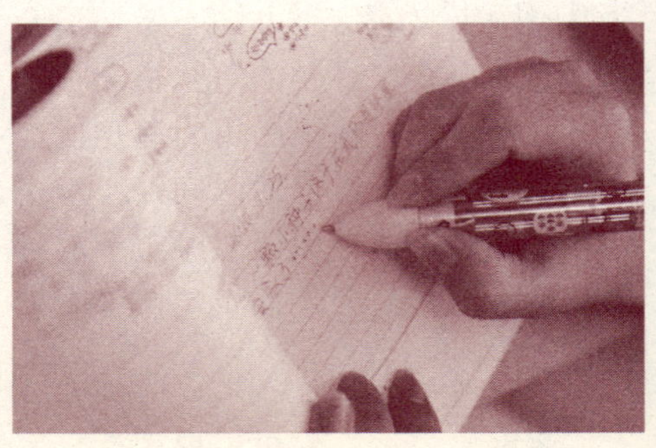

排是否合理。

专门给宝宝用的浴缸

使用婴儿专用的浴缸，会减少宝宝感染的风险。如你有经验，用流动的水洗澡更卫生。

等你把水准备好了之后，先给宝宝洗头，再洗身体。步骤如下：给宝宝脱掉衣服，先用一块棉布清洗一下皮肤上的尿布区，再用一块毛巾把他包裹起来，把他的胳膊也包裹在毛巾内，但头部要能自由活动。然后你可以跪在浴缸旁边，把他的头放在你的手掌上，用你的前臂托住他的身体，使他的小脚正好能从你肘关节的弯曲处往后伸，用空着的另外一只手慢慢地轻柔地弄湿他的头发。你轻柔的动作往往能使宝宝对水产生良好的第一印象。洗完头之后，先用毛巾轻轻地擦干他的头发，然后把毛巾解开，开始洗身体。

给宝宝洗澡最轻松的姿势是，把他的头放在你的左前臂，把你的手放在他的胳膊下面，环抱着他的上身。如果宝宝能抓住你的手指头，并且能感觉到你的手在背后托住他，他会很有安全感。

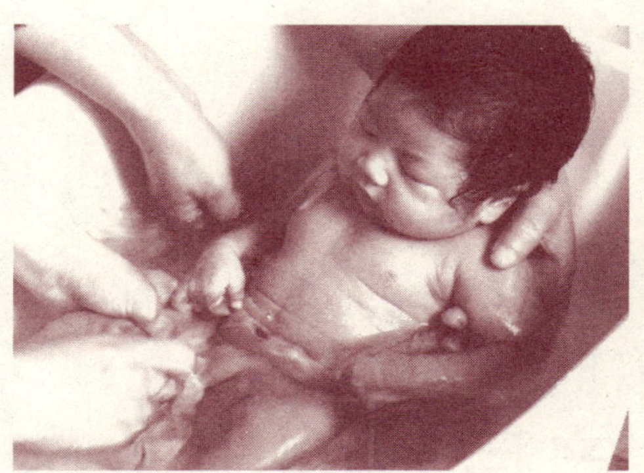

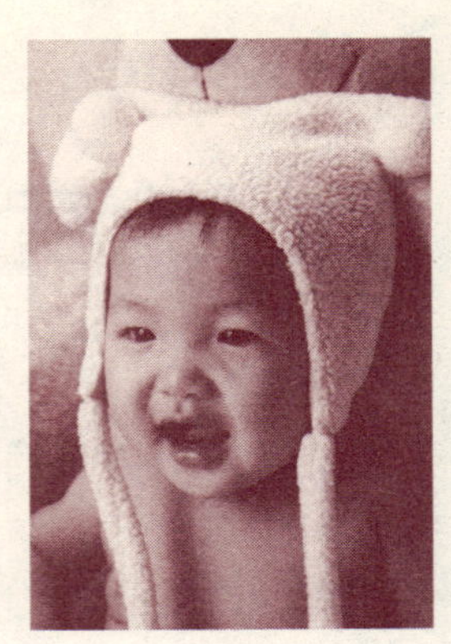

值得注意的问题

产后我的阴道疼痛而且分泌物很多，我该怎么办

产后阴道出现不适是很正常的现象。引起不适的原因可能多种多样：阴道有撕裂，需要用线缝合；母乳喂养以及雌激素水平低下，使阴道内膜变得薄而且敏感；此外阴道感染也可能使分泌物增多。可以到医院进行检查，看是否有感染。

阴道流血持续6个星期了，正常吗

阴道流血一般会持续至少1个月，但持续了6个星期，差不多也该停止了。这也是你该做产后检查的时候了，可以向医生咨询这个问题。如果流血量在减少，或者检查结果没发现异常，也不用太着急，慢慢地会恢复正常的。如果分娩后腹部还是明显隆起，可以到医院进行超声波检查，确诊是否有胎盘碎片或者蜕膜内层残留在子宫里。如果发现子宫里还有胎盘碎片残留，并且还和血管相连，就得到医院通过扩展宫颈和刮宫术把碎片清除。有时候阴道流血是因为阴道内膜对缝线发生了反应，而且刚愈合的组织很脆弱，比较容易出血。

怎样才能让宝宝睡得舒适而又安全呢

可以在你的房间里或者育婴房里，多放一张椅子或者多铺几层垫褥，摆上一盏柔和的灯，以备给宝宝夜间喂奶时用，还可以腾出一个空间，专门用来存放宝宝的尿布。或者在地板上腾出一块干净的区域，作为宝宝的“小游乐园”，可以让宝宝在里面自在玩耍或者享受你的爱抚。

如果你能从宝宝的角度装饰房间，相信装饰出来的效果肯定会大不一样！灯光和房间墙壁的颜色应以柔和色为主调，在低处可以挂一些颜色对比明显的装饰品，不仅可以娱乐宝宝，还有助于他的视力发育。还可以在婴儿床旁边挂一些能动的小玩意儿，来吸引宝宝的注意力。

生完宝宝以后，我总觉得压力很大，如何让自己放松

在宝宝出生以前，你无法预见照顾宝宝需要多少时间，不知道每天会过得怎么样，不知道将失去多少私人时间，这一切都很难想像。宝宝出生后，你会觉得你只是一味地付出，却没有收获，而且还会因为有很多新东西要学，而变得优柔寡断、犹豫不决，这些都是正常的。要相信，一切都会好起来的，你将再次拥有自己的空间和时间。在怀孕以前对生活的各种期望，都可能是造成你现在压力大的原因之一，因此，不要花很多时间思考生活应该是怎么样的，你只要过好每一天就可以了。如果对某些事情你很难做出决定，比如宝宝的计划免疫，可以和医生或者朋友谈谈，征求他们的意见。多和其他妈妈交流碰到的困难，对减轻压力也会有好处。

给宝宝使用安抚奶嘴好不好

有些宝宝喜欢嘴里含着东西，不含手指头时，就会含安抚奶嘴或安抚奶头。有些父母不喜欢让宝宝含安抚奶嘴，觉得这是一件糟糕的事情，说明父母没有照顾好宝宝。但是不管父母认为安抚奶嘴是好是坏，这些都只是成人的看法而已，对喜欢奶嘴的宝宝们来说，奶嘴是他们生活中不可缺少的东西。奶嘴并不会影响宝宝的身体发育，因为，奶嘴既不会让宝宝厌奶，也不会影响他们发声。唯一的风险就是，如果奶嘴没有经过消毒，可能引起感染。

对已经养成含奶嘴习惯的宝宝，可以采取一些措施防止他过度依赖奶嘴，比如，只在他觉得累的时候才含奶嘴，睡着之后就把奶嘴拿走等。但是，这些措施也并不总是有效。比如，当宝宝从深睡眠中醒来时发现奶嘴没了，肯定会哭。奶嘴问题时常困扰着妈妈，要想解决这个问题需要时间，而且要让宝宝彻底戒掉奶嘴，妈妈还需要有很大的耐心和韧性。

早产儿会不会不知道我是他妈妈呢

尽管在育婴箱里时宝宝会抓你的手指头，但是，到目前为止，身体上的接触基本上都没有给他留下好印象，可能是因为他每天更多接触到的是针头之类的医疗器械，以及用试管喂养来保证营养的缘故。但是你有足够的时间来改变他的看法，让他“认识”你，让他喜欢上你的拥抱。对他而言，爱抚和拥抱对他的身体和心理的发育都非常有好处。

你的爱抚、声音和肢体语言。出了育婴箱之后，他会开始慢慢熟悉你的体味，感觉到你对他的爱和关怀。要尽可能多地和宝宝进行身体接触，外出的时候可以用婴儿背带把他绑在你身上，晚上睡觉的时候也可以和他睡在一张床上。如果你想按照一定的起居规律，让你们的生活更加井然有序，先不要急着这么做，最好等宝宝和你一起生活了几个星期之后再说。刚开始时，要经过一些磨合你才能合上宝宝的节奏，但随着时间的推移，你们会越来越默契。此外，给宝宝按摩并带他去游泳，都能增强他的安全感，也能促进他的身心发育。至于怕宝宝不认识你，这种担心完全是多余的。宝宝怎么可能不认识你呢，从在你子宫里的第15周开始，他就能听得到你的声音了，他对你身上的气味和声音再熟悉不过了！尽管他也可能喜欢护士阿姨的拥抱，但是无论如何，他是绝不会把妈妈和护士混淆的。

第五章

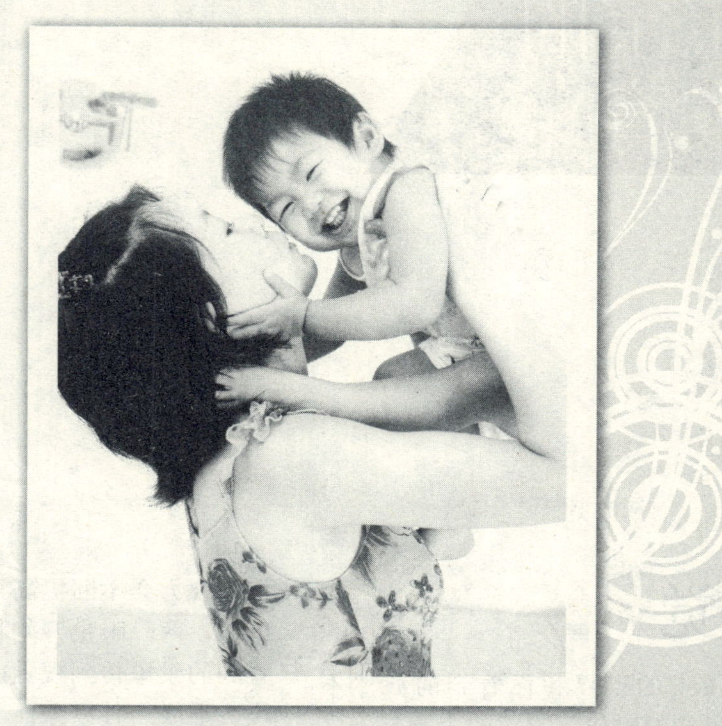

Parenting

3个月：和你更亲近的宝宝

宝宝的发育

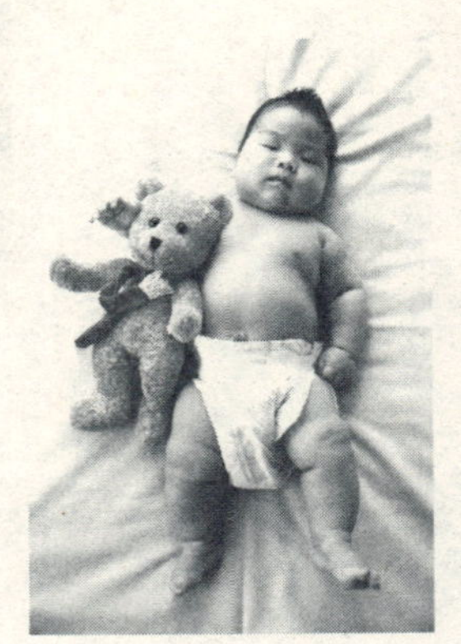

视觉

宝宝的世界和你看到的截然不同。最初的时候，宝宝的大脑是一张没有任何痕迹的“白纸”，外界的刺激会让大脑收到电信号，从而根据这些电信号得出外界的印象。宝宝非常热衷于探索这个未知的世界。

到3个月底的时候，眼睛以及大脑视觉中枢的发育已经能让宝宝看清这个世界。原先只能感应到光和模糊形状，如今已能看清楚物体，并且喜欢抓他认为是自己的东西。对色彩的辨别力也是在这段时间形成的。

随着宝宝眼、头部和颈部的发育，视力会不断提高，能比以前看得更远，两只眼也开始相互配合：两眼看到的景象传到视觉中枢并整合到一块，形成一种景象而无需通过头部转动来判断距离。

这些都意味着宝宝的手眼配合得更加协调。到3个月底的时候，你会发现宝宝已经能够意识到家人的活动了，听到你靠近的声音时，他甚至还会回过头去看看你在哪儿。

至于颜色，他更喜欢长波颜色，如红色、橘色和黄色，而对短波颜色（蓝色和绿色）就不是很感兴趣。但是在他眼里，彩色总比灰色好看。然而宝宝的经验比色彩感知力更重要：他的

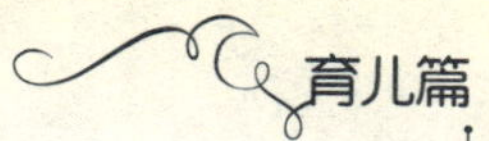

视觉发育依赖于大量的外界刺激。

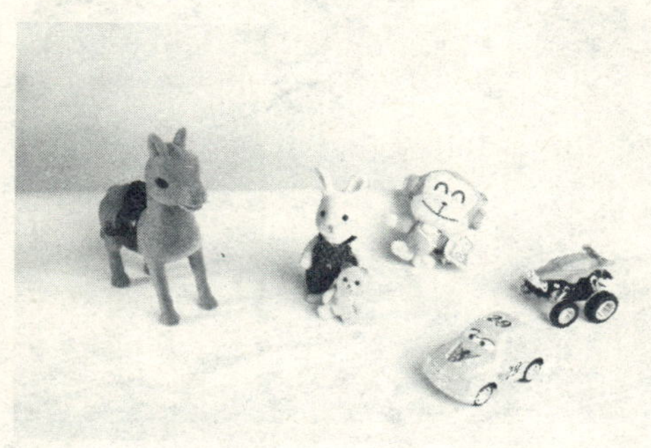

听觉

到第8周或12周左右，一听到你的声音，宝宝就会给你一个微笑，尽管此时他可能还没看见你在哪儿。宝宝还会陶醉于自己发出的各种声音中。他会把说话人的口形和听到的声音联系起来，比如，如果你把嘴撅成“o”形，他就会和你一块发出“喔喔”声。这只是宝宝在语言学习进程中迈出的第一步。

等到他发现婴儿车旁边的铃铛碰一下就能发出声音时，就会故意制造出这种“噪音”。其实，宝宝通常最早到4个月底的时候才知道玩具会发声，有些则要到6个月底。

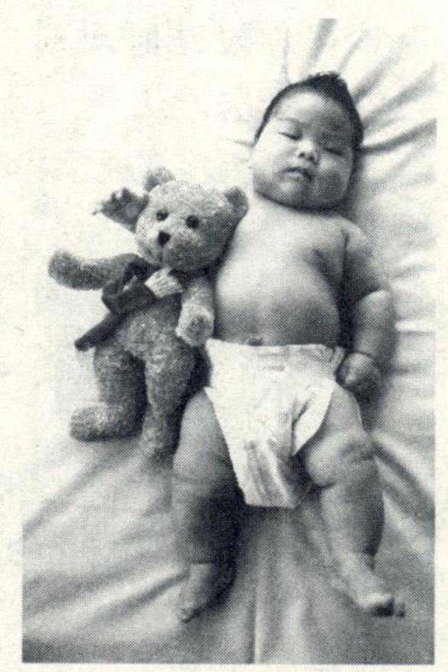

嗅觉和味觉

这段时间里，宝宝的舌头发育非常快。会把玩具、小毯子等东西放到嘴里，然后用舌头、唇还有嘴等感官来判断质地以及味道。此时，消化系统还没有发育好，不能消化固体食物，因此不要给宝宝吃冰激凌或你吃的食物。

触觉

随着活动范围的扩大和经验的积累，宝宝会把手和皮肤接触到的、眼睛见到的和鼻子闻到的综合起来，得出一个整体印象，触觉在这个过程中发挥了很大作用。

交流

宝宝会和熟悉的所有人玩，包括父母、兄弟姐妹以及保姆等。只要他认为没有恶意，甚至会对任何人微笑。因为他知道对你微笑，你也会对他报以微笑，这会给他带来好心情。他还会时不时地来点小幽默，而且还会试着学你说话，并乐在其中。

宝宝的睡眠

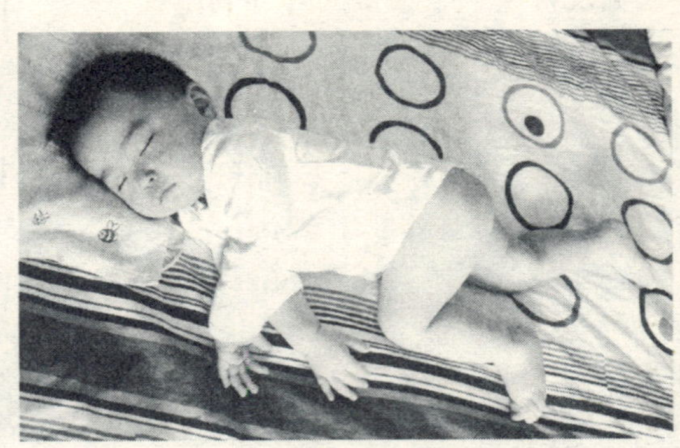

让宝宝睡得温暖而安全

有些宝宝习惯在自己的小床上或摇篮里入睡，而有些宝宝离开妈妈的怀抱后需要安抚一会儿才能睡着。你可能非常喜欢让宝宝躺在怀里睡觉，或者每次都和他睡一张床，你可能沉浸在由此带给你的幸福感觉中，但是让宝宝躺在你怀里睡觉的时候，只能持续几个星期。

在宝宝出生后的3个月或者再大一点，能在你的卧室里睡觉，对宝宝而言是最幸福的。他能感觉到你，能听到你有规律的呼吸声，而且当他哭时，你可以马上出现在他身边。你可以和他同睡一张床，或者在前3个月或4个月的时候，让他睡在摇篮里或婴儿床里。等你发现他会被你的鼾声或者走动吵醒，或者是他的鼾声或咕哝声吵得你没法睡觉时，可以把他放到另外一个房间去睡。不管何时何地，都要保证宝宝的睡眠安全，这是最重要的。

一家三口一起睡

全家人一起睡有很多好处，对宝宝而言，没有比睡在母亲身边更自然的事儿了，他可以听着你的呼吸声和心跳声进入梦乡。对你来说，你也会

Q 怎样才能保证宝宝睡得安全和舒服呢？

A 让宝宝采取侧卧或仰卧的睡姿，以减少发生婴儿猝死的概率。

即使宝宝很小，也有可能把没掖好的床单或毯子弄到脸上，因此睡前要检查一下，以免盖住宝宝的小脸儿。

用棉法兰绒织的床单或纤维织的毯子。尺寸合适的床单不容易起皱，宝宝会觉得更舒服。

在宝宝的枕头下垫一块布或者小床单，不仅能接住宝宝的口水或呕吐物，而且清洗方便。

除了宝宝的衣服，床上可以铺床垫和床单或毯子，宝宝的衣服不应多于1件内衣和1套婴儿连身服。数一下包裹的层数以及床单和毯子，不要用棉被或羽绒被，这样，热的时候可以随时减掉几层。

保证床垫表面平整，并且要有一定的硬度，千万不要太软，这样有助于宝宝的脊柱发育。婴儿床垫应该设计得不会影响宝宝的正常发育。

如果你和宝宝一起睡，要注意你的体温会使他过热，因此，给他少盖一点。过热对宝宝而言是非常危险的。

宝宝有时会把毯子踢开，但是又不会自己盖回去，因此，你要经常看他有没有踢被子，还要根据外界的温度调整被褥。在刚开始的3个月，宝宝产生的热量少，如果你把他从被窝里抱出来喂奶或者他被冻醒，就要抱紧他，让他尽快暖和起来。如果他总是踢被子，把自己弄醒，你可以试一试用睡袋或者婴儿睡袍。但是要注意这些东西都做了隔热处理，因此，无需再盖其他的东西。如果宝宝和你一起睡，一般不会太冷。

非常喜欢和宝宝一块儿睡，不仅能刺激泌乳，而且夜间喂奶也比较方便。这样对宝宝也比较安全，你和丈夫可以随时注意到他。

但是，一起睡也有弊端。睡眠不好会让你显得疲惫。等到宝宝能打滚或者会爬的时候，安全成了大问题，稍不留神他就会掉下床。

如果现在你和宝宝是一块儿睡的，过段时间后你就会觉得，该给宝宝营造一个自己的空间了。你会把摇篮放在床边，或者把三边有围栏的儿童床紧挨着床。哄他入睡之后，你和丈夫就会有你们自己的时间。

白天睡眠

如果10周以后，在午夜和早上6点这段时间内，宝宝醒过来不止一次，而且接着就很难继续入睡，可以让他在白天睡上一会儿。白天有规律的睡眠可以给宝宝带来好心情，并且能使他精力充沛。如果宝宝白天要睡上两觉，并且每次的时间长达2个或3个小时，试着把睡觉时间缩短一点，就可以让他在晚上一觉睡得更长。

当他从深睡眠中出来时，轻轻地唤醒他，喂奶就能让他清醒过来。注意观察他的反应，或许1个小时的睡眠就能让他休息好，如果效率高，可能半个小时都足够了。对很多宝宝而言，下午有足够的休息对他的睡眠很重要。如果宝宝在下午2～5点睡了一觉，在晚上睡觉之前就别再睡了，美味的食物、游戏、抚摸、舒舒服服地洗个澡都能让他睡个好觉。如果宝宝在中午和下午3点之间睡了一觉，但是还觉得累，可以在傍晚5点左右再小憩30分钟，然后到晚上再让他继续睡。

日常活动也会影响到宝宝的睡眠。要让宝宝的生活过得积极而又生动有趣，还要满足他的好奇心和感观上的刺激需要，比如和他一块玩儿，让他有机会锻炼自己，让他接触新景象、新声音、新气味，还要动静结合。在宝宝睡觉之前要让他安静半小时或1小时，免得该睡觉了还处于兴奋状态。也别让宝宝饿着或渴着，规律而又稳定的饮食能保证宝宝的能量供给，从而使他有个更安宁的睡眠。

如果宝宝在午休之外的时间还想睡觉，这说明他可能需要更多的睡眠，你可以相应地调整这天的作息时间，第二天再按照平时的作息习惯，或者干脆根据宝宝的需要调整一下。宝宝睡得时多时少，随着月龄的增长，白天会睡得越来越少。但要记住一点，随着年龄的增长，宝宝的作息规律不会一成不变，你要相应地调整作息时间。

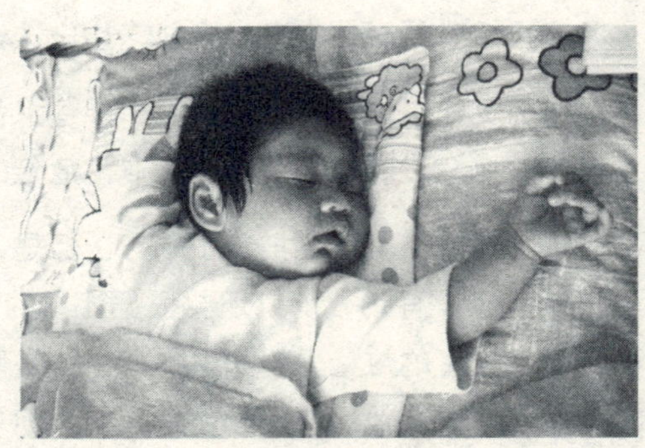

夜间睡眠

到第3个月的时候，宝宝自然而然就能一觉睡得更久了。除非特殊情况，他只有在饿的时候才会醒过来，这通常是在睡了4个或5个小时之后，你甚至可以知道他大概什么时候会醒过来。而且如果他在白天睡得不错，在晚上的睡眠会更加安宁。但是如果

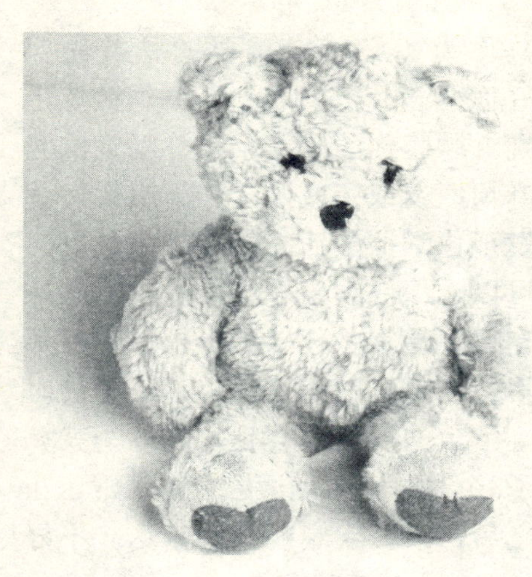

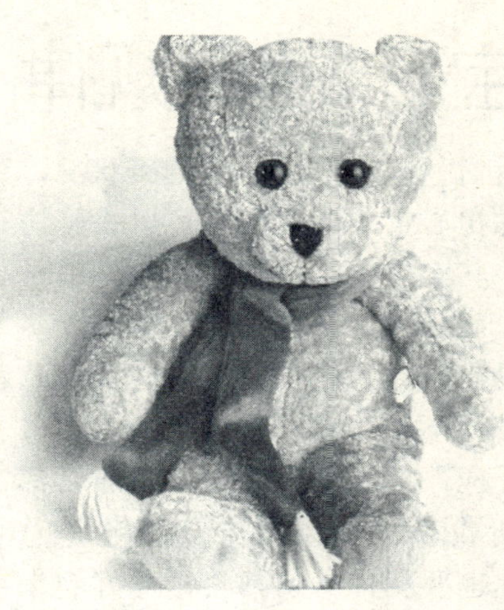

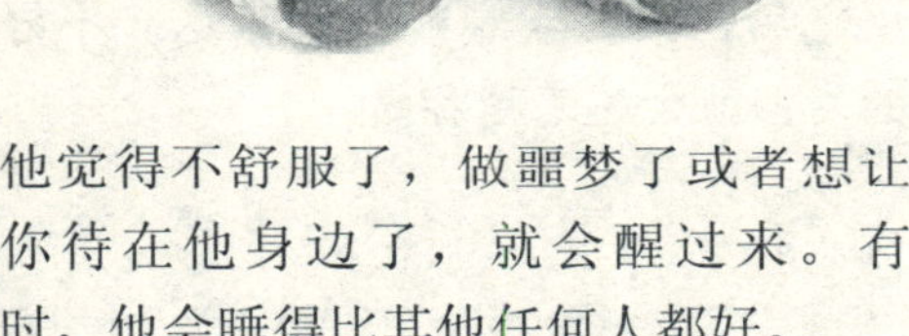

他觉得不舒服了，做噩梦了或者想让你待在他身边了，就会醒过来。有时，他会睡得比其他任何人都好。

要想减少宝宝晚上醒来的次数，应该从入睡时间着手。如果你希望宝宝8点睡觉，可是他却要等到10点吃了东西之后，你可以每隔一天就把10点的吃奶时间提前5～15分钟，通过拥抱和轻柔的抚摸使他提前安静下来。还可以在他的小卧室里喂奶，减少卧室的噪音，比如降低电视声、音乐声、聊天声以及其他宝宝的声音，保持尿布干净、舒适，用你常用的办法使他平静下来。然后继续逐步地把睡觉时间提前。

宝宝一旦睡着，就要等到要吃奶的时候才会醒过来。如果他比你预计醒得早，千万别把他丢在一边不理，即使他哭累了再接着睡，过一会儿还是会醒过来，而且会比之前更饿，而你也先后被吵醒了2次，损失了很多的睡眠时间。最好的做法是马上安慰一下宝宝，如果饿了就喂他吃点东西。你可以在睡觉之前（23点或者在午夜）先把宝宝叫醒吃点奶，吃奶之后他就能一觉连续睡上六七小时，并会减少夜里因为饿而醒过来的次数。在你抱起他之前，可以先掀开小毯子，让他过渡到浅睡眠，再把他弄醒。但这只对某些宝宝有效，有些宝宝不会醒过来，而是继续睡，直到半夜再醒。这是因为生理作用对宝宝的影响比外界环境大的缘故。

如果你已经形成了什么时候睡觉，夜间怎么喂奶的习惯，就要坚持下去，但也要有一定的弹性。记住，规矩也并不是固定不变的，即使按计划20点应该睡觉，但是如果20点半对宝宝更适合，完全可以改到20点半再睡，如果宝宝很累，偶尔也可以早点睡。如果到了该睡觉的时候，宝宝还哭闹不停，可能是需要你的安慰，毕竟他还小，需要你能时刻待在他身边。

宝宝形成睡眠规律

有时候睡眠能够反应健康状况，如果你担心宝宝的睡眠，可以去拜访医生。其实对宝宝睡眠的担心是很常见的，而且在宝宝出生后不久，大多数父母都会因为照顾宝宝而觉得疲惫不堪。并不是所有的宝宝都会对父母做出反应，但是如果坚持下去通常都能有所收获。如果宝宝夜里还是总醒，你也要相信一切都会慢慢好起来的，这种想法可以让你好好地享受宝宝出生后的前几个月。

作为妈妈，最重要的是首先照顾好你自己。走到户外，参加锻炼，和别人聊聊你的感受，当你睡觉的时候麻烦朋友或亲戚照看一下宝宝，你会发现你掌控生活的能力越来越好。还可以让保健医生能给你提供一些好的建议。通常是你感觉不再像先前那么累，对睡眠的焦虑感也消失了的时候，宝宝的反应也会越来越好，就算花了3个月时间才能适应也很正常。在这之后，改变宝宝夜间醒来这一不好的习惯就会越来越容易。

Q 我的宝宝6个月了，我能知道他什么时候累了。累了时他会躺在我怀里打盹，但是只要我一放下来，他就醒了。尽管我喜欢这样抱着他，但是这样我会睡不好觉，而且感觉很累，我该怎么办？

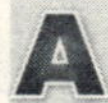

首先你要确定的是，宝宝营养状况是否良好，身体是否健康，体重是否如期增加。疾病、疼痛或者生长发育迟缓都会影响他的睡眠。宝宝睡觉时都需要一种安全感，有很多方法可以帮助他。如果他是在吃完奶之后睡着的，等他吃完之后就把乳头或奶瓶挪开，让他躺在你怀里，用襁褓裹住他，把他放到床上。记住要事先把床预热一下，使温度跟你的体温接近了再把他放到床上。接着再小心地把你的手从他身下移开，一只手放在他的胸前或者头上，轻轻地拍着他，让他感觉到一种安全感。你的声音、气味、身影都能使他安下心来。如果宝宝哭了，不要立即就把他抱起来，而是应该坐到他身边，给他安慰，等他睡着之后再离开。

刚开始时你可能得抱着他，哄着他，花上半小时时间他才能睡着。但是如果坚持下去，几天之后可能只需5分钟他就能睡着了。在你的指引之下，宝宝会睡得好，而且你俩也会轻松。

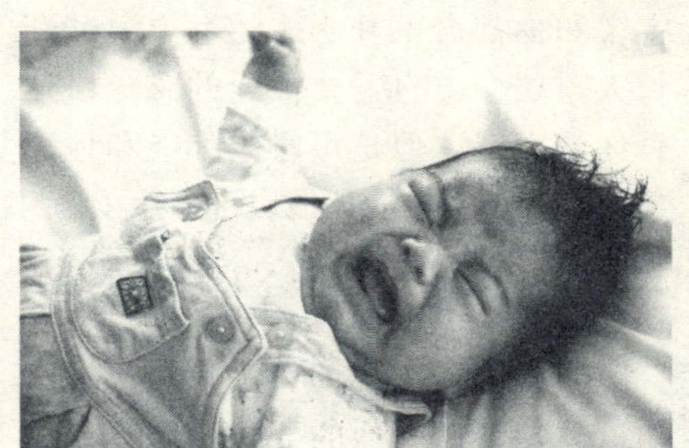

宝宝的哭闹

哭闹的学问

学着理解宝宝的语言，是一直需要进行的工作，但是你还是会经常对宝宝的一些新的表达方式感到惊讶。一些你不熟悉的呜咽和持续不断的哭声，经常让你感到无措（大多数父母都会这样）。有这种担心的时候，就看一下表，你觉得已经长达1小时了，其实可能只有5分钟。如果你还是不放心，或者认为宝宝病了，可以去看医生，征求他们的建议。如果你感到担心或不安，觉得宝宝的哭声可能暗示哪里出了问题，出于本能让你会迅速做出反应，并尽快寻求他人的帮助。

任由宝宝哭

和宝宝讲规矩

20世纪后期有一种非常盛行的观点，认为一哭马上就哄会惯坏宝宝。然而，现在的看法已经改变了，有科学研究表明，如果宝宝哭了马上就哄，在接下去的24小时中他就会哭得更少。在出生后的头几个月，宝宝的哭是反射性的，但是随着月龄的增长，就能慢慢开始控制自己的反射性的哭了。

作为妈妈，出于本能，你会设法安慰宝宝，这很自然，而且当宝宝还小的时候，也需要你的安慰。如果你想抱宝宝，就尽管抱吧，如果你克制自己，宝宝和你都会不开心。随着宝宝渐渐长大，还会一直需要被爱的感觉，还有你的支持，但是那时候你能和他清楚地交流了，也能和他讲讲规矩了。

不要忽视宝宝的哭声

宝宝因为需要而哭，他很快就会知道你是否理解他的要求。如果他总能得到想要的，就会信任你、备感欣慰，然后开始寻找其他合适的交流方式，如用他的身体、眼神和小手儿，并试着发出一些声音。反之，如果你总是忽视他的哭声，他就会退缩，不再信任其他人，也变得沉默寡语。

任由宝宝发泄

在你和宝宝亲密相处的时间里，总会有一些时候得考虑自己的需求，其次再考虑宝宝的。任由宝宝哭而不去管，是你拥有私人空间的第一步。有好几种方法可以“任由宝宝哭”，而你又不会觉得心疼。但是如果宝宝是因为饿了或者哪儿不舒服了，你还是会最先满足他。任由宝宝哭，最温和的做法是抱着宝宝，他只是需要通过哭来发泄情感，不需要去管他，因为哭是他的语言，你没必要总是安慰他。采取这种观点，即使宝宝哭的时候不在你怀里，你也可以和他说说话。如果你正在穿衣服、正在准备晚餐或者正在收拾婴儿床，通过和他聊天，你会让他感受到你的放松而不是担忧，这样会使他也放松并停止哭闹。

任由宝宝哭的时间

通常在晚上可以任由宝宝哭，那时候你会注意宝宝，看他会不会安慰自己，或者能不能接着睡。刚开始的第1分钟会让你觉得有10分钟那么漫长，5分钟对你而言就好似永远了。有时，任宝宝哭上几分钟是让他重新进入梦乡最有效的方法。但是如果你觉得时间差不多了，就可以“理”他了，把他抱起来再放下，然后坐在他身旁，轻轻地拍拍他，让他知道你就在身边。你可以唱唱歌、说说话，然后慢慢地再把声音放低，喜欢的话还可以和他低声耳语。如果你在他还哭的时候离开了房间，注意看一下时间。当觉得有必要时再回来看看他，有时在他放松或安静下来之前，你可能得回来好几趟。如果宝宝的哭闹是有规律的，比如可能是在每天晚上睡觉的时候哭，那每天延长1分钟时间不去管他。随着日子一天天过去，慢慢地你可能只需回房3趟，接着2趟了，到最后宝宝就会自己安静下来，而不用你管了。

如果宝宝心理很健康，可以偶尔任由他哭一会儿，过几分钟之后再去抱他，能让他开始理解分享时间和空间的意义，并且能真正帮助他尽情发泄情绪。如果你觉得自己做不到，也没关系，你并不是第一个有这种看法的妈妈，这意味着他人的支持会给你很大帮助。

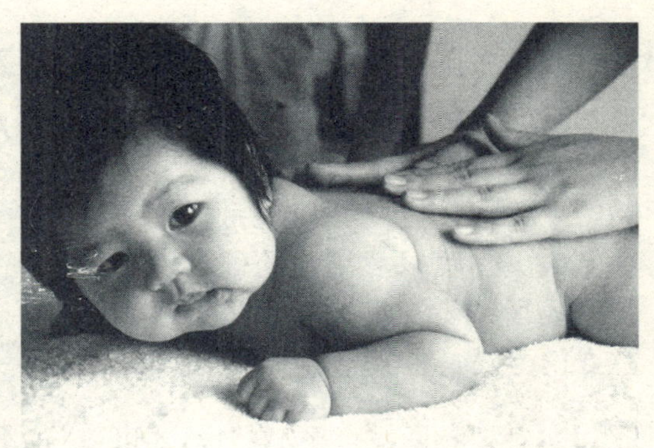

宝宝的护理

和宝宝一起锻炼

宝宝需要锻炼身体力量和控制能力，这样才能学着坐下、站立和行走。你可以帮助他锻炼身体弹性，鼓励他放松，建立自信。通过和他一起锻炼，他的大脑会释放出内啡肽，让宝宝觉得自己越来越健康。

从出生开始，给宝宝按摩、和宝宝一块儿游泳，可以先从浴缸开始，让宝宝躺在你身上做些轻柔的伸展小动作。这不仅对他的身体有好处，而且还会使他有一种和你、身外的世界都是一体的感觉。如果在这些过程中宝宝觉得不舒服了就停下来，抱抱他，等你觉得他已经准备好了再继续。

游泳

游泳能锻炼肌肉，激发宝宝的自信心，增加身体协调性，而且你会惊讶地发现，宝宝居然这么喜欢待在水里。游泳也是一种和宝宝一起锻炼的很好的方式，水的浮力和缓冲作用，让他有漂浮在子宫里的那种感觉，如果你能抱着他，他会觉得更加有安全感。

只要你喜欢，完全可以和宝宝一块儿游泳，而且可以先在家里的大浴缸里试一试。刚出生不久的宝宝都有“潜水反射”，可以防止水进入肺部。但是，你还是需要在旁边全程照看宝宝。

成人浴缸对小宝宝来说是非常不错的“游泳池”，妈妈的大手可以支撑住宝宝。你可以从当地的健康中心、健身场所或者保健医生那里了解到一些专门为妈妈和宝宝开设的游泳班。

宝宝要到两岁半至3岁时，才可以在没有外力的支撑下，有足够的体力游泳。因此，在这之前你需要用手支撑住他的小身体，让他的胳膊和腿能够自由地打水，这也是游泳必不可少的。可以让宝宝从池底轻轻弹起再轻轻落下，或者把宝宝抱在胸前，让他学习使用漂浮工具和其他辅助用具，这些都将会是你和宝宝非常喜欢的运动，而且这些辅助工具不仅能帮你建立自信，还能帮助宝宝在水中维持平衡。4个星期时，他可能觉得花10分钟伸展身体，或者按摩10分钟就已经足够了，但是等到了12个星期的时候，10分钟对他来说可能就太短了，或许他已经需要半小时的锻炼了。

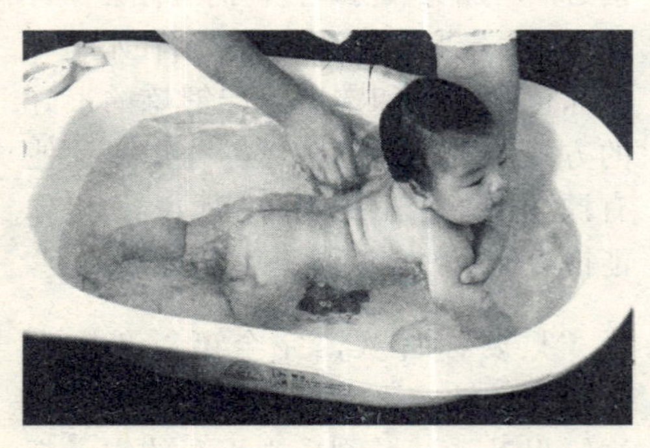

和宝宝一起到户外转转

宝宝和成人一样，喜欢变换的风景。他们喜欢清新的空气、移动的树、蓝天或者天空飘着的云彩，还有流水、青草和花朵的香味。他们也喜欢遇见不同的人，到不同的地方。因此，尽可能多带宝宝到户外走走，或者带上他一起去拜访朋友。下面列出了一些你外出时得随身带的有用的东西：

备用尿布——通常要比你估计的还要多带1～2片。

婴儿专用湿纸巾。

换用的垫子。

尿布袋或用来装脏尿布的塑料方便袋。

干净的婴儿汗衫、婴儿连身服和开襟羊毛衫。

如果外出的时间超过4小时，带一套备用的衣服。

外套和帽子。

备用的平纹细布或者一条小毛巾，可以用来吸干滴落的乳汁。

颜色鲜艳或者能发出声音的玩具。

奶嘴或者小毯子（如果宝宝已经有1个了，再带一个备用的）。

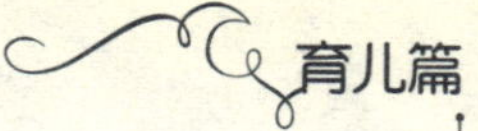

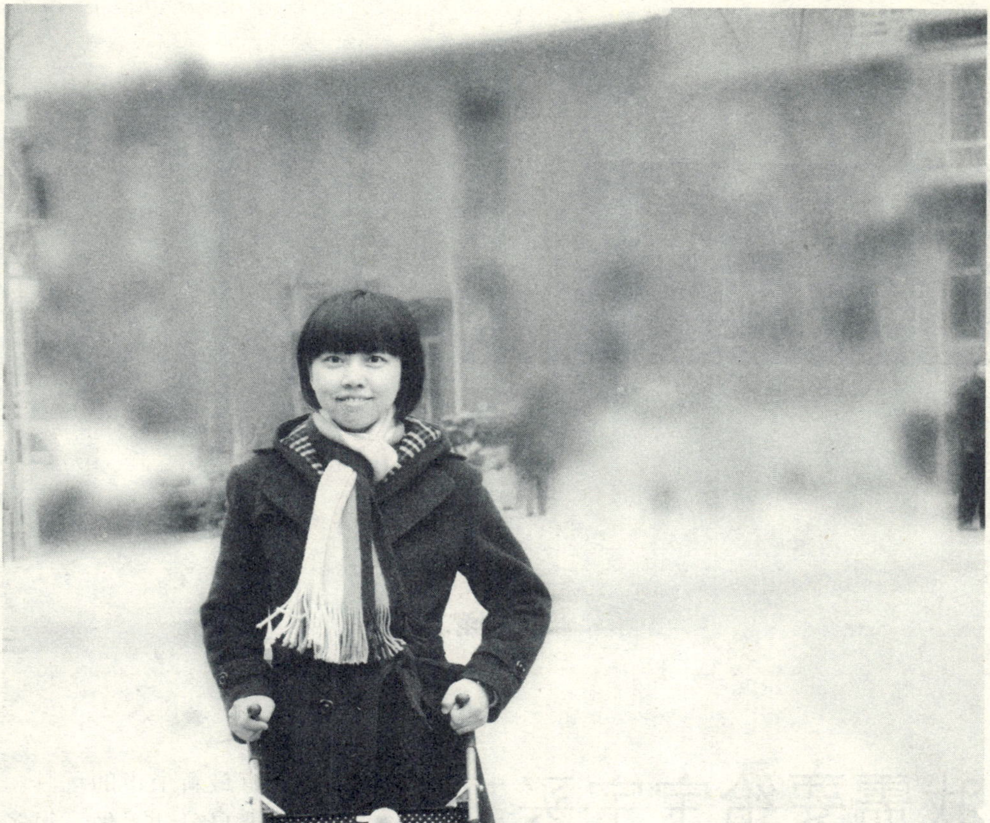

人工喂养的宝宝：比你预计再多带1个奶瓶。把调制好的奶冷藏起来，要用的时候再加热，或者用热水瓶带点热水，奶粉装在已经消过毒的奶瓶里。

母乳喂养的宝宝：如果你漏奶多，多带一套乳房垫和一件备用胸罩或者一件T恤衫。

给自己带点儿有益健康的零食和一瓶水（给宝宝喂奶的时候你会渴）。

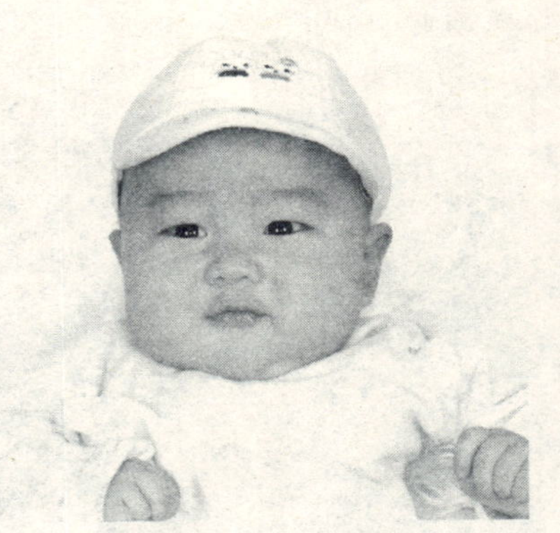

值得注意的问题

我需要给宝宝买很多最新的、高科技的玩具吗

在琳琅满目的玩具当中，很多是按照医学和心理学的原理来设计的，能促进宝宝的身心和智力发育。而且这些玩具的另一个显著优点就是，已经通过安全评估，给一定年龄范围内的宝宝使用都是安全的。玩具和游戏不仅能让宝宝认识世界，而且还能刺激其身心发育。但是即使如此，你也没有必要买下所有最新上市的玩具。实际上，你如果能自己动手做，很多玩具不用花多少钱，也不用花多少时间，就能制作出来。有些玩具还会让宝宝觉得“成人”的世界也是很有趣的，比如你可以在木勺子或者纸盘子上，用黑色的标记笔画上笑脸，或者在白色的卡片上画画，然后把卡片挂在宝宝的婴儿床上方，或者放在地板的玩具垫上，这些都是能吸引宝宝眼球的玩具。此外，当你去朋友家玩时，还可以从他们家的自制玩具中得到一些灵感，当地的图书馆里也会有有关玩具的书籍。

怎样让宝宝喜欢坐汽车

宝宝不喜欢坐汽车的原因有很多：可能觉得坐在车里不舒服，不喜欢汽油的味道，不喜欢汽车发出的声音，也可能是坐在车里太热，觉得无聊或者只想亲密地依偎着你，但是，过一段，她就会慢慢习惯的。

你可以每天都让她坐两三次，或者拿一条平常用的小毯子、一件你的衣服把她包裹起来，熟悉的气味能让宝宝适应。也可以放她喜欢的音乐，或者和她聊聊天，在车里放一些能动的小玩意儿、漂亮的卡通图，这些都能分散她对车的厌恶情绪。还可以在她的座位前面挂几幅画，或者在玻璃上挂上彩带，载着宝宝来一段有趣的汽车之旅，这些简单的方法，都能使宝宝喜欢上这段旅程，喜欢上汽车。

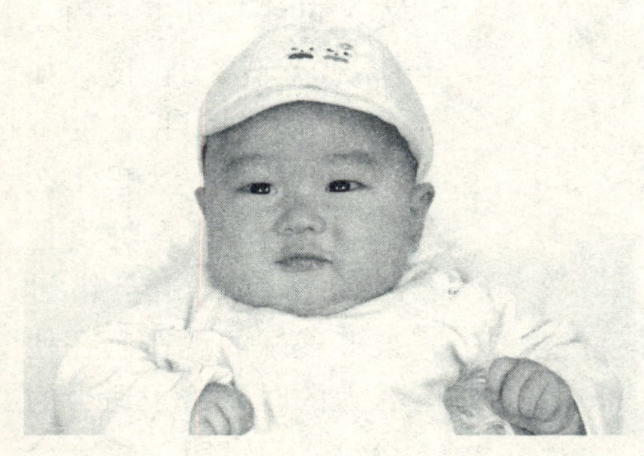

宝宝更喜欢和爸爸做游戏，她是不是更爱爸爸

像成人一样，当宝宝开始和其他人建立关系时，也会有他自己的处世风格。人与人之间的风格肯定是不同的。你要坚信，父母和宝宝没有任何竞争。宝宝只是享受着让他开心的每一刻，无所顾忌地表达着自己的情感而已。有些时候他可能比较喜欢和爸爸待在一起，但也有些时候，会更喜欢和你待在一起。你和你的丈夫与宝宝之间的关系是独一无二的：宝宝在乎你，你也在乎他，你们相互都使对方过得更好，当然有时也会有一些小冲突。即使是最好的朋友之间也会发生冲突，而且这也是最亲密的母子关系的一部分，但要明白，这丝毫不会影响你们之间的爱。当然，有些时候宝宝也会吵着要离开爸爸，投入到你的怀抱。所以记住，你不能控制、干涉宝宝和其他人的关系，你能做的就是爱她、接受她以及她和他人的关系，并鼓励她。

我的宝宝11周，每次吃奶都断断续续，这是食欲不振吗

你的宝宝不是食欲不振，只是开始对他周围的世界感兴趣了，所以，即使在吃奶的时候，也会被其他东西所吸引，而且他也开始慢慢地能控制自己的身体了，因此，会用他的眼、头甚至手来关注感兴趣的东西，这样当然就不能一心一意吃奶啦。这对他而言是一大进步，他会抓住所有机会来搜集信息。你可以和他聊聊他看到的东西、听到的声音，告诉他那些引起他注意的声音是怎么回事。当然，如果你担心这样会引起体重下降，或者影响胃口，可以咨询医生。

我的宝宝10周，趴着时还不能抬头，这是发育迟缓吗

你不用担心宝宝颈部力量的发育。过1个月后再观察能不能抬起头来，然后再从整体的角度来评价他的发育情况。如果还是很担心，可以咨询医生。

每个宝宝的身体发育都会经历相同的阶段，但是没有两个宝宝的发育进程是完全一样的，就像世界上没有两片相同的树叶一样。你的宝宝抬头时间可能比其他宝宝晚，但是他可能比其他宝宝更早地开始微笑。他也可能要到10周，甚至13周的时候才能用手抓东西。不要期望太多，一切让他自然发展，可能等到下一周，情况就不一样了。如果你总是关注宝宝下一阶段该学会干什么了，或者总是期望他超前发育，就会错过很多美好的现在。在他努力的时候给予适当的帮忙，为宝宝的每一个小小的进步欢欣鼓舞，你俩会收到生活给予的最大回报。

第六章

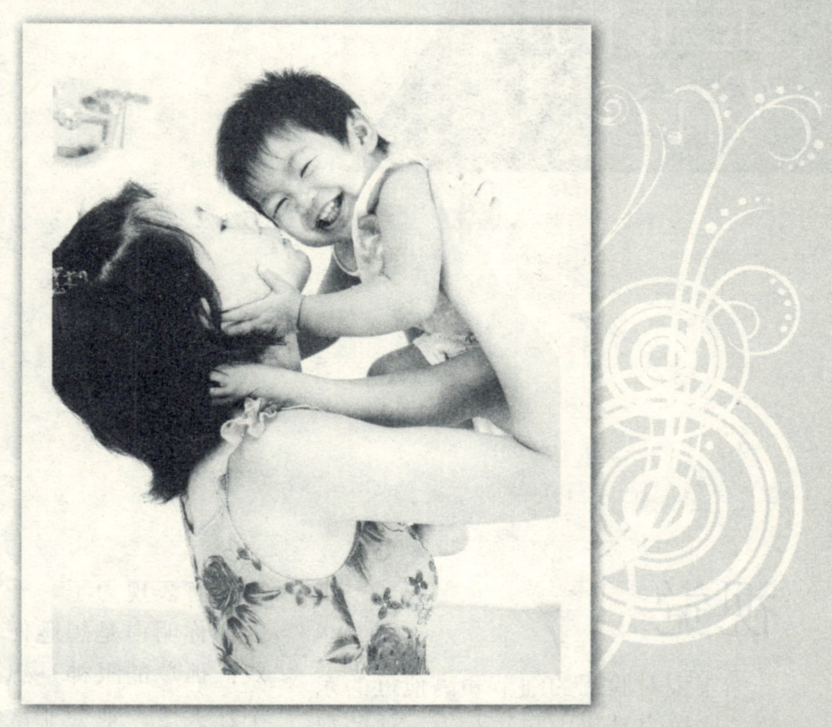

Parenting

4～6个月：爱笑的宝宝

宝宝的发育

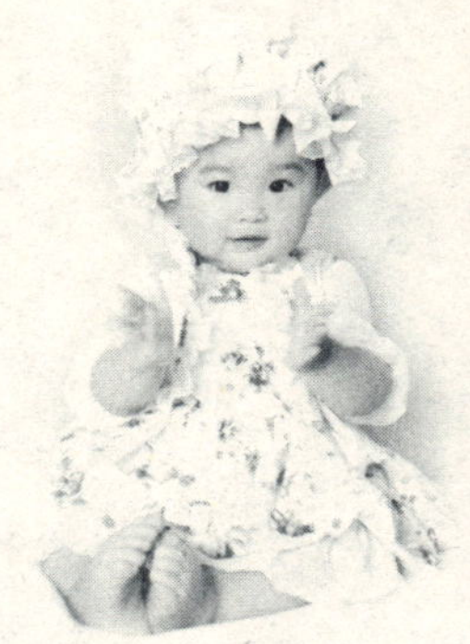

视觉

宝宝对脸上的细节和离他近的东西，比较容易集中起注意力，他的视野至少能看到5米远的东西。他现在已经能够双眼并用，把两眼看到的事物整合成一个三维立体的实物。这就是他为什么能精确地判断出速度、深度和方向的原因。他能够判断出熟悉的物体的移动方向，能用眼睛追踪做离心运动的物体，如其他小朋友正在玩的三轮车的轮子。等到他的双手协调性更好的时候，就可以开始研究让他感兴趣的东西了。

到第5个月的时候，他的眼神就更富有表现力了。一个邀请的眼神就能让你明白是想邀你和他一块儿做游戏；孤单的眼神是想告诉你，他快忍不住哭了。他会非常仔细地观察你的面部表情，并通过模仿，学习如何通过面部表情来表达心理的看法。如果你不像往日那样对他微笑，而是面无表情，他就会一脸诧异。等他开始意识到，手是他控制身体不可分割的一部分时，会非常开心地重复做把手交叉起来，再往外翻的动作。

到第6个月时，他的视力已经达到成人的1/10的水平。他能清楚地看到视野范围内的事物，但是还不适应去感知距离和深度。等他理解的东西越来越多，和看见的事物（接触越来越频繁的时候，他对这些东西也就记得越清楚。每次看到熟悉的东西，宝宝都会试着判断它的质地和重量，并且会从记忆库里调出以前储存的有关这个东西的信息，比如它是不是能动，怎么动，会发出什么声音，闻起来什么气味，放在嘴里的感觉如何等。到6个月底的时候，即使你和他分别2个星期以上，当你们再见时，他也能毫不费力地认出你来。

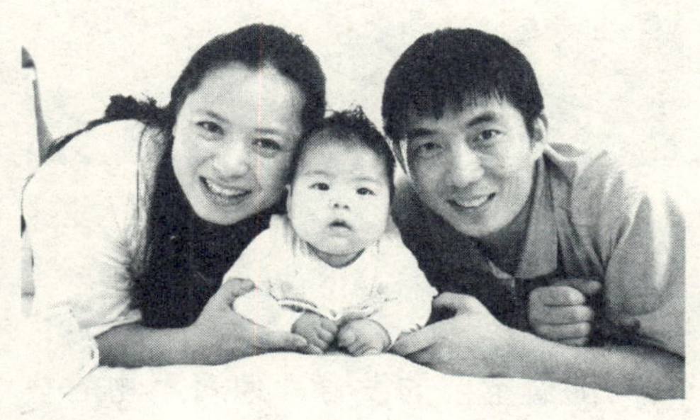

听觉

在这几个月中，宝宝定位声源的能力大大提高。说得更具体一点，他已经能判断出，位于前面和侧边的声音是从哪儿发出来的，不久之后，他又能取得一定的进步，正确判断位于头顶上和脸部以下的声源。尽管在1岁以内，他的判断速度还不能和你比，但是，到6个月的时候，能判断出位于身后的声源。等到他能灵活使用小手儿的时候，开始关心是不是任何东西都能发出声音，从自己发出的牙牙学语声，到用脚后跟拍击地板发出的啪啪声，如果在他的摆弄之下能发出声音，他就会大受鼓舞。此时宝宝花在听力上的精力，主要和语言学习有关。当他注意到别人张开嘴的时候，就会等着别人发出声音，如果等了一会儿之后还没听到说话声，就会觉得非常奇怪。

小知识

听力游戏

- 宝宝通过手上的游戏往往能学习到很多，因此，给他那些能发出啪啪、吱吱的声音，或者能折叠的东西玩，不管是玩具还是家庭用品，只要没有危险就行。
- 通过按按钮或者是拍击就能发出各种各样的声音的玩具，对宝宝的记忆力发展非常有好处，而且能提高他们对手和手指的精细调节能力，玩具发出的哔哔、嘟嘟声也能给他们带来很大的成就感。
- 多给宝宝唱唱儿歌，还可以给他念最新的童谣。如果在你唱给他听的同时，还能配合按摩或者能轻轻晃动他的摇篮，那就再好不过了。说不准什么时候他开始模仿你唱歌了呢！
- 听音乐能激发宝宝对音乐的兴趣。如果你家附近有音乐培训班，就带上宝宝去吧，在这样的培训班里，他不仅能有年龄相仿的玩伴，还能在玩中学到很多东西。

嗅觉和味觉

宝宝一直在无意识地使用他的嗅

觉，而且嗅觉也是他最灵敏的一种感觉。味觉当然也很重要，通过味觉，他能感觉出放进嘴里的东西的质地、大小以及味道如何。他的舌头和嘴唇能品尝出很多种不同的味道。这两种感觉在他认识世界的过程中起着举足轻重的作用，能协助他的大脑把具体事物的外观、给人的感觉、味道以及气味整体结合起来，从而使他即使只能看见事物外观，或者只能听见声音时，也能大致猜出这项事物的特征。如果他玩过球，如用嘴舔，用手击球或者把球滚来滚去，球在他脑海里的特征就是：能滚动。如果你已经开始给他添加辅食了，那对他而言，就相当于开始了一场全新的味觉盛宴，很多他以前只能看一看或者只能闻一闻的美食，现在都能开始细细品尝。

小知识

嗅觉、味觉游戏

• 多让宝宝接触一些不同的气味，而且越多越好。担心他闻到不喜欢的气味会不开心？没关系，下次注意不要让他接触这种气味就可以了。

• 关于味觉，如果你想通过添加辅食来帮助他断奶，可能出现很多意外的情况，而且经常会把事情弄得一团糟。如果他不喜欢一些食物，会通过哭闹，或者把头转向别处让你知道。

• 宝宝喜欢品尝各种食物，而且喜欢把抓在手里的任何东西，都往嘴里塞，尝尝是什么味道。很多东西你可以拿给他玩儿，只要没有危险的都可以，比如橡胶玩具、毛茸茸的玩具熊、茶杯和地毯。宝宝通过味觉能获得很多重要信息，这些信息随着时间的积累，会逐渐让他明白，哪些东西是可以吃的，哪些东西是不能吃的。

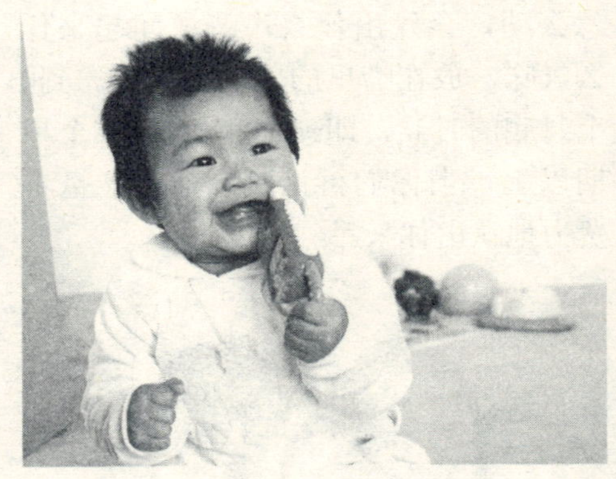

触觉

随着宝宝的发育，他对事物的整体认识逐渐增强。在这一阶段，他开始摆弄自己的小手儿，并惊讶于自己能控制手指。

笑

到宝宝3个月的时候，他已经很爱笑了，不仅冲着你笑，还冲着玩具笑，冲着你的朋友笑，而且笑得很开心，这说明宝宝的幽默感已经开始形成了。他还会形成自己特有的语言风格，到6个月的时候，你几乎可以用喋喋不休来形容他了。

他的笑声和语言，能帮他更快地加入他人的谈话，也能让他玩得更加开心。到6个月的时候，他已经能坐了，尽管开始时还坐不了太长时间。他会拿食物当玩具，也可能爱从房间的一头移到另外一头，不管是慢吞吞地移过去，还是扭动着可爱的小身体爬过去。

此时，你和宝宝之间已经非常熟悉，也越发相信可以用自己的本能来照顾宝宝。你一眼就能注意到他是累了，还是哪儿不舒服了，是饿了还是觉得无聊了。宝宝也会很了解你，知道你能明白他的心思，在他和别人“交谈”时也需要你当翻译。在玩的过程中宝宝能学到很多，你不仅是他最重要的玩伴，还是他的启蒙老师和安慰他的人，而从某种程度上讲，他也是你很重要的老师。

宝宝的社交生活

尽管现在宝宝明白了，你和他在身体上是两个完全独立的个体，但是，他还不知道你俩有着完全独立的思想（或者说还根本无法理解思想是什么）。6个月时，他的短暂记忆只持续3～5秒，因此，即使你拿走了他的玩具，会让他那会儿哭闹不已，但是只要你给一个替代物，或者不把那个玩具放在他的视力范围内，他很快就会停止哭闹，开始关注其他新的东西。当有人离开时，宝宝的反应也同样如此。如果能有人陪他玩儿，逗他开心，让他有安全感，失落感很快就会消失。

和短暂记忆相对的是长期记忆，长期记忆能让宝宝记住一些人和物。尽管当你离开之后他可能不会想你，但是当你再次出现在他面前的时候，他就会认得你，而且会希望见到或听到其他能代表你的东西，比如你的声音、你的笑容还有你身上的气味。尽管他不会记得10分钟之前在干什么，

小知识

自我意识游戏

- 随着宝宝和他人交流的增多，他喜欢玩人人都能参与的游戏。这段时间也非常适合玩躲猫猫游戏，用手遮住你的脸来逗他。4个月时，如果你用手把脸遮住，通过指缝就会看到宝宝一脸茫然，因为他不知道从哪儿才能找到你，当你把手移开后，看到你又突然出现，他就会咯咯地笑起来。到6个月的时候，他已经熟悉了“游戏规则”，不会再茫然，而是高高兴兴地等着你自己乖乖出现。
- 你和宝宝会经常玩你们都喜欢的游戏。即使你要跳上跳下，唱滑稽的歌逗他，或者坐在他面前翘起鼻子，或者胳肢他都没有关系，只要你俩都开心就好了，好心情能让你们更加亲密。而且从这些游戏中他能学到很多东西：爸爸能那样跳舞，我能吗？脚是怎样离开地面的？他在动，但是还是那个爸爸。他的舌头是从哪儿冒出来的？我也有吗？如果我也把舌头伸出来，他会笑吗？我喜欢他咯吱我，我会通过笑声来告诉他我喜欢，我还想再玩一次，我知道这样做他还会继续咯吱我。

但是不管怎样，他已经越来越熟悉这个世界了，熟悉的感觉能让他更加信任这个世界。当他遇到新事物或者试着自己解决问题时（如怎样才能够得着那个玩具），就会看你或者照顾人的脸色，来判断自己的反应对不对。6个月时，宝宝已经有多种不同的方式来招呼不同的人了，比如，当他看到你时，会把胳膊伸出来，仿佛在说：抱抱我吧！

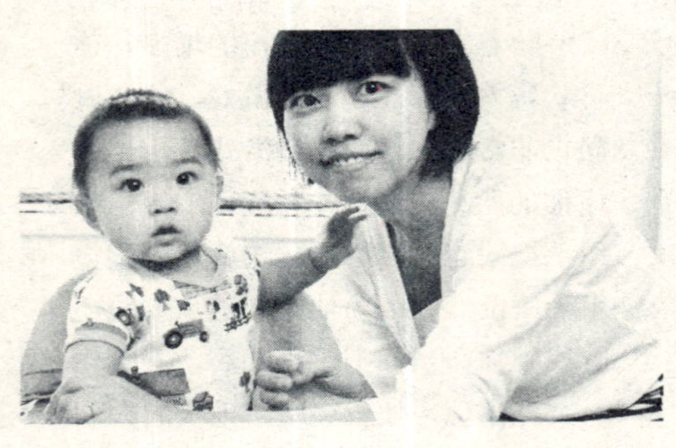

交流

会传达自己的意思

尽管宝宝的很多动作都是无意识的，但是他正在逐渐有意识地支配自己的身体。他会摸你的脸，用手指头儿好奇地抓你的鼻子。

如果看到你手里拿着一个奶瓶，他会急切地上下挥舞胳膊，嘴巴一张一合。如果他饿了，但是还没见你拿奶瓶，也会用这样的肢体语言告诉你，他饿了，你该给他喂奶了。

注意看他想玩哪个玩具，就把那个玩具递给他。到4个月或5个月的时候，他就会顺着你的视线饶有兴致地观察其他事物。你抱着他时，他会用手抓你的肩膀或胳膊，作为对你的拥抱的回应，吃饭时他还会碰你的餐具，“告诉”你他想尝尝你的食物。

模仿很重要

大多数时候你都能和宝宝顺利交流，你甚至不用费心捉摸他的手势和表情，就知道他的心思。你会很自然地模仿他的用语，他也会模仿你。

通过模仿他能学到很多东西，如说话的语音语调，体态和肢体语言，而这又可以让他明白很多东西都是要通过学习获得的，而不是天生就会的。到6个月的时候，他已经学到很多社会规则了，而且还学着如何积极地融入这个社会中。他现在所学到的肢体语言，将为7个月或者9个月以后的社交打下良好的基础。

学习发声

起初，宝宝只能用眼神和肢体动作进行交流，慢慢地，就会学着怎么发声，怎么控制声音，怎么把音节连起来，怎样能发出悦耳的声音。不断练习使他的听力越来越好。如果顺利，差不多到6个月底的时候，宝宝就能向你展示几个跟你学到的音节了。

宝宝4个月的时候喉头会下降，这样就能发出一些介于元音和辅音之间的喉音了（通常是一些没有实际意义的牙牙学语）。但他现在所能理解的东西远远超过了自己的表达能力。有研究表明，对6个月的宝宝说话时，如果你发出了不正确的重音，他就会露出惊讶的表情。而且还能区别出陈述语气和疑问语气，能通过你的眼神和肢体动作，知道具体的意思。到6个月底的时候，他能听得出自己的名字，而且会观察你用什么样的口形，发出什么的声音。其实，他正尝试着想在脑海里绘出一副口形－声音图谱，希望不久之后的某一天，能根据这个图谱发出自己的声音。

小知识

交流游戏

要让宝宝自己张口说话，要有耐心，你可以把自己的话再重复一遍。在他向你展示刚学会的几个词时，要把收音机和电视都关掉，保持安静，让其他人也安静下来，然后和他一起玩“镜子”游戏：把你的脸凑近他，发出几个音，然后让他顺着你往下说。即使他没能接下你的话，只是冲着你笑或者盯着你看，也没有关系，下次再试试。现在对他来说，最好的学说话的方式是和别人交谈。如果他知道你非常有兴趣地听他讲话，他会大受鼓舞。此外，他还喜欢观察你是怎么和别人聊天或者打电话的，也很喜欢听你唱歌。

身体协调力增强

宝宝身体的协调性和四肢力量每天都在增强。到5个月的时候，他已经能联合背部、腿、胳膊、肩膀还有颈部的力量，开始会翻身了。同时，他的身体还比以前更有弹性，即使是躺着，也能用手去抓自己的脚趾头儿，能把脚趾头儿放到嘴里，还会手脚并用抓玩具。

宝宝还会尝试着站起来，也很欢迎你的帮助。4个月时，他会很喜欢站在你的腿上，在你双手的支撑下做弹跳动作，一会儿之后，当他膝盖没力了，就会扑通一声坐下去。宝宝从出生到会坐也要花几个月时间。4个月时，如果让他坐着，他差不多已经能支撑起上身的重量了，但是会不安分地扭来扭去，尽管这样，如果把放在他后背的靠垫弄开，没多久，他就会“坐不住”倒下来。5个月时，即使没有靠垫等物品的支撑，他也能自己坐上一会儿。6个月时，他已经能独自坐一会儿了，尽管可能还是晃晃悠悠地。

运用胳膊和手

宝宝肌肉控制力的发育是离心性的，先从肩膀开始，最后再发育到指尖。因此，大概到3个月的时候，尽管胳膊的肌肉控制力已经发育得差不多了，但是手的定位还不是很准确。到4个月的时候，他会用两只手去抓东西，而且当他把胳膊往前伸的时候，还会借助下身腿部的力量。等到他的身体协调性发育得更好的时候，就能准确抓到想要的东西了。

刚开始时，宝宝不知道怎样才能

把东西抓住，他会用拇指抓东西，放在胸前很低的位置，结果当他想尝尝是什么味道时，发现小嘴够不着。但是即便如此，他也会“毫不气馁”地继续尝试。甚至看到地毯上的花，或者图片里的人脸，也会用手去抓，结果当然没有成功，偶尔也能抓到来回摇摆的小玩意儿。等到积累了一定实践经验之后，他就会慢慢明白，哪些东西是抓得到的，哪些是不能的，而且手的精细调节能力也会慢慢提高。说不准哪天他就能把一样小东西在左右手之间传来传去了，而且也知道该怎么用大拇指了。到6个月的时候，他已经能在维持身体平衡的情况下单手抓东西了。

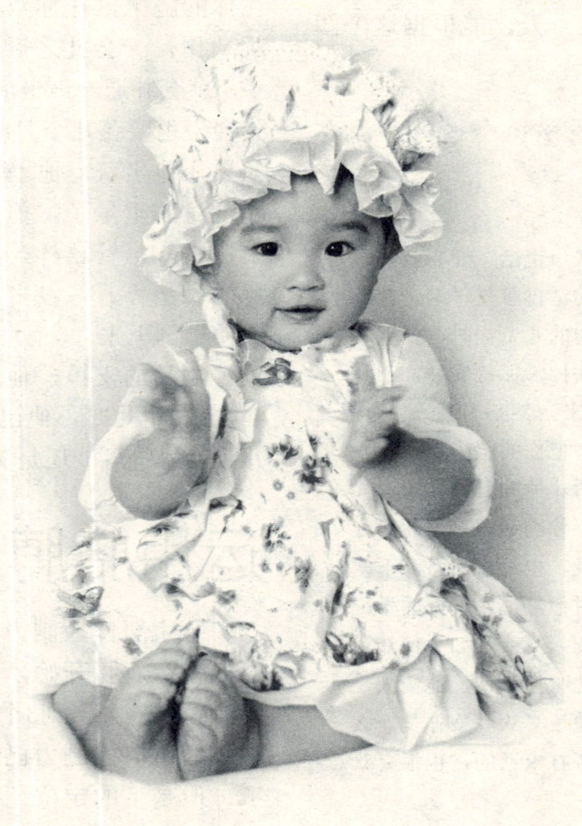

宝宝的睡眠

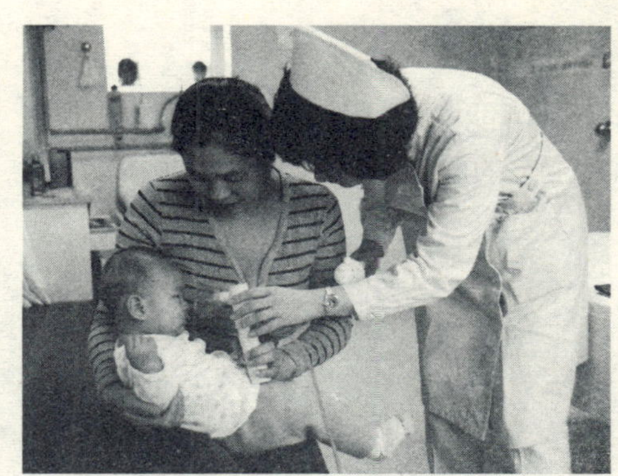

甜蜜的梦乡

只要方法得当，宝宝就能更早一点一觉睡到天亮，但并不是每对父母都能做得很好。有些父母并不在乎宝宝的睡眠习惯，听之任之，认为婴儿期那么短暂，宝宝想怎么样就怎么样吧。当然，如果没出什么问题，这种做法是最容易、最省心的。关于宝宝的睡眠，不同的父母有不同的看法。有些父母认为自己很幸运，宝宝可以一觉睡到天亮，不用半夜起来喂奶；也有一些父母，即使要起来喂奶，也不会烦恼，不会千方百计地想改掉宝宝这一“习惯”，他们觉得，能枕着宝宝的奶味入眠，是一种幸福。

到了第4个月，宝宝也不一定能一觉睡到天亮，这也是正常的。父母应要有这样的一种信念：随着宝宝长大，他活动得越来越多，吃得也越来越多，白天睡得越来越少，总有一天能一觉睡到大天亮。有些宝宝自己就能一觉睡到天亮，有些则需要父母的鼓励和帮助。

宝宝起夜的原因

最可能的原因是饿了。如果不是饿了，就可能是渴了，让他吃会奶或者哄哄就又能睡着了。

可能觉得不舒服了，也可能是尿了。

可能穿的衣服太紧了。

可能觉得冷了或者热了。把手放在宝宝的肚子上试试他的体温。

可能卧室内灯光太暗或太亮了。

如果你怀疑宝宝病了，尽快带去医院。

宝宝起夜还可能和白天的活动有关，如果宝宝是最近开始添加辅食，他的胃肠道对辅食可能还不是很适应，因此，有时候会觉得胃不舒服。宝宝应该有规律的饮食，睡前1小时不要进食任何辅食。还要注意宝宝是不是每天都获得了足够的热量和足够的乳汁，观察他的体重有没有增长。如果体重如期增长，就说明摄入了足够的乳汁和能量。

宝宝白天的睡眠时间不能超过5小时，晚上睡觉前的3小时也不能睡觉。

宝宝需要锻炼，需要新鲜的空气。通常情况下他每天的活动量基本上已经够了，但是如果他的活动受限，比如在车上待了一天，活动量可能就不够了。他喜欢你陪他玩儿，喜欢游泳，还喜欢你给他按摩。如果在下雨天不方便出门，你们已经在屋里待了整整一天，要把窗户打开，或者撑上伞，带着他到雨里散会儿步也行。

宝宝的床不够舒适。如果是这个原因引起宝宝起夜，可以把床单换掉，换成天然纤维织成的床单，或者在睡觉之前，把床单和毯子先预热一下。

如果宝宝是因为咳嗽起夜，要按照医生的指导予以治疗，使他的呼吸道通畅。

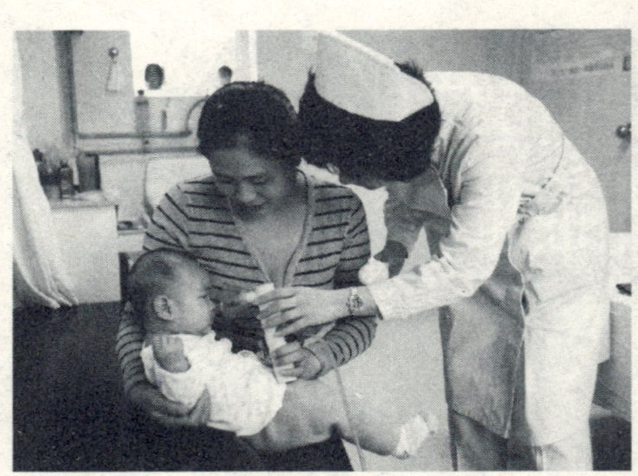

改掉宝宝起夜的坏毛病

如果宝宝每天晚上几乎都在同一时间段起夜，而且你哄哄他，或者让他吃会儿奶之后，又能很快睡着，这可能是已经养成了起夜的坏毛病。改掉宝宝起夜的坏毛病需要爸爸妈妈付出很大的努力。不管碰到多大的困难，爸爸妈妈们都要坚持下去，要相信不久之后就一定能成功的。以下的这些建议可能有所帮助：

每次宝宝起夜，你采取的措施越少越好。可以轻轻地抚摸他的头或者把他的被子掖好，如果他喜欢含着奶嘴，就让他含着。对他说会儿话也能使他尽快安下心来。

如果你采取的措施有效，宝宝下次醒过来时，你还可以采取一样的措施。

如果醒了好一会儿之后还没睡着，可能是要换尿布了。换尿布时，别开灯，也别逗他玩儿，尽快给换好就是了，如果能不换就尽量不换。

如果宝宝睡着之后又再次醒过来，试着给他喝点儿水。水能起到两个作用：一是让宝宝明白现在不是吃奶的时候；二是因为渴了醒过来，喝水正好能解渴，要让宝宝明白这两点。

不管宝宝什么时候醒过来，你都可以根据以上这些建议去采取措施。但是要记住，尽量使晚上显得乏味无趣，也不要做任何能使他兴奋起来的事。

如果宝宝还是不开心，刚开始的几个晚上可以让他适量吃点奶，但是量应该比平时少，否则他摄入的热量就可能过多。如果你和宝宝同床睡，还可以让他吃得更少，因为和你同床睡的宝宝，往往能比单独睡的宝宝更快地进入梦乡。

有时候你可以什么都不做，只要在旁边看着就好，宝宝自顾自哭上一会儿之后就又能睡着了。你可以等上1分钟、5分钟或者15分钟，然后再决定“理”他。要知道这样做不是在惩罚他，而是让他学着在没有你的帮助下也能自己进入梦乡。如果他醒过来时发现你不在旁边，就会放声大哭，希望把你“叫”过去哄他。逐渐推迟你出现的时间，你会发现，其实宝宝是能够逐渐适应的，就算你不在身边，他最终也能自己进入梦乡。

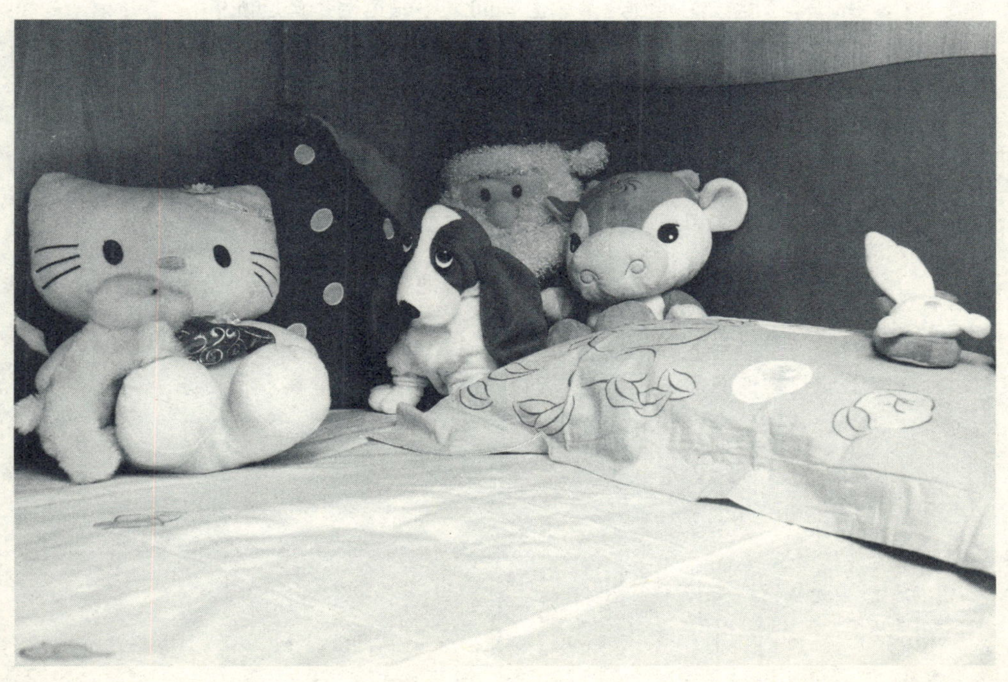

宝宝有时也需要在晚上吃点东西，尤其是生病时或者处于猛生长期时，他会饿得比平时快，吃得也更多。如果宝宝的哭声使你不安，那就赶紧过去看看是怎么回事吧。他有可能是做噩梦了、牙龈疼了、呕吐了、肚子不舒服了，或者一个人睡觉害怕了，不管是什么原因引起的，只要你待在他身边，安慰他，保护他，就能很快使他平静下来。

白天的睡眠

等宝宝大点儿之后，你可以慢慢延长他白天的睡眠间隔。如果宝宝喜欢睡长觉，就让他睡吧，但是，如果他是晚上7点或者8点睡觉，就千万别让他睡过下午4点，以免影响晚上的睡眠。为了使宝宝在白天睡得更好，千万别让他空着肚子睡觉，也别让他穿着湿尿布或者在你出门前匆匆忙忙地哄他睡觉。宝宝白天的睡眠有助于养成一个良好的睡眠习惯，也能使你更好地安排他晚上的睡眠。

即使你的宝宝不喜欢白天睡觉，吃完午饭之后，还是应该让他有一段安静的休息时间。你可以陪他“看看”书，给他按摩，或者带他出去散散步。否则到晚上的时候，他会显得特别累，这样就会影响晚上的睡眠。

我的宝宝原来睡在摇篮里，但他现在长大了，摇篮对他来说好像太小了，我怎样才能让他睡到儿童床上，而又不会觉得不适应呢?

首先要恭喜你，你的宝宝长大了，他已经不再是刚出生时的那个小不点儿了，小小的摇篮已经容不下他了。他需要一个更广阔的空间，这样才能睡得好。你可以按照以下步骤让他适应新床：

白天在儿童床里玩，先让他熟悉一下新床。

把儿童床放在他的摇篮旁边，白天让他在儿童床上睡觉先适应一下。

把他熟悉的毯子铺在儿童床下面。还可以在床边挂几幅卡通图，或者在床上放几样他熟悉的小玩意，这些都能使他更快地喜欢上新床。

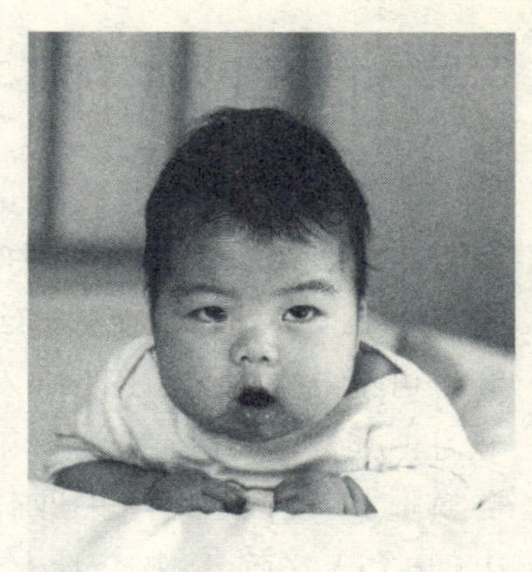

宝宝的哭闹

哭闹的学问

在出生后的6个月，宝宝的哭声是他能发出的最为寻常和频繁的声音。

现在，你对宝宝的性格已经非常熟悉了：他有时候会心平气和，想要安静；有时候会有点难缠，要这要那；也可能某一天脾气会很不好，只想哭，让你抱他。如果你了解他的脾气，哄他还是相对容易的。随着他吃奶次数的减少，每一觉睡得越来越长，他醒着的时间和各种各样的需求也会越来越多。

宝宝现在哭闹的原因，和前3个月可能是相同的。因此，根据以往的经验，你现在已经能很快地识别出宝宝的“爆发点”了，只要尽快采取措施，就能避免宝宝哭闹。宝宝和以前明显的不同就是，他喜欢也希望和你之间的互动，也就是说，如果你不关注他，或者他得不到你的认可、不能加入你们的谈话，就会抱怨。如果你拿走他喜欢的，但是不安全的东西，他就会排斥更多的东西，因为他还不知道危险。为了不至于让宝宝有不良情绪，你应该趁他不注意的时候悄悄地拿走，他很快就会忘得一干二净。刚开始添加辅食也会让他哭闹，他的肠胃可能还不适应辅食；或者是饿了，想吃东西了；也有可能是因为不熟悉的气味。

哭和睡眠的关系

有时候到了晚上该睡觉的时候，宝宝会有所抗拒。你可以哄哄他，直到他安静下来为止。比如睡前给他讲个故事，可能很快就能让他进入梦乡，这个习惯可以一直持续到童年。如果宝宝晚上起夜了，不用采取什么措施，让他自己安静下来会比较好。实际上，很多宝宝到了3个月之后，晚上起夜哭闹的次数就比以前明显减少了。如果你想改掉他晚上起夜的坏习惯，短期内他会有抵触情绪，哭个不停。

哭和宝宝的情绪的关系

哭是宝宝和外界交流的一种重要方式，如他会用某种语调的哭声来表示自己很失落。但是，宝宝怎么会觉得失落呢？当然会，比如当他拿不到想要的玩具或者觉得不舒服，而你又只顾着煲电话粥不理他时，他就会有种失落感，只能通过哭来让你知道。只要你挂上电话，把玩具递给他，他马上就不哭了，不用担心这样会惯坏宝宝，你要明白，哭是这个年龄段最自然的表达方式。

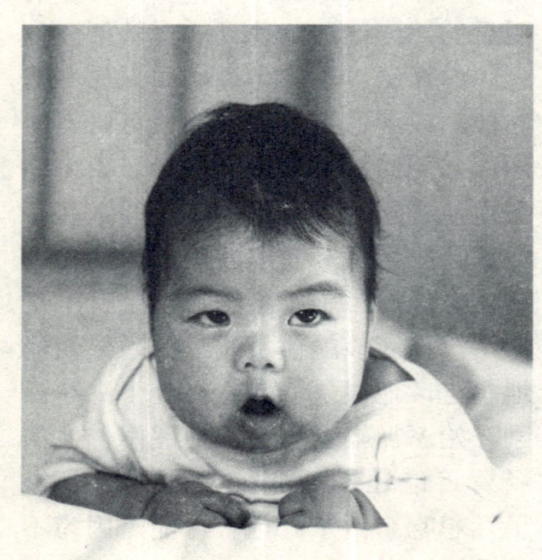

哭和家庭氛围的关系

宝宝哭的声调、时间长短和其他特征，也和当时所在场所的氛围、你照顾得是否周到有关。当然，你很难对所有可能引起宝宝哭的细节都明察秋毫，因为你和宝宝并不是从同一个角度看问题。因此，有时你应该试着站在他的立场上看问题。如果你匆匆忙忙，心情烦乱或者对他显得不够热心，他就会担心、焦虑，觉得不被重视，有一种被抛弃的感觉。还有，大人在他面前吵架或者保姆没有照顾周到，也会让他觉得很受伤。此外，还可能是和其他宝宝性格不合引起。

当你觉察出当时的氛围有点不对劲，或者什么事没办妥，可能惹宝宝哭时，赶紧陪宝宝一起待会儿，哄哄他，给他一点优质时间。如果你每天都能给他一段优质时间，他就会觉得你很在乎他，很关心他，从而有种安全感。如果你觉得目前的照看方式不适合他，可以在下班后专门安排一点时间陪陪他，或者让保姆把宝宝每天的活动都记录下来。也可以趁宝宝不注意的时候，在旁边观察他的一举一动。如果是因为保姆照顾不好常惹宝宝哭，可以考虑换一个保姆。

哭和关怀的关系

宝宝哭时，你的第一反应就是看看哪儿不对劲了，怎么才能让宝宝不哭。绝大多数情况下，你都能对宝宝的哭声做出正确的反应。你的反应不仅能使他停止哭声，同时，还是对宝宝的一种关怀：你的关怀以及和宝宝之间的互动，能维护他的自尊，让他有种被需要的感觉；而且，你的拥抱和抚摸能刺激宝宝的皮肤，不仅使他身心愉悦，还能帮他更加了解自己的身体；此外，还有你的鼓励和爱，对他的心灵健康都起着非常重要的作用。

如果说在前3个月你还觉得不能熟练照顾宝宝，那么到4～6月时，你已经能应对自如了。对其他人来说，宝宝的哭声可能很难捉摸，难以应付，但是作为宝宝的妈妈，你应该觉得这是宝宝和外界交流的一种最直接、自然的方式。如果你能明白他为什么而哭，还能对宝宝的哭声做出合适的反应，说明你俩心意相通，已经很有默契。如果他哭个不停，而你除了一味着急就不知道该怎么应付，说明你还需要家人或医生的帮助。

哭和生病的关系

如果宝宝的哭声提示他身体出现问题，可以带他去看医生。尽管疝气痛在宝宝3个月以后就不常见了，但还是有可能发生的。其他可能引起宝宝哭的原因还包括长牙，长牙有时候会有断断续续的疼，也可能持续几天的不舒服。如果宝宝不舒服了，要多关怀他，先暂时不要理会平时的规矩，他想睡觉或者想吃东西都要满足他，让他尽快康复。宝宝不舒服时会特别需要你的关怀，想要跟你一块儿睡，一块儿洗澡，坐同一张椅子，这些你都应该满足他。

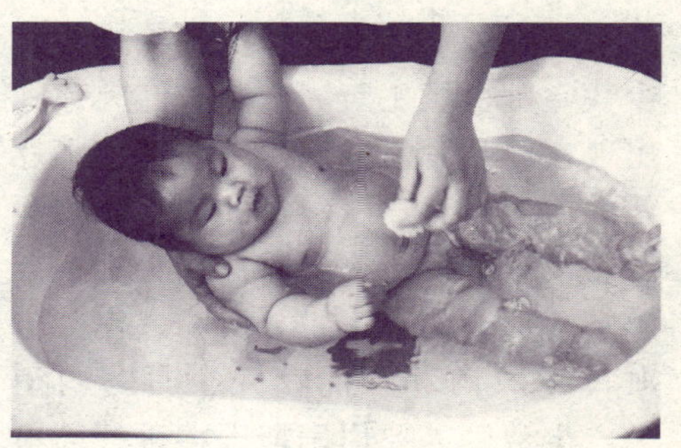

宝宝的护理

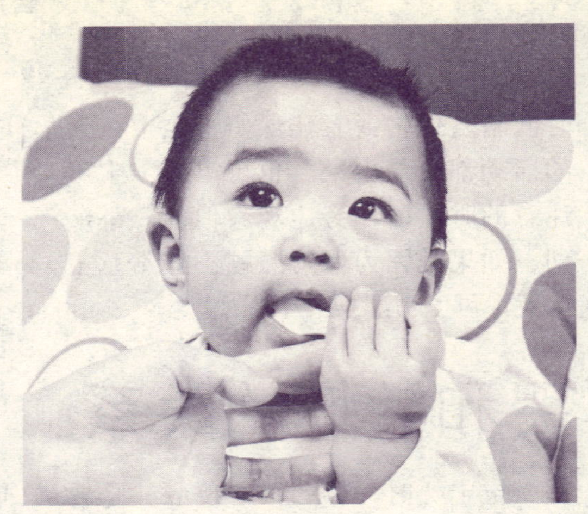

脐周肉芽肿

在出生6个月以内的宝宝中，有少数宝宝会发生脐周肉芽肿。肉芽肿出现在脐带脱落以后，呈粉红色小片状，就像没有皮肤覆盖的肉芽。肉芽肿内没有神经，碰到它时，宝宝不会感觉疼痛。它会产生分泌物，也会出血。多数肉芽肿能在几个月之内消失，少数则需要用硝酸银棒进行简单无痛的烧灼处理。

用车带宝宝外出

宝宝的头能挺住了以后，就可以用婴儿车带他外出了。可将婴儿车调成近似于座式的姿势，再用毛巾把宝宝的腰固定住，系上安全带。背式的车子可使视野开阔，不过与妈妈面对面的对面式也会使宝宝高兴。

开始时，可让宝宝坐15分钟左右，以后逐渐延长到30分钟至1小时。宝宝在车里的位置比抱时的位置低，容易受到汽车废气和灰尘的影响，因此最好选车辆少的路走。

· 离开婴儿车时一定要把宝宝带着，即使是只离开一会儿，也要防止发生意外。

防止事故

不要把药品、洗涤用品等有毒有害物品放在宝宝能抓住、摸到的地方，以防误食中毒。

不要把热水和热水袋放到宝宝手脚能接触到的地方，以免烫伤。

5个月的宝宝手脚活动已很频繁，此时最常见的事故是宝宝从床上掉到地上，最好让宝宝在婴儿车或有栏杆的小床睡觉、玩耍。

父母带宝宝外出乘车时应特别注意保护宝宝头部，座位一定要选择安全的地方。

这期间宝宝的面部因长湿疹而发痒时，会用自己的手去抓。为防止指甲抓伤脸，最好是经常给宝宝剪指甲，并把指尖修圆。

塑料布、塑料袋等掉在宝宝的脸上也能引起窒息，所以，宝宝睡觉的枕头周围应该清扫得干干净净。

宝宝长到5个月后，拿东西时会抓住不放且胡乱挥舞而弄伤自己的脸，所以这期间的玩具应以柔软为宜。

宝宝的医疗护理

在这一阶段，不需要做常规检查。但是，你要去当地的婴儿诊所做检查，以掌握宝宝的发育情况。

身体发育

可以测量宝宝的体重、身高和头围，并且将数值填到宝宝的记录曲线图上。如果宝宝体重明显下降或上升，保健医生会与你探讨这个问题，并且给予一些有关喂养的建议。

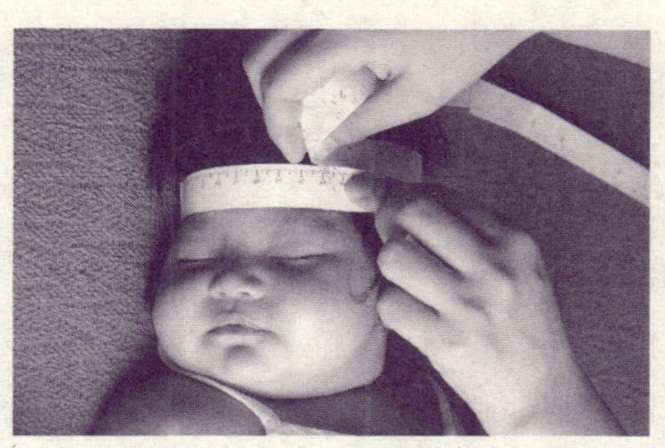

听力检查

现在大多数医院在婴儿出生后都会安排听力筛查。一般都会通过，若没有接受过听力筛查，那么你可以根据宝宝对听见你说话及其他声音的反应，证明他的听力没有问题。3个月的时候，只有在宝宝耳边说话，他才会转向声源方向。到了6个月的时候，他能准确判断声音来自何处。

如果你还是担心，医生通常会在宝宝3～6个月的时候为他做听力确诊测试，如果发现确实有问题，将会做进一步的检查和治疗。

视觉检查

如你所望，宝宝的视力发育很好，当你靠近时，他会盯着你的脸，当你在屋里转来转去的时候，他会追视你。如果你觉得宝宝视力有问题，医生会在宝宝7个月的时候为他做检查。如果你担心宝宝得了斜视，应找专业医生诊治。

出牙

在宝宝牙齿突破牙床萌出之前，就开始“出牙”了。出牙引起的疼痛最早开始于4～6个月，最晚始于12个月，每个宝宝的情况不同。出牙期宝宝会有如下表现：

哭闹，爱流口水，啃自己的拳头、手指或玩具，做出疼痛的口形，脸颊通红。

吃奶时会因吸吮带来的疼痛而哭闹。

会出现轻微咳嗽、感冒、腹泻症状，或者抓打疼痛的耳朵。

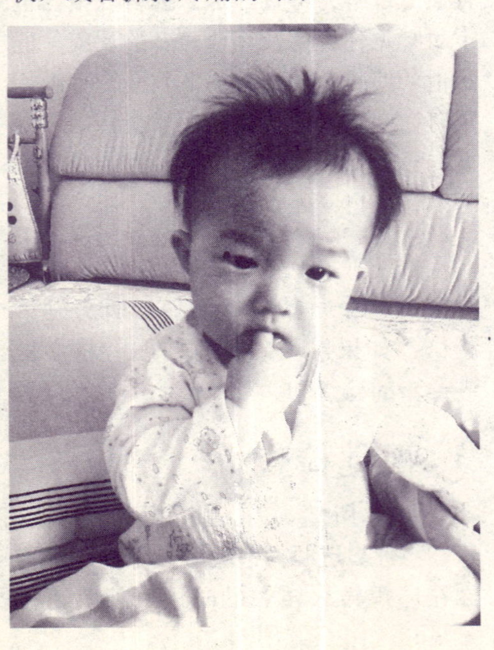

出牙期间经常出现尿布疹。

发烧。

保护乳牙

宝宝从6个月左右开始出牙，2岁半左右乳牙全部萌出，共有20颗。乳牙的使用时间为6～10年，而这段时间正是宝宝生长发育比较迅速的时期。如果牙齿发育不好，会影响宝宝对营养物质的消化吸收，有碍健康，同时还会影响宝宝的容貌和发音。因此保护好乳牙十分重要。

乳牙的发育是在胎儿期进行的。乳牙的好坏很重要的一方面取决于妈妈在怀孕期间的营养状况。

乳牙萌出后，应注意以下几点：

经常保持口腔清洁。宝宝不必刷牙，每次进食后及临睡前都应喝些白开水以起到清洁口腔，保护乳牙的作用。

吃牛奶的宝宝可因吃奶姿势不正确或奶瓶位置不当形成下腭前突或后缩。宝宝经常吸吮空奶嘴会使口腔上腭变得拱起，使以后萌出的牙齿向前突出。这些牙齿和颌骨的畸形不但会影响宝宝的容貌，还会影响其咀嚼功能。因此，宝宝吃奶时应采取半卧位，奶瓶与宝宝的口唇呈90度角，不要使奶嘴压迫上、下唇，不要让宝宝养成吸空奶嘴的习惯。

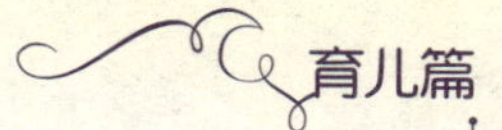

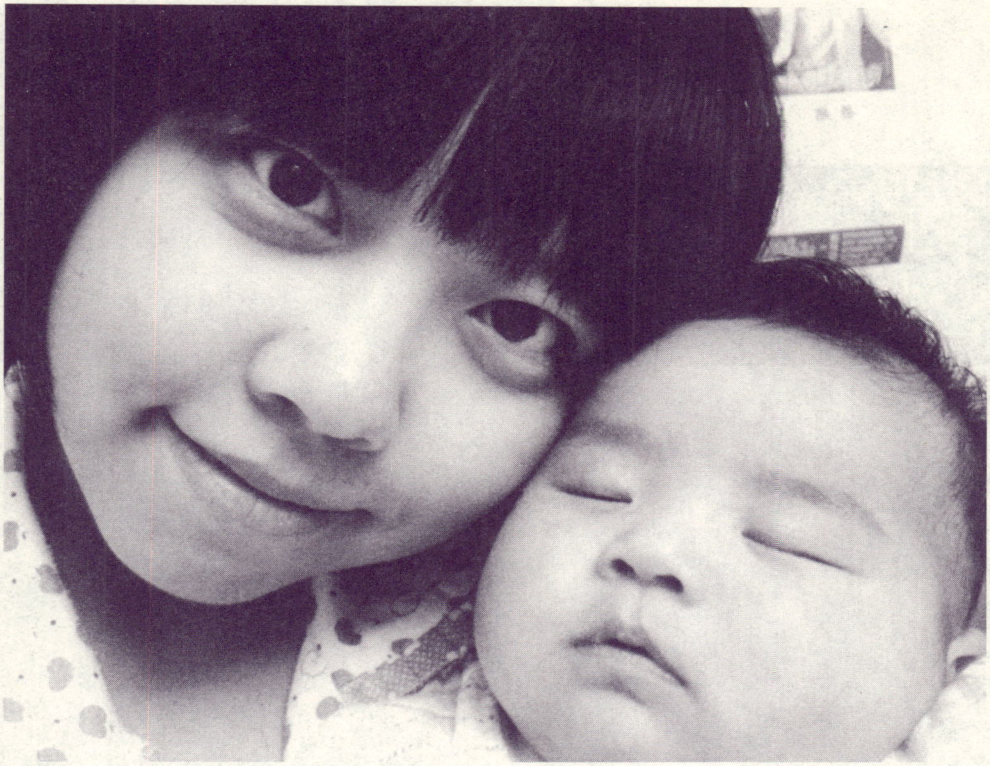

出牙后要常给宝宝吃些较硬的食物，如饼干、烤面包片、苹果片、水萝卜片等，以锻炼咀嚼肌，促进牙齿与颌骨的发育。1岁以后，宝宝的大牙（臼齿）长出后，应当经常吃些粗硬的食物，如蔬菜等，如果仍吃过细过软的食物会使咀嚼肌得不到锻炼，颌骨不能充分发育，但牙齿却仍然生长，这就会导致牙齿拥挤，排列不齐或颜面畸形。

发现乳牙有病要及时治疗。乳牙因病而过早缺失，恒牙萌出后位置会受影响，使得恒牙里出外进，造成咬合关系错乱，可导致多种牙病的发生。

宝宝的饮食

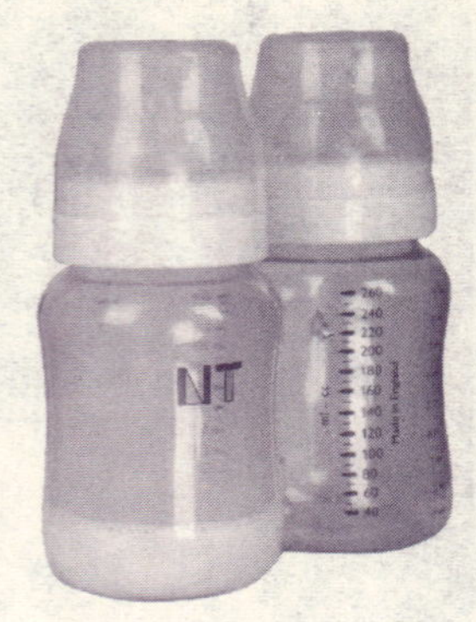

牛奶

在这3个月里，母乳或者配方奶，还是宝宝日常饮食的最重要的组成部分。母乳和配方奶能提供充足的营养、比例合适的维生素、矿物质，而且吃奶时你和宝宝之间的身体接触，让宝宝有种被爱、被保护的感觉。母乳还能给他提供抗体以及一些其他必需的营养成分，迄今为止还是宝宝最为理想的食物。有些妈妈在第1个月的时候就不再让宝宝吃母乳了，有些是第5个月的时候停止，还有一些更晚。如果你已经开始人工喂养了，要坚持用宝宝已经习惯了的配方奶。6个月之前，他的消化系统发育得还不完善，总是更换配方奶会让他无法适应。

有规律地喂奶

在这几个月里，你希望宝宝能减少夜间吃奶的次数，如果能不用起夜吃奶那就最好不过了。宝宝的吃奶量、吃奶频率和晚上的睡眠密切相关。如果从晚上8点到第二天凌晨6点或7点，你还需要给他喂1～2次奶，添加辅食之前的这个月，是让他养成新的吃奶习惯的好机会。如果你能大致估计出宝宝什么时间会饿，可以事先准备好辅食，宝宝在饿的时候添加辅食往往比较容易接受。

把从早上醒来到晚上吃完最后一顿奶，然后睡觉的这段时间看作是一天，在这一天里让宝宝有规律地进食。

一个有代表性的吃奶时间表可以是这样的：6点或6点半吃“今天”的第一顿；9点吃“早餐”；“午餐”在12点或者1点；“午后点心”在3点或者4点；6点或者7点左右吃“晚餐”。每餐之间的平均间隔大约3个小时，也可以有上下波动。

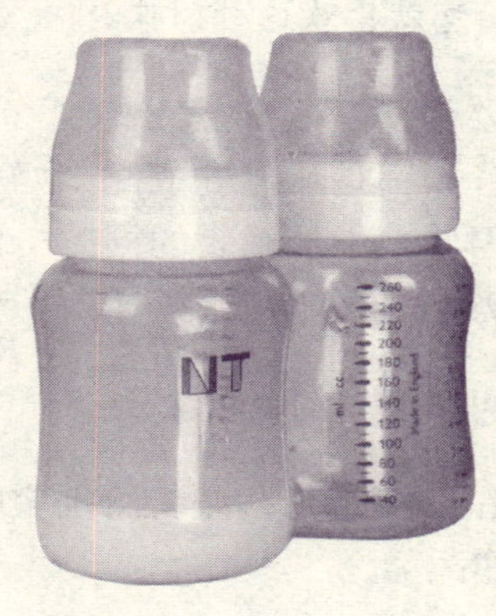

随着宝宝的活动比以前频繁，饿得也更快，可以增加每顿的奶量，但是不要增加进餐次数。

如果宝宝每顿都吃得很好，一般就不会因饿而醒来。这种情况指母乳喂养每次吃光双侧乳房，人工喂养每次吃150毫升左右，就可以认为宝宝吃得不错了，但是不同的宝宝，实际情况会有所不同。

开始添加辅食

宝宝从什么时候开始添加辅食最好？目前比较一致的观点认为，应该在生后4～6个月间添加辅食。有些宝宝要到6个月底的时候才能完全适应辅食。即使每次辅食的摄入量都不多，也没关系，应该顺其自然，他会慢慢适应的。

过早地给宝宝添加辅食可能引起消化不良，也可能导致便秘和腹泻（腹泻比较少见）。如果宝宝出现食物不耐受，很可能是过早添加辅食的缘故。目前也有人认为晚于6个月添加辅食会增加喂养不耐授和过敏的风险。目前也有人认为晚于6个月添加辅食会增加喂养不耐受和过敏的风险。每个宝宝都需要时间来适应辅食，免疫系统也才会逐渐完善。

第一次添加辅食

给宝宝断奶，并不是说一天之内就让他停止吃奶，和你一样一日三餐。辅食不能取代母乳或者配方奶，而是要根据宝宝对辅食的反应酌量添加。如果某一天他对你的食物表现出很大的好奇心，甚至看到你吃，就想伸手抓，或者对着你的食物不停地咂嘴，就差不多该添加辅食了。第一次添加辅食要先添加清淡、口感好的食物：比如米粉或者马铃薯泥。宝宝第一次吃辅食还需要你的帮助，可以让他坐在你膝盖上，用手喂。如果他先

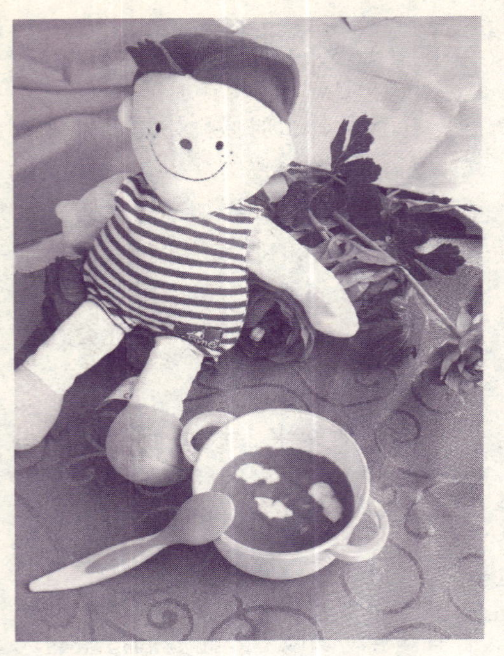

用舌头细细地感觉食物的软硬，然后再撅起小嘴儿咬下一小块儿，仔细品尝，就说明宝宝做得非常好。这是因为在把食物吃下去之前，他先动用自己的感官，对食物有大致的了解。辅食对他而言是一样全新的东西，他还需要更多的时间慢慢适应。

宝宝品尝之后，如果喜欢，就会要更多的食物，如果不喜欢，就会闭上小嘴，再也不想吃了。吃下一顿时，他可能又会对你的食物表现出兴趣，也有可能到第二天或者第三天才会想品尝第二次。最好在宝宝心情好的时候添加辅食，让他自己慢慢吃。最重要的是有你在旁边支持他，让他学会开心地享用美食。要面带微笑，鼓励他，表扬他，对他而言，这是一个全新的“探索”游戏。

4～6个月宝宝可以吃的食物

开始时，蔬菜和水果的品种要单一，不能太杂，之后再慢慢地增加种类，如把土豆和洋葱或西芹、甘蓝和胡萝卜、山药和花椰菜一起煮。你还可以把梨和苹果泥，或者香蕉和猕猴桃混合在一起，也可以在给宝宝吃的饭泥中加入蔬菜或水果。可以尝试很多种不同的组合，如梨和香蕉，没准宝宝恰巧就喜欢这种口味。

要注意，无论怎么吃，宝宝最好的营养都是从母乳或配方奶中获得的，因此，添加辅食的同时一定要坚持喂奶。

可以尝试的食物：

在4～5个月，坚持给宝宝吃奶、水果和蔬菜。

开始时可以先给宝宝吃甜蔬菜，如胡萝卜和山药，之后再慢慢增加土豆、小胡瓜和花椰菜等。为了尽量不损失这些食物中的营养成分，可以蒸熟，再捣碎成糊状。先把硬的水果捣碎，如苹果，再把梨、香蕉、桃子、油桃等捣碎。

在市场上有各种各样的辅食。最重要的是，要严格按照包装上的说明混合、储存，以及注意适用的宝宝年龄。为了提升辅食的营养价值，可以把辅食和母乳或配方奶混合食用。

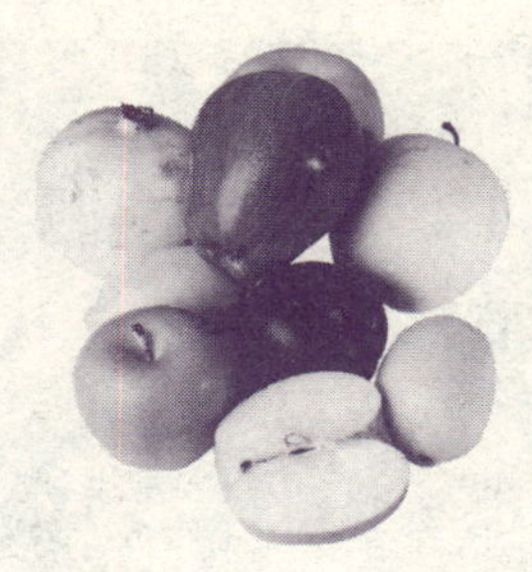

4～6个月宝宝不宜吃的食物

未经加工的牛奶。

甜食，如酸奶和干酪。

硬的未捣成泥的食物。

体积小的食物，如葡萄、葡萄干，以免不小心使宝宝窒息。

小麦加工的食物，如燕麦粥、面包、吐司等。

富含蛋白的豆类食物，因为很难消化。

味道很重的调味品。

加了糖或盐的食物。

油炸土豆片等。

0～6个月宝宝进餐时间建议

宝宝除了吃牛奶外，还可以参考添加以下食物：

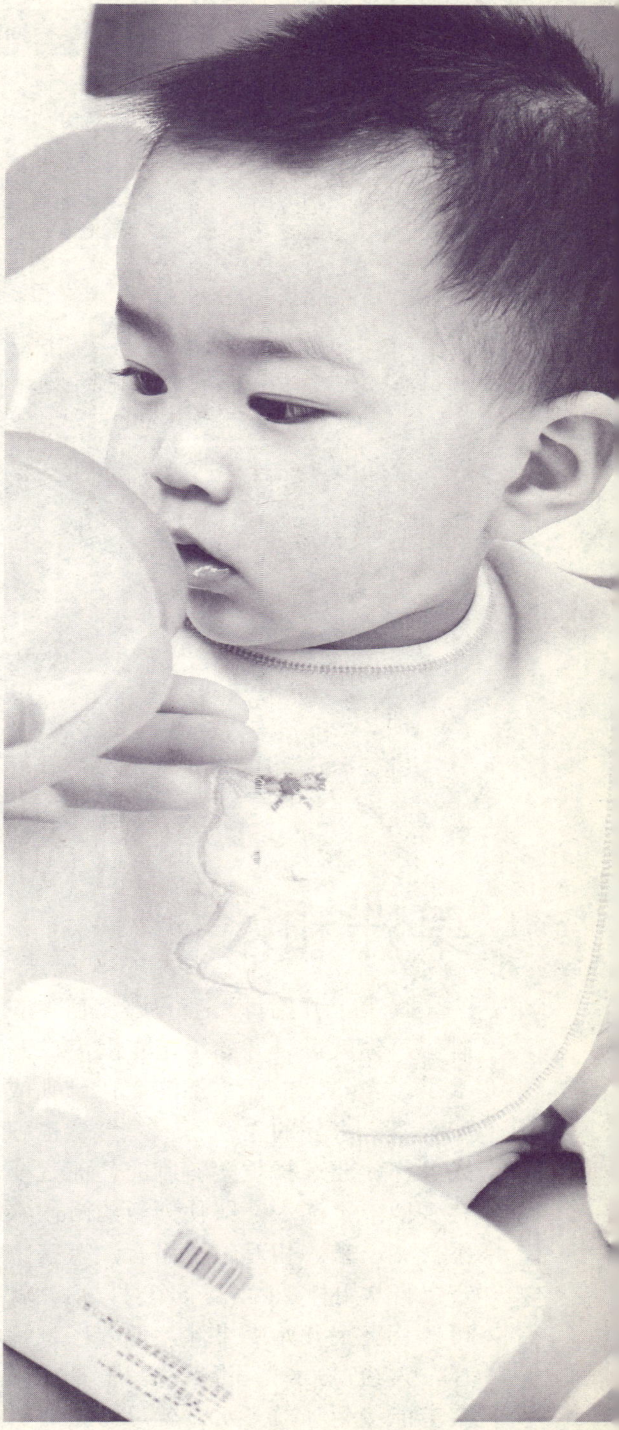

天/周	进餐时间和食物	备　　注
第1～4天	早上的晚些时候/中午：1茶匙婴儿谷类食物和母乳（或者配方奶）的混合物	先吃一半奶，再吃辅食，最后再吃剩下的一半奶
第4～7天	早上的晚些时候/中午：1茶匙1婴儿谷类食物和母乳（或者配方奶）的混合物 晚上，睡前至少1小时：1茶匙梨泥	先吃一半奶，再吃辅食，最后再吃剩下的一半奶
第2周	午餐：1～2茶匙蔬菜泥（比如胡萝卜） 晚上，睡前至少1小时：2茶匙蔬菜泥和婴儿大米，再给1茶匙水果泥	先吃一半奶，再吃辅食，最后再吃剩下的一半奶
第3～4周（一直持续到第5个月）	午餐：蔬菜或者水果泥 晚上，睡前至少1小时：混有蔬菜泥的婴儿大米，如果宝宝喜欢还可以接着再吃点水果	水果和蔬菜的种类要经常变化，大概每3～4天就要换一次，量可逐渐增加
第5～8周（一直持续到第6个月）	早餐（吃了一顿奶之后）：给宝宝吃点混有水果泥的婴儿谷类食物 午餐：吃点混有蔬菜的马铃薯或者婴儿大米 晚餐：甜蔬菜（如胡萝卜、甘蓝或者菜花），1～2茶匙谷类食物，最后再吃点水果	宝宝想吃多少就让他吃多少，他不会吃得过多的，即使吃得太多了，也会把多吃的那部分吐出来

果汁和水

当宝宝开始每天多餐添加辅食的时候，你就可以开始给宝宝喝凉白开水了，当然，白开水不能取代母乳或配方奶。水杯的大小不一，形状也各式各样，要选择软塑料制的，而且要有手柄，不漏水，即使倾斜的时候水不会流出来。相对勺子而言，有些宝宝更喜欢用杯子喝水。5个月以后，就可以让宝宝开始喝果汁，但要经过稀释，大约7份水兑1份果汁。但是如果宝宝能接受喝白开水，就尽量不要喝甜果汁，并且越晚开始喝越好，甜果汁对宝宝的牙齿不好。如果每次都在宝宝喝的水中添加果汁，很可能养成爱吃甜食的习惯，而甜食吃多了会导致肥胖。

在家中储存食物

粉末状的谷类食物和母乳或配方奶混匀之后，基本上就能达到适合宝宝的稠度和硬度。食物煮熟之后用刀叉或者食物加工器就能很快捣碎成泥。到5月末，或者宝宝对这种稠度、硬度的食物习惯之后，就可以把食物加工得稍微粗糙一点儿。说不准宝宝也会喜欢粗糙食物的质地感。

很多父母总是喜欢把自己的食物剩下几勺给宝宝吃。实际上这样做并不好，如果你的食物用盐调味了，或者是牛排等，对宝宝也不合适。一种比较方便的做法就是，把水果和蔬菜捣碎成泥，然后留一份在冰箱里，宝宝要吃的时候再拿出来。或者，早上就把一天的食物都煮好，把午餐和晚餐装在密封盒里，再放冰箱里储存起来，要用时提前20分钟拿出来，这样食物不至于太凉，或者加点儿热水，使食物的温度达到室温。

使用高脚椅

开始时，最好让宝宝坐在你的膝盖上，品尝你盘子里的食物。但是等宝宝能抬头之后，可能就开始喜欢自己摆弄食物，因此，可以让他自己坐在高脚椅上享用美食。当然，有可能宝宝还没有学会坐，你可以在椅子上给他垫上垫子，系上安全带。如果宝宝不喜欢坐高脚椅，可以坐在婴儿车里或者汽车座椅里吃饭，等大点儿了再让他尝试坐高脚椅。

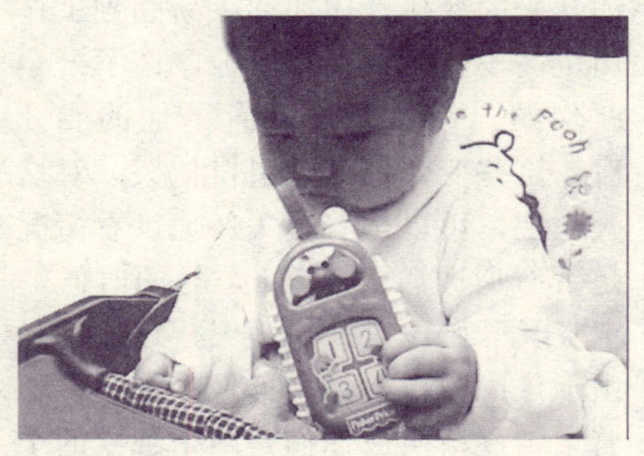

让宝宝自己探索食物

用舌头品尝食物只能了解食物的味道，宝宝还可以通过触摸、挤压、闻、舔、拍来熟悉食物的各个方面。只要你安排妥当了，宝宝就可以独自一人舒舒服服地坐在高脚椅上，开始用自己的方式和食物“打交道”。要给他不同质地的食物：捣成泥的土豆和香蕉可以让他用手挤压，切成片儿的苹果和梨可以让他用嘴啃。可以在椅子下面垫上一张废报纸或者塑料纸，这样即使食物洒得满地都是，打扫起来也相当方便。如果天气暖和，可以不用给他穿衣服：即使弄到了身上，擦洗身子也比洗衣服方便。或者给他围个塑料的或布制的围兜，这样就不会弄脏衣服。你也可以和宝宝一起玩，等他玩够了，再清理干净，抱抱他。

值得注意的问题

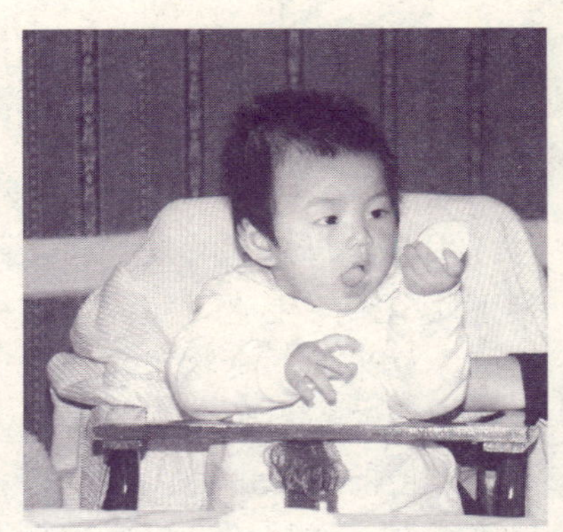

宝宝为什么爱哭

一般而言，随着宝宝月龄的增长，会哭得越来越少，但也并不尽然。如果这3个月宝宝哭得比前3个月还多，或者特别爱哭，你就要试着找出惹宝宝哭的原因了，比如可能是每天的某一时刻、某样东西、某个人、某个地方或者某种他不喜欢的姿势。记录下你搜集到的或认为重要的资料，并带着宝宝去看医生。你和宝宝需要相互支持才能一起渡过这个难关。

有些宝宝在这段时间里比以往更精力充沛，即使受到刺激也不爱哭；有些宝宝是典型的“需要关怀型”，如果你丢下他一个人，或者觉得不开心了就会马上哭；有些宝宝不喜欢突如其来的变化，比如你重新回到工作岗位，不能每天在家陪他，请了一个新保姆，或者重新布置了他的婴儿房，这些变化都可能引发他哭。对这种宝宝，可以试着多关怀他，看情况是否有所改善。到第6个月的时候，宝宝又开始比以前更爱哭，这通常是由于焦虑或担心你丢下他一个人，随着宝宝逐渐明白你们是两个独立的个体，迷惑、担心或者不安全感常常会笼罩着他。

什么时候让宝宝开始用勺吃饭

等宝宝适应了添加的辅食，就可以让他和你一起享用一日三餐了。可以专门给他准备食物，再给他一个软的塑料勺，让他自己动手吃，但是一定要事先把餐具消毒。

让他试着自己动手用勺吃饭，你可以指导他怎么把勺放到嘴里。他可能要两三口才能吃完1勺食物。如果他把食物吃进去又吐出来，但是看起来很开心，说明正在用心学呢。如果他哭闹不已或者把头转开，说明不喜欢食物的味道，或者不喜欢用勺吃饭。如果他不喜欢，也不要强迫，可以下次再试试。如果他吃的时候很着急，刚把勺送过去就迫不及待地用手抓，那下次吃饭时，可以给他一个空勺子玩。

午餐时，等宝宝吃了一半奶量之后再给吃辅食，这样如果他对辅食消化不了，还可以有足够的时间在晚上睡觉之前解决。如果他不喜欢辅食，可以在其他时间试试。如果他很饿，喂的时候就不要用勺，6个月之前的宝宝，在吃辅食之前最好先让吃点奶。

人工喂养的宝宝，吃了一半牛奶之后再给吃点辅食，吃完辅食之后再继续吃剩下的牛奶。如果是母乳喂养，先吃空一侧乳房，然后添加辅食，最后吃另一侧乳房。如果连续1个星期左右，宝宝都对每天添加的1勺辅食很满意，可以考虑再添加1勺，如此逐渐增加辅食量。另外，宝宝每天的最后一餐最好吃奶，而不是辅食。而且吃完之后就应该准备睡觉，别再干其他事。

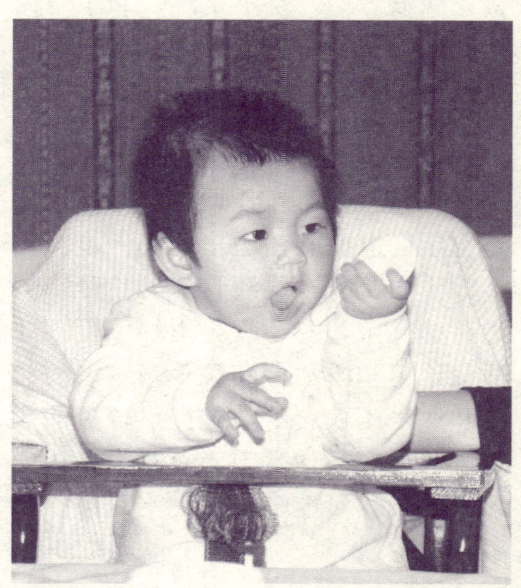

6个月的宝宝应该吃什么

在过去的10年里，关于“宝宝吃什么最健康”的研究已经取得了一定的成果。毋庸置疑的一点是，过多的食盐对宝宝肯定是有害的，还有过多的糖对宝宝也不好。因此，烹调食物时别再额外加糖，平常用量对宝宝来说已经很高了。

刚开始时可以把母乳或者配方奶和婴儿大米或婴儿谷类食物混合起来给宝宝吃。水果中比较容易消化的是梨。过段时间之后，你就可以让他吃捣碎的食物或者蔬菜泥，比如胡萝卜泥或者甜土豆泥。一般可间隔3天再给添加一种新的食物。但是，要仔细观察宝宝对新食物的反应。如果宝宝觉得不舒服，或者有不明原因的皮疹，首先应该考虑，是不是过去24小时内吃的食物所引起的。几个星期以后再让他吃相同的食物，看反应如何。

如果你觉得你们吃的一些食物也适合宝宝，可以让他尝一尝，这也是宝宝向家庭食谱迈出的第一步。大多数宝宝都喜欢吃甜食，尤其是初学走路的宝宝，对甜食会更加偏爱。要适量给宝宝吃甜食和饼干，过多的甜食和饼干不仅会给宝宝提供较多的热量，而且容易使宝宝患有龋齿，你应该做的是尽可能多地给他吃蔬菜，或者水果泥。

建议每天给宝宝喂5次奶，或者喝5瓶奶，每瓶250毫升，总摄奶量共计1125毫升左右。但要注意，宝宝的奶量和吃奶时间可能因人而异。只有宝宝每天都吃得好，睡得好，感觉肚子饱饱的，精力充沛，才能长得好。

上午7/8点早上在被窝里给宝宝喂奶：吃奶和添加辅食相结合。如果宝宝早上醒得早（如6点），并且已经吃过奶了，可以在9点再吃早餐或者喂奶。

上午10点左右给宝宝喂奶：除非早餐吃得比较晚，否则有些宝宝喜欢在上午10点左右吃一顿。以后随着辅食所占比重的增加，这一顿可以省掉。

下午12/1点半午餐：牛奶加辅食。

下午3点左右午后点心：大多数宝宝都喜欢在下午3点左右再吃一顿。

5/6点喝茶时间或晚餐：辅食和少量饮料，如果宝宝不想吃奶可以改喝水。

睡觉时间，睡前吃点奶：如果你担心宝宝的饮食习惯，可以咨询医生，并监测宝宝的体重。

在宝宝16周之前能添加辅食吗

能不能在16周之前添加辅食，主要取决于宝宝自身的情况。如果宝宝比同龄人长得快，12周的时候体重就已经达到7.3千克，就可以试着16周开始添加辅食，因为宝宝的消化系统已经完全能应付辅食。12周或小于12周的宝宝，和早产儿按足月产时间计算，未满16周就开始添加辅食，都可能出现不良反应。

早给宝宝添加辅食能让他晚上睡得更久吗

如果你想通过添加辅食让宝宝在晚上一觉睡得更久，请三思而后行。在宝宝还不能添加辅食的时候，就让他吃土豆、蛋羹或者是婴儿大米，他容易消化不良。如果你一再坚持，还会造成宝宝对食物的反感，这种反感甚至会持续到宝宝长大以后。其实有很多种方式可以让宝宝晚上睡好，如睡前吃饱、按宝宝的生物钟进行作息等。

宝宝喜欢在睡觉的时候把毯子含在嘴里，但是它已经脏了，我能洗吗

很多宝宝都依恋让他们感觉舒服和安全的物品，可能是安抚奶嘴、玩具、毯子或者是一件衣服，这很正常。宝宝需要舒服的感觉是没错的：闻到并吸吮毯子让他感到有信心，帮助他建立起安全感。这样做是因为他喜欢这种感受、闻和尝的方式。如果你认为得洗毯子，不要剥夺他这种熟悉的感觉。把毯子剪成几块，或者剪成两块，先洗其中的一块。白天的时候给他洗干净的那块，晚上给他旧的那块。过了几天后，洗干净的毯子上有了同样让他感到舒服的味道，这时再洗那块旧的毯子，他就会拿洗过的毯子贴着自己的脸，并且很快地入睡。有两块让他感到舒服的毯子是非常有用的：一旦宝宝能自己活动了，拉着它在屋里转来转去，或者在床边跌倒的时候，你就会庆幸自己手里有块备用的毯子了。

我可以让5个月大的女儿自己睡吗

如果你觉得这样剥夺了你和丈夫亲密的时间，就有足够的理由去做一些改变。夫妻两人共同商讨后都同意这样做，就逐渐让宝宝到自己的地方睡觉。给她介绍她的小床，并且盖带有你气味的毯子。白天打盹的时候，让她睡在小床上，几天过去，让她晚上也睡在小床上。如果她通常睡在你的身边，就会反对你这样做，你就只能慢慢地减少与她同睡的时间。她不仅习惯了你的感觉和气味，而且到目前为止，她已经习惯了你睡觉时发生的声音。如果把她移到自己的房间去，感觉不到你的存在，她就会变得非常不高兴。开始的时候，把她的小床放在你的卧室里，当你觉得时机成熟了，把她的卧室介绍给她。如果这个月做了这种改变，就要避免发生宝宝坠床事故的发生。几个月后，当她对离开表现出担忧时，就很难适应这种改变。

宝宝不能从仰卧转换成俯卧姿势，如何帮助他

在宝宝7个月前，很难从仰卧的姿

势转换成俯卧的姿势，通常在16～20周可以从俯卧的姿势转换成仰卧的姿势。你的宝宝正在一次次地进行尝试，这能增强他的力量和控制力。他需要发展自己的“颈部反射”，这样才能让肩膀跟着头部转动。你能做的是，帮助他不停地做这种失败的试验，经常让他采取俯卧的姿势，从而增强肩膀、颈部和胳膊的力量，同时做一些婴儿按摩和伸展动作，以促进身体的柔韧性和协调性。记住，他能做出让你意想不到的事情：当他能滚动时，会让自己置身于危险之中，这时千万不要离开他。

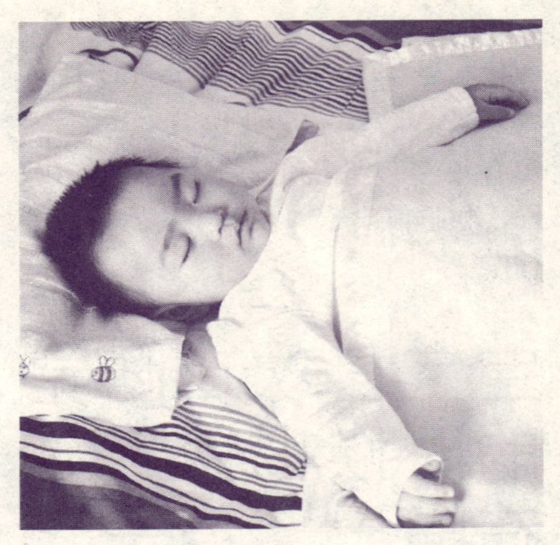

当我叫宝宝的时候，她好像并不将头转向我，她4个月的时候可不这样，现在为什么没反应了呢

导致这种的情况的一般原因是，你的宝宝只是对她周围的环境太感兴趣了，她已经熟悉了现在的你，并忽略了你的存在。事实上，她的大脑正在忽略熟悉的背景声音和景象，这样她才能学习新知识。如果她依然忽略你的存在，你也为此感到担心，可以要求医生为宝宝做一次听力检查。如果确有问题，最好尽早发现，越早治疗效果越好。最常见的原因是咽鼓管堵塞，黏性分泌物堵住了中耳道从而引发感染，30%的1～3岁宝宝易发生这种情况，通常发生在冬天。宝宝出生时听力正常，因患有疾病，如脑膜炎、囊虫病而导致听力丧失的情况并不常见。如果是遗传原因，会越来越严重，这意味着宝宝在3个月时听力正常，那么在6个月或者再晚一点听力会下降。

我的宝宝5个半月，但不爱吃饭，这是挑食吗

孩子和大人一样，有段时间喜欢吃饭，有段时间不喜欢吃饭。他们也有自己的喜好。拒绝吃饭通常有4个原因：得病了（或者要得病、对食物过敏）、牙龈疼（正在出牙）、不饿（两餐之间吃了太多的牛奶）或者不

喜欢的口味。问问你自己，是不是宝宝觉得无聊，你是否变着花样地做饭？他觉得吃饭是件有意思的事吗？他能享受到触摸和感觉食物吗？

至于是不是挑食，如果宝宝饿了就会吃，如果他不喜欢某种食物，就会表现出不满意。这时要尊重他的选择，换其他的食物：如果他不喜欢吃萝卜，就给他吃土豆，如果他不喜欢吃梨，就给他吃桃。你可以试试新的食谱，包括你想让他吃的食物。不要给宝宝吃巧克力、甜食，这能让宝宝很快胖起来，而且他很快就知道了，生气时发出的尖叫声以及拒绝吃饭就能得到甜食，最终你的担心鼓励了他的挑食。记住，吃饭的时候一定要吃有利健康的食物。你的饮食态度很有可能决定着宝宝的饮食习惯，由此而建立起来的饮食习惯也有可能影响他的生活习惯。你既要考虑到他的健康，又要考虑到他强烈的愿望，食物和饮食习惯也是一种被赋予感情的事情，通常能反映出你们之间的关系。你或许希望跟信任的人聊聊自己的感受。

我的宝宝6个月，她害怕除了爸爸以外的所有男人，为什么

大声说“不！”摇头、尖叫或者厌恶某人或某事都是常见的事，也

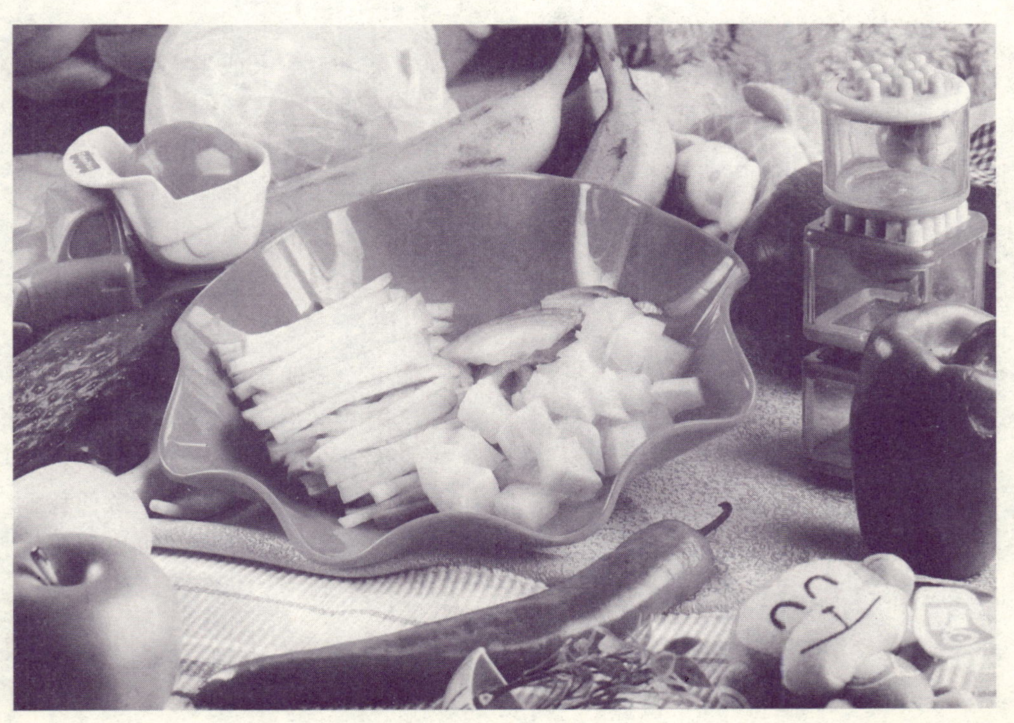

可能是宝宝想要独立了。有时这只是和某些事情联系在一起，如戴眼镜的人、留着胡须的男人。通常是由于一件让他感到不高兴的事情引起的，可能是宝宝正在哭时，某人进来了，宝宝因此遭到了训斥或者被要求安静下来。现在她就会把这种不高兴的感受与男性联系在一起。可能是由于喂养、睡觉或者很难做到某一动作而让她感到讨厌，现在，最需要做的事情是逐渐让她接触一些男性，消除消极的感受。如果你为此而感到担心，可以咨询医生或者儿童心理医生。

我需要给宝宝吃维生素补充剂吗

目前已经有关于维生素补充剂的指南。在英国，每个宝宝在2岁前，无论是母乳喂养还是人工喂养，每天都要服用包含维生素A、维生素B、维生素D、维生素E和维生素C的维生素滴剂。

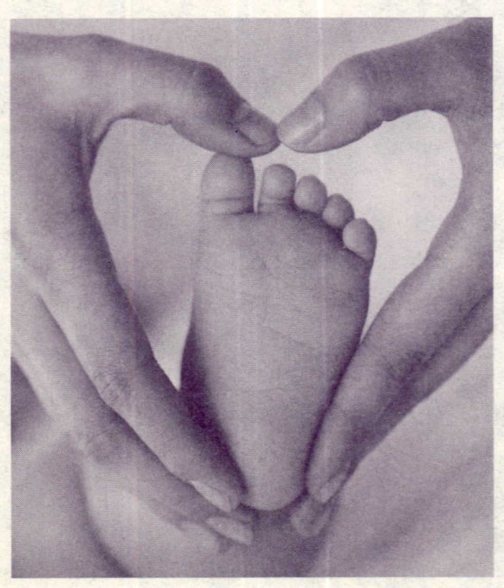

有些宝宝正处于缺乏维生素的危险之中，包括在某些方面失调的早产儿。在新生儿阶段患病的宝宝经常需要补充铁或者叶酸补充剂，并且会建议他服用维生素滴剂。1岁前的宝宝，如果吃未经加工的牛奶，经常会缺铁。

宝宝的大便里有很小的黑色线状物，有时，她很长时间不排便，怎么回事

如果宝宝前天或者大前天吃了香蕉，就可能排出这样的粪便。蛲虫病与此不同，通常是在肛门附近有白色的线状物，并伴有发痒和强烈疼痛。有些宝宝在某段时间会患有蛲虫病。这不会对宝宝造成伤害，给予驱虫药物即可治愈。

如果宝宝饮水不够，就会发生便秘。记住，水是最好的饮料。喝太多含糖的饮料会引起腹泻，有些饮料，如混合调制的苹果汁也会导致便秘。如果你很关注这一问题，可以想想宝宝的饮食状况，并且咨询保健医生。

我的宝宝5个半月，经常流口水，下巴上有红色的斑点，怎么回事

你的宝宝现在能吃固定食物了，这满足了他味觉上的好奇心和食欲，这让他分泌更多的唾液，尤其是当他感到饿或者看到食物时。流口水多的另外一个原因是长牙刺激牙龈。

让口中始终有唾液，包括流口水是一个复杂的反射过程。很多宝宝发现自己无法控制唾液，就会流口水。等牙长出来，并且唇和牙龈建立起一道身体屏障，宝宝流口水的症状就会减轻。有些宝宝不流口水的时间可能比其他宝宝晚一些，但是对宝宝不会有伤害。宝宝下巴上的红色斑点被称为皮疹，可以用护肤脂涂抹患处，如果感染了，则需要使用抗菌药膏。

宝宝的体重下降了，正常吗

宝宝出生后的10天内，会发生生理性体重下降，但是在12个月之前健康的宝宝发生体重下降则是不正常的。这通常表明热量摄取不足，母乳喂养或添加固体食物不及时，宝宝容易出现这种情况。由于感染，尤其是尿道感染或者由于某些原因无法吸收营养而导致体重下降的情况极为少见。多让宝宝吃一些固体食物会有所帮助，你可以继续观察他的体重情况。如果还是担心，就去咨询保健医生。

给宝宝用学站带安全吗

只有学站带被固定牢了、被固定在墙上或者门框上，或者宝宝在里面走，学站带才是安全的。学站带还能给宝宝带来乐趣，甚至是作为宝宝学习运动、能有很好的视线看世界的教育方法。在学站带里，他会用脚尖跳上跳下，这不太可能伤害到髋关节、膝盖或者脚腕。但是，使用要适度，长时间呆在学站带里，宝宝会感到无聊。婴儿学步车容易引发事故，最好在有人监护的情况下使用。

改为人工喂养后，宝宝出现了从未有过的皮疹，她是得湿疹了吗

这个年龄段，湿疹是比较常见的皮肤问题。如果母乳喂养改成配方奶喂养后，新出现湿疹或原有湿疹加重，这

时要考虑牛奶蛋白过敏的问题。这种情况下，你需要带宝宝去医院，医生会根据她的症状做出诊断和处理。

现在给6个月的宝宝用杯子是不是太早了

在宝宝不能用双手牢牢拿住物品的时候，让他学会使用杯子通常没什么作用。如果你的宝宝能用手拿住杯子时，就继续往下做吧，尽可能选各种各样不漏水的杯子。有的宝宝用一只手拿杯子，猛烈地敲打杯子，把杯子里的东西弄得到处都是，如地板上和你的身上。直到8个月后他才学会如何使杯子倾斜。

宝宝出生后5个月我还没有来月经，什么时候会恢复

宝宝出生后，你身体释放出的催乳激素抑制了影响月经周期的激素的分泌。如果你频繁地母乳喂养，月经会在断奶后恢复，也可能1年以后才恢复。但是，有的女性在6个月的时候就恢复了月经。即使你采取人工喂养的方式，也要4～6个月恢复月经，但是，要记住，在此之前你仍然有受孕的可能。

我做了剖宫产手术，什么时候可以开始锻炼

现代的外科手术水平很高，伤口愈合非常快，3个月后伤疤就会愈合。那种不舒服的感觉现在已经不复存在了，但是，该部位的组织还需要几个月的时间进行修复。在4个月前，你可以像往常一样做日常运动和锻炼。最好是做腹部和后背部运动，让该部位的肌肉和围绕在其周围的皮肤有修复的时间，6个月后你才能做全部的腹部运动。瑜伽的伸展运动有助于推进恢复的速度，并且减少肌肉的紧张感和疼痛感。

我的皮肤像孕期一样油腻腻的，什么时候能恢复到原来的状态

怀孕而引起的激素变化已经过去了，对你皮肤的影响也应该结束了。皮肤依然油腻腻有可能是你的饮食习惯导致的，最常见的原因是吃油炸的或肥的食物、牛奶或奶制品、巧克力和小麦。先从某一方面做些改变，看看效果如何，然后再接着从另一方面

进行改变。与此同时，你可以多吃富含纤维素的食物和粗粮，补充多种维生素、矿物质和必需脂肪酸。用无刺激性的、去油脂的肥皂清洗皮肤。

得了产后抑郁症，怎样才能感觉好一点

很不幸，情绪低落会在任何时候发生，并且经常发生在宝宝出生带给你的兴奋劲过后，你有空闲时间想自己的生活发生了哪些变化时。有很多非常明显的原因，如难产、感觉孤独或被孤立、你们之间发生了问题，更深层次的原因是重新唤起了你童年的一些记忆。切实可行的办法是睡觉、休息、做运动以及吃得好，会在很大程度上影响你的情绪。以下列出需要你处理的问题，最好是从小事做起，然后逐渐改变，坚持下去，你就会感觉好一些：离开宝宝一段时间、多到外面走走、调整自己的饮食、切实可行的帮助，这样你就有时间睡觉和与他人交流了。如果这种低落的情绪一直持续，就需要咨询保健医生、全科医生或者专业人士。

如果我在屋外吸烟，会对宝宝有伤害吗

如果你总在外面吸烟而又采取母乳喂养，还不能除外被动吸烟对宝宝造成影响。你很容易忘记到外面吸烟，而是在屋时吸烟，被动吸烟对宝宝的影响很大。他吸入的越多，受到的伤害就越大。这也许是你彻底戒掉烟瘾的好机会。

我觉得很沮丧，对于女儿来说，我不是个好爸爸，我该怎么办

你的这种感觉很正常，很多人都经历过是否有能力做个好爸爸的困惑。如果你能确保与女儿共享优质时间，就会自娱自乐，并且感觉非常好，并且，当你知道她很好的时候，自己会更放松。

你的这种担忧是毫无根据的，但是却非常有必要查找一个让你沮丧的原因，并且想出能增强你为人父的乐趣的办法。如果你是一个有成就的人，觉得照顾宝宝很难，当你不知道所有问题出在哪的时候，会有一种挫败感。当你感到被妻子排除在外的时

候，就会产生内在的压力。这会让你回忆起自己的童年，如果你感到不安全或者不高兴，就会设想女儿和你有一样的感受，或者猜测女儿会像你看待父亲那样看待你。这是个回忆过去的好机会，你也有机会与父母谈自己小的时候是什么样。如果你感到被支持，就会感到被爱，就会释放出所有对宝宝的期望。

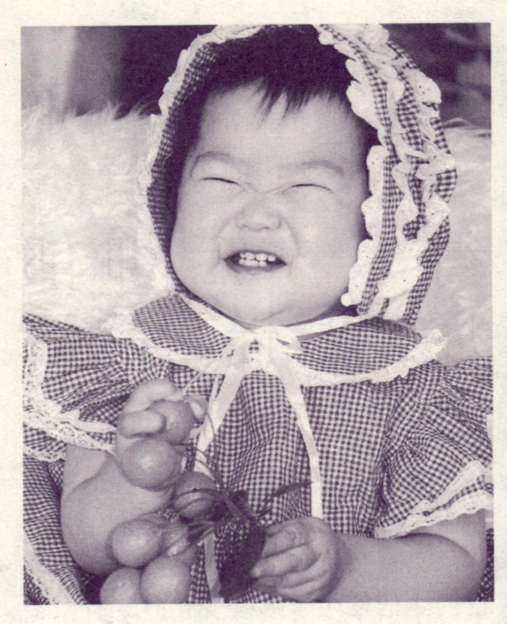

第七章

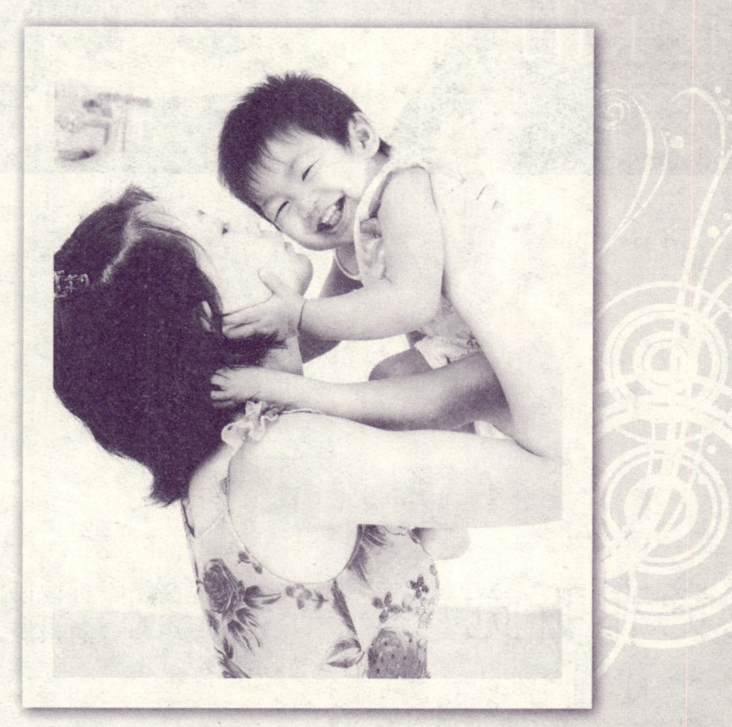

Parenting

7～9个月：爱哭的宝宝

宝宝的发育

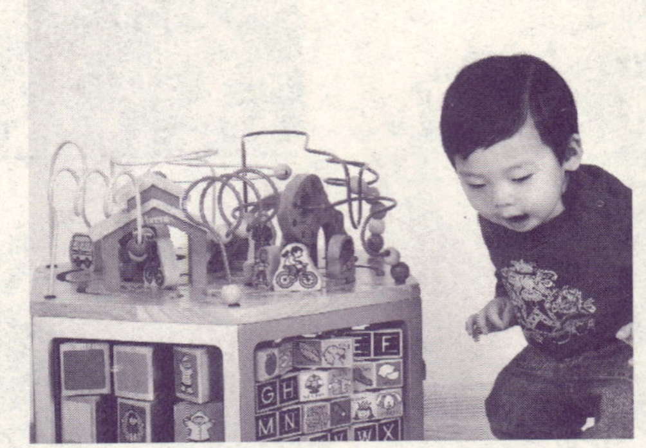

视觉和听觉

7个月时，宝宝每次看着某样东西，会从很多不同角度进行分析。人们发现，这么大的宝宝大部分都喜欢关注细节，对事情的轮廓或者大体的形状想当然，注重形式或者细节，比如大小、材质和硬度，以及突出的或有颜色的点（压着它们时会移动或者发出声音）。给宝宝一个门已经打开、按钮吱吱叫或者属于弹出式的玩具，即使你不告诉宝宝这是怎么回事，他也会立刻找出原因。

9个月大时，一般宝宝可以看到大约25米远的东西。听力水平也有相当大的提高，不再像以前那样，而是能够判断出声音的来源，同时能够感觉出距离。

接近9个月大时，宝宝开始发展能够看透事情的表面能力。他没有你才智过人，但是却在测试自己的疑虑，他看不见的时候物品也能存在，这是另外一个事物永久存在的例子。

如果你在毛毯下藏一个玩具，宝宝会掀起毛毯把玩具找出来，而不是像2个月以前那样看着妈妈，仿佛在说：“玩具在哪儿？”宝宝甚至开始自己玩“藏猫猫”游戏，他用毛衣或者布挡着自己的脸，尽管这种尝试更有趣而不是更有效：宝宝的头仍然很

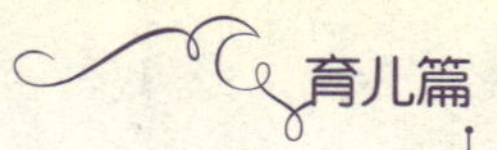

大，与身体不成比例，因此当她抬起胳膊时，双手只能举过头顶。

9月底的时候，如果玩扔球游戏，宝宝会顺着自己期望的线路看着球。这对宝宝理解当自己看不见时，事情是怎么进行的来说是很重要的一步：宝宝可以做出预测，能够记住过去发生的事情。世界有点像一个魔术表演，宝宝会花很多年去充分想像事情是怎样发展的，他正沿着正确的探索道路向前行。

小知识

视力和听力游戏

- 宝宝7～9个月时，故事书对他非常有好处，尤其是当有人读给他听的时候。与同时期玩的其他游戏一样，翻页也会提高宝宝身体的协调能力，让他集中注意力。
- 给宝宝唱摇篮曲，以增强听的技能，他会撞击或摆动，力图模仿你发出的声音。
- 镜子游戏：宝宝想击打自己在镜子里的影像，可能在你和镜子里的你之间看来看去，就好像在做评估。
- 你用脸和玩具跟宝宝玩“藏猫猫”的游戏。鼓励宝宝藏起玩具，找到它们，把你脸上的布拿走。
- 给宝宝玩具，让他敲打出音乐，宝宝会识别那些按钮和发出的旋律，或者喜爱用木勺敲打锅的游戏。
- 带宝宝出门时，重复那些你看到的事物名称——让宝宝接触它们，闻闻它们的味道，看看宝宝能否做手势来辨别它们。
- 在宝宝看着的情况下，在几个小桶中选一个，把1个玩具藏在小桶下，看他是否注意到并有目的的寻找。

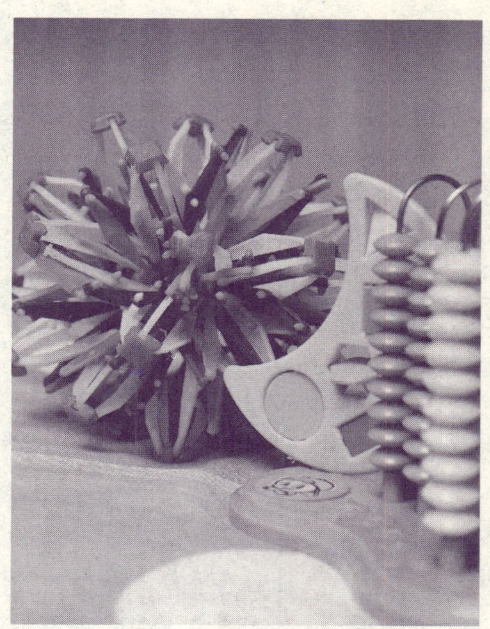

用胳膊和双手

练习、练习再练习便能够增强宝宝手臂肌肉的力量，多次练习之后，能够改善宝宝的协调能力。大脑内部的联系已经构成，使得宝宝能够准确地判断出自己所处的空间位置，以及距离、运动、质地和大小。遵照从头部往下、胸部往外肌肉控制的方式，宝宝从肩膀到手指的手动控制能力现在已经得到了提高。而且这还不是全部：宝宝还能够伸出手或控制所有的手指准备抓东西，她已经计算出这个物体可能有多大、多重。

9个月时，宝宝会在浴室抓一个摇摆的轻绳。如果你把他举得足够高，或在他面前慢慢让球停止旋转，虽然宝宝并不是每次都能抓住，但是每次成功都会激励宝宝再做一次，每次的练习都能帮助宝宝将大脑与眼睛、手、耳朵接收到的信息相连接。这对你来说很容易，但对宝宝来说则需要判断空间和速度，决定用哪只手，决定什么时候伸手，什么时候握紧手指，怎样使用大拇指。

一旦宝宝可以独自坐着了，双手会经常张开，就会用双手支撑身体而不会摔倒。很快她会尝试一起撞击两个物体，这听上去简单，但实际上不是，他需要同时使用两只手。宝宝用勺子打你的脸，不是想要伤害你，而是想看看会发生什么事情，这也可能是她对你表达问候的一部分。

控制手指要依靠一部分发展较慢的大脑，要产生好的机动能力是一个更长的过程。宝宝操纵不同形状、重量和大小的物体越多，产生机动和大脑技巧会越好。对于加深这些技能，经验很重要。你可以通过鼓励宝宝玩不同的物体帮其完成这一技能。

9个月时，宝宝手的控制能力会很强，能够玩那些可制成高楼或一个放到另一个里边的木块或浴盆。如果宝宝有耐心，喜欢从试验和失败中学习知识，也能够将简单的形状放到正确的洞里（正方形、圆形、三角形）。

9月底时，宝宝会用食指指东西，这是一个很棒的进步，能够玩很多有意思的游戏，“指给我看”、“带我去那儿”、“带我回去”、“让我感觉一下”，让宝宝指着你的嘴、鼻子或眼睛。

转身

6个月时，宝宝可能已经开始转身，从前转向后更容易一些：开始时，宝宝可能是无意识地做这个动作，用手将身体抬高，慢慢倾斜，找到平衡。他会一遍一遍地重复这个令人吃惊的举动。宝宝7个月之前很难做到从后转向前，首先宝宝要摇晃，将全身重量转移到身体一侧，然后弯曲上身、头、脖子，轻轻移动两条腿，将躯干推到腿后。宝宝需要锻炼脖子的复原能力，这样转的时候肩膀会跟着头一起动。

站立

到整6个月时，宝宝可能更有信心坐着了。随着头、脖子和肩膀力量加强，他逐渐可以支撑自己更长时间。起初可以不靠别人帮助而且不向前倒，自己坐30秒，但她会进行一次一次的尝试。

对缺乏经验的、想坐着的宝宝来说，最大的挑战是保持平衡。依靠侧面保护运动，当她向左或向右摇晃时，会用胳膊伸出来支撑地。摔倒是正常的，至少在做这些保护性的反射反应之前是正常的。即便是离开中心几毫米，也会使宝宝向后倒或向前倒。看看宝宝迅速掌握这一种复杂的平衡动作，以及不断增强的协调能力，以便能够支撑他安稳地坐着。宝宝不会花很长时间就能学会将身体重量放在一只或两只手上，轻轻抬屁股，开始做让他从一个地方到另一个地方的“拖屁股”动作。

小知识

开发新游戏

- 宝宝对发现新事物感兴趣，喜欢玩那些能发出声音或打一下会有反应的物件。随着宝宝手的控制能力不断增强，婴儿钢琴、木勺、锅或铃铛这几种玩具会变得越来越好玩。
- 宝宝可能喜欢玩纸或塑料。你要注意，不要让宝宝被纸边割破，如果是塑料物品，需要放到他看不到的地方，除非你能够一直看护着宝宝。
- 玩一个简单的放入、倒出游戏（将物品放到盒子里，然后把它们拿出来），可能一直吸引宝宝，让他玩到最后。
- 当宝宝可以自信地坐着或者爬行，会去拿能打或拉的玩具，像小汽车、卡车、可以滚动的球或硬纸管。
- 如果宝宝可以站着，而且非常想走路，你可以给他一些大点儿的玩具，比如手推车、婴儿车或三轮车。
- 所有的宝宝都喜欢电话，会模仿妈妈和爸爸。

爬行

在宝宝想到爬之前的几个星期或几个月，他可能善于通过打滚、拖屁股和扭动肚子相结合来活动自己。事实上，一些宝宝精于某项或全部动作，他们不用爬：大约15%的宝宝未经过爬的阶段。然而爬在走之前是最实际可行的一个平衡与速度相结合的方法。大部分宝宝在7～8个月时开始爬，有一些可能拖后1～2个月。一些宝宝开始时向后爬行。起初，宝宝会为全面爬行做一些准备活动，当他趴在地板上时，会用双手把自己向前推。有时宝宝用双手支撑坐着向前倾，发现腰倾斜、屁股在空中，肚子下有空间，这时宝宝会感觉能靠双手和双膝支撑自己。接着可能前后摇晃，或压迫双腿，这样屁股会更高，宝宝就进入了手腿并用姿势，俗称熊或蜘蛛行走。

爬行能够又快又准确，同样地，当注意力分散时会使宝宝被撞倒、受到重击。宝宝开始时先移动一对（左手、右膝），然后另外再移动一对（右手、左膝），这能达到最佳的平

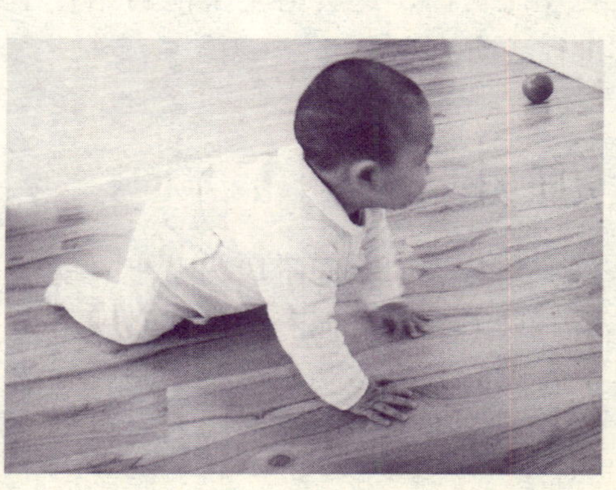

衡、最有效地利用力量。

当运动、计划、视觉评估和平衡技巧相协调时，大脑内有关爬行的运动是相当紧张激烈的。充分练习之后，大脑内神经有了很好的连接，宝宝不用考虑怎样爬，他可以集中、快速移动，在拐角处准确拐弯。

站立

此时，宝宝的腿只有全身的1/3长，要站立时，宝宝面临着一个大的挑战，而且并不是就此结束：只是很难再回到坐立姿势。宝宝向前跌倒时，双臂可以均匀伸展，产生很强的向前“降落伞”反弹力。宝宝开始会依靠你的双腿、双手、一个凳子或者沙发，向上拉自己站立，这时他看上去很高兴，但想到自己可能又要摔倒时又会感到困惑。

一旦宝宝可以站立，会经常站立。他很强壮能够站直，几个月不断的练习，增加了宝宝肌肉的力量，训练了他的平衡感。他会自己站立不需要任何支撑，这会给宝宝能够站直了进行活动的信心。

游走

站与走的中间阶段为游走，就是用一只手或双手把着一件家具或另一个人，向旁边移动。这几乎是爬行的一种垂直版本，因为宝宝同时依靠双手和双脚支撑。有些宝宝在学站起后马上就可以游走，另外，一些宝宝可能等上几个星期才可以，9个月的宝宝中，1/4个是这种情况。少数宝宝，尤其是拖屁股慢慢移动，从来不用试，就可以直接行走。

游走体现了需要向外走的挑战。不论宝宝用什么来支撑，椅子、墙或者人，宝宝最后可能不再需要这些支撑物。看着桌椅之间的空间，宝宝能学会一些有关距离、平衡，以及距离与宝宝自身大小相关的知识。也会黏着大人、哭喊着求助或寻求平时自我推进的一些办法，屁股着地或双手、双膝着地，在重新起来之前缩小差距。

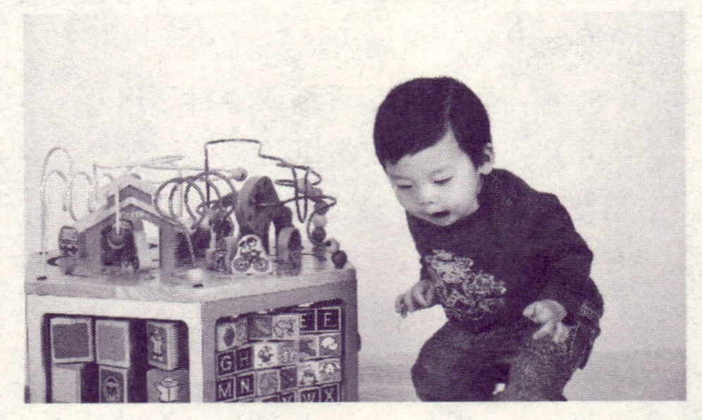

行走

爬或游走的问题在于宝宝不能使用双手，他可能拿着一个玩具，感到自己能做的事情有限。而且如果他想指向某件东西或在你面前挥手，就得停下来保持自己的平衡。不管怎样，走路时手是自由的，这是移动最有效的方式。一小部分宝宝在9个月之前或9个月时会走路，而更多的宝宝要到

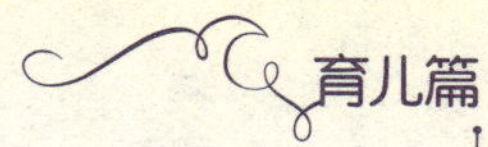

12个月或13个月时才会走路，还有些宝宝到了18个月甚至更大一些才会走路，所有这些都是正常的。

你很难做到双脚抬起或放下：一只脚要抬高，向前移动，而另一只要向下推，承受身体所有重量并保持平衡，然后前脚回复向下的动作，起平衡作用，下一个再抬起。

如果宝宝准备寻求帮助，可以让他抓紧你的手指，保持在他腰或肩膀的高度，让他按自己的步调走，或主动地拖带：这样可能不舒服，还可能与保持平衡感相冲突。与你一起练习会有帮助，不要在他头顶上让他双手握着你的手腕。但让宝宝自己练习是另外一个完全不同的问题。从某一步开始，在推动他自己向前之前可能走到旁边。后来他会走在半路上，在摆动、犹豫、颤抖和匆匆忙忙坐下之前迈出第二步。

交流

宝宝6个月时，更确切地是到了9个月的时候，你也成为了育儿专家，能够辨认宝宝的咯咯声、尖叫声、大喊声以及抱怨声。有些声音只是在闲聊，有些是提要求，有些是观察和评论，另外一些则是非常高兴时才发出的声音。

在6～9个月时，宝宝的交流能力有了很大的提高。他通过眼睛观察事物，伸出胳膊拿东西，或者把它们拿给你，和你分享自己的发现。尽管宝宝在控制、精炼和语句结合方面有了一定的提高，但仍然不会“说”出来，因此，他不断增长的肢体意识在交流中就很重要了。宝宝能通过自己的肢体语言将意思表达得非常清楚。

做手势

有些宝宝6个月时就能掌握基本的手势，有些宝宝6个月时候能掌握基本的手势，另外一些则一直到10个月或者11个月，或者再大一点才能表现出这方面的兴趣。无论你是否教他，宝宝都会作出手势，如果能够得到你的配合，效果会更好。理解宝宝表达的一些意思，比如简单的像“不”，你也会很开心，这种交流方式比让宝宝哭好得多。

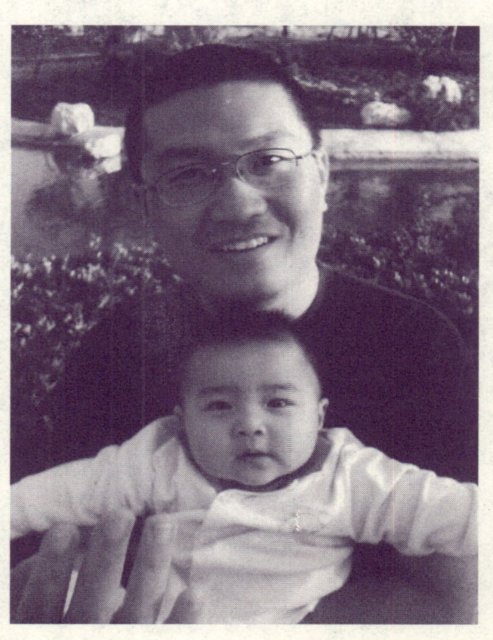

这是一个自然发展的过程，就像父母和宝宝对着镜子跳舞一样的，能够有助于彼此之间的理解，提高宝宝的社会交往能力。宝宝从看一个手势到学会做可能需要1～2个月，他理解的要比表达多，事实上，有很多时候他掌握得比你还快。

通过介绍手势、观察并学习宝宝通常使用的手势，你能够扩充自己的手势词汇量，如果看见宝宝在做手势，或者在模仿你的手势，一定要做些事情，让宝宝知道你已经明白了他所要表达的意思。

小知识
交流游戏

• 宝宝敏锐地做出手势，并能对你的手势做出反应。开始时，最简单的表达手势是运用头和嘴。摇头“不”，点头“是”，张嘴“更多”，亲吻动作是“亲一下”。当宝宝注视着某样东西的时候，你可以侧过头去看宝宝在做什么，然后侧到另一边等着，宝宝也会模仿简单的手部动作或者介绍自己，可能当他吃完饭后把双手举起来。

• 只要你和宝宝互相理解，手势代表什么意思就不重要了。起初，用语言配合手势，逐渐地进行重复，逐渐提高。你可以把拇指放在嘴里代表“奶瓶”，或者敲敲眼睛代表“睡觉”。

• 你也可以用手势给物体命名，即使宝宝不用它们，可能也能够谈论它们，这有助于培养宝宝早期对书的喜爱，指着每一部分，给它起名，玩一个游戏。可以轻拍头代表帽子，摆动双臂表示小鸟，抚摸的动作代表猫咪。

• 与宝宝刚出生时，你慢慢地、有节奏地跟他说话相比，有了很大的不同。但是他仍然可以受益于“妈妈的语调”，也会受益于你通过身体和眼睛给宝宝的暗示。给宝宝每一个能够学习语言的机会，你么可以不停地交谈、重复话语、轮流说话、问问题。

语言

宝宝逐渐多话时，和其他人的交谈也多了，哭和吃的时间减少了。7个月左右时，宝宝发现改变嘴唇和喉咙的形状，从辅音到元音再回到辅音会更容易，就会发出一串咿咿呀呀的声音。8个月左右，随着练习发声，宝宝会叫“妈妈”或“爸爸”，对他来说，容易发出“m”和“d”的音。

9个月时，宝宝的大脑已经得到了很大的发展，神经细胞之间突触的联系也越发完善，对宝宝的经历作出回应。宝宝可能理解许多你每天用到的词：自己的名字，你的名字；一串其他单词，如唔唔、妈妈、爸爸，奶奶、球、车、更多等。很多宝宝在两种或更多语言环境下长大，他们会学着说每种语言。慢慢地，你会发现自己的宝宝牙牙学语的阶段已经变得越来越熟练了，直到有一天他发出第一个正确的单词。

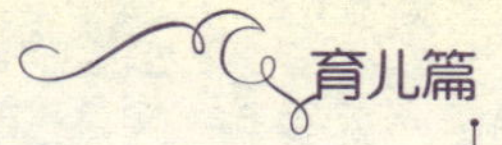

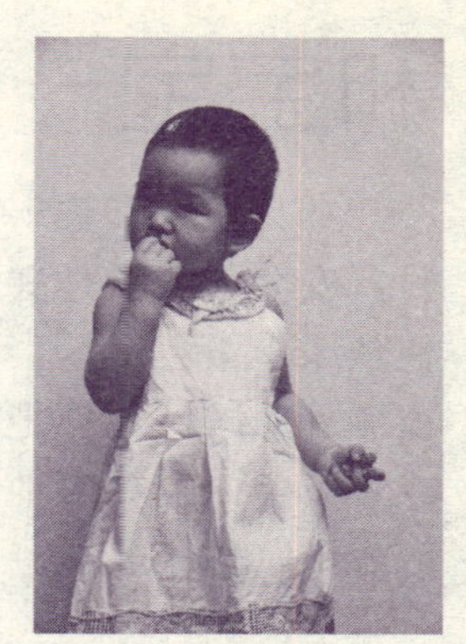

宝宝的睡眠

入睡的方法

大部分的宝宝，至少在某些场合，被抱到床上的时候会很抗拒。如果你在睡觉前能让他跟每个家庭成员道声“晚安”，会很有好处的。如果只有你一个人在家，就让他对着玩具、图画，或者对着厨房等任何东西说“晚安”。通常，抱怨会持续几分钟：你可以安置好宝宝，给他掖好被子，然后站到门外听着，听他从号啕大哭到呜呜哭，然后到抽泣，最后沉沉地睡着了。

如果你发现站到外面等宝宝自己安静下来是件很难的事情，那么就花几分钟收拾他的衣服或玩具。当宝宝意识到自己不是孤独的，会很快安静下来，高兴起来。如果他很累了，这时让他放松，感到舒服．拉着被子偎依着他的玩具。总之，一定要选安全的东西，可以让他在黑夜里感到舒适。

当宝宝7～9个月时，会出现一些新的习惯，一般24小时内睡15个小时是比较合适的，最理想的是夜里睡12小时，然后白天再睡2次。这可能对你是个挑战，你要鼓励他适应你的生活模式，并帮助他坚持下去。白天的睡眠能保证宝宝有足够的精力去活动和吃饭，这也能让他安静地休息和认真地学习，而且在晚上还能睡得更好。显然，如果宝宝夜里睡得好，你也能睡得安心。

和宝宝一起睡

如果宝宝和你一起睡，在7～9个月，安全就成了你关注的问题。如果他从床上滚下来，会马上大哭，要求被额外照顾，当你把他放回床上，你或者其他人需要哄他入睡，这些都相应需要你的时间。

你应该想方设法降低宝宝受伤害的风险，拉上床的护栏，或者可以在床边的地上放一个蒲团，也可以在床边放一个软垫子，拦着防止宝宝滚下。有很多小床设计得很适合放在大人的床边。早晨宝宝醒来，就能坐起来开始和你聊天，摸你的脸，热情地跟你打招呼。

白天的睡眠

认为宝宝白天不睡觉，晚上就能睡得久的说法是不对的。实际上，如果白天没有休息，会让暴躁的孩子在晚上更任性，睡得更少。白天的睡眠对9个月的宝宝非常有好处，白天平均睡3小时。

宝宝会很高兴按照这种规律睡觉。通常这种小睡是在上午的10点和下午两三点。即使你可以在推婴儿车或开车带着宝宝的时候休息，但是设定小睡时间依然会限制你的活动和安排，毕竟不是每个父母都适应有规律的生活。通常这种规律的睡眠和自发随意的睡眠就像硬币的正反面，概率都一样。如果你采用一种放松的方式，依然要注意看宝宝睡了多久：如果他一觉睡了3个小时，就要轻轻地叫醒他，最好保证晚上睡觉前3小时内都是醒着的。

如果宝宝实在是精力太旺盛，白天就是不睡，也要给他两段安静的休息时间，每次至少20分钟，上午一次，下午一次。你可以把他的玩具拿开、放点柔和的音乐或出去散步，否则，过多的能量会让他像拧紧的发条，晚上很难从白天的世界里走出来进入梦乡。

幸福的睡眠

宝宝在9个月时已经爱上了睡觉，被带到小床时能开心地挥舞着小手道晚安。你们都能在沉睡中得到完全的放松，这对他的情绪和身体健康都很重要。

如果宝宝把睡眠看成是24小时周期的一部分，你也能享受更多的睡眠，也能在一天快结束时多些自己的时间。如果你们解决了睡眠的问题，一定感到精力有了很多很好的变化，疲倦不再有，好似进入新生活。

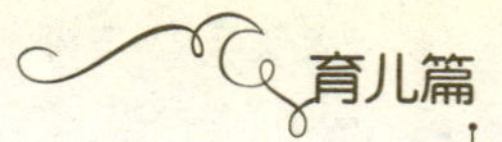

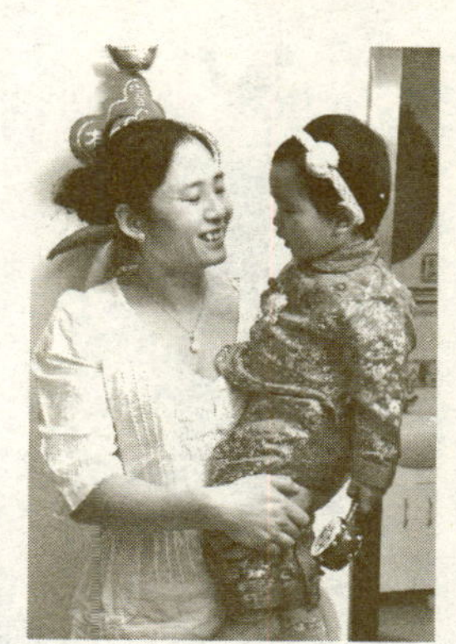

宝宝的哭闹

哭闹的学问

宝宝出生后，你面临的一个很大的挑战是：学会理解宝宝的需求。你会知道宝宝那些麻烦的、屈服的、疲劳的哭喊，或对食物的急切需要，过暖和过冷的征兆，疾病的症状或长牙时嘴唇痛处的鬼脸。然而宝宝这会儿将用另外一种方式表达自己的情感，他变得越来越有好奇心，更加期待而且越来越意识到自己有控制事物的能力。

有些宝宝确实比其他宝宝哭得厉害，每个宝宝都看上去在满足和伤心之间徘徊。在你看来很微小的事情，也会让宝宝哭起来，不到1分钟就停止哭泣；有些宝宝虽然很少哭，一旦哭起来，就会号啕大哭。还有就是介于二者之间的宝宝了。

孤独和新奇

这一阶段宝宝哭的大部分原因是跟你分离的焦虑感。你返回时他会哭泣，确保得到自己需要的安全的拥抱。离开时他会哭，再次见到你时也会哭。在很长一段时间里，休息时的宝宝习惯听“再见”这样的话，看到挥手或给他再见之吻，理解人和事能够来又去（去而复返）。

每天宝宝的想法会多一点，记忆

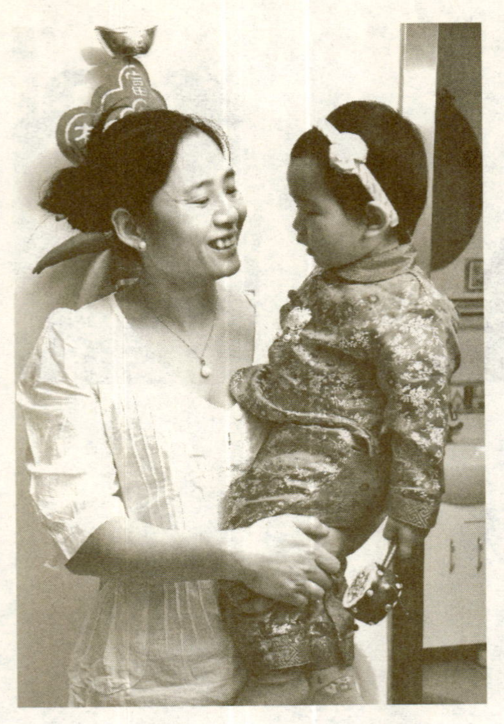

更加强。宝宝的经历逐渐多起来，但有时事情不会像他预料的那样发展，或者是新鲜事物让他找不到位置供自己参考使用。有些天他会很大胆，其余时候则依赖你在精神和身体上的帮助。

开始受挫

宝宝接近9个月时，可能遭受挫折，滚烫的泪珠会顺着红红的、生气的脸蛋流下来。一些宝宝会大喊而不是哭，而其他一些宝宝则抽噎着，感到无比伤心，通常是由于身体上遇到困难或者感觉不被别人理解。

在愿望不能实现时，宝宝出现了挫败感，在头几年，宝宝会遇到很多这样的事情。因为他生气地想把玩具安到洞里，他在学习，而且伴随成功而来的放松会弥补挫败感。你能够指导宝宝，但是不能真正去帮他把玩具安上。在帮助和干扰宝宝的发展之间有一条细线，只有你能够判断这条线，考虑宝宝的决定和他目前的能力。

有时你可能感觉到宝宝十分泄气，或者非常生你的气。很少有父母能忘记宝宝第一次使劲打他们脸的情形。不幸的是，这种情况经常发生。心理学家相信，对宝宝来说这是健康

Q 宝宝总爱乱拿东西，这让我很生气，我该怎么做才好?

A 在宝宝眼里，你是他生命里永恒不变的基本部分。但是如果你认为游戏时间结束，是时候让他在睡觉之前洗个澡了，他不一定会同意。如果宝宝指向胡椒调味瓶，想要摇晃并且吮吸时，你拒绝了，难道不应该让你知道他生气了吗?

每次宝宝生气都是暂时性的。如果哭泣转变成因大怒而号啕大哭，到他在你怀里平静下来的时候，已经忘记了之前对你发过火。然而，他可能仍旧会被胡椒瓶吸引，因此，你应当把胡椒调味瓶放到他看不到的地方。

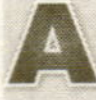

而正常的，是要强烈的表达自己。宝宝太小了，不会有意去伤害你，但是像其他的人一样，他生气的时候会将怒火撒到最爱的人身上。

恐惧

有些宝宝表现得非常恐惧，如果宝宝每次看到狗都哭，即便你不知道原因，也能知道宝宝害怕狗。有时候宝宝的恐惧是没有道理的，他可能讨厌粉红色的弹力球，却喜欢大又重的蓝色球。第一次看到下雪可能让宝宝泪如雨下，而仅仅过了1个小时或者1天之后，他又可能高兴得喊起来，喜欢去触摸那些呵痒他鼻尖的寒冷的白色雪花。

如果下雪会让宝宝哭泣，看见雪的时候，你要保护他。当他平静一些的时候，你可以给他介绍一片雪花或者带着他从窗户观察雪花。这比直接面对令他害怕的东西会更有帮助，也比因为溺爱宝宝所以直到雪融化了才让宝宝出来要好得多。

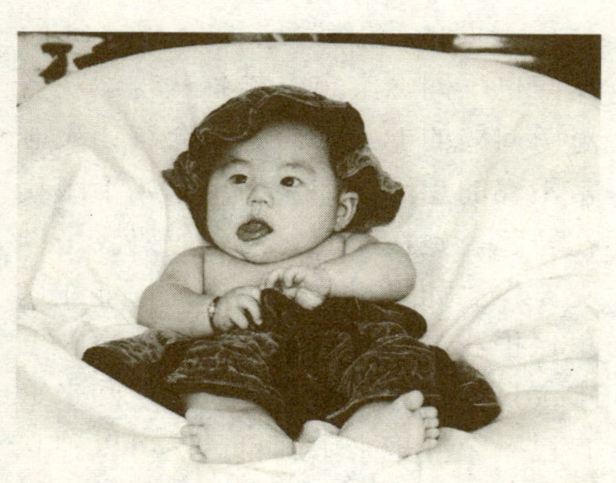

如果强迫宝宝面对害怕的事情，会降低宝宝对你的信任；如果你保护宝宝不让其接触任何害怕的事情，会使宝宝变成胆小的孩子。大部分父母遵照自己的本能来指导宝宝，同时还保护他们的宝宝，从而能够达到这一微妙的平衡。

哭对你的含义

经过几个月的训练，你可能很快就能领会宝宝的需求。到这时候，很多父母都更加轻松了，少了最初的一听见宝宝哭就束手无策的紧迫感。

当然，你会知道在什么时候哭代表苦恼、危险或者疼痛。可能有数天或数星期，宝宝比平时哭得多。如果哭声持续并且让你感到很不舒服，这时候得到帮助是很重要的。

哭对宝宝的含义

有关宝宝哭泣的一件重要事情是，就像宝宝出生的时候一样，你会有所反应。在几个月的时间里，宝宝都会需要你陪着他。每次你安抚宝宝的时候，你和宝宝之间通过触摸产生的联系就会增强。就算是宝宝开始学走路之后，也会继续需要你给他舒服的拥抱。

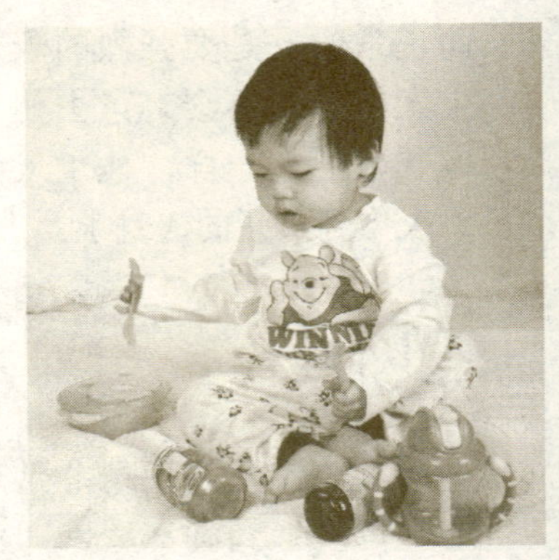

宝宝的护理

宝宝的分离焦虑

6个月左右的时候，如果宝宝看不到你，就觉得世界不存在了，会非常难过，大声地哭。宝宝的这一行为将这一阶段与自己早期生活分离开来。当你不在的时候会想念你。一直以来，宝宝都认为他和你是一体的，现在要面对和你是独立的个体的事实，他可能时常感觉孤单。

这种“分离焦虑症”或者“个体性”是完全正常的，也是宝宝积累经历的过程，宝宝已经与爸爸妈妈等亲密的家庭成员、看护人建立了信任感，并热爱社交。同时，宝宝的大脑进行着复杂的工作：控制空间意识的区域变得更加成熟，短时记忆能力增强。即使看不到，宝宝也能意识到事物的存在，也就是我们通常所说的“寻找消失在眼前的东西”。

不同的宝宝对这种分离感觉的反应也不同。宝宝不具备从哲学观点思考问题的能力，但是却会有让人非常不安的想法，如“如果妈妈不跟我在一起，她在哪儿？没有妈妈我是谁呢？”“如果爸爸不在这儿，谁在这里保护我、跟我玩耍、对我笑呢？”宝宝只能通过妈妈离开，又返回来给自己一个拥抱来了解自己是可以独立并且安全的。同时，宝宝爬的时候发现有些事情很容易做到，也能了解自己和别人的区别。当你用胳膊抱着他，介绍新事物和新面孔的时候，会使宝宝既探索了新鲜事物，又满足了想跟你在一起的愿望。此外，你要在宝宝心情不好的时候让他有单独的时间和空间，让他可以想想自己原来是可以和妈妈分开的。

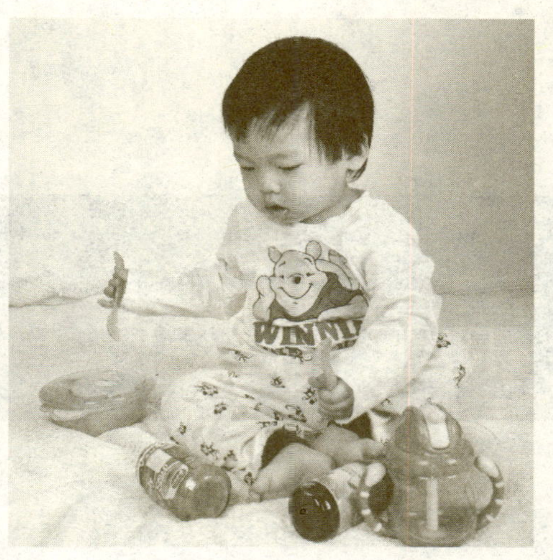

不断发展中的游戏

当宝宝坐、爬、被拉或者站着的时候，他额外的控制力和信心会使游戏变得更加刺激和有趣。从那些包含运动、变化、消失和协作在内的游戏当中，宝宝能够享受到更多的乐趣，也能学到更多。他会从高高的凳子上往地上扔东西，兴奋地看着它们，期望妈妈能把它们都捡起来给自己。宝宝会观察，找出这里和那里的区别，并且精力充沛、有控制力，“我扔了它，我看着它，你把它拿回来。”

如果宝宝被某事吸引，要让他继续，尽量不要给他建议，不要教他怎么处理或分散他的注意力，而是让他重复做同一件事，从而学到更多。当宝宝完全按照自己的节奏做事情的时候，就有了自己的个性，能够自由处理事情。如果宝宝觉得需要协作或者帮助，会喜欢由协作和帮助所带来的交流和乐趣。

支持自己的宝宝

宝宝需要父母和最信任的照顾者给予情感上的支持，也需要身体上的亲密接触。你需要留给宝宝更多的时间，这能确保当宝宝的情感发展迅速、势不可挡的时候，在宝宝需要别人注意的时候，就能够得到关注。在家时，你要带着宝宝穿梭于各个房间，跟他玩各种游戏，如捉迷藏等。你可以躲在门后然后跳出来；蹲在凳子后面，从凳子上面、侧面偷偷看；让宝宝拉开遮在你脸上的衣服，你用手蒙着宝宝的眼睛片刻。你可以通过这种玩笑和游戏的方式让宝宝了解什么是“消失”。但是，你也不能总让宝宝开心：当宝宝和其他人在一起时，甚至是和喜爱的奶奶在一起时，也会黏住你，要你抱。

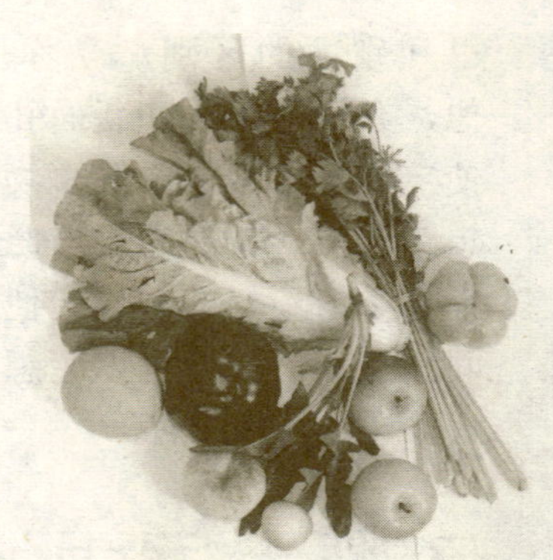

宝宝的饮食

宝宝需要的食物

7个月时，宝宝的饮食里会有更多固体物质。虽然宝宝的胃口每天有可能变化。他会从母乳或者配方奶中得到需要的大部分热量，从固体物质中得到另外一半。除了热量，宝宝还需要维生素、矿物质、蛋白质和少量纤维素，同时也需要足量的铁。母乳和配方奶能够提供所有这些营养素。

如果你自己想吃低脂肪的食物，记住宝宝要有不同的要求：脂肪是宝宝生长发育的基础，宝宝需要。奶酪、酸乳酪和鸡蛋等食物跟植物和水果一样重要。提供正确种类的食物、合理安排宝宝的吃饭时间、介绍新的口味、跟着宝宝的步骤走、让宝宝享受吃饭的时间，就能满足宝宝的要求。

推荐的食物

从6个月开始，可以给宝宝介绍一些食物，这会让宝宝感兴趣。你可以捣碎食物，而不是融化它们。慢慢地，介绍搓碎的食物或简单的宝宝手抓食物，这样宝宝能够自己吃，最好在宝宝长第一颗牙的时候做这样的尝试。

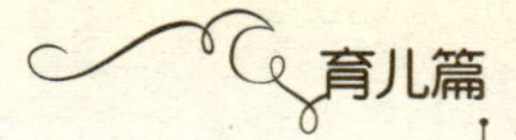

水果

介绍更多的水果，包括苹果、梨、猕猴桃、菠萝和柑橘类水果等，可以弄成较果泥略粗糙的小颗粒状，以让宝宝体验到咀嚼的需要和乐趣，促进牙齿的发育。

蔬菜

此时可介绍多种不同形状、颜色的蔬菜。绿叶蔬菜（菠菜、海藻、卷心菜等）是铁和其他矿物质的重要来源，可以通过和奶酪、乳汁酱或更温和的蔬菜，如土豆等进行混合，来降低它们的强烈味道。你还可以把蔬菜蒸一下，冷却后做成手指状的食品让宝宝吃，如胡萝卜棒、甘蓝、花椰菜等。如果你可以买到有机食物是最好的，可以连皮一起煮，让宝宝吸收丰富的维生素和矿物质。

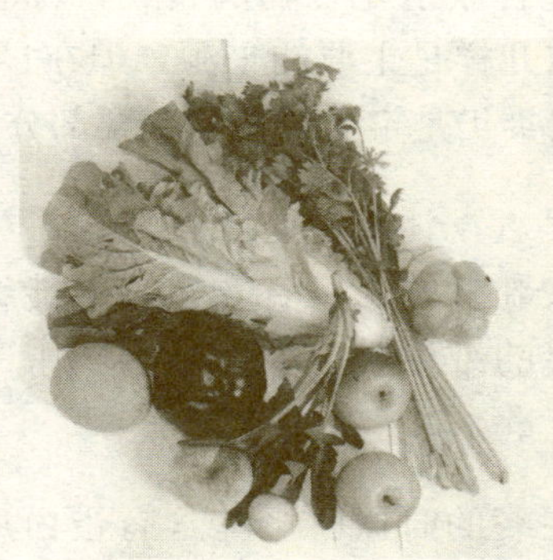

奶制品

在宝宝12个月之前，可以喂母乳或者配方奶，尽量不喝鲜牛奶，可以给宝宝吃干奶酪。当宝宝抓食食物时，可以给他一薄片奶酪或者做成奶酪棒。

脂肪

脂肪是宝宝能量的重要来源，不应当被切断，它对开发宝宝身体和大脑的神经系统起着至关重要的作用。宝宝可以从母乳或者配方奶中获取脂肪，还能够从蛋黄、奶酪和酸乳酪中获取更多脂肪。宝宝所摄取的脂肪最好是天然的，可以与水果相混合，味道会更丰富。

鱼

鱼是蛋白质的重要来源，可以与蔬菜或者奶酪混合食用。宝宝7个月时，可以开始吃鱼，你要确保鱼已经完全去骨并且彻底煮熟。不要给宝宝吃熏鱼或者罐装鱼，如金枪鱼或者大马哈鱼，这些鱼会非常咸。

肉

宝宝6个月时，消化系统能够消化肉，肉是铁和锌的重要来源，但它需要逐渐进行。这时，可以让宝宝开始吃鸡肉，或用鸡肉做成的精美的浓汤了，到8个月左右时，可以给宝宝吃做成浓汤的或者切碎的红肉。如果宝宝门牙很坚硬，可以慢慢啃鸡肉条。在做鸡肉的时候，可以混合蔬菜一起做，不要加香肠或其他含肉的食物，这些食物的添加成分可能不适合宝宝。

豆制品和谷物

宝宝6个月时，能够消化扁豆等豆类，做汤或者炖汤会更加美味，一周不能多于2次，因为它们能够增强气味。豆腐、豆腐皮等富含蛋白质，能够满足宝宝的需要，能够为宝宝建立一部分均衡的饮食。

麸质和小麦

在宝宝1岁之前，最好限制吃小麦和麸质含量高的食物，如果家庭中没有过敏史，也可以逐渐给宝宝吃这种食物，面包和吐司棒就很好。在热牛奶中放入麦片，就能够很好地供应慢速燃烧的碳水化合物。如果你给宝宝甜面包干，要检查它的成分，不要吃含有较高糖分的面包干。

面食

面食是碳水化合物的很好来源，可以快速蒸煮、便于咀嚼。可以给宝宝吃小块的面食，也可以给宝宝吃你吃的面食，要确保它都切好了，而且不含盐分。面食大都是由硬质小麦做成的，硬质小麦是麸质的重要来源。

小知识

宝宝避免吃的食物

- 花生和花生油。
- 芝麻。
- 盐。
- 过量糖。
- 蛋清。
- 含油多的鱼。
- 高纤维食物，如麦麸或谷物面包，它们会使宝宝吃得很饱，而没有吸收足够的热量。

如果宝宝对麸质敏感，可以用鸡蛋或者饭团。

米饭

可以把碎米饭和碎菜、鱼或肉等混在一起吃。在宝宝1岁之前，可逐渐从米汤、粥逐渐向米饭过渡。

均衡膳食

平衡宝宝的饮食很重要，它能够使宝宝的情绪和睡觉习惯有所不同。适用于成人的相同的一般原则也适用于宝宝，让宝宝每3～4个小时吃一次饭，在此期间不要吃任何东西，这样能够帮助宝宝保持稳定的能量，维持嘴里的酸度，保护正在长出的牙齿和齿龈。宝宝6～9个月时，可以一天吃三顿——早饭、午饭和晚饭。每顿都要有富含碳水化合物的食物，面食、土豆这几样是主要的来源。但在1岁以前，奶类仍是宝宝饮食的主要部分。

早餐，让宝宝吃水果和放了牛奶或者酸乳酪的儿童谷物，这样能够获得充足的维生素，并能从谷物中不断获取能量。

午餐的时候吃一些含有蛋白质的食物——豆类、豆类食物、奶酪、肉或者鱼，这些再加上一个水果布丁和一杯稀释过的橙汁，能够减缓消化速度。水果中的维生素C能够帮助铁的吸收。

晚饭，让宝宝吃蔬菜汤或者能抓

食的食物，有蔬菜酱或者汤的面食，一个酸奶酪或者一片布丁水果。当宝宝八九个月时，可以吃蛋白质含量丰富的食物。

宝宝能够自己吃饭

随着宝宝手的控制能力越来越好，会变得好奇，会想自己吃饭。尽管几个月之后宝宝才可能完全学会，他仍然很愿意去尝试。你可以给他一个小勺子，让他自己学着使用勺子，再用另外一个勺子喂他。不时往宝宝的勺子里也放上一点食物，帮助他把食物放到嘴里。若宝宝也抓着你的勺子，就一只手拿着一个勺子，这时候你应当再拿一个勺子，而不要把他手里的第二个勺子拿走，他尝试的时候最好接着喂他。

如果在喂饭时宝宝总是伸手够食物，要玩它们，让你很难继续喂下去，这时可以把碗拿走，把它放到桌子底下或者其他宝宝看不到的地方。当宝宝七八个月大时，猜不出你把碗放到了哪里，你可以分散宝宝的注意力，每隔几分钟喂一勺饭。

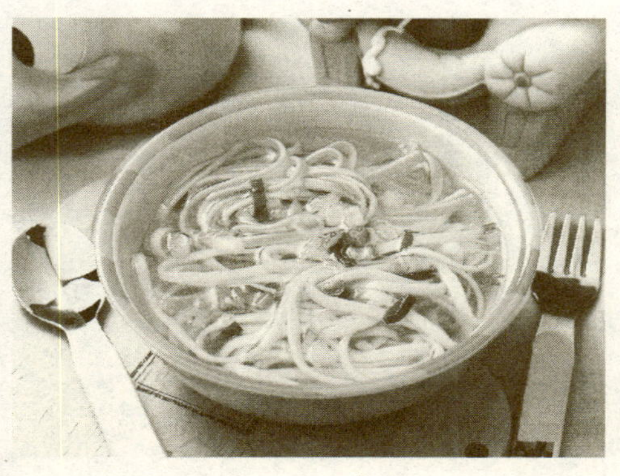

8个月或者9个月时，宝宝的短时记忆已经得到了充分开发，当你拿走碗的时候，宝宝会一直看着他的食物，而他长大了，能够理解并且能够坚定地说出“不”字。因此，如果你不想让宝宝搞得一团糟，就要坚定、平静地告诉宝宝，然后把碗拿走。宝宝能知道事情怎么回事，但是你要记

小知识

7～9个月宝宝一天饮食举例

- 早上6点/7点：喂奶：一次母乳或者150～250毫升配方奶。
- 上午8点：早餐：宝宝吃的谷物，加上牛奶、香蕉泥或者其他水果泥。
- 上午11点：喂奶或者小吃：一次母乳或者150毫升奶；干杏加上烤面包或无糖甜面包干，或者蒸熟的蔬菜。
- 中午12点/下午1点：午饭：鸡汤、和蔬菜一起炖的扁豆、水果泥、果汁；或花椰菜奶酪、梨和碎米饭及果汁。
- 下午3点/4点：喂奶：一次母乳或者150～250毫升配方奶。
- 下午5点半/6点：晚饭：蔬菜面食、水果果冻、水；或土豆菠菜、甜面包干和果汁；或汤及面包、酸乳酪和果汁。
- 晚上7点半：睡前牛奶：两次母乳或者150～250毫升奶。
- 计算一下宝宝喝的牛奶数量，宝宝几乎一天要喝600毫升以上的奶。如果上午11点喂了，下午可以少喂一点。

住：到处摸、去感觉所有的东西，包括食物，这是宝宝的正常发展的一个组成部分。同时也要记住，宝宝会吃自己需要的东西，而且吃饱也会做出手势。

每个宝宝都要按照统一的食谱吃饭吗？

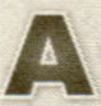

一天规划好三餐并定时在餐间喂奶，宝宝大都不会感觉饿，也不会想吃东西。然而，所有宝宝都是有区别的。有些宝宝喜欢早上吃小吃或下午喝奶，有些则不是每次正餐都那么有胃口。

与给宝宝吃一块饼干或一块巧克力相比，给一块无糖面包干、奶酪或者一片水果或蔬菜会更好，你也可以给宝宝吃一小部分主食。

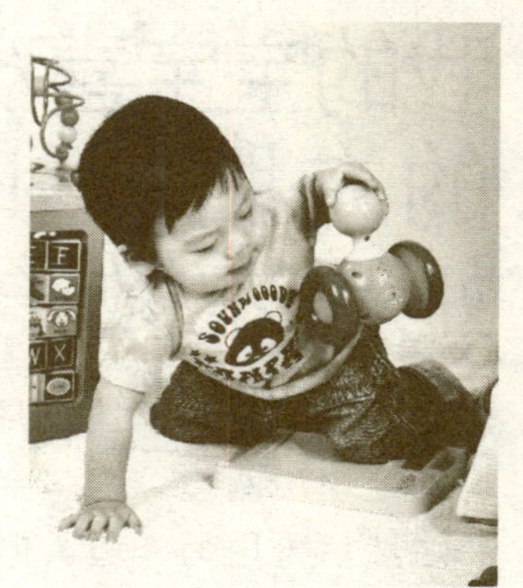

值得注意的问题

我怎么样护理宝宝的牙齿

宝宝的牙齿和齿龈是很脆弱的。通过限制含糖食物，能够帮助防止龋齿。如果宝宝生病，你给宝宝吃糖浆状的药物，要用无糖类的。当宝宝长出第一颗牙齿时，要开始进行清洁。有些父母会用柔软的布块，弄湿的纱布或者缠在手指上的干净的手帕，牙医会给你合适的含氟成分的牙膏，你可以用特殊的儿童牙刷和牙膏为宝宝清洁牙齿。一天刷2次牙能够帮忙防止细菌增长，以免导致龋齿，在晚上刷牙尤其重要。

我非常喜欢抛举宝宝，这样做可以吗

宝宝肯定大部分能接受，只要爸爸不摔着宝宝或者不突然猛拉宝宝，这能发展瞬间反应和在空间的自我敏锐感觉。很多宝宝看上去很喜欢可怕的瞬间失重感，在父母坐的过山车似的运动时，宝宝可以向上伸手，然后向下降。因此，要小心低天棚、电灯装备和宝宝乱动的手，而且不要让宝宝总玩这种游戏。

我的宝宝喜欢用她的左胳膊和腿，她是左撇子吗

一般宝宝到了18个月的时候，会均衡地使用两边。有些宝宝喜欢先用一边然后再用另一边，但是也有两边都使用得很好的。如果宝宝总是使用或依赖左边需要查找原因。如果刺激另一边时宝宝做出反应，意味宝宝并没有意识使用另一边。如果是这样，物理疗法专家会建议刺激不常用的那一边，会不时地监督宝宝并对宝宝重新评估。

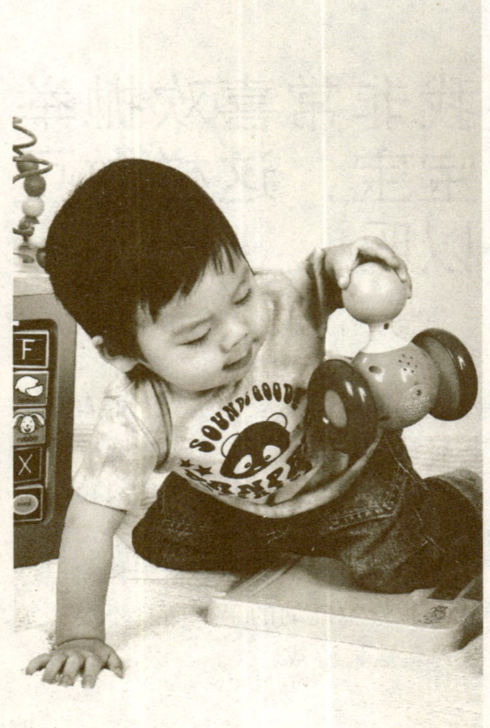

我如何做不让宝宝出现沟通障碍

自出生开始，宝宝就开始巧妙地交流，在开始的几个月，他会继续有热情地交流并且不断清楚明白，沟通技巧显然早就存在于语言表达开始之前。当宝宝出现沟通困难时，可能线索早就有了。在视觉上宝宝与你的关系，通过玩耍、接触并通过自己的手语，能够给你和医生或者专家提示。在第一年潜在问题被发现越早，就会越早开始额外的关注和治疗。这些包括缺少视觉兴趣，不寻常的固定行为，不寻常的不稳定行为等都需要密切关注，必要时向医生寻求帮助。

学步车危险吗，会跟学习走路或者爬相冲突吗

坐在学步车里面会给还没学会爬的宝宝带来愉快的独立和幸福的感觉，还能带来远远超过他本能的灵活性。在家里有其他孩子的地方，能把年幼的宝宝带到其他宝宝的世界。同时这也给大人时间和空间去做自己的事情，宝宝在学步车里可以自己玩更长时间。当宝宝想有人陪伴而不是自己坐着，用哭来吸引注意力的时候，会到爸爸妈妈那儿去。

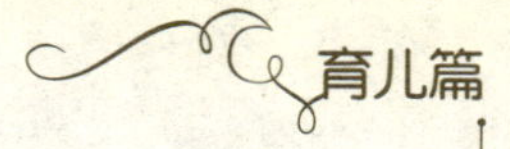

尽管学步车有这些表面上的好处，很多健康专家警告不要用学步车，因为它存在安全隐患。学步车会倾斜，可能是车与宝宝并未步调一致，或者一个轮子遇到障碍物或翻倒到一块突出物上，而且这些会导致宝宝受到严重的伤害，很可能是脸部和头部。尽管座位的高度是可调整的，宝宝会用脚趾头和足部的圆形部位推着自己往前走，这不能促进双脚自然发展，双脚必需用来站立和走路。

宝宝能拥有太多玩具吗

如果宝宝拥有50个或者更多的玩具，你会很享受和高兴，但是如果可供宝宝选择的玩具很少，他更容易集中精力和不断做尝试。集中精力对于学习、听力和社交尤其重要，现在宝宝做好了通过探索和实验身边的世界，学习很多知识的准备。你可以把宝宝不注意的玩具拿走，让他专注于那些喜欢的玩具以及锻炼运动、抓握、分类和位置的潜力的玩具。

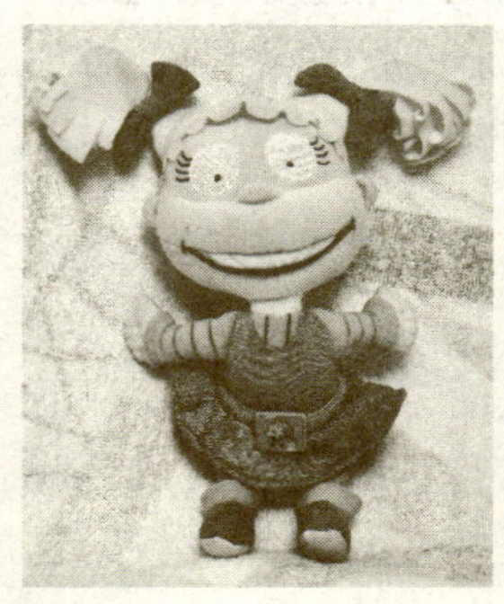

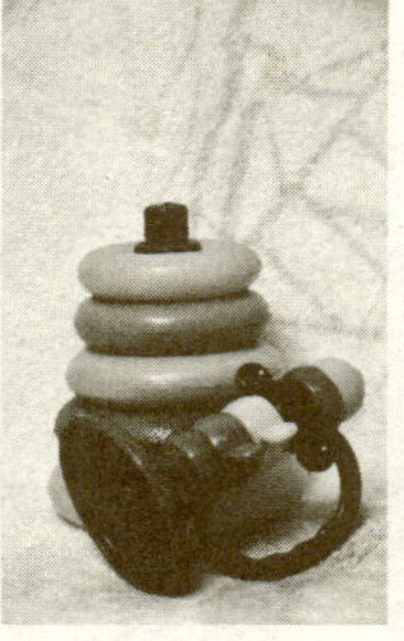

宝宝8个月时有自律感吗

他不会理性地、有目的地让你苦恼，他并不知道什么时候事情是不安全的。宝宝8个月大时，并不会自律，他尽可能多地去发现事物，会立刻按照自己的意愿去做并表达情感。在这一阶段，宝宝会非常粘住特定的事物和人，很容易对任何情况的分离生气。

每个家庭都有不同的家风，这通常建立在每个父母背景的基础上。宝宝至少18个月时，都学不会改正错误或者理性思考。对宝宝进行孤立、身体击打或任何其他惩罚方式是不正确，而且这些对于他自重、自信心和信任感会有很大的害处。要给宝宝使用安全的物品：比如给他一个宽大的塑料勺子，而不是窄的硬金属质地的勺子。

如果你想让宝宝锻炼手和眼睛，可以给宝宝一个粗的无毒蜡笔来写字画画。把家布置得对宝宝没有任何伤害，把有害的或者贵重的物品放到宝宝看不到的地方，对宝宝说更多的“好”，而不是说“不好”，说更多的“做得很好”，而不是说“坏孩子”。当宝宝做不安全的事情时，要把宝宝抱走。

整个家庭需要意识到哪些事情能接受，哪些不能接受。记住父母是起重要作用的，宝宝会更多地模仿你所

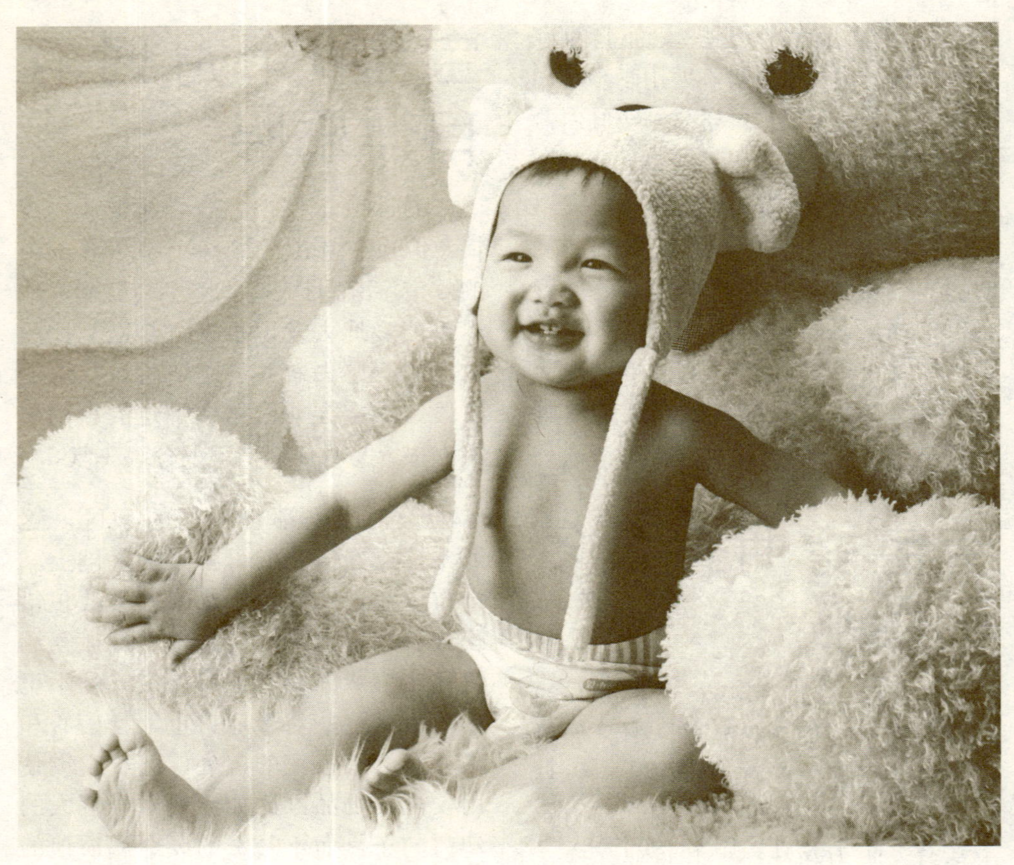

做的事情。如果你时常大喊大叫或者脾气很坏，他也会这么做；如果你一般都很冷静，他可能更倾向于模仿你的样子。

我的宝宝边吃边玩，而且睡眠也很差，这是因为我们去旅行了吗

对宝宝来说一段时间的习惯中断之后再回到原来的习惯需要一个过程，经历这样的一个阶段是很普遍的，你可能需要指导宝宝慢慢地回到她原来的方式。宝宝真会怀念休假的地方以及在那儿进行的社会活动。你也会得到很大程度的放松。现在她需要安定下来回到正常的日常生活中去，就像你所做的一样。

如果你在家时有常规日程，下次不在家的时候，也要试着尽可能地继续宝宝原来的生活方式，但是要注意保持灵活性，尤其是睡觉时间或者晚上宝宝需要你跟她在一起的时候。这

个时候，可以把宝宝带到她睡觉的房间，跟宝宝一起在屋里转转，减少宝宝对未知事物的恐惧感。如果可以，在睡觉之前这么做比较好，这样她能习惯不同的味道、声音、灯光和阴暗。在你准备事情的时候，可以用一个旅行的小儿床，让宝宝坐着或爬在地上，可以用她床上的床单，以便有宝宝熟悉的味道。回家时，随着宝宝不断适应这种变化，你可以花时间跟宝宝一起待在她的房间里。

宝宝去托儿所哭的时候我是不是最好安静地离开

宝宝看不到的时候，悄悄离开不是个好主意。这时宝宝会面对混淆的现实，就是她与你分开，她会非常敏感自己被留下。在很长一段时间，你在自认为宝宝没有注意的时候多次地离开，会影响她的信任感。她会更加粘着你，积极地跟在你身边。或者她会离开，变得很安静，心里不确定你的爱和承诺是否永久。即便宝宝在哭，你也要跟宝宝说话并且说再见，告诉宝宝你很爱她，并告诉她你什么时候会回来，然后离开。问问看护人宝宝哭了多久、怎样能安定下来。如果你想让自己放心，可以站在门外。如果担心宝宝跟看护人不能愉快相处，需要立即处理这个重要的实际问题。

宝宝在吃饭前或后都会哭，她对牛奶过敏吗

如果宝宝比平常哭得多，喂她吃东西可能是原因所在，尽管存在一些其他的身体方面的问题，包括不太明显的绞痛，还有牙痛、长牙。如果以前喂母乳现在转为配方奶，需要考虑是否对牛奶蛋白质不耐受。如果几乎每次喂奶的时候宝宝都会哭，医生会建议试试深度水解蛋白甚至氨基酸配方奶或者无乳糖饮食。如果宝宝哭的时候做屈膝动作，可能是腹部不舒服，医生会检查是否胃肠功能紊乱。男孩还有可能是疝气，通常表现为腹股沟肿胀很明显，这都有可能导致宝宝哭。

我怎么知道宝宝是否吃饱了呢

如果宝宝很健康、快乐而且确实体重增加了，他可能很好。宝宝的

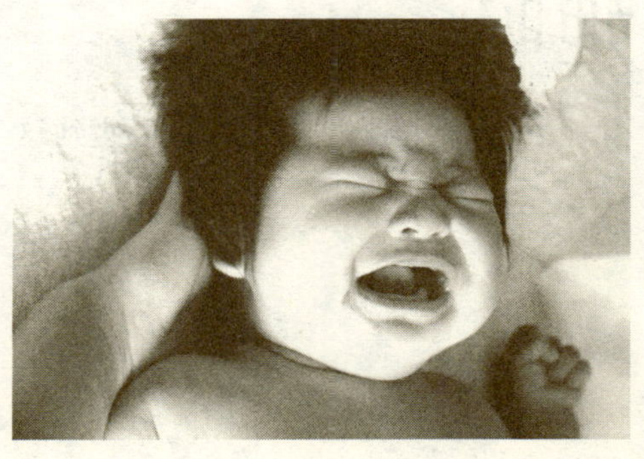

胃口变化是完全正常的事情，其营养需求会不时地变化，长牙的时候、发烧或者身体不舒服的时候，可能不想吃东西。最简单的知道宝宝是否吃饱的方法是，定期观察宝宝的体重和成长，2个星期或者1个月效果会更好，体重应当稳定增长，可用成长线或者图表中的百分位数来帮助观察。

每个宝宝的胃口和饥饿都有很大的不同。饮食方式和行为是在孩童时期遇到的最频繁的问题之一。这让父母和专业人员感到担忧，但是很少会导致真正的疾病。主要的营养问题是吃得过多，导致肥胖，这通常都会被忽视，人们通常认为胖胖的或者丰满的宝宝是健康的。如果宝宝体重不够，医生会查找可能存在的导致宝宝不增加体重的原因。

7个月大的宝宝长了4颗牙，并且咬我。喂奶的时候我应当警告她吗

很多母乳喂养的妈妈都会遇到这样的问题。如果宝宝咬你，你可以把手放到宝宝嘴里，打断她的吮吸，将宝宝挪走，坚定地说“不”，然后结束喂奶。重复几次后，宝宝就能够将咬你与你拒绝喂奶联系起来。喂奶的时候，要确保你和宝宝两个人都不被打扰，宝宝咬你一小口只是为了引起你的注意。宝宝吃奶的时候，如果你的眼睛一直看着他，宝宝就不怎么会咬你。如果宝宝最近刚长了牙齿，可能觉得咬你是一件很快乐的事情，就要劝宝宝，而不要鼓励他玩咬你的鼻子或者手指的游戏。

如果你想停止母乳喂养，此时正是好时候。开始时可以用一瓶奶或者挤出来的母乳替代母乳喂养。如果宝宝不喝瓶装奶，换另外一个身上没有奶味的大人代替你先喂她几天会有所帮助。

第八章

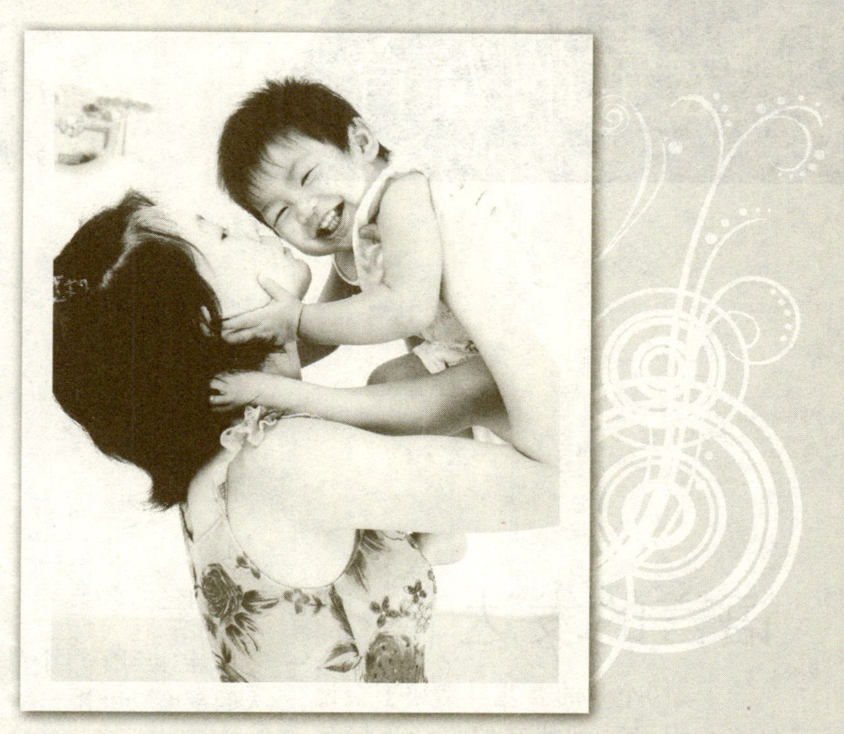

Parenting

10～12个月：向往独立的宝宝

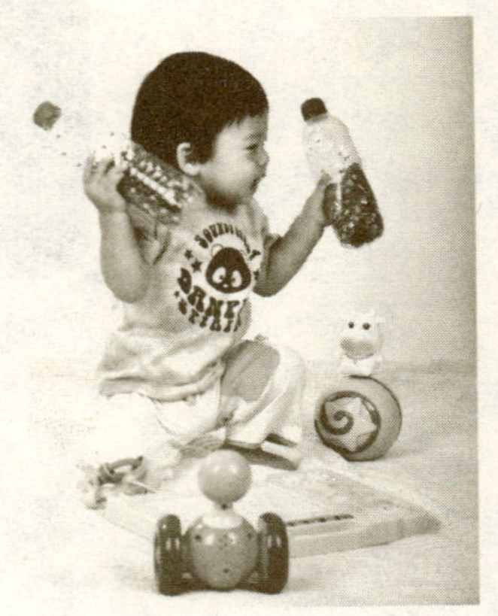

宝宝的发育

语言的发达

9～10个月的婴儿虽然还不会说话，但已经能把特定的声音连接起来，而且会不断发出声音，如一说到“吃”就知道是吃东西的意思。起初你可能不知道宝宝想说什么，但最好仔细观察四周的情形，尽量去了解宝宝，如果知道他想喝水，就以言语回答：“好的，妈妈拿水给你喝。”

此外，宝宝也能或多或少地了解你的话，而采取行动，当你说道：“不行！”时，也会立刻缩手，看看你的脸色。如果你说“再见”、“拍拍手”，他就立刻做出动作，同时也知道自己的名字。

宝宝到了11个月时，已能了解成人的意思，知道“不行”就是禁止的意思，同时也会表现出你喜欢的动作。

当别人对他说：“给我！”他就会拿出东西，此外，问他：“妈妈在哪里？”他就会转向你的方向。由此可以知道他已逐渐了解语言。

有些宝宝已能说简单的话，如妈妈、爸爸、汪汪等。不过这中情况因人而异，如果宝宝发育较快，10个月左右就会说话，而发育较慢的宝宝则需等到1岁半。但是在周岁以前能说几句话的宝宝就已经不错了！

运动机能

在9～12个月当中，能借助东西站起来的宝宝不久后就可以跨出步伐，起初只要一离手，就会一屁股坐下来。

渐渐地，在你的引导下，宝宝的足部会变得有力，到了11个月左右，即使放开手，也能站立两三秒钟，这就是独自站立的开始，这也有个人差异，有些宝宝一站起来就立即跨出两三步，有些则迟迟不敢跨出步伐。

但是只要牵住他的双手，就会向前迈出，也可以推着步行车向前走动。

可以一手支撑东西走路，一手把持玩具，如果丢球给他，他也会灵巧的丢回，当然尚无法丢准目标。

能灵活运用双手

手指的运动变得灵活，几乎所有这个月龄的宝宝都会用拇指和食指捏起细小的东西，甚至会捏起掉在地上的残屑，而让妈妈感到惊讶，引起妈妈的笑声。

随着手指的灵活，对找东西也愈感兴趣，此外在用餐时也想用手。

喜欢投掷东西，一拿到东西就想丢，如果捡起来给他，又会立刻丢出去。在这种游戏中，手部的机能渐渐变得发达，父母是他最好的玩伴。

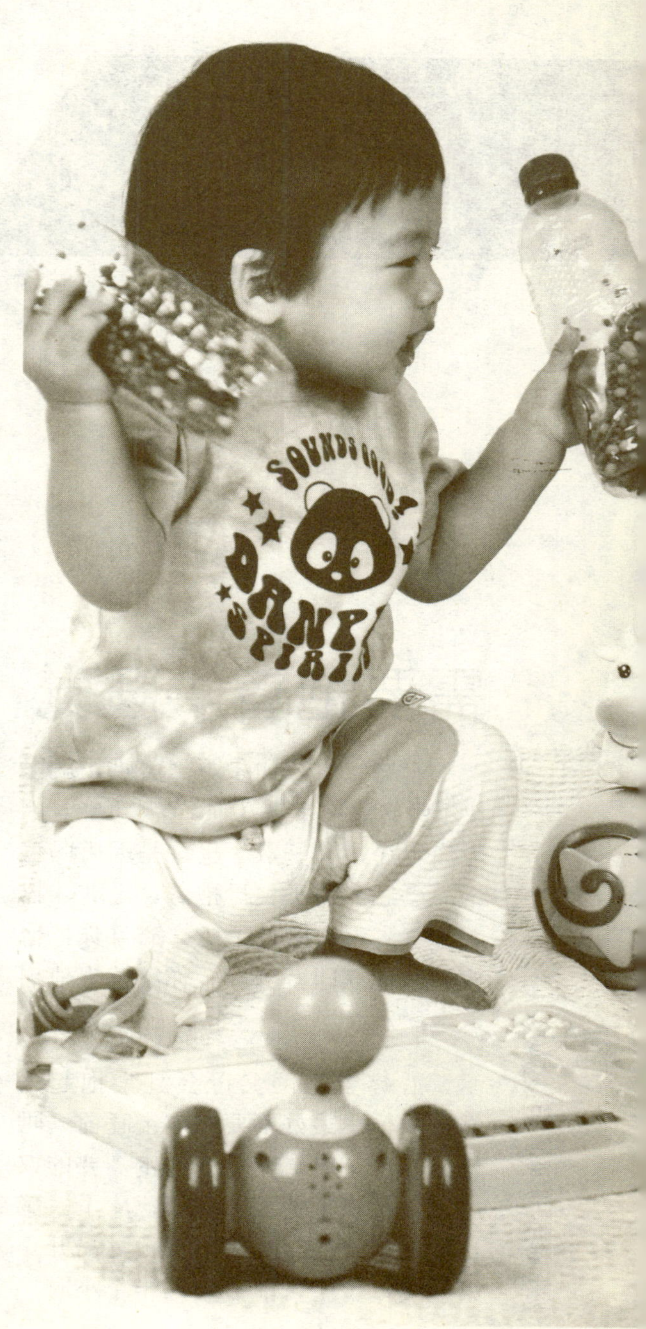

宝宝的睡眠和哭闹

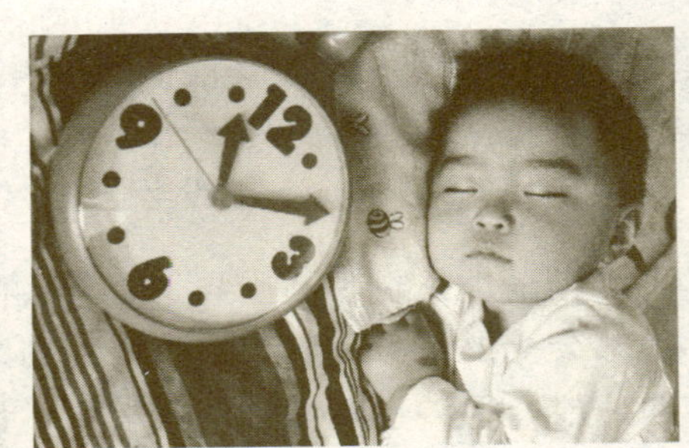

需要抱着哄睡觉

有些宝宝，如果不抱着哄，就坚决不睡。这些宝宝在前3个月可能是因为疝气痛，大一点了也许是因为肠痉挛，已经习惯了父母抱着、走着、摇着一直到深夜哄他睡觉。一旦你把他放下，他立即就醒，让你继续抱他摇着走。

心疼宝宝的父母会赶紧抱起来继续哄他。最好不要在宝宝睡前一哄就是几个小时，而成为宝宝需要的奴隶。你可以把他放回到自己床上。确认宝宝舒舒服服的，然后关灯离开。第一夜，宝宝可能会尖叫半个小时，第二夜，可能只哭闹十多分钟，等到第三夜，宝宝可能就不会哭而乖乖睡觉了。

对于父母来说可能很难做到，但是如果坚持做，一定有效。

哭闹的学问

等到宝宝越来越适应，哭得就越来越少。尽管白天，也可能是在晚上会哭得比平时多，那是在发泄情感，并能很快破涕为笑：他可能在你怀里哭喊上20分钟，但是爸爸一从你手上接过去，他就开始笑了，或者刚刚还在小毯子上哈哈大笑，一眨眼的功夫就皱起眉头开始哭了。

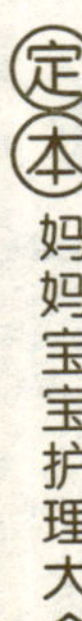

宝宝的护理

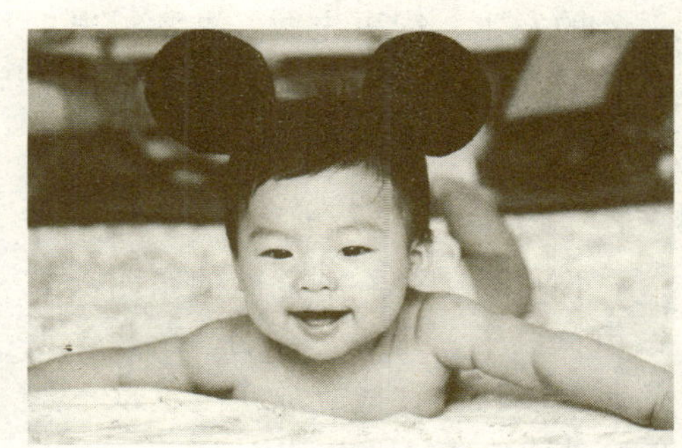

排泄训练

宝宝排泄的教导因人而异。有些宝宝已经主动表示大小便，但过一段时间又故态复萌了。一般说来，学习的快慢与生活的方式、心理、运动方面的发育的关系极为密切。

春夏之际，如果让宝宝坐在坐便器上，他不会有太大的抵抗，但若在秋、冬天寒时期，宝宝多会极为反感。宝宝知道自己将要排尿，并且会以意志控制则是在1岁3个月到1岁5个月的事。

选择合适的玩具

会移动的玩具。可以诱发宝宝自发性的过动。

球。质料大小各有不同，可让宝宝享受乐趣。

书本、玩偶。宝宝开始对书本、玩偶感到兴趣。

积木。宝宝会拍打积木并引以为乐。

预防意外事故

由于此时期爬行更为灵巧，也可攀附步行，手指动作变得灵活，因此是最容易发生意外的阶段。为了防止意外的发生，应事先做好准备。出生10个月后，宝宝已能了解大人责骂的含义。婴儿愈来愈顽皮，因此你要明确地告知危险所在。

你可以把有吞咽危险的东西，如钱币、豆子、纽扣、香烟、药、化妆品、温度计、针线等放在宝宝拿不到的高处或放在抽屉中锁上。

具有灼伤危险的物品，如热水瓶之类，也应放在宝宝伸手不可及之处。此外宝宝可能会拉扯桌布而打翻桌上的热汤，所以千万不可使用桌布，同时应将暖炉的四周围起，不可把水壶放在暖炉之上。

不用熨斗时务必拔掉插头。插座也可能触电，最好采用有盖子的插座。

为了防止跌落，应在楼梯安置栅栏，二楼的窗户也要设置栏杆，用婴儿车带宝宝外出购物时，如果宝宝站在车上可能会因失去重心而跌倒。

除此之外，最好在桌角粘上海棉，这样即使撞到也无关紧要。

当宝宝正从事危险的事时，应露出可怕的表情，以强烈的语气对他说："不行、不行"然后紧抱他的身体，告诉他禁止的意思，或者轻轻拍打他的手。

宝宝的饮食

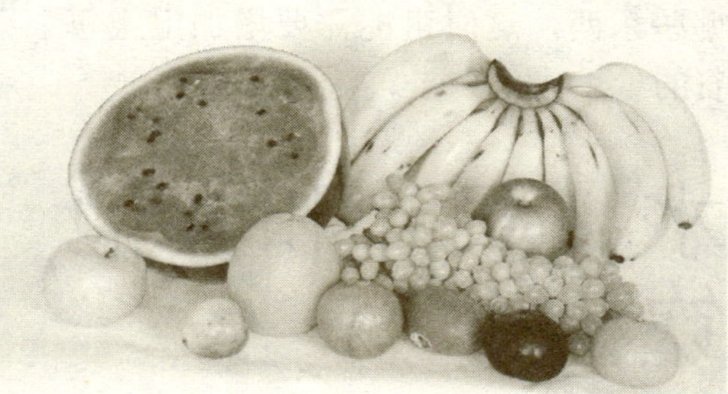

断奶结束

1岁前后，就应该步入断奶的结束期，当然这是因人而异，有些宝宝很早以前就步入这个时期。有些到了周岁还无法办到，如果时间相差不多就不必担心。

所谓断奶结束是指宝宝的大部分营养应从固体食物中取得，每一餐都以断奶食品补足，餐后绝对不进食牛奶或鲜奶。每一餐的食量是包括软饭、煮烂的蔬菜、鸡蛋、鱼肉、牛奶等。

母乳或配方奶

此时的宝宝一天最好吃600毫升以上的母乳或配方奶，其中一部分牛奶包含在煮的食物中，如奶酪、奶油蔬菜或者面食酱汁，但大部分要来自母乳或者瓶装奶。

最好把牛奶分早餐、午餐和晚餐三次进食，将喂奶和吃固体食物的时间分开，要持续保持喂饭的次数。若宝宝长得飞快或者长牙不能吃东西，可以每次喂奶的时候多喂一些。

睡前最后一次喂奶是最悠闲的，宝宝可以尽情地喝。没有饥饿感的时候上床睡觉对宝宝会更好一些。如果宝宝喝完一大瓶奶或两次母乳之后仍然感觉饿，你可以想想宝宝一天吃了哪些东西，这时可能需要增加宝宝每餐的量。

水、果汁和其他饮料

当宝宝每天有规律地进行三餐时，每顿可以喝水或者果汁，最好用凉开水把天然果汁稀释后再让宝宝喝。直到吃主食时才给宝宝喝果汁，或直到他要喝的东西时才给他喝。不要给宝宝喝饮料，否则会让宝宝打嗝，令他感觉不舒服。

如果宝宝在两餐之间很渴，不要完全喂奶，要给他水喝，不要给其他喝的东西。要适当限制果汁的量以免引起肥胖和龋齿。

为宝宝做吃的

随着宝宝所吃食物不断增加，在刚断奶的早期阶段，同样要遵循安全和清洁两个原则。做饭的时候，拿出一些食物，这样就会总有一些食物放在冰箱或者冷藏柜里。要确保任何食物的保存时间都不能超过1个月。鱼被煮熟了之后不宜保存，而在未进行加工之前可以保存得很好。大部分香蕉菜肴保存之后就没办法食用。如果你不喜欢做饭，或者极少有时间做饭，一本菜谱和一些练习可以让你和全家慢慢享受美味的食物，还能保证宝宝吃得比较健康，让你重建信心。

Q **我给宝宝吃小块食物时，他会咳嗽，而且看上去有些窒息，这是为什么？**

A 很多宝宝对食物中的小块食物非常敏感，甚至是对非常小块的食物，也都相当敏感。只要他们感觉到这样的食物，就会作呕并且咳嗽，看上去要窒息一样。对于大多数宝宝来说，有过这样的经历后，这样现象很快就能过去，但对于某些宝宝来说，这种现象会持续。这时要尽量让宝宝重新再吃果泥和手抓食物，如面包和苹果。少数正常的宝宝对块状食物敏感，需要医生的帮助来让他们消除敏感反应。这在早产儿或者新生儿有其他困难的宝宝身上会经常发生。如果喂奶不顺利，宝宝对块状食物的敏感性也会更加频繁。

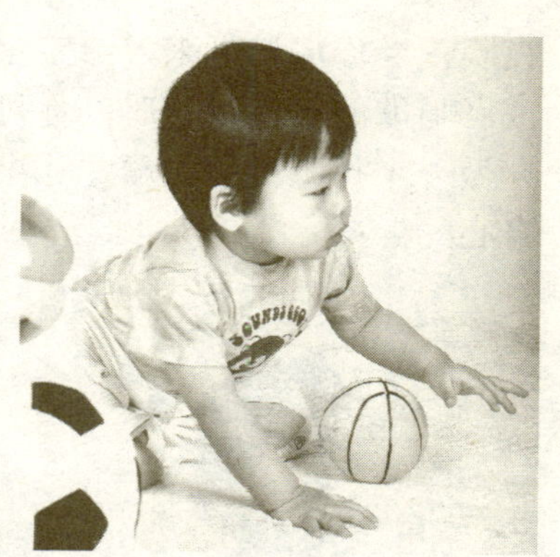

值得注意的问题

有了宝宝后我觉得没有时间做自己的事情，怎么办

有些父母感觉宝宝对关注的需要是持久的，这种想法是不正确的。父母在这时候不能做那些要求宝宝完全安静的事情，然而父母可以让宝宝感觉到爸爸妈妈不是总将注意力放在她身上，但是也在听她说话、让宝宝感到快乐。你忙的时候，可以鼓励宝宝一个人在你附近玩耍。选择一个你常用的、所有房间里面一个舒服的角落，选择那些令宝宝苦苦思考的玩具。每隔几分钟就跟宝宝说说话，进行眼神交流，也可以给宝宝一个小小的身体触摸。保持自己的注意力在宝宝身上，时间长到足够让宝宝有所回应就可以，然后可以接着做自己正在做的事情。

大部分宝宝能够懂得每个人都需要自己的个人空间。同时，宝宝需要你经常充分地关注她，每天2～3次20分钟的关注时间会对宝宝在任何其他时间的行为产生巨大的影响。当你关注宝宝的时候，要放下洗涤工作，关掉电视机，忘掉工作上的问题，不接电话。她可能来回爬，摸你的脸，扔球给你，靠在椅子上，轻轻呵痒，你也可以抱着她看书架上的东西，玩玩具或者跟你一起跳舞。优质时间是在夜晚，当你放松下来，给宝宝讲故事或者唱歌的时候，这时，你可以为宝宝做一个抚慰性的按摩，让宝宝放松身心。

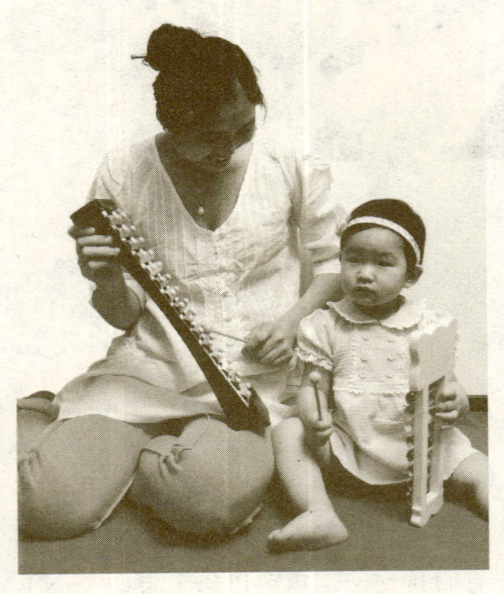

宝宝排出来的豌豆、甜玉米等和吃进去时一样，他是消化不良吗

豌豆、胡萝卜、西红柿皮以及其他纤维物质未经消化的情况是很正常的。这些食物需要更长时间才能完全消化，对有些宝宝来说，从吃饭到排泄的时间很短，消化的时间不充分。如果这种情况持续，就要在饮食进行调整，要少吃让宝宝不易消化的食物。

我的宝宝吃土以及金属物，这危险吗

和大多数年幼的动物一样，宝宝的冒险心理让她去试验自己所有的感觉系统，味觉也不例外。你可以放心，除非最近刚使用了杀虫剂，不然吃几口花园里的土不会对宝宝造成伤害。总的来说，尽管土壤里面会有细菌和其他生物，但吃少量土壤确实极少会让宝宝患病，所以你看见后要制止宝宝。如果宝宝很喜欢吃土或金属，这时要考虑有异食癖，这需要向医生求助。

吮吸拇指对宝宝的牙齿有害吗

这种舒服的行为对宝宝是很正常的。一半以上的宝宝都会吮吸拇指或其他手指，95%的宝宝到6岁的时候才会停止这种习惯。最可能坚持这种行为的是那些需要吮吸拇指才能睡觉的宝宝，这已经成为他们的一种习惯。多年的观察显示，吮吸拇指不会有伤害，通常是一种舒服的行为，它不表示宝宝被打扰、不安全，也不会伤害牙齿或者拇指。如果你觉得不能够接受宝宝吮吸拇指的行为，那么要找找自身的原因，看看宝宝在什么情况下爱吸吮手指，或许你让宝宝感觉紧张了。

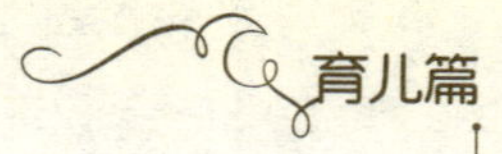

宝宝不喜欢我抱着他，他是不喜欢我吗

有些宝宝一旦意识到自己可以活动，就会变得让人难以相信地扭动身体并且非常独立。一方面，这是成长发育的一部分，你会变得自由，不再需要走到哪里都必须带着宝宝。另一方面，你可能怀念之前的那种亲密感。

在宝宝哭的时候给一个拥抱，以及领着宝宝一起做游戏的时候，有妈妈在场仍然很重要，这能够确保宝宝的人身安全。你可能是宝宝最有价值的朋友，对你的信任是他不断成长的自信的基础。他扭动身体的阶段可能很快就会过去，也可能要持续几个月的时间。如果你想继续保持与宝宝之间的碰触，可以试试按摩、游泳和儿童体操。如果宝宝脾气不好而且所有的碰触都让他脾气更坏，要请医生检查宝宝的健康和成长状况。

使用围栏是好事还是坏事

围栏对父母来说是好东西，能让宝宝待在一个地方，也只弄乱这一个地方。对于喜欢开发玩具、自娱自乐的宝宝来说也是一件好事。但是很多讨厌被约束的宝宝除了在围栏里活动之外，同样需要在围栏之外活动。宝宝喜欢的一个游戏是将所有的玩具都扔出去，然后再哭着要把它们拿回来。在宝宝会爬之前很少拒绝在围栏里面玩，但是情况并不总是如此。在围栏里面，宝宝确实被剥夺了对发展他们的身体和社会技能至关重要的关注以及相互作用。最好有一个楼梯门来挡住门口，改变父母对“整洁”的看法，把家里的一个地方变成玩的空间，玩的时候与宝宝共同享受这一游戏时间。

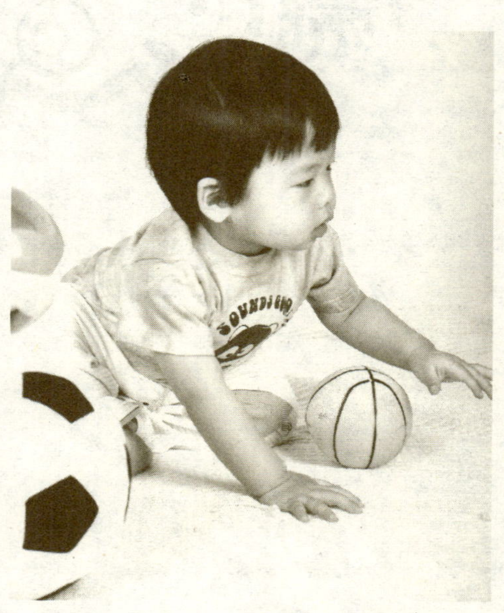

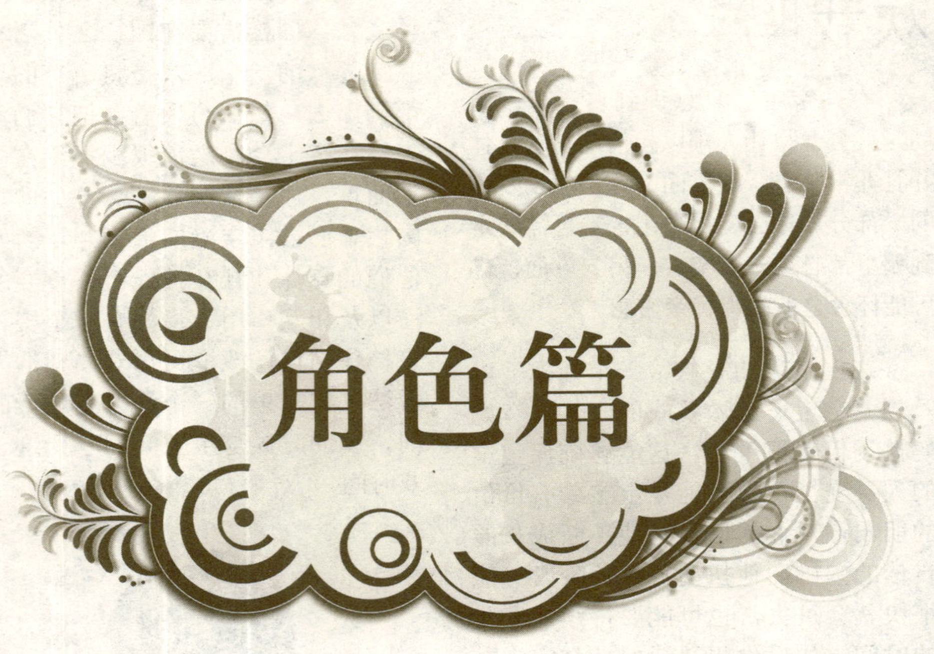

角色篇

第一章

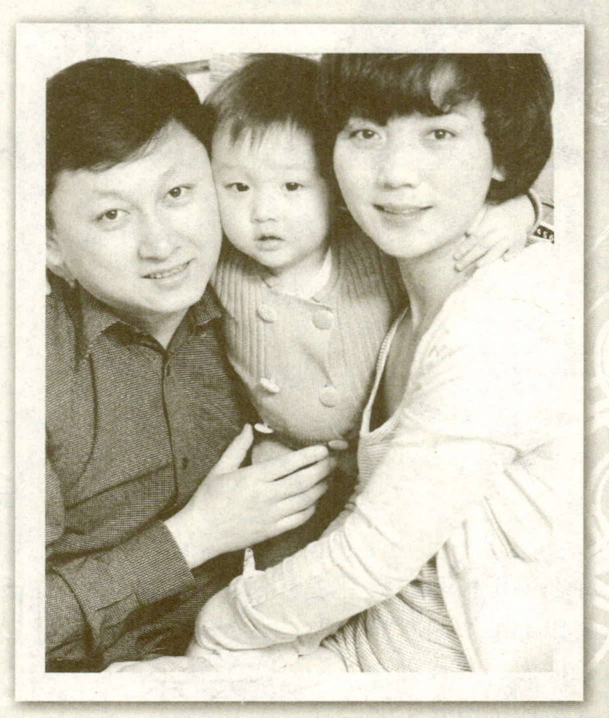

Being father
爸爸的角色：成为爸爸

初为人父的变化

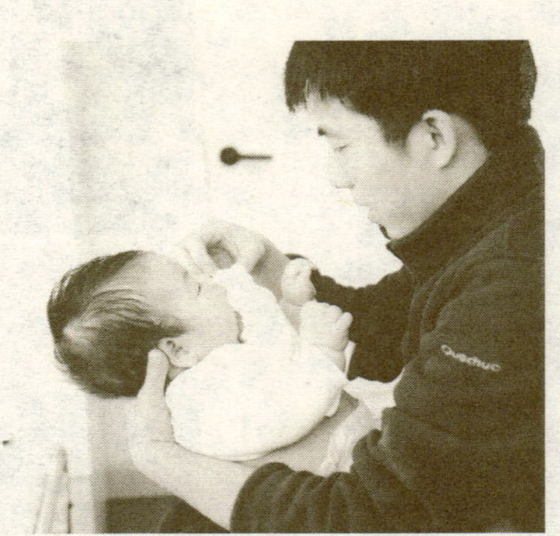

实际上，你在妻子怀孕的数月之中，常会发生类似于孕妇的背痛、失眠等症状，这被称为“父代母育”，反映了你与宝宝及怀孕的妻子的心理联系。你会深深爱上刚刚诞生的宝宝，并在照看宝宝方面发挥非常积极作用。

人们的焦点似乎只集中在妻子和宝宝身上，但是，你会在维持家庭平衡和幸福方面发挥核心作用。21世纪初，西方的许多爸爸正越来越多地投入到家庭生活中，从宝宝出生前的护理到更换尿布，这些能帮助许多爸爸同宝宝建立起持久关爱的联系。

处理好和妻子的关系

尽管社会在变化，你同其他男性一样，在面临传统的一家之主家庭支柱与社会上逐渐削弱的父权之间的矛盾时，会发现做爸爸很难。你可能感到压抑和被孤立，或者乐观和受支持，你可能满怀信心和热情，也可能感到勉强和气馁，这些都取决于你所处的环境和夫妻关系。

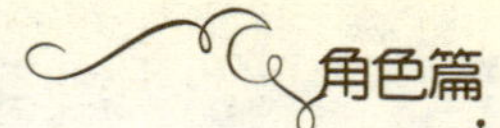

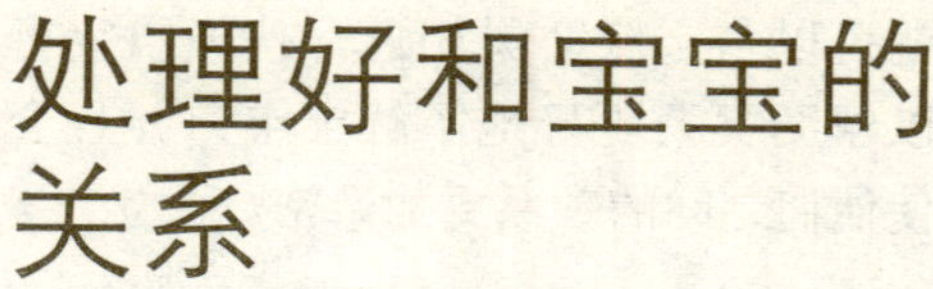

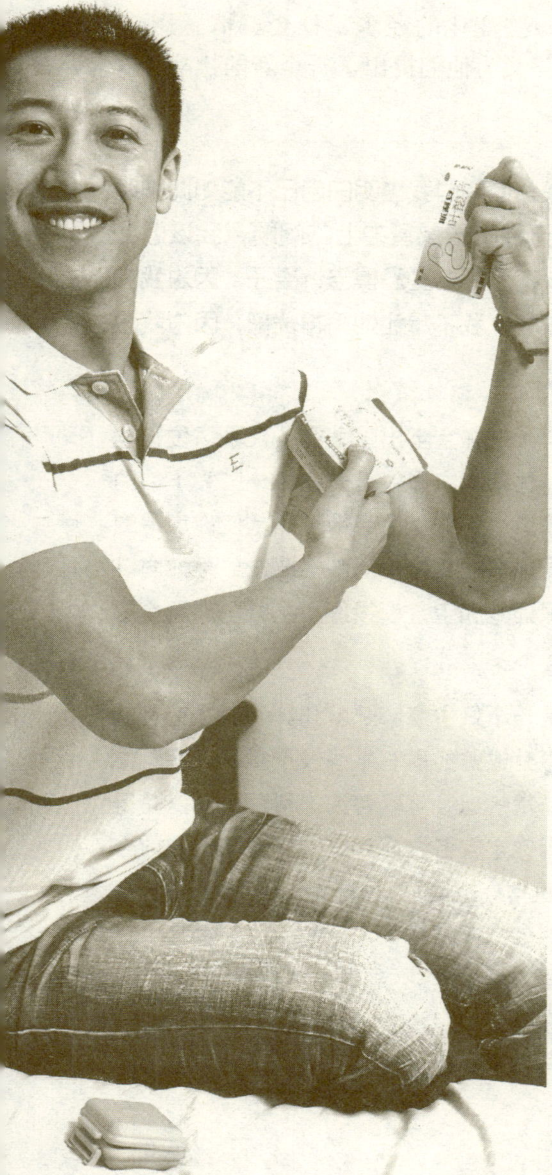

处理好和宝宝的关系

虽然你没有像妻子那样承担孕育生命的重任，却从妻子怀孕那天起就扮演宝宝人生中一个至关重要的角色。从第4个月开始，宝宝能听到和分辨你的声音，你可以在讲话时抚摸子宫里的宝宝，可以轻轻拍打妻子的腹部，让宝宝感受你触摸的压力。你给予妻子的爱与支持，也会使宝宝受益。宝宝在子宫里学到好多东西，会渐渐熟悉你的出现和你的情绪。

如果你在宝宝出世时守候在旁，可能是第一个看到他小脸的家人，你还要在妻子产后恢复过程中照看宝宝。在宝宝出生后最初的2周内，当他在你的臂弯里摆出各种姿势时，当他用哭声表达需要时，就会用眼神和你交流了。日子一天天过去，你和宝宝的关系会越来越融洽。宝宝出生后最初的几个月到几年至关重要，可以影响到你们将来关系的亲密程度。

男人和社会

很多男人每天都忙碌于家庭生活中，这一点可能与他们的父亲不同。他们越来越多地参与到妻子怀孕和生产的过程中，并且“父亲”这一人群是看到宝宝出生过程人数最多的群体。在许多情况下，父亲早期参与这些重要活动会对以后产生积极作用：他们很早就可以与宝宝心灵相通。抚摸宝宝可以帮助父亲更好地了解宝宝，并且会使他们之间的关系更加亲密。

尽管这种方法有助于形成父亲和宝宝间更加坦诚、无话不说的关系，但另一方面，也常常带来困惑。当父亲与母亲抚育宝宝的角色发生重叠时，男性不再单独扮演传统的父亲角色，其中最明显的就是为这个家挣钱和制定家规。为此，广大的父亲们要权衡这些变化的经济、社会、情感影响，这又为他们提出了一个新的挑战。

Q 我经常担心未出生的宝宝的健康，但同时我也明白自己不能如此神经质。我经常想如果宝宝出生后有先天性畸形或智力上的问题，我该怎么办？如果妻子难产，我该怎么办？我不想把这些恐惧告诉妻子，因为我觉得我的责任是支持她和巩固我们的家庭，我不想让她精神恍惚，因为我想像得出这样做反而会影响宝宝。

A 对胎儿的焦虑，并不是只你一个人。在宝宝出生之前，几乎每位爸爸都有这种情况。当你忧虑时，尽力抓住两个方面：首先找出一些关于你的宝宝的信息，其次看看自己的内心情感，你的生活经历可能是使你焦虑的一个因素。记住，作为一个支持者，你与被支持者同等重要。如果你向妻子说出自己的担心，她可能会向你保证她和宝宝都很好，并给予你所希望的最好的情感支持。

如果向妻子倾诉自己的担心不是一个好主意，那就和其他做了爸爸的人多聊聊。如果你或你的家庭成员患有或曾经患有某些较严重的疾病，你的担心确实是必要的。如果你感到非常焦虑，可以咨询产科医生，以获得建议和帮助。没有人可以肯定地告诉你宝宝各方面都正常，但如果产前咨询和检查都正常，那宝宝很可能就正常。在妻子做B超时，你能看见宝宝在子宫里又踢又打，这会让你放心许多。

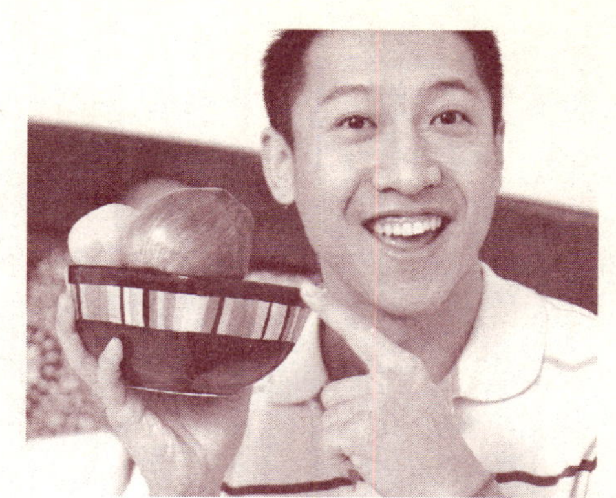

爸爸的价值

关注宝宝

胎儿从第15个星期开始，就可以听到你的声音，甚至在早期可以把你当作他自己世界中的一分子。当宝宝再大一些，你把手放到妻子的腹部，就可以感觉到他在动。宝宝能感觉到这个压力，这会给他以安慰和刺激，也受到激素的良好作用，他会在高兴时把它释放出来。宝宝出生前，如果你有规律地同他玩笑，在出生的时候，他就已经熟悉你的声音，带着快乐的感觉来到世间。

在宝宝出生前，并不是每个爸爸都能轻松地接受宝宝，或是与宝宝融为一体。宝宝的到来会使你在你兴奋、忧虑时感到头脑突然一团混乱，发生这种情况时，请记住，不只是你有这样的感受，你的妻子也一样。

照料妻子

在孕期，由于孕激素的作用和身体的持续变化，使得大多数孕妇变得容易激动。在这一敏感时期，你会吃惊地发现她性格的另一方面，而这些在以前是从未表露出来的。你的妻子，不管她是否独立，都会珍视爱情和亲情，你只要在她身边就会使她感觉很好。她希望你能做出一些决定，包括产前检查、是自然产还是剖宫产，以及产后如何抚育宝宝等。如果你陪妻子去医院做超声扫描检查，并和妻子共同分享看到腹中胎儿时的兴奋，她会很感动。如果她很难进入妈妈角色，你可以站在她的立场上考虑一下，并多多支持她，她很快就会进入角色。如果别人总是特别关注你的宝宝，她会感到很烦乱，这对女人来说是很普遍的，她希望自己能受到更多的关注。

许多夫妇喜欢在孕期进行性生活，如果你发现她的身体发生了变化，或者她想节欲，可以试试其他方式。

最后，不要忘了照料妻子的同时做你自己。如果你能继续享受喜欢的各种体育活动，会充满激情。你可以和朋友们一起娱乐、度假。当然，要留一些时间单独和妻子呆在一起，最好没人打扰你们，这一点在宝宝出生后尤为重要。

照顾自己

许多男人很难认真考虑自己的需要与愿望，他们经常把精力投入到工作和对妻子的支持当中，他们甚至有要不要宝宝的矛盾心理。

做爸爸妈妈前该做好哪些准备呢？最好的准备就是照顾好自己。照顾自己就是保持身体健康，以及满足生活各个方面的精神、情感需要。你和妻子将是宝宝的一切，如果你能为这个家庭铸造牢靠的基石，整个家庭将受益匪浅。

在分娩中的作用

分娩是一件重要的事情，标志着孕期的终止，经过9个月的等待，一个新的生命诞生了，一个新的亲属关系产生了。你可以在妻子产前给予她充分的精神支持，帮她练习分娩姿势、放松的技巧以及减轻痛苦的方法，你还可以为她排除分娩时可能存在的干扰。在妻子分娩后，你可以告诉她当你看到处于痛苦中的妻子时心中的感受。

宝宝一旦出生，你要用熟悉的声音和爱的拥抱对他的到来表示欢迎，你可以看着她的眼睛，亲亲她柔嫩的肌肤。当妻子很疲倦或需要医疗护理时，你可以长时间地抱着宝宝。从此刻起，你们俩就相互认识了，并开始形成长久的父子或父女关系。

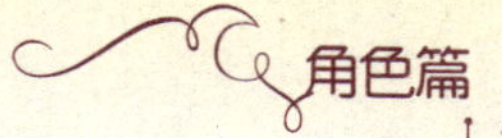

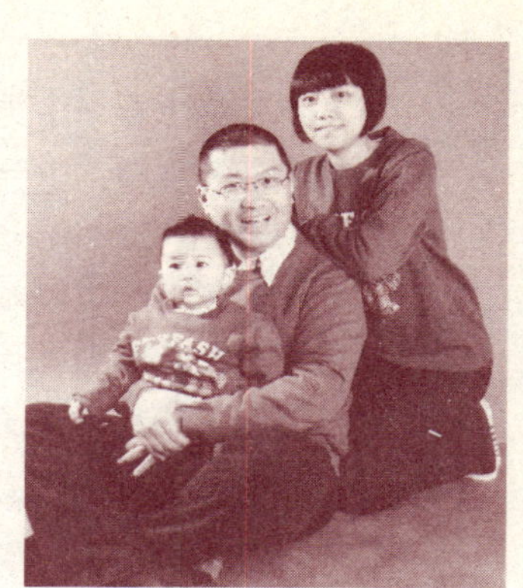

进入爸爸的角色

一些男人在宝宝出生前就感到自己做了父亲，但多数人在抱着他们时，才真正体会到这是事实。随着时间的推移，你会吃惊地发现自己已经学了这么多。

宝宝出生后，对多数夫妇而言，父亲与母亲扮演的角色是不同的。母亲一般会肩负起照料宝宝的大部分工作，包括白天和晚上有规律的喂养。父亲的职责包括财力支持、接待来访者、烹调、做家里的杂务活和一般的家庭供给。一些男人在宝宝刚出生一段时间里，会一直围着宝宝转，成了宝宝最主要的照料者。另外一些则在家呆的时间很短，平时只在家里睡觉，睡前亲亲宝宝，只有在周末才有时间陪陪宝宝。

小知识

和宝宝待在一起的时间

- 其实并不存在“最佳”时间，最重要的不是与宝宝待在一起的时间长短，而是效果如何。如果宝宝能感觉到你一直在接触他，他的心理会更健康，并且你们的关系必将很好。如果你花一些时间与一个成年人相处，就会慢慢了解他，这一点对于宝宝来说也是一样的。
- 在开始的几个月，你们相互了解对方的进展会比较缓慢。做父亲可能是你做过的最容易的一件事。但是如果你内心充满矛盾，将要花很长时间进入这个新的角色。

Q 我非常想要一个男孩，但结果却是一个女孩。一方面我非常爱她，另一方面却很失望，这会影响我和宝宝之间的关系吗？

A 男人认为儿子是家庭的继承人，可以传宗接代，并延续家族的姓氏。不过许多女人想要女孩，每个人可能更容易认可自己的性别。在宝宝出生前，许多父母都在考虑，如果宝宝的性别与他们期望的不一致，他们该怎样看待。许多父母担心在宝宝成长时，尤其在青春期，自己不能很好地了解宝宝，这让他们感到焦虑。如果你的孩子是个女孩，你可能感到尴尬，这是很自然的事，没有什么。最初，当你为宝宝换尿布时，或和她一起洗澡，在你们肌肤发生接触时，都会让你感到很不习惯，对于没有和姐妹一起成长的人来说，更是这样。但几个星期以后，这种尴尬会慢慢消失 你将接受她是你的女儿，而不只是一个女孩。如果你做不到这些，将很难接受她的性别，这将影响到你对她的爱，这时你应该寻求帮助以改变心中的这些情感。

心灵相通

与宝宝心灵相通是爱与接受宝宝的表现。这种感觉可能开始于孕期，但在宝宝出生后最为明显。在一些家庭里，你比妻子能更早地和宝宝心灵相通，尽管对于妻子来说，更容易做到这一点。这可能是一种自然机制，以此来加强你与宝宝之间的联系。有许多方法可以帮助你与宝宝做到心灵相通。抚摸是与宝宝最有效、最亲密的交流方式，这就需要你花一些时间抱抱宝宝，无论他是睡还是醒，这有助于你感受到他的存在，并与他进行心贴心的交流。

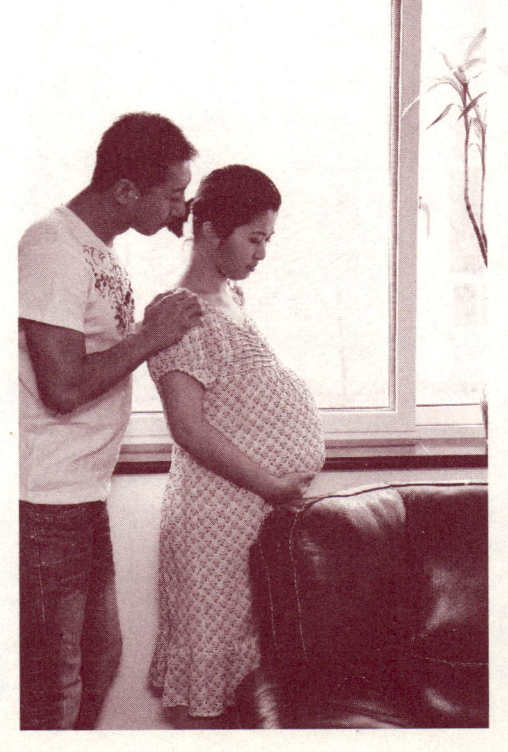

最初的日子

在宝宝出生的第一个星期里，做爸爸的感觉太棒了。宝宝出生后，许多男人感觉很好，即使他们40个小时没合眼了，却仍有一种漂浮在九霄云外的感觉。接着要接受这一现实：宝宝就是生命。兴奋与无限激动过后，是肩上新的责任，个人活动会受到一些限制，失眠与焦虑也随之而来。

对你和妻子来说，该如何满足这个新生命的需要呢？做到这一点比较困难。当你需要适应另一种作息时间模式时，可能要颠倒自己原来的作息规律。

如果你有时间和家人呆在一起，你们可以在床上偎依在一起，你会觉得走进了宝宝的世界，在那里时间可以停滞，你不会变老，这也是宝宝成长的重要阶段。宝宝一天24小时内要

我深爱妻子和女儿，但是我感到她俩的关系更密切，她们中的任何一个都不再需要我。

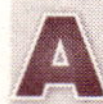

在刚做妈妈的女性中，这种母性经常会表现出来。如果你的妻子也这样，你将很难做到积极主动地照料宝宝，她可能不会给你时间去哄正在哭闹的宝宝，或者不相信你能正确处理这些事情。

在这个新家庭中，男人同样会发挥不可替代的作用，因为宝宝可能是个“调皮捣蛋、爱动的小家伙”。男人常常希望妻子能像母亲一样照顾、爱护自己，不过宝宝的到来难免使妻子把大部分精力转移到宝宝身上，而忽略了丈夫，这时丈夫会有些失落与嫉妒，这种嫉妒感可能与幼年时代的经历有关。

宝宝出生后最初几个月里，你们开始慢慢进入父母的角色，但这时你们还不太清楚家庭需要什么，需要你们做些什么。妻子体内的激素水平会促使她把所有精力放在宝宝身上。尽量不要因此责怪妻子忽略了你，因为专心哺乳和保护宝宝是她的本性。如果你感到自己置身事外，不要后退，不要紧张，而是要继续前进，让自己也融入到妻子和宝宝当中去。当你和妻子都很放心地让对方照顾宝宝时，信任对方可以做好时，你们都会感到心中的一块石头落地了，一些夫妇花了很长时间才做到这一点。如果你能坐下来，与妻子谈一谈心中的感受，你可以更好地规划一下自己的时间，以至于不会有被忽略的感觉。

睡16～20个小时。如果宝宝喜欢在你们的陪伴下睡觉，你们就可以轮流抱着他入睡。当他躺在你怀里睡着的时候，你可以望着他的脸，看他的嘴巴或眼皮跳动，这些感觉是很奇妙的。

如果你肯花时间来享受宝宝刚出生的这些日子，将不会留有遗憾。这段时间过得很快，你和宝宝的关系越来越亲密。你会吃惊地发现：当宝宝翘着嘴，注视着你的时候，你会情不自禁地去模仿他，他反过来也会模仿你。当你焦虑不安时，宝宝也会心烦意乱，当然，宝宝的平静也会让你放松下来。当妻子无法抚慰宝宝时，你或许可以使宝宝安静下来。同时不要忘记，所有的父母在这一学习过程中都会犯很多错误，许多宝宝换了尿布后，会很快地安静下来。

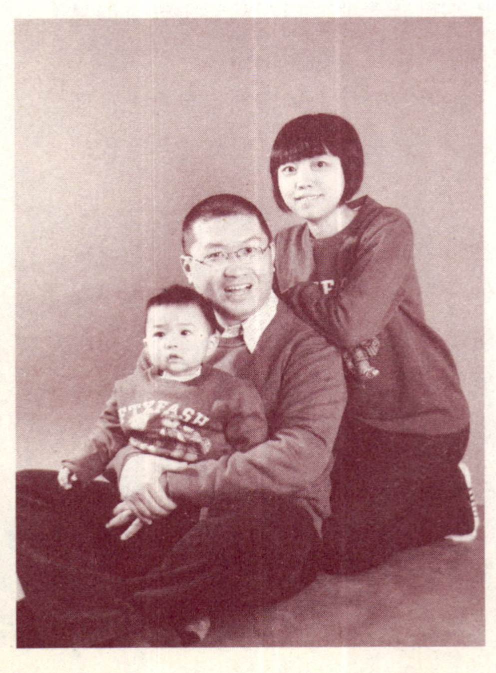

宝宝需要什么

宝宝刚出生时，你要不分昼夜地给他喂奶、换尿布，宝宝睡觉不分白天和晚上，这些事情你都可以帮上忙，不能只依靠妻子。事实上，最开始都是由你来换尿布的，因为妻子需要一段时间来恢复身体。

除了日常照料之外，宝宝主要的需求是温暖、喂养、拥抱和被周围一张张充满爱的笑脸环绕，他很喜欢观察，并与周围的人交流。他会慢慢熟悉你，在第一周以后，他将熟悉你的气味，还会发现你和妻子抱他的方式是不同的。

和每个刚出生的宝宝一样，你们的宝宝也会表达自己的感受。数天之后，你会慢慢了解到他的个性，如他是否容易与别人相处、有什么额外的需求、是否喜欢被拥抱、是否容易焦虑、是否容易放松等。此外，你还会识别他哭闹的各种表现形式。在宝宝的成长过程中，他的身体也活跃起来，喜欢一些刺激性的娱乐活动。当宝宝6～8个周时，他开始向你们微笑；12个星期，会发出咯咯的笑声。

妻子需要什么

妻子需要有人分享她的快乐，并疼爱她所爱着的宝宝，她还需要你的支持与帮助，这样她就能全身心地照料宝宝了。在哺乳期间，她需要尽可

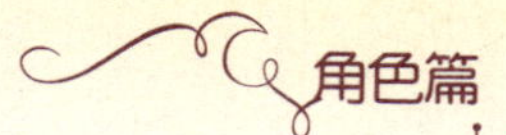

能多地睡觉和吃好，同时她的情绪波动也会很大。对于一个你来说，很难做到尽职尽责地支持妻子，尤其是当妻子经常哭，或是她的精力都投入到宝宝身上和睡觉时，你会常感到自己被排除在外。

宝宝刚出生一段时间里，夜里你常常被吵醒，睡不好觉。不过几个月之后，你要重回工作岗位，睡眠也就慢慢恢复正常了。前3个月是最难熬的，你和妻子都是既需要别人的支持和帮助，又需要休息。你可以帮助妻子重新回到原来的生活。这包括为她安排锻炼场地，或安排她和附近的朋友见见面。不管是白天的外出，还是晚上去拜访他人，你都要加入到她和宝宝的行列中。

这期间对你的最高要求之一就是要有耐心，如果宝宝总需要喂养或换尿布，并且近几个月来妻子看上去有些冷漠与健忘，那么你可能无法按时间表做事。这期间你还需要多做一些家务活，这是你的职责。如果你肩负起处理家庭内外其他一切事情的职责，那你的妻子也会感到难以把所有精力放在喂养宝宝身上。随着时间的推移，一切会慢慢好起来的。尽量避免过分批评与指责妻子，这期间她很敏感，你应当以鼓励和赞赏的方式指出她的错误，用温柔的口吻提出建

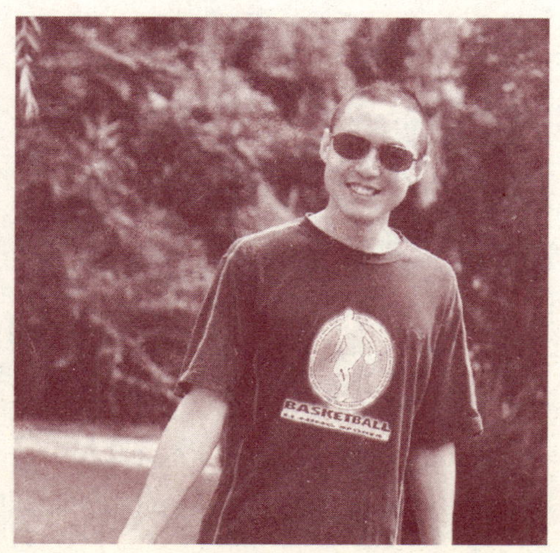

小知识

要扮演合适的角色

- 每个男人在家庭中扮演的角色都是不一样的。一些男人喜欢照料宝宝，而另一些人则喜欢统筹安排家庭事务，并充当家庭的经济支柱，这对他们来说就是爱这个家、爱妻子、爱宝宝。在有的家庭中，爸爸晚上8点回家被认为是很晚了，而在另一些家庭中则认为这是正常的。对于宝宝来说，1个小时很漫长，1天就更漫长了，1年是不可想像。但对于一个成年人来说，时间则过得很快。
- 有的人会在妻子怀孕时出现和妻子一样的生理或心理症状。这段时间他们的体重会增加，还会感到恶心，在宝宝出生时也会感到自己受了伤害。在宝宝出生后，他的行为还会有孩子气。如果你确认妻子怀孕了，会对宝宝的出生和父母的职责产生很强的认识。如果你和妻子对此意见一致，那一切好办得多。如果你们的观点不同，要记住妻子还要面对分娩，这很重要。宝宝出生后，要考虑到他的个性和爱好，你们的新家庭也就开始形成。

议。如果晚上宝宝不停地哭闹，并且你们都感到很累，那么夜里确实比较难熬。在一天的辛勤工作之后，你渴望回家，可一回到家中，也许正赶上宝宝哭闹，这使你感到烦躁，并且这时妻子也很忙，没时间问候你。所以，你要善于发现夫妻关系的闪光点，它会在每天的同一时间出现，这有助于你预料到这种不安的情绪，这样你们就能心平气和地对待对方。

你需要什么

宝宝出生后，你需要时间来调整自己，也需要时间了解宝宝，享受和宝宝在一起的乐趣，从你的朋友、家人或你能承受的付费服务机构那里获得尽可能多的帮助。你既要有和家人呆在一起的时间，又要有属于自己的时间。你应该知道，即使你感到工作十分充实，属于自己的时间并不等同于工作时间。你每周都要为自己安排一些体育锻炼时间，如果你有很繁重的工作安排，可以在此之前，在一间没有妻子和宝宝打扰的房间里睡觉。你可以试着与其他父亲进行交流，这对你很有帮助，这些人了解你的处境。这期间许多父亲感到很孤独，这时他们很需要别人的支持。

当你感到烦躁或是遇到一些问题的时候，要避免由于心情不好而责备妻子或同事，对他们发脾气。尽量把“爱”摆在最高位置，采取有效措施来解决出现的各种问题。宝宝出生后，你会觉得睡眠不足，而减轻心理压力可以使你精力充沛。

你可能对这个新生命感到不满，因为他的到来扰乱了你以前平静的生活，你可能妒忌妻子把精力都放在宝宝身上，尽管你不想承认，但这些想法确实存在。一些新手爸爸可能会受到妻子家里人的批评。如果妻子承担了照料宝宝的全部工作，你也会感到这是不合适的。这些想法很普遍，也很正常。如果你感到烦躁或是生气，可以跟其他人谈谈，他们可以是值得你信任的朋友、同事、护士或家庭医生。你会遇到许多和你有同样想法的人，你会发现，那些满腔热情的人具有很强的感染力，可以帮你解决一些问题。许多男人也希望别人认同他们的感受。和妻子一样，他们也会经历产前和产后抑郁症，这时他们需要别人的支持与帮助。

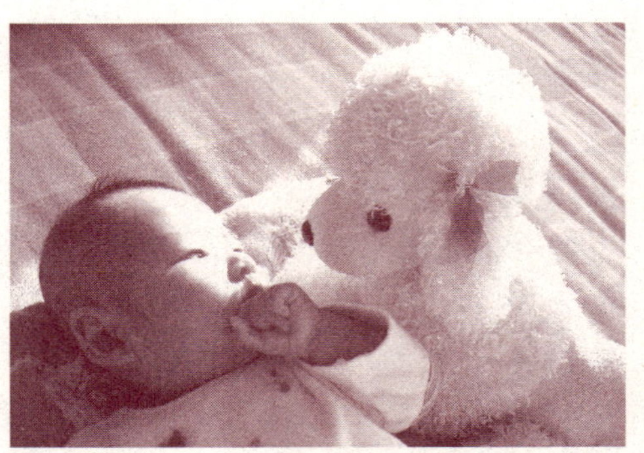

接下来的几个月

宝宝三四个月时，你会发现一切事情变得容易起来。宝宝可以伸手

Q 虽然我已经做了一些准备，但不知道怎样做才算是一位好父亲。我需要改变自己吗？我需要进入抚育宝宝的生活中去吗？我需要放弃自己的梦想吗？

A 你提出的这些问题表明你很焦虑，你需要改变自己。其实你并不孤单，你在想自己到底是谁，需要放弃什么，是否需要适应另一种生活模式，以及如何来养活这个家，这些都不是容易办到的。

你面临的一些问题将随着时间的推移而得到解决，你会渐渐明白什么是生活，有些问题经过简单处理之后就解决了。从某种意义上讲，这些问题使你处于无法逃避的境地，但从另外角度看，这些问题为你的个人成长和幸福的生活提供了难得的机会。有时候，生活中最令人望而生畏、最不可预测的难题教给我们的东西也最多。

中层管理者是人们选择的一种职业。你可以成为一名企业家，但这是有风险的，要承担巨大的责任，但也可能有高额回报。你如果无法施展自己的抱负，还可以去做许多其他事情。

问问自己：做好当父亲的准备了吗？这将有助于你忘记父亲的表面含义，而是注重父亲的本质。你做好爱宝宝、帮助宝宝的准备了吗？作为一名父亲，你会发现宝宝出生后，你的生活目标更加明确，生活有了新的滋味，生活方向也更加明确。在抚育宝宝成长的过程中，你发现有很多乐趣，你可以从宝宝身上学到很多东西，懂得了要做真正的自己，不要放弃自己的梦想。

去够东西了，学会坐了，接着学会爬了，之后在咿呀学语的同时还能站起来了。当宝宝与你们的交流多起来后，会觉得玩耍越来越有意思了。同时，宝宝在晚上的睡眠时间长了，你们的作息时间也就可以恢复正常了。如果你认为自己掌握了做父亲的基本技能，会感到比较放松，你可以腾出时间来，为将来做打算。

在这段时间里，妻子会有些困惑，因为她即将回到工作岗位上。一些人会感到压力很大，这时你应该做妻子坚强的后盾。许多压力来源于经济状况，你和妻子经常在宝宝4个月后有些忧郁和沮丧，多数人不愿意看到这种情况。

当宝宝逐渐适应了你制定的睡眠和进食时间后，重新调整家庭作息时间的最好机会就要到来了。宝宝6个月以后，你和妻子常常因为家规发生分歧，由于彼此观念有些不同，你们感到经常受到困扰。

平时，许多男性把工作放在第一位。不过，宝宝出生后，他们会暂时把工作放一放，把照顾宝宝放在第一位。当宝宝一切步入正轨之后，你就可以专心回到工作中去了，并能在工作中表现出色。现在你就容易做到工作时间只考虑工作上的事情，回到家中时就只想着家里的事了。你要划分好自己的工作时间和呆在家中的时间，尽可能地专注于你手头上的事情，以免当你回到家的时候又想起了工作上的事。

向爸爸的角色转变

妻子怀孕后，你会为精子的魔力感到自豪。宝宝出生后，把他抱在怀里，会感觉很奇妙。你可能很快进入父亲这个角色，并且感觉这是你经历过的最美好的一件事。这会使你感到很充实，很有力量，充满保护欲，满怀希望。这些感受可能会持续数月或数年，你对父亲角色从适应逐渐变成情感需要。你现在的感受和早期的生活，尤其是当时你对自己父亲的看法，可能有很紧密的联系。

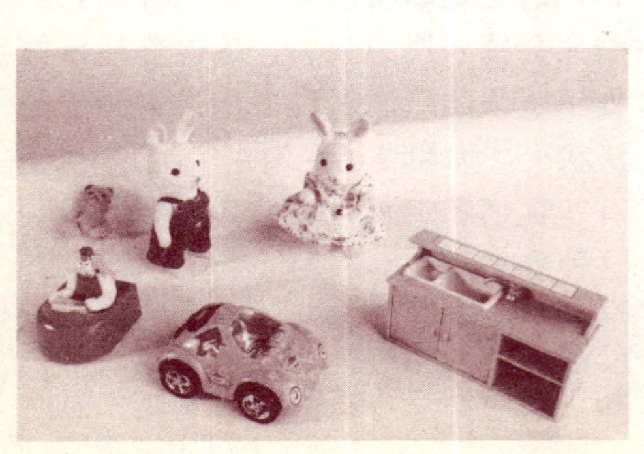

你的自尊与你的父亲

做了父亲之后，你的自尊心会明显体现出来。对无数男人来说，宝宝的到来会促使他们追求长期以来埋藏在心中的抱负，并有助于改善不良的人际关系，这是人生中最重要的转折点之一。

男人比女人更注重自尊问题，对许多男人来说，自尊来源于工作中取得的成就。有些男人难以完成向父亲角色的转变，因为有人告诉他们，要把照顾宝宝的精力转移到工作中，在工作中做出贡献。

当你和父亲彼此尊重、爱护时，会从你与父亲的关系中感受到巨大的喜悦和热情，进入父亲角色后会更明显。不过，对于其他人来说，代沟会导致两代人不能相互理解，或者有些迷茫，不知道怎样才能做得最好。无意识地模仿自己的父亲是很普遍的现象，这反映了你的一些性格特点，如你喜欢做什么，不喜欢做什么等。最好记住这一点：你正处于一个特殊的困难时期，你拥有不同的朋友、只属于自己的梦想和抱负。

如果你不想太像自己的父亲，这会让你具有争取比父亲做得更好的动力。如果你感到疑惑或内心不安，这可能是你下意识地去寻求父亲的赞成所致，也可能是你接受了不同的价值观，这些都是正常的。这时你可能想敞开心扉同父亲谈谈，认真聆听他的建议，听听父亲心中的感受，你会发现他很佩服你，因为你已经长大成人了，他也会尊重你所选择的生活方式。

许多男人觉得妻子怀孕和抚育宝宝离他们很遥远，不是他们分内的事，这时可能选择逃避。一些人害怕当父亲后会分心，会影响自己的事业。但是，研究表明，事业上的成功与做个好父亲没有冲突：作为经理、社区领导、先进模范，父亲们如果肯花时间多陪陪宝宝和妻子，与宝宝关系很好，那他们在工作上往往会表现得更出色，并会有一个更美满的婚姻。如果你难以做到与宝宝密切接触，可能与你在童年时代的经历有关，需要采取有效的措施来改变这一状况。好好与妻子交流一下，她会支持你的，这时你们可以安排一些一家人呆在一起的时间。

肩负着照顾宝宝的重担

一般来说，男性如果呆在家里带宝宝，心里往往会有些矛盾。大多数男性并不是父亲带大的，对于他们来说，要想肩负起照顾宝宝的主要责任似乎很困难，这项工作对于他们来说也很陌生。不过，有些男性喜欢这种生活，他们以这种方式支持事业成功的妻子，并且自己也很开心。当然，天天做这种单调乏味的工作，也会使他们感到不满，这是很常见的。

作为一个照顾宝宝的新手，合理安排每一天、每一周十分重要，别忘了常带宝宝到外面走走。你可以找份兼职，即使你不想既工作又照顾宝宝，也需要留些时间给自己，留些时间和妻子在一起，这一点十分重要。宝宝出生后，在一些家庭中，妻子工作挣钱，有时一出去就是数小时或数天，很多家庭可以很好地适应这种角色倒置，不过，这有时也会给你们带来冲突。你们夫妻两个都应该在工作和照顾宝宝之余，留出属于自己的时间，这是一种合理安排时间的方式。处理这个问题的方式反映了你生活中的家庭模式。

尽管妻子很少有时间照顾宝宝，也会发现自己很难放下母亲的责任，因为她知道怎样才能最好地照顾宝宝，这是她的本能。她会提出照顾宝宝的一些方法，你可能认为并不合理，她甚至会批评你照顾宝宝的方式不对，这时你们最好坐下来好好地谈一谈。

抑郁和情感冲突

妻子分娩前后，男人产生的抑郁

情绪尚未被正式确定为医学疾病。作为父亲，他也要抚育宝宝，这使他无精打采，心中感到抑郁，不论这种抑郁的感受是否达到了临床诊断标准，都是普遍现象。抑郁的原因是多种多样的，有太多的工作要去做，感到自己被排斥在新家庭之外，感到肩上的担子太重而容易发脾气等。以宝宝为中心的生活虽然只有短短几个月，但你会觉得日子过得很慢。

如果你感到情绪低落、无精打采，并且这种感觉一直持续着。记得向你的妻子、你最好的朋友、你的父亲或你的家庭顾问寻求帮助。情绪低落并不是你的错，你不必有负罪感，最好能向别人说说自己内心的感受，当然，男人比女人更不愿意向别人说这些。抑郁症会对整个家庭产生负面影响，有些男人感到烦躁、抑郁或愤怒时，会发泄出来，这难免会发生家庭冲突。如果你在发怒时无法控制自己的情绪，最好寻求别人的帮助或咨询这方面的专家，这样可以解决一些潜在的问题和你们之间的冲突，并使你平静下来，避免伤害家人。为了防止这一问题更加严重，最好的方法是在出现感情失控的迹象时，就去寻求别人的支持。

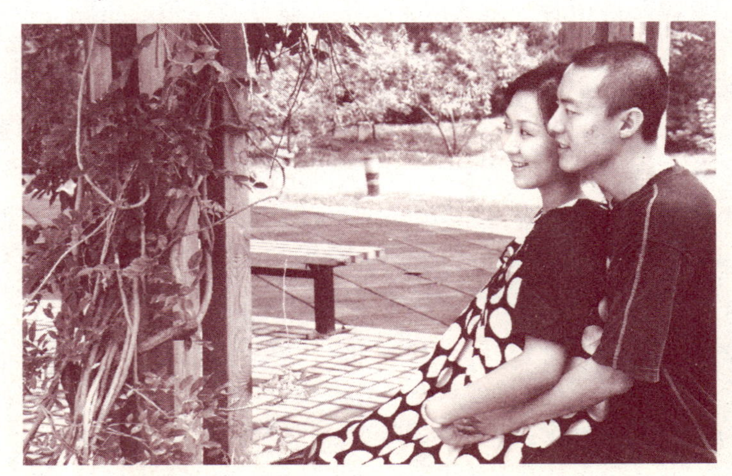

努力做个好爸爸

做了父亲之后，你会感觉这种经历就像过桥，似乎从桥的一端走到了另一端。你懂得了，也感受到了以前从未经历过的许多事情。这时回顾过去，你可能有一些惶恐不安。你和一些老朋友的联系越来越少了，你们的关系也淡了。不过，不要担心，你会和其他一些老朋友继续保持联系的，并且你们的关系会更好。宝宝出生后，你又结交了很多好朋友，主要是和你们一样刚做父母的年轻人，或是保姆、医生等，并且你们会相处得很好。可以说，宝宝在9个月时度过了人生最初的一段时光，你也完成了一个阶段的工作。在这段时间里所学到的东西会让你在今后的生活中受益匪浅。

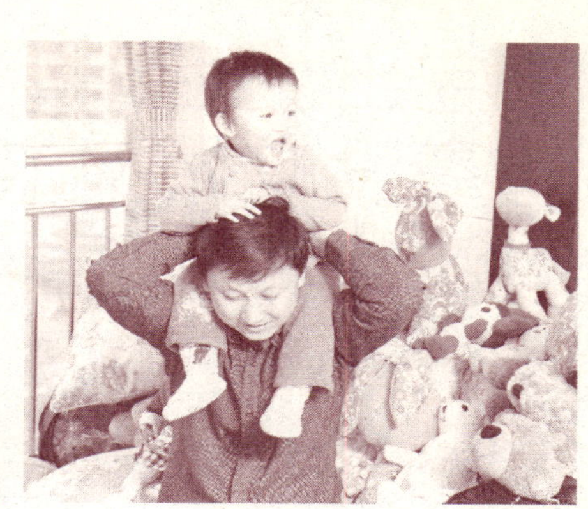

值得关注的问题

我的妻子很黏宝宝，让我没时间跟宝宝在一起，怎么办

在这种情况下，你需要安排一下跟宝宝在一起的时间。首先，要与妻子外出做她喜欢的事情，同时需要告诉妻子你也喜欢跟宝宝有更多的接触，有更多的时间在一起，尽量不要责备妻子，要花时间听她的想法。如果你让妻子教自己一些照顾宝宝的基本技巧，从而让自己和宝宝独处一会儿，就不会让她产生不好的感觉。

宝宝可能也要花时间才能习惯跟你在一起，尤其是当宝宝总跟妈妈在一起。但如果你定期跟宝宝在一起，宝宝会逐渐变得放松，你可以发展和宝宝之间的特殊关系。你可能发现界定时间、空间以及感觉方式的分界线是家庭生活的中心。

宝宝出生后，我丝毫没有做父亲的渴望和欣喜，怎么办

这说明你当爸爸的感觉并不好，尽管你并不想承认这一点。这种感受很普遍，不妨告诉别人，让他们和你一起分担。告诉妻子你的想法和感受，这一点很重要。她会明白你是想努力做好父亲的，她能感受到你的不安。如果你们之间缺乏交流，不向对方敞开心扉，对方就无法知道彼此的想法，你们的关系就会紧张。妻子会支持你、帮助你，让你做一名好父亲，让你有时间与宝宝相处，去了解宝宝。

当你认真思考这些时，问问自己：你到底不喜欢什么呢？是什么让你感到不舒服？这个问题可能对你的行为的改变具有催化剂作用。

有些家庭在宝宝出生后5年内就破裂了。其中90%的家庭中，父亲没有尽到自己的责任。如果你觉得和宝宝呆在一起不愉快，可以花时间陪陪妻子，并维持你们之间的感情。当宝宝学会走路或即将上学的时候，你会发现同他呆在一起很愉快、很开心。最开始的这些日子仅仅是宝宝生命中的一小段旅程，最好把目光放得长远一些。

我最近情绪变化很大，不像宝宝刚出生时那样高兴了，为什么

宝宝出生时，你和妻子一样，欣喜若狂。但数天、数周或数月后，你高涨的情绪也会低落下来。在宝宝快出生的那段时间里，你会感受到令人难以置信的压力，并且这压力会越来越大。在这段时间里，你需要花费很多的精力支持妻子，尽量与妻子步调一致。

由欣喜到忧郁，感情的大起大落，会让你感到困惑，甚至内疚。宝宝来到这个家庭后，许多男性会感到被忽视、被孤立了，自己似乎不属于这个家庭了。你曾经无微不至地照料妻子，现在却不知道该如何照顾宝宝。问题往往不会很快变得简单起来，尤其是在自己紧张工作、睡眠时常被打断的情况下。情绪低落可能导致恶性循环：自尊心受到伤害，不再锻炼身体，每天阴沉着脸。简而言之，抑郁症会悄悄潜入你的身体。

第二章

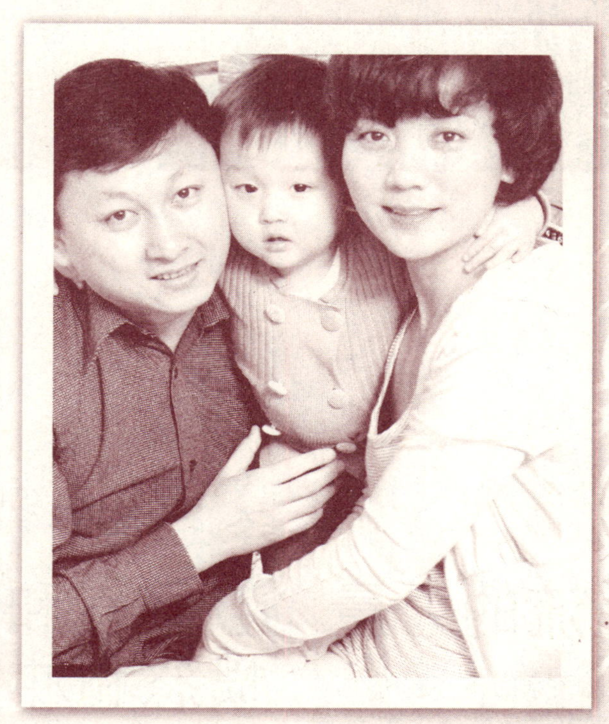

Being mother
妈妈的角色：成为妈妈

巧妙处理分歧

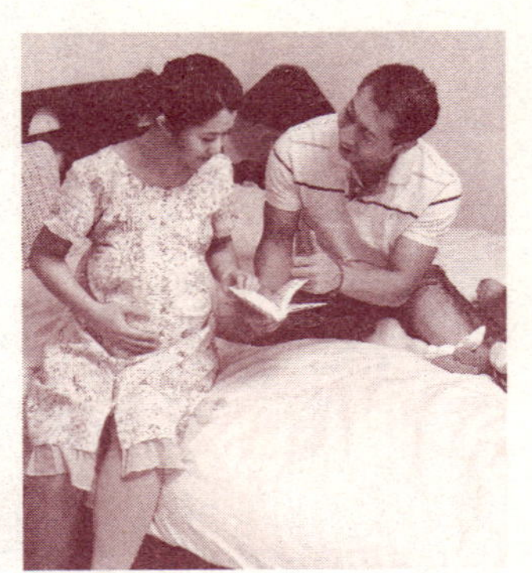

重视交流的力量

交流是人际关系的核心之所在，交流不只是口头语言的表达，更多的是肢体语言的表达和说话的语气和语调。

人与人之间的交流总会遇到这样或那样的问题，不管是在什么样的家庭中，不管你面对的是什么样的人。如果每个家庭成员都能以积极的态度来处理这个问题，你们很快又能和睦共处。在宝宝出生后最初一段时间内，夫妻关系似乎尤为脆弱。

心平气和地面对愤怒和冲突

发怒是人的天性，如果丈夫惹你生气了，试着问问你自己，他原本想做什么或想说什么，你为什么会生气。其实，承认自己的愤怒情绪并不容易。有时候，你会发现自己受制于愤怒的情绪而不能自拔，这时最好的解决办法就是承认、接受这一点。有时你为了逃避生活中的变化而愤怒。当你生气时，你往往向别人发火，把责任推到别人身上，尽管事实上你可能在为自己的所作所为生气。

当你因对方不欣赏你、不爱你而

生气的时候，愤怒只会掩盖你心中的感受。或许你过去盼望做爸爸妈妈，但是现在你可能会想："做父母怎么这么难？真不公平！"

当你生气时，最好的办法就是承认自己有选择的余地，生气与否全在于你自己。最好让愤怒的情绪随风飘走吧！这样你会感受到内心深处的爱。学会倾听，就能听懂自己和对方。有些人在愤怒时会将情绪发泄出来，有些则会把愤怒的火焰深深地压在心底。你们若能认可对方的家庭教养、家庭背景，不妨经常谈论一下，这是一种彼此表达情感、宣泄情绪的方式，可以使你们从中获益不少。你可以试着以不伤害家人的方式把情绪发泄出来，如剧烈运动，坐在车里把嗓门提到最高，大喊或大骂几句。此外，可以试着一个人单独呆一会儿，自言自语说说心中的愤怒情绪，实在不行，再大声宣泄一下。

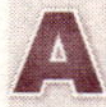

虽然我很努力地化解矛盾，但很多时候我既要照顾宝宝，又要工作，对吵架厌烦透了，我该怎么办？

A

当你们无法解决问题时，相互交流仍然十分重要，你不妨参照以下建议寻找交流的机会。

你们在家中或户外一起度过一些时间，如果你们工作或业务繁忙，一定要预留出时间。

寻找一个只属于你们两个人的地方，享受一下轻松快乐的生活，可以缓解压抑的情绪。

注意提醒自己：宝宝出生后，夫妻间感觉较以前有所不同是正常的。

尽量不要冲动，不要做出草率的决定，时间可以治愈情感的伤口。

请别人帮你们暂时照顾宝宝，你们就可以享受二人世界了。

在你所在的居民区，加入那些年轻父母的行列中去，交流一下各自的经验。

可以考虑找个顾问，让他教你一些夫妻间情感交流的技巧。

坦率、温柔地向对方说出自己的情感。如果你能做到真诚对待自己，会发现真诚对待对方也很容易。

最重要的是倾听、倾听、再倾听，直到你明白最好该怎么办。

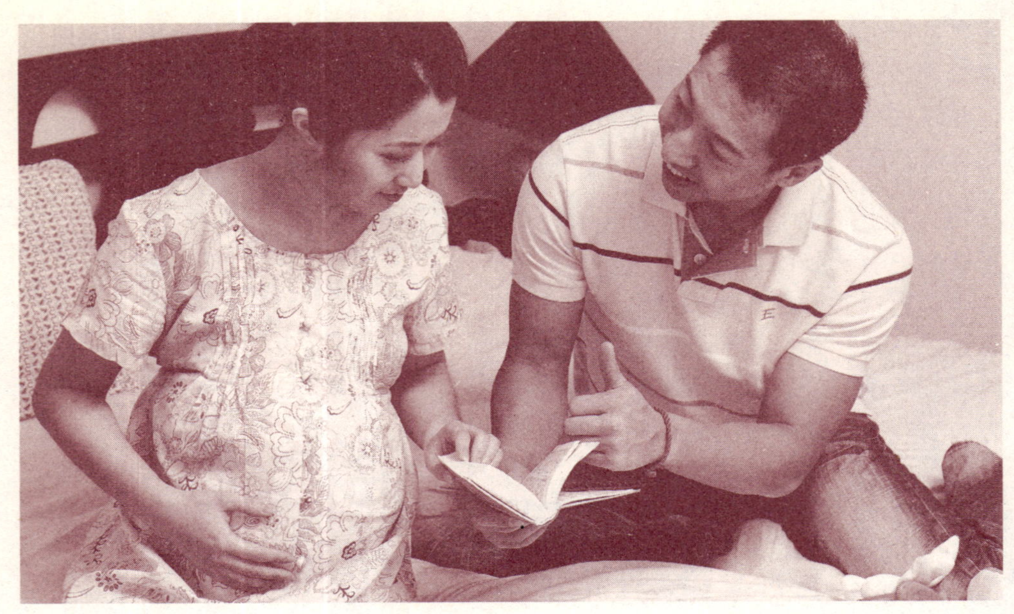

当你们出现冲突时，应该找一个合适的地方和时间来解决。如果当时宝宝正在哭闹，或者对方正在做饭，或者你只有5分钟的空闲时间，先尽量别陈述自己的重要观点。你可以在驾车去长途旅行时，或者在听着柔和的音乐，享受一顿轻松的美餐时，再说出自己的观点和意见。有时候，你们需要第三者以监护人或顾问的身份帮忙分析一下你们各自的观点。

积极倾听

有时你会觉得被倾听真是一件令人愉快的事。两个人一起聊天，一个人往往比另一个人话多，这时，听比说更重要。仔细倾听对方的每一句话，注意观察对方的表情和动作，你会明白对方在说什么，领会对方话里话外所表达的意思。此外，专心倾听对方讲话时，你可以客观地注意一下自己的反应。当你和宝宝呆在一起的时间越来越多时，会有很多学习倾听的机会。因为你要学会解释宝宝的语言，而“解释”的前提是“听懂”。

许多人感觉孩提时代时，从没人倾听自己讲话。他们往往会发现倾听别人讲话也很困难，尤其在对别人所谈论的问题持不同意见的情况下。如果你是这样的人，一定要试着改变自己。在新家中，最初你可以真诚地、有意识地努力倾听爱人讲话，听听对方说了什么，听听这些话有没有言外之意。现在就尽力改变自己，你会惊奇地发现：倾听和被倾听都十分有益于你们的关系。积极、主动地倾听对方讲话，往往可以化解夫妻之间的矛盾，有助于找到解决问题的新方法。一种可能的结局就是你改变了自己的观点，这样双方意见自然就一致了。

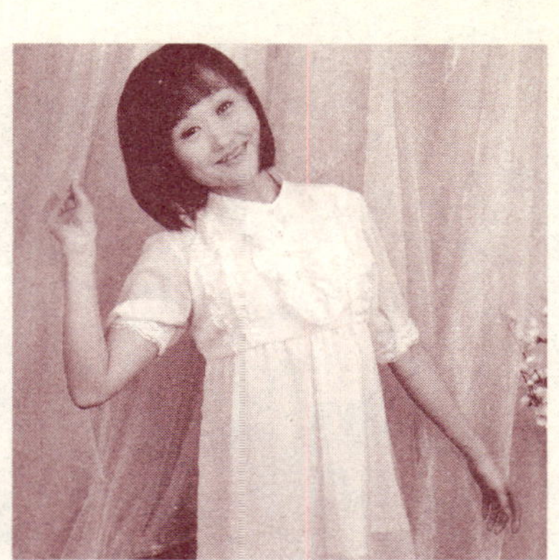

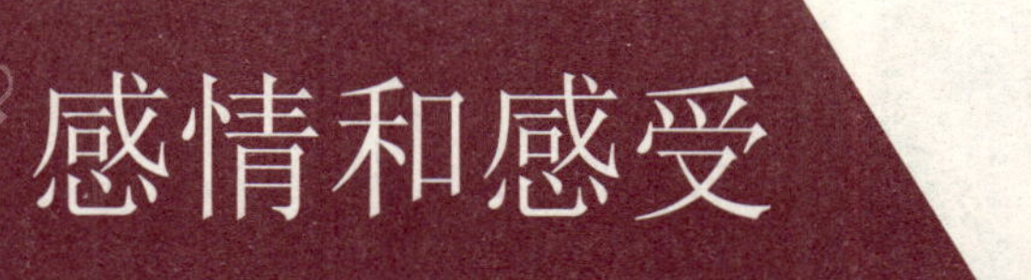

感情和感受

分娩后的抑郁情绪

产后抑郁症的特点是，患者分不清现实与虚幻中的世界，感到抑郁，或出现癫狂，或两者皆有，同时伴有精神症状，包括狂热的想法、各种强烈情绪的快速变化、与人谈话时话题的频繁转换。很多女性遭受着产后抑郁症的折磨。患者可能一会儿抱起宝宝，一会儿放下，不断重复这些动作。但是，患者看起来意识不到宝宝的需要，可能还出现错觉和幻觉，并且丧失一般的洞察力，人似乎不在现实中。

产后抑郁症可能只是持续数天，但通常需要数周甚至数月才能从疾病中解脱出来。

对许多父母来说，人世间最幸福的事莫过于有了自己的孩子。不过，抚育宝宝往往不是一帆风顺的，大多数父母都会经历一段或几段坎坷、艰辛的时期。愉悦的心情常与愤怒、内疚、挫折感、不开心等复杂的心情交织在一起，其实这是很自然的事。悲伤情绪的出现，既标志着独立生活时期的结束，也标志着另一段为人父母的开始。尽管感觉悲伤是人之常情，但却常常不为大家所接受，因此有些人伤心时会服用抗抑郁药尽量让自己不再难过，或转移注意力而不去想伤心事，或将悲伤藏在心底。然而，情

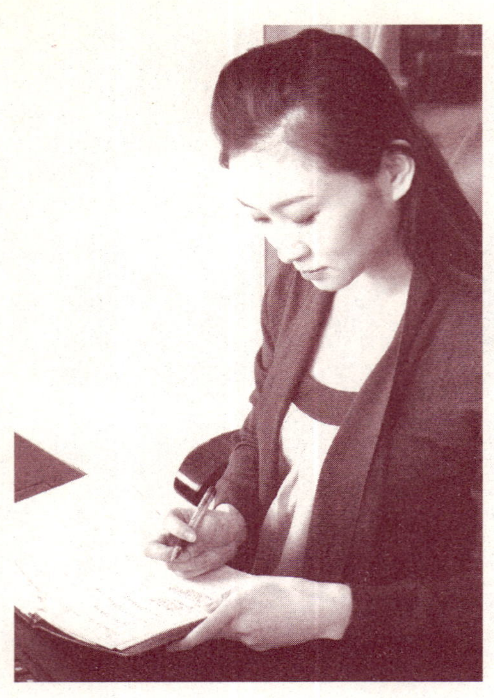

绪低落往往提醒你应该去处理个人问题了。一旦渡过了这段郁闷期，你会感到自己又恢复了以往的体力、精力和对生活的热情。

宝宝出生后的情绪低落

宝宝出生后，几乎每位妈妈或多或少都会有些情绪低落。在最初几天里，随时会产生沮丧的情绪，这是很常见的，而且会很快消失。当你感到疲倦或孤立无援时，常常会情绪低落、垂头丧气。与宝宝相处的第一个月里，你也时常出现这种情况。不过，对于某些妈妈来说，这种不愉快的心情会持续很多周。还有些妈妈是在宝宝出生2个月、3个月或6个月后才出现这种情绪，可能这时她们才发觉自己的家庭发生了巨大的变化，实实在在地感受到宝宝来到了自己的生活中。大多数人能顺利地渡过这一关，但有些人，常常是缺乏别人支持与帮助的人，可能会发展为产后抑郁症。

工作和“母亲角色”的关系

意识到事业和家庭在自己生活中的理想比例并不难。当然，当你慢慢发觉什么适合自己的家庭时，需要一段时间作出相应调整，直到你作了母亲才会发现做个全职妈妈多不容易，既要顾及事业又要顾及家庭也很难。就这一问题而言，每一代人的目标和游戏规则都会有所改变。你可能做出一些你父母做梦都想不到的事情，也可能影随父母的许多做法。父母对你做出的决定的反应，会决定你对自身的评价方式，以及如何权衡工作和家庭的地位。

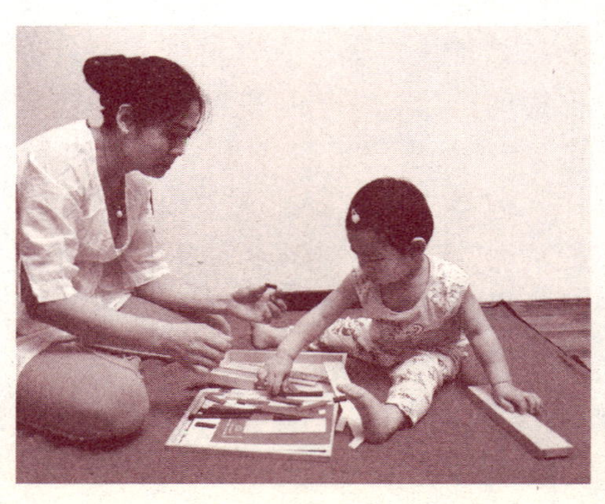

Q 我讨厌接受怀孕的事实，我还常常有点怨恨宝宝，这也让我感到内疚，总有种负罪感。我怎样才能摆脱这种不安的情绪呢？

A 常和其他妈妈聊聊天，你会发现她们也会时而抱怨自己的处境。一旦知道自己的那些情绪是正常的，你就不会那么内疚了。有些人很容易就会感到内疚，这可能与其成长的家庭环境有关。承认你心中的怨恨与不满，以及周围因素带给你的束缚，这是一种积极的做法。这样做的目的不是消除不安感，而是要引起对这些问题的注意，并积极采取措施去解决。

对你和宝宝来说，你们待在一起的优质时间比实际时间更重要，你最好将这一点牢记在心。当你讨厌和宝宝待在一起时，不要强迫自己，否则会起到反作用。这时宝宝对你的情绪非常敏感，会对宝宝造成负面影响，并且影响整个家庭的气氛。这时你最好和信任的人好好谈谈，暂时不要和宝宝待在一起，趁着这段时间调节一下自己的心情，做做其他事，好好休息。

小知识

传统妈妈、超级妈妈和民主妈妈

- 传统类型妈妈会有很多时间伴随宝宝成长，她们能享受到宝宝成长过程中每一刻的乐趣。这可能带来的弊端就是，由于妈妈一直和宝宝呆在一起，无意中会影响宝宝独立生活的能力，同时也牺牲了属于自己的私人时间。超级妈妈在宝宝出生后往往会回到工作岗位上，相对而言，她们陪宝宝的时间少得多。但就个人而言，她们会感到生活得更充实。如果超级妈妈把宝宝委托给保姆照顾，一旦回到家中，又能和家里人一起度过真正的优质时间，那她就做到了家庭和事业之间的平衡。此外，还有一种类型的妈妈，她们提倡“夫妇平等”。在这种婚姻生活中，夫妻二人都有自己的工作，他们平等地分担家庭内部杂务。不过，在现实生活中，做到这一点并不是一件容易的事。
- 渐渐地，传统妈妈表现出利他主义精神，并努力承担家庭义务；而超级妈妈则演绎出了成功的事业及个人的独立；民主妈妈者则显示出了团队合作精神，并注重相互交流。当然，三种类型的妈妈都会在宝宝身上付出自己的爱，并且都有坚韧不拔的精神。
- 并不存在“更好的方法”，或是适合每个人的“理想的方法”。当你看其他人时，其实只看到了他们生活的一部分。你需要从经济上、感情上、家庭上三个方面找出适合自己的一条路。关键的两点就是：一要给宝宝足够的优质时间，让宝宝感到被爱、被重视；二是在追求事业上的满足的过程中，别隐瞒自己的内心感受。

什么最适合你

宝宝出生后，你是否会重返工作岗位，至少基于以下5个方面，至于这5个方面的优先级顺序，主要取决于你的具体情况。这5个方面是：经济需要，宝宝的性格及与家庭的和谐度，你想用工作来体现自身价值，合适的、可负担得起的宝宝照料费用，工作的灵活性与可伸缩性。

重返工作岗位

有些人一旦回到了工作岗位，就会发现又对自己有了信心，并且工作中也有了更加明确的方向，可以集中精力完成工作任务。对另一些人来说，重新回到工作岗位可能十分困难，尤其在不想回去的情况下，或是从事的工作对你的要求比较高时。

在这段特殊时期，要学会照顾好自己，并且多寻求支持，这样可以更好地帮你处理好事业与家庭二者之间的关系，你会发现其他解决问题的办法。寻求家庭与事业之间的平衡点可能需要一些时间，随着宝宝的成长，你可能需要不断调整这一平衡点。当你重返工作岗位时，不论这一时间比你原来的计划早还是晚，都要让自己平静下来：

在重返工作岗位前，可以安排一个过渡时期。在这段时间里，逐渐缩短陪宝宝的时间，慢慢地你和宝宝都会适应的。

刚回到工作岗位时，你可能需要多往家里打几个电话，问一下宝宝的情况。如果尚在哺乳期，还需要自己挤出乳汁。

给自己一段时间来适应改变。刚离开、回到工作中的几天可能最难熬。

如果你对此感到内疚，不妨向宝宝说说你为什么要工作。即使宝宝不会说话，也能感受到你的真诚，交谈可以使你明白许多事情。

从回到工作岗位上的第一天开始，就明确自己的工作时间和范围。你和你的同事们都应该慢慢接受这一点：你的工作时间没以前那么有弹性了，尤其在宝宝生病后或需要照顾时。

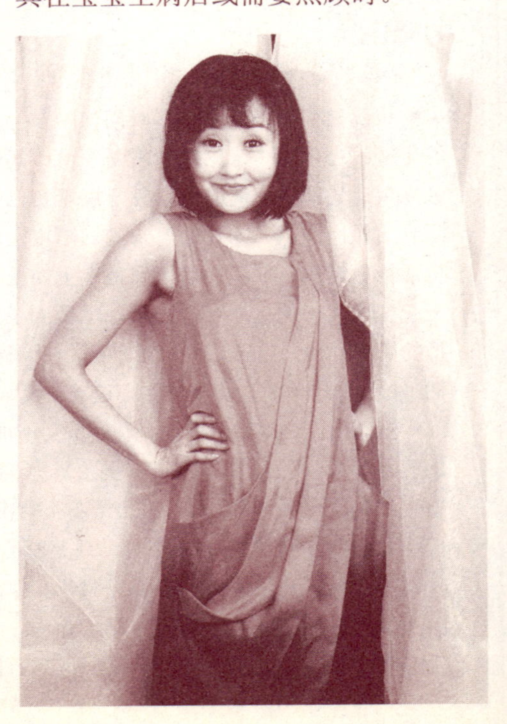

在家中工作

要想成功地做到在家中工作，你需要做到两点：一是要做到自律，二是家中要有适合工作的地方。不过做到这两点都需要花费一段时间。在家里，宝宝睡着后，你就可以专心工作了，每天这几个小时的工作可以大大增加你的家庭收入。但是，对于大多数女性来说，正好可以在宝宝熟睡的几个小时内休息一下，做些家庭杂务，和朋友一起吃饭、聊天、共同度过几个小时。如果你需要连续数小时，甚至数天工作，没人帮忙照顾宝宝可能就不行了。如果你试图既努力专心地工作，又要照顾宝宝，可能在工作中无法做到表现出色，并且宝宝会因此觉得你忽视了他，变得固执起来，对你的要求也高了。此时，你会感到身心俱疲，自己没有放松的时间。

如果把宝宝放在家中让别人照看，应该允许照看宝宝的人安排他的一天，同时尽可能地抛开妈妈的身份。此外，为自己的时间和空间制订出应该遵守的规则十分重要，并且这些规则应该具有灵活性。

工作与娱乐

家庭和工作就像两份全职工作，当你可以在两者间寻求到一个平衡点时，就可以同时并成功地拥有二者。然而，生活变幻莫测，尤其当宝宝到来后。

有时你会感到日子过得平淡而美好，并且一帆风顺；而有时你频繁奔波于家庭和事业之间，忙得不可开交，当生活中出现一些意外情况时，比如生病、突然出现一些状况，你可能需要别人的帮助渡过难关，避免被困境压倒。

黄金法则就是：“别试图什么都一个人扛”。不管在工作中，还是在家庭中，你都有许许多多的支持者，他们可以帮你分担肩上的担子，从你手中接过艰巨的任务，从而让你拥有一些完全属于自己的时间，你可以去设计工作中的一项工程，可以陪宝宝呆一天，也可以离开家、离开工作和宝宝，陪爱人去度过一个愉快的周末。

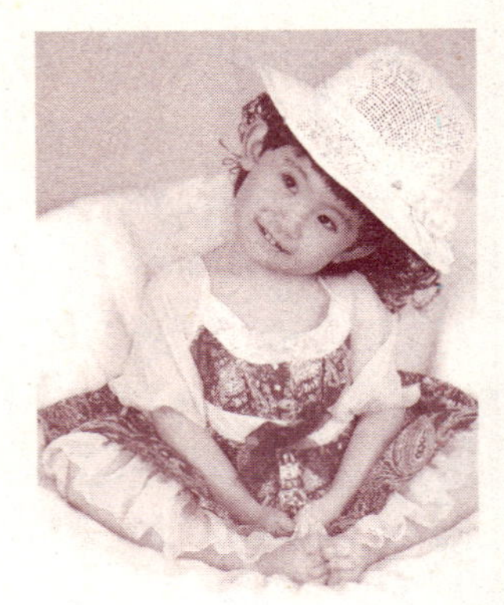

独自抚养宝宝

成为单亲一族

夫妻离异后，照顾宝宝的大部分责任往往会落在妈妈身上。这段时间里，除了社会服务机构的经济支持外，她还需要家人和朋友的大力支持。一连串的事情，如怀孕、分娩、做妈妈、失去丈夫等会让她感到晕头转向、头脑混乱。即使两个人没有离婚，仅仅是丈夫经常不在家，也会有这种感觉。如果在宝宝出生后1年内离婚，不仅自己会感到内心矛盾，权衡得与失，还会让家人伤心，引发许多问题。真正接受这些可能需要许多年，需要许多人的支持和帮助。

一旦你想离婚，就应该明白：没有人会轻易做出这种决定，这是你们慎重考虑后做出的决定。你可能怀疑一个人是不是真的能够更好地抚育宝宝，是不是能增进你和宝宝的感情。对许多人来说，一个人抚养宝宝是一段丰富的经历，而且，从长远的角度来看，单亲宝宝和爸爸或妈妈的关系可能比双亲宝宝和父母的关系更深。尽管离婚会带给你们孤独和痛苦，会令你感到害怕，但从长远来看，离婚也可能使你们以后的生活更幸福。

独自抚养宝宝

与双亲共同抚育宝宝相比，当你

一个人作为爸爸或妈妈肩负起抚养宝宝的责任时，某些事情处理起来可能要困难一些，当然有些事情做起来也可能简单一些。单亲抚养宝宝，难免需要一种不同的抚养方式。

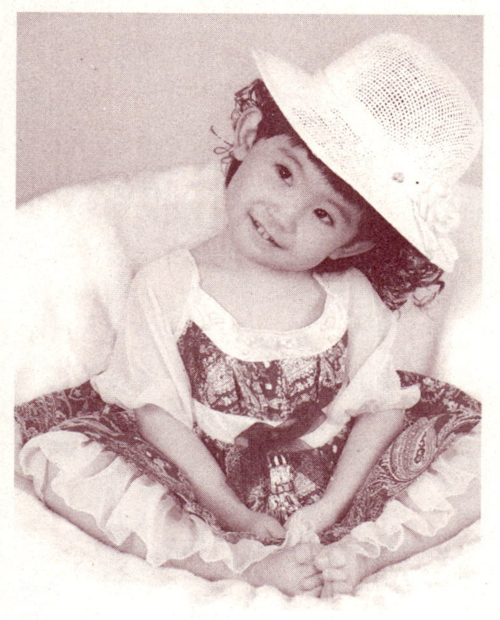

丈夫不在身边

怀孕期间，你的情绪往往比较复杂，人也容易激动，这期间你非常需要别人的爱和支持。如果这段时间你一个人生活，不妨多和朋友及家人呆在一起，让他们分享你的兴奋、愉悦之情。一些与丈夫感情破裂的女性更需要他人的情感支持，如果可以，你要试着结交一些新朋友，最好是和你住在一起的人，这在宝宝出生后更为重要。你可以征求一下助产士或健康咨询人员的建议，在怀孕期间照顾好自己。

和新生宝宝待在一起

所有刚做妈妈的人，不管丈夫是否在身边，都不得不从各个渠道汲取大量的信息，并且情感变得复杂、多变。有了宝宝后，生活可能变得更有魅力，也可能更艰辛。你会为生活中多了一个可爱的宝宝而感到骄傲、幸福、神圣。没有丈夫的陪伴，当你要独自一个人应对新的挑战时，可能感到压力很大、很孤单。你可以为自己加油，但你同时会发现，别人的支持所起的作用是不可估量的。因此，你应该迅速为你和宝宝找一条最好的生活之路，找到单亲抚养的立足点，照顾好自己和宝宝。

朋友的支持

当你一个人肩负起抚养宝宝的责任时，将面临诸多的挑战：保持健康的体魄，经济上应对自如，保持自尊，选择如何抚养宝宝。如果没有和自己生活在一起的伴侣，甚至在晚上或周末也没人在你身边，你会觉得没人帮你分担责任，夜里没人帮你哄宝宝入睡，没有属于自己的时间。一个人抚养宝宝时，要想保持那份热情并不容易，不过，这也可以使你积极行动起来。

许多单亲父母都缺乏社会交往，内心有孤独感。如果你和爱人分居或已离婚，并常遭受父母或岳父母、公公婆婆的反对或排斥，会觉得内心更加孤独。当你的父母、朋友们都不支持你一个人抚养宝宝时，即使你以为没有对方可以过得更好，在内心深处也难免会有挫折感与失败感。

和宝宝一样，你也需要别人的关心和照料。当你情绪低落时，可能觉得寻求他人的支持与帮助十分困难。如果你正处在家庭关系破裂的痛苦困境中，就有必要寻求家庭以外人员的帮助。当然，你需要一段时间来调节自己的心情，并重建一个朋友圈子，在那里你会得到他们的支持和帮助。

单亲父母寻求支持的方式很多，你可以让家里人帮你，也可以寻求小的社区组织的帮助，把宝宝带去，多和其他父母聊聊。利用这些资源也需要勇气，如果你的自尊心曾经受到伤害，可能需要一些时间找回自信。

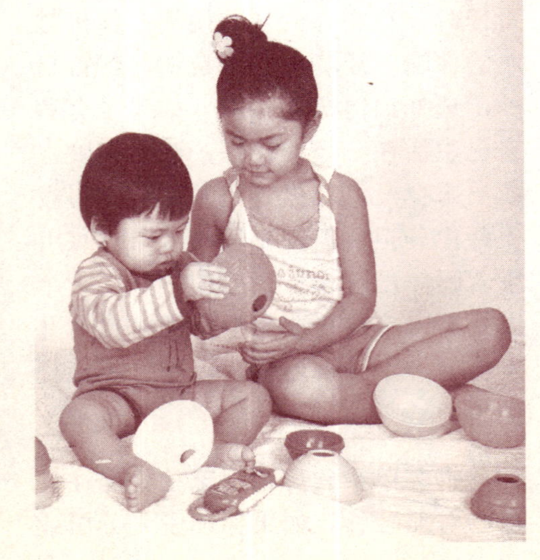

合理分配时间

如果你能把一切安排得井井有条，制订并遵从各项规则，合理安排日程表，就能避免很多压力，这可以为你和宝宝创造出呆在一起的优质时间。尽管你会有个人喜好或是习惯，不过，最好能为自己和宝宝安排明确的睡眠、吃饭时间，这不仅能使你和宝宝能够一起度过一段时间，你还会拥有一些属于自己的时间。此外，把宝宝的作息习惯告诉照料宝宝的其他人，这样你就可以放心地让别人帮你照顾宝宝了。合理分配宝宝和你、爱人及其他照料宝宝的人一起度过的时间，并且短期内保持作息规律不变，虽然有些困难，但很有意义。

经济状况与工作

在一个人抚育宝宝的情况下，保持收支平衡十分困难。许多单身父母放弃工作，专门照顾宝宝，他们需要学习如何维持生活。

至于怎样解决工作与照料宝宝的冲突这一棘手问题，并没有什么固定模式可循。宝宝出生后，你需要定期对日常生活安排进行调整，认识到这一点十分重要。有时许多单身妈妈得不到或只得到一点儿前夫的经济支持，有时候一个人抚养宝宝反而会使你和前夫的关系变得友好、和谐起来，并且你会发现在安排宝宝日常生活方面，少了很多麻烦与争执。虽然一个人肩负起抚养宝宝的经济责任十分艰难，但有些单身父母发现这会让他们加倍努力工作。

两地分居时的情感支持

夫妻两地分居可能给你带来痛苦，让你难过，并可能导致夫妻间缺乏交流、感情淡化，更让人伤心的是宝宝和远在异地的爸爸或妈妈缺乏交流，这些可能是暂时的，也可能是永久的。如果你一直和远在异地的爱人保持联系，不管你们的关系是亲密还是疏远，在感情上，你们就能共同肩负起照顾宝宝的责任。这样，不论你们有什么安排，都以一种独特的、只属于自己的方式连接在了一起。从长远的角度来看，你会发现，两个人语言上的交流比物质上的支持更为重要。

如果你最近刚和爱人分居，会觉得自己变得容易发怒，一种失落感油然而生，还可能感觉自己被抛弃了。这些都极为常见，并且你的爱人也会有同感。在夫妻两地分居的这段时间里，你们往往会因为某件事情而责备对方。当你们有意见冲突时，积极倾听并认可对方的观点十分重要，这可以使你们尽快和解。

就你的爱人和宝宝一起度过的时间来说，如果你们夫妻能达成一致意见，将有助于与宝宝建立亲密、健康的关系。你们也可以在专业人士的帮助下寻找到解决方法，当宝宝遇到困难时，相互支持。

作为单身父母，你要继续过自己的生活，并与宝宝形成亲密无间的关系，要坦率地对待宝宝。当宝宝感到你把一些精力从他身上转移到其他人身上时，可能表现出妒忌心。

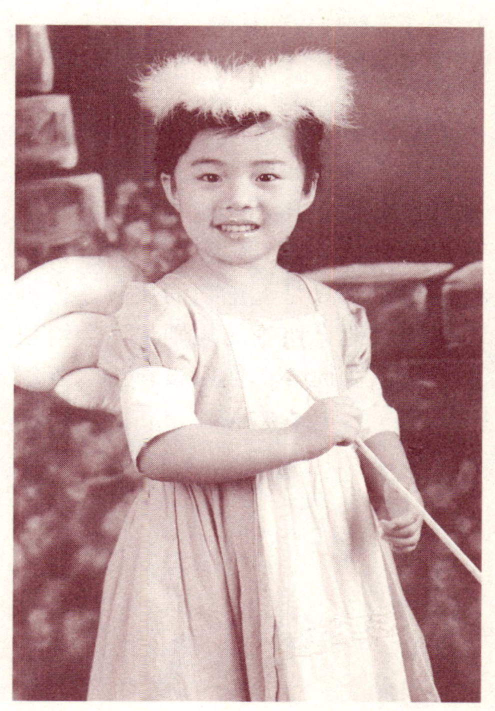

宝宝的感觉

当夫妻双方有规律地和宝宝呆在一起时，当你们两人配合得很默契时，宝宝会感到两种不同感觉——父爱和母爱，并且很快就能将二者区分开来。对于父爱和母爱，宝宝也会有不同的反应。不过，整天一个人和宝宝呆在一起会让你感到压力太大，尤其在你想轻松一下却走不开的时候。如果没人注意到这一点，没人帮你摆脱困境，你往往会在宝宝面前表露出各种情绪。不过，让宝宝多经历几种情感变化有助于他的健康成长。这样，在宝宝还很小的时候，就会懂得安静、悲伤、发怒、疲倦和开心一样，都是人的正常情感，人应该学会接受自己和他人的情感。

当爸爸、妈妈关系破裂时，宝宝并不明白发生了什么事，却能感到紧张与失落。如果夫妻双方在宝宝出生后才离婚，宝宝可能感到困惑和烦躁，会在你身上寻求爱、信任和支持，虽然这只是无意识的反应。你可以为宝宝制订明确的规则，这会给他以安全感。此外，你应该教宝宝表达出心中的感受，渐渐明白如何适当克制自己的情绪。

当你情绪不好，如伤心或愤怒时，很难在宝宝面前做到不露声色。这时，你和宝宝应该相互理解、相互支持，给对方一些时间，这对你们两个都有好处。当你心情郁闷时，不妨告诉宝宝你的感觉，但要向宝宝说清你是爱他的，你难受并非他的错。他能感受到你言语之间表达的意思。宝宝忧伤、愤怒时，你会感到心痛，事实上，这可能与你们夫妻离异无关。宝宝毕竟还很小，与你相比，他似乎更反复无常，心情变化很快，可能一下子很兴奋、很开心，一下子又闷闷不乐。

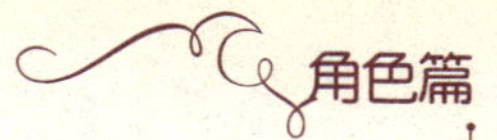

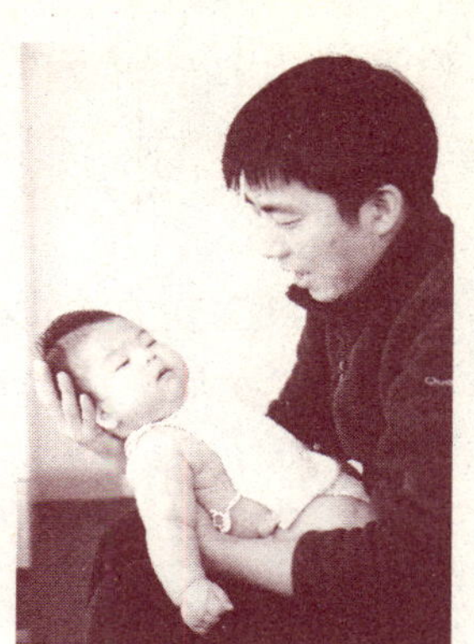

值得注意的问题

有了宝宝后怎样安排娱乐时间

游戏是生活中不可或缺的一部分，但或许是因为产后的你更加忙碌，或许是因为游戏向来不被看成需要优先考虑的事，所以最容易被忽略。然而宝宝在游戏中的学习效率最高，这同样适用于成年人。宝宝会让你在很多时候开怀大笑，会鼓励你陪他玩耍，听他的阵阵欢笑声。所有这些会使你的内啡肽流遍全身，并随之解除你的各种抑制，这是一种很棒的放松方法。

你可能需要下决心把游戏时间列到日程表里，游戏通常比休息和睡眠更能带来幸福感和乐观的心态。有了平静和活泼的时刻，生活就变得更甜美了。

你会成为最优秀的家长吗

每位父母都想为宝宝提供最好的生活、学习条件，只是方式不同罢了。作为父母，为自己制订高目标当然是值得表扬的，但是不要忘了：没有十全十美的父母，正如没有十全十美的宝宝一样。抚育宝宝是一项长期工作，并不是一时半会儿就能做好的。

你需要运用自己的天资、本能、各种技巧，还可以从他人的支持与帮助中获益，这也是一个不断学习的过程。

抚育宝宝的方式很多，但并不存在绝对“正确”或“错误”的方式。在这方面没有死规则，文化背景不同，抚育宝宝的方式也不同，下面的建议会对你有所帮助。

爱是解决问题的关键。让宝宝感受到被爱、被需要、受欢迎，你很喜欢他不是因为他做了什么，而简简单单地因为他就是他，这比那些僵化死板或者灵活的规则要好得多。不管在感情上还是在身体上，宝宝都希望得到父母的支持。

你和宝宝会慢慢形成一种伙伴关系，这种关系将伴随你们一生。如果你能倾听和满足宝宝的需要，并鼓励宝宝满足你的需要，你们的关系会更加亲密和融洽。宝宝天生就有与你交流并且依靠你的欲望。在这个过程中，你也会慢慢懂得宝宝的一些语言，不仅能感觉到宝宝发出的强信号，还能觉察到一些更为微妙的信号。宝宝会感激你爱他，不是因为他的言行举止，而仅仅是因为你爱他这个人。

当你做每件事时，尽量做对、做好。毫无疑问，这就足够了。你可以从成功和失败中吸取经验教训，宝宝也一样。这期间你们都处于一个学习的过程中。别故意克制自己的情绪波动，允许自己有干得好的时候，也有干得不好的时候。宝宝也一样，有时开心，有时不开心；有时安静，有时吵闹；有时愉快，有时伤心，这是正常的。

巧妙地解决抚养宝宝的分歧。你抚育宝宝的观念可能与爱人、其他家人或同事不同，你们的冲突会让你感到郁闷、沮丧。这时，你应该首先看看你们的想法有哪些不同之处，再看自己能否认可别人的观点。积极、主动地去倾听彼此的心声，这是解决问题和冲突的良好开端。规则总是可变的，我们都应学会适应不同的规则，适应生活中的潮起潮落。

对宝宝敞开心扉。许多父母周旋于宝宝的需求和自己生活的需求之间，恨不得把自己分成两半。你可能需要，或者是想要尽快回到工作中去，这不可避免地会给你带来心理冲突：你不能亲自带宝宝，而只能让保姆照顾他，这可能让你感到内疚；你可能错过宝宝的第一个微笑，迈出的第一步，说出的第一个字，这会让你感到伤心。实际上，作为父母，既要照顾宝宝，也要照顾自己；既要关心宝宝，也要关心自己。当难以做出选择时，下意识地去权衡一下各种选择的利弊、得失，再做决定，有助于做出满意的选择。一旦做出决定，坦率地跟宝宝说，即使他听不懂，也能感觉到你要表达的意思。对宝宝敞开自己的心扉后，你顿时会感到心里轻松多了。

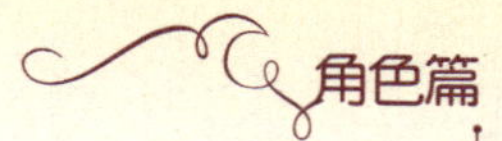

你期望自己成为什么样的父母

毫无疑问，对自己的期望反映了你对“成功”与“失败”的理解，并且，这会影响你对自己的看法：作为父母，我做得够不够呢？有时，你对自己的期望很合适，也很合理。这时它会对你起到好的引导作用。但有一些时候，你对自己的期望受到你的家庭背景的影响，实际上它并不适合你或宝宝。

试着完成下边的一些句子，你会了解对自己的期望到底是什么。你可以把这些句子运用到脑海中所产生的一些话题，也可以想想你对爱人、父母到底有什么期望呢。

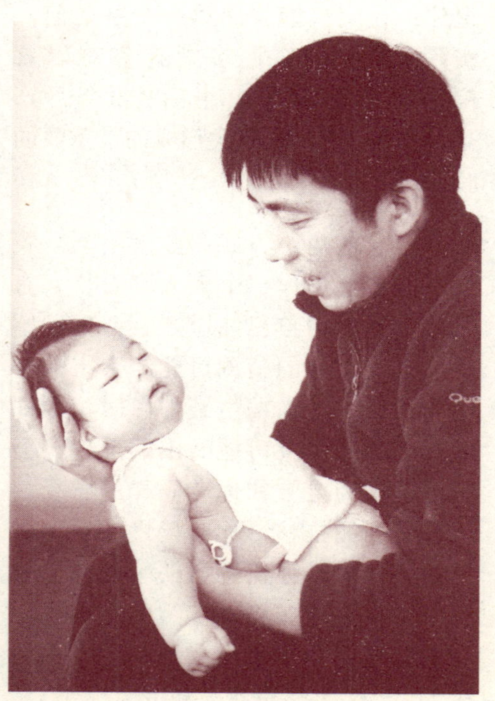

一位好母亲从不……

一位好父亲从不……

我母亲会……

现在父亲……

我想做这样一位母亲……

我父亲认为一个父亲应该……

我们这代人相信宝宝应该……

我相信……

当你完成这些句子之后，头脑中会出现一幅图画，在这幅图画中，有你自己内心的观点，也有你从你的家庭中继承到的观点。当然，这里说的家庭，并不单指你的父母，还包括你的（外）祖父母，兄弟姐妹。你的观念和原来家庭的观念有相同之处，也有不同之处。有时，你可能听到内心深处回荡着一个声音“我做得不够好”、“他们不会赞成我的”，这时你可能怀疑自己的观点。你内心这些微弱的声音已经伴随你多年了，虽然它可能对你产生了一些积极作用，即不断提醒你注意某些处事原则，但也可能是你成为更好的父母的绊脚石。

你对宝宝有什么期望

请记住：每个宝宝的言行举止都

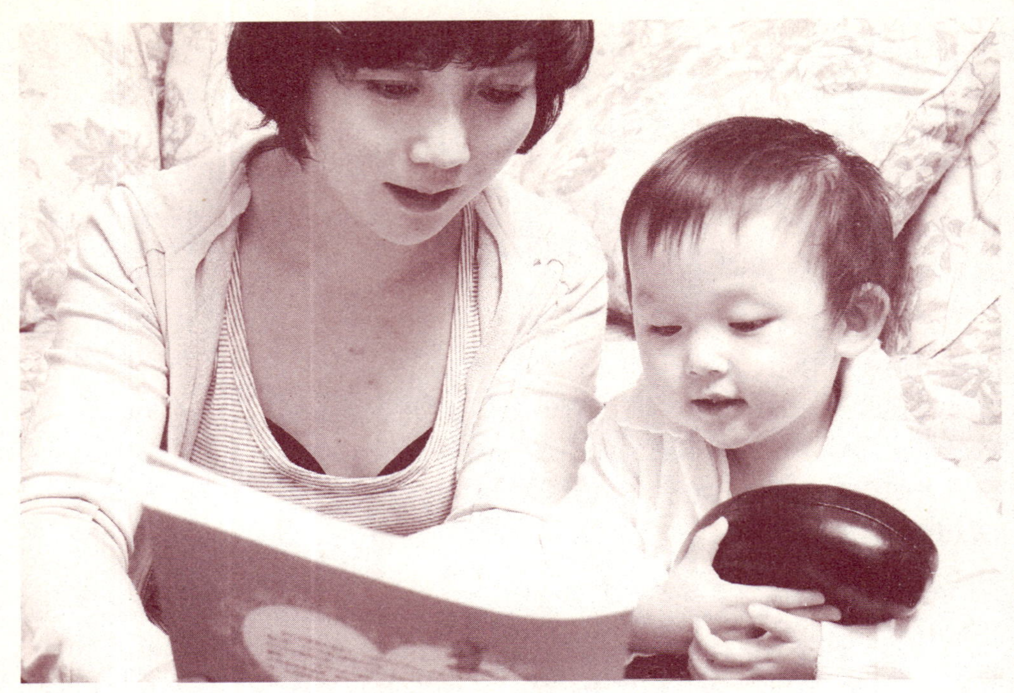

不尽相同。宝宝还小时，只有父母能最先察觉出宝宝需要什么。

如果宝宝在很小的时候就能得到父母的鼓励，知道自己有自己的骄傲，会满足甚至超越父母对他们的期望。如果宝宝小时候很少得到父母的鼓励与赞扬，并且经常对自己感到失望，那么他们可能总也达不到父母的期望，这一点你在小时候一定也体会到了。

在这段时间里，如果宝宝认为你爱他，不是因为他做对了什么，而仅仅是因为你爱他，那宝宝会觉得很幸福、很开心。他笑也好，哭也好；想要与人交流也好，想要你抱抱也好；开心也好，生气也好，你都应该好好爱他。你可能觉得用这种方式难以与尚未学会说话的宝宝沟通，那么就请你记住：在宝宝能说出第一个字之前，实际上明白的东西多得让你难以置信，可以说宝宝出生后的9个月，是他一生中情感模式形成的最重要的时期。

宝宝的思维方式和成人不同，我们不能把他当作一个大人来看待。有时你可能觉得自己知道宝宝心里的感觉，事实上你的猜测可能与宝宝的感觉大相径庭。当发生某件事时，你知道自己的感受及可能做出的反应，会简单地认为宝宝和你有同样的感受。随着时间的推移，你会慢慢地发现对于同一件事，你们各自的感受并不相同。如果你能抛弃对宝宝的某些先入为主的期望，平平淡淡地和宝宝生活在一起，会觉得更容易和宝宝相处。

第三章

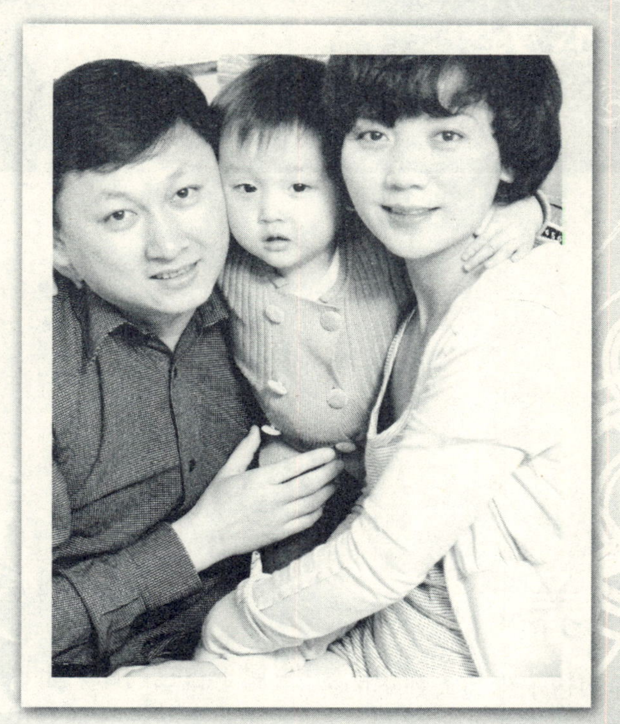

Family
全新的家庭：享受爱

产后家庭关系

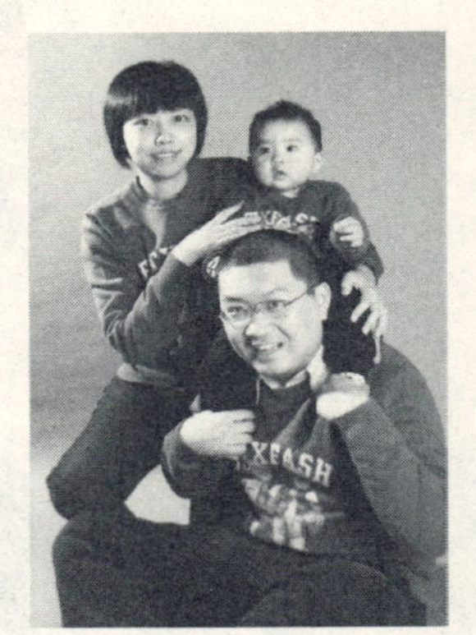

家庭教养

家庭教养塑造了你为人处事的方式，有些家庭中的成员性格外向，有些则较内敛；有些举止小心谨慎，有些则不拘小节；有些家庭十分民主，大家经常一起商讨问题，有些家庭则比较专制，容不得不同的意见。这些不同的家庭氛围是由不同的父母营造出来的，蕴含着父母的期望及影响力，具有一定的规则。最有约束力的规则往往是约定俗成的，是自然而然地形成的。

回想一下你的父母是如何关照对方，并怎样共同承担家庭责任的，这对你会有一定的启发作用。你可能认同他们的家庭观，也可能想开辟一条属于自己的路，也许你的爱人也有同样的想法。等你有了宝宝后，会更深刻地体会到这一点。你们夫妻双方的家庭教养也将经受考验，家庭能否和睦，取决于你俩的家庭教养是否可以和谐地融为一体。不管你对父母处理家庭问题的方式是否认同，他们都会对你产生极大的影响。有些夫妻比较幸福，他们拥有可融合的价值观和家庭观，而有些夫妻则由于双方价值观存在着差异，导致家庭中出现不和谐的音符。可见，家庭教养对你抚养宝宝有非常重要的影响。

你的新家

在由你、你的爱人及宝宝组成的家庭中，每个人都会有自己的需求，都会为了这个家而努力奋斗。家是一个有机的整体，而不只是一个简单的代名词，尽管你有自己的需求，但为了家庭的整体利益，你也会牺牲自己的需求。有时候你的决定会受到宝宝的影响，有时候则由你的身体状况来决定，也有的时候你的“家”在决定中具有优先权和最终决定权。不论你的决定是怎样的，关键还在于你如何适应这些情形。不过，如果你生长在一个民主的家庭，遇到问题大家一起出谋划策，那么，你处理起问题来往往会比较简单。

当你发现你们的生活方式发生了全新的改变时，不妨和过去各自的生活方式做个比较，应该很有意思。如果你觉得和爱人一起会感到紧张，单独一个人做也会大有裨益。夫妻之间应该经常交流，提出自己的看法，这样更有助于互相理解，能够弄清对方心情不好、烦闷的原因，从而主动安慰对方，分担对方的酸甜苦辣。你们还应该了解对方处理问题的原则，互相理解和包容。在处理某些问题时，夫妻双方应尽量达成一致的意见，这样更有利于解决问题，增进彼此的信任。当然，在处理某些问题时你们必定会有分歧，这并不重要，重要的是双方对待分歧、化解分歧的态度和做法。

把你的新家想像成一个刚出生的宝宝，其意识、性格还在慢慢地形成。这种性格是：慷慨大方、心态平和、壮志凌云、逍遥自在，还是斤斤计较、暴躁易怒、消沉沮丧、抑郁不振？此外，你还能想出其他什么性格特点吗？这些与你的爱人原来的家庭教养有何不同？

考虑一下家庭中解决各种冲突和矛盾的方式：是讨论、争吵、专制、沉默还是外人帮忙？

把你的家庭想像为一个团队。这个团队是拧成一股绳力量大呢，还是化为一盘散沙力量大？一个团队若想取得成功，该如何团结在一起呢？一个团队该如何鼓励它的每一个成员发挥他们最大的特长呢？如果团队中有

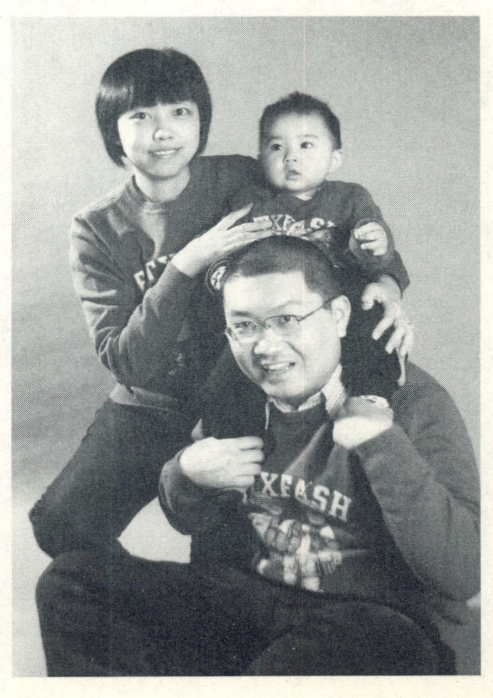

一个成员不肯为团队尽力，团队又该怎么办呢？

规则的衡量尺度

从父母、朋友、老师身上，我们学到一些处理问题的原则，对于这些原则，我们的心中还有着自己的衡量尺度，主要包括三个方面：时间、空间和感情。

时间规则。适用于规范你的睡眠时间，帮助你了解可以让宝宝哭多久之后，再把他抱在怀里。还有一些方面，可能需要你严格安排时间，如“我需要在每个周二晚上会见朋友”。此外，根据具体情况，你需要留出些时间来和你的爱人或保姆共同照顾宝宝。你们夫妻二人的时间观念可能有所不同，一个人可能习惯说粗略的时间，如“我能去就会去的”，另一个人可能习惯于严格守时。

空间领域。有些家庭专门为宝宝准备了一间屋子，把玩具等物品都放里面；有些家庭夫妻有单独的房间；还有些家庭在这方面比较随便。

感情的表达尺度更难确定。你可以问一下自己，在爱人和宝宝面前，当你生气、烦躁、妒忌，或高兴、兴奋时，他们可以忍受你多大幅度的感情起伏呢？遇到开心事，在他们面前大喊大叫或蹦蹦跳跳，你觉得他们真的无所谓吗？当你的观点和他人有冲突时，你喜欢用讨论还是争吵来解决问题呢？

在许多家庭中，并没有明确的家规。但对于那些有家规的家庭，如果家规一成不变，如宝宝从来不在你的床上睡觉等，它似乎就成了绊脚石。意识到并改变这种模式需要各种理

我习惯在家里制定一些规矩，这对我们的家庭和宝宝的成长有什么不好的影响吗？

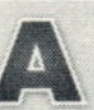

如果确切的时间规则、空间领域、情感表达尺度等规则能得到家人的认可，这将有助于形成一块牢靠的家庭基石，在那里爱情和个性将茁壮成长。有些规则是显而易见的，有些规则则是若隐若现的，需要谨慎考虑后再确定。即使在某些方面，你还不确定自己要如何处理，能够坦然地向你的爱人说出你自己的原则，也是一件挺有趣的事。

解释自己的观点有时比较麻烦和困难，甚至还会引发一场争论。特别是在一个新组建的家庭中，有着全新的生活方式，要向家人解释自己的观点难度是很大的，但不应该刻意逃避。

由，还需要勇气，并付出努力。如果你习惯一遇到问题就跟别人商量，并且不发生矛盾和冲突，那么再多的付出也是值得的，协商往往是解决问题的关键。

和宝宝订立家规的好处

从长远的角度来看，非暴力式的方法对宝宝更有效。你会慢慢找到适合自己家庭的家规，你也可以试试下边这些建议：

与宝宝相处要讲诚信，应该根据宝宝的年龄和你的想法制定明确的家规。要让所有关心宝宝的家庭成员都知道你定的家规，让他们知道应该怎样更好地对待宝宝。

为了给宝宝树立一个好榜样，请从自我做起，如平息夫妻间的争论。

听听宝宝的想法，给他表达自己观点的机会，宝宝对问题也有自己的看法。

告诉宝宝你爱他。

在宝宝表现比较好时，请记得表扬他，这会让他以后做得更好。

当宝宝知道你在听他讲话时，请给他时间讲完。如果你们由于工作忙，在家陪宝宝的时间比较少，应该找一个合适的时间倾听宝宝天真无邪的想法，这是很有必要的。

尽你所能避免让宝宝陷入危险之中，让他远离气恼。

向宝宝解释你为什么要做某些事，为什么要对某些行为定出规矩，即使是对尚在襁褓中的宝宝来说，这么做也是一个好习惯。他会明白你这样做是尊重他，是为他好。在不久的将来，宝宝也将以尊重回报于你。

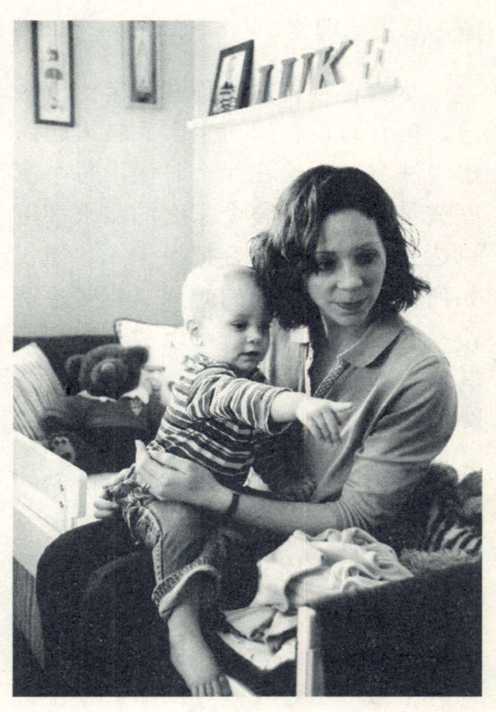

可变的规矩

怀孕之后，羊水和子宫是隔在宝宝和你之间的物理屏障，这期间，宝宝的情感可能会受到抑制。出生以后，如果你觉得这种抑制仍然存在，可以让他多加练习，试着自信地表达出自己内心的情感。也许是在某个平淡的日子里，也许是在你给他一个热情的拥抱后，抑或是你以某种其他方式与他交流后，宝宝会向你倾吐心事。随着宝宝的成长，可能越来越善于表达自己的情感。生活的不断变化也需要你对宝宝的活动规律、作息时间进行调整，因为有些规律适合3周大的宝宝，但并不适合4个月的宝宝。如果原来的作息规律使宝宝感觉不舒服，就需要调整。

尽管在性格方面你和宝宝比较融洽，但有时也会因为宝宝大喊大叫而出现冲突。无论在什么时候，每个家庭成员的需求和整个家庭的需求都可以达到平衡。心中有把尺子，才懂得如何优化配置自己的时间。有些事情没有必要去做时，就可以省下时间做其他事。

对宝宝的抚育还应包括言传身教，在一定程度上说，父母是宝宝的第一任老师。因此，父母在许多方面要对宝宝起引导作用。但现实中，经常是大人为宝宝制定了一些规则，告诉这么做是对的，那么做是错的，而自己却经常做那些违反规则的事。宝宝天生就有适应家庭教养方式的能力，父母应为宝宝量身定做一套规则。理想的家教方式可以激励、教育宝宝，在这种环境中，宝宝学会倾听，学会适应。这种环境也将为你提供一个被倾听、被理解的空间，是不无裨益的。

有时，为了让宝宝的经历更丰富，你可能做一些与父母当年的做法背道而驰的决定。这个出发点当然是好的，但可能困难重重。其实，反叛的同时你仍然在按照他人的价值观和期望值来改变自己的生活。

僵化死板的规矩和缺乏规矩没有两样。如果规矩过于严格就没有迂回的余地，如果过松会让宝宝感到迷茫而不知所措。听听宝宝的想法，制订灵活的规矩，就可以找到合适的规矩尺度。做父母的既不能不考虑自己的需要，也不可忽视宝宝的需要，这可以看作是一种共生的状态。由于事物天天都在变，规矩也应该经常做出相应的调整。对于大多数父母来说，家庭和睦往往是短暂的。你会惊奇地发现在宝宝出生后的几个月里，每天都在发生很大的变化。改变你多年来形成的，

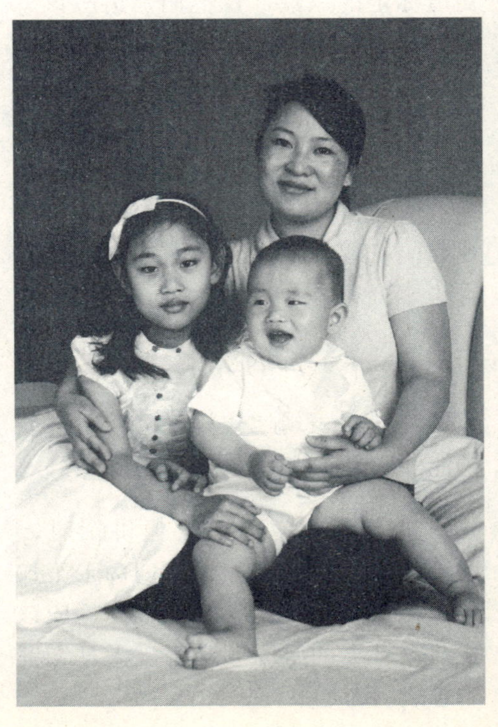

Q 我的宝宝已经4周大了，她很喜欢躺在我怀里入睡，我也很喜欢这种感觉，可母亲却告诉我这样做会宠坏宝宝。

A 在宝宝还小的时候，你要经常抱着她。随着宝宝一天天长大，她也在改变，可以视情况而定。当你觉得宝宝需要抱时，就抱抱她；她睡着之后，可以把她放在床上。宝宝刚睡着时可以把她放在你的床上，过一会儿再抱回她自己的床上。久而久之，根据你和宝宝的不同需要，就形成了一个习惯。请记住：你就是你，你与你的母亲不同，这是在为你的新家制定新的规矩。

你可能担心宝宝一旦习惯了这种生活方式，就无法改变。人脑的一个独特之处就是有很强的可塑性和学习能力，随着宝宝经验阅历的不断丰富，将有充分的体现。虽然要让宝宝熟悉自己的床和卧室可能需要好几个星期，逐渐地引导她成长，也不会宠坏她。事实上，这也是一个教育宝宝学会适应环境的好办法。不过，如果突然要宝宝在自己的卧室里一个人睡觉，很可能引起她的抗议，让她又哭又闹。有些父母觉得这是因为宝宝被宠坏惯了，而有些则认为这是宝宝诚实、富于表达自己感情的表现。对父母来说，做事要循序渐进。对宝宝来说，被父母疼爱、被抱在怀里是最重要的事了。

可以说是根深蒂固的生活方式需要很长一段时间。所以请从小事开始，给自己设定小小的、易于实现的目标，看看这些目标是如何逐步实现的。

真诚与关爱

真诚与关爱是减少家庭成员间摩擦的两大法宝。如果你待人真诚，其他人也会尊重你，真诚待你，那么当你有缺点和错误时，他们也会真诚地帮助你。反之，你也会尊重他们的做人原则。关爱与真诚让你接受不同的观点，你们之间也会更加真诚相待，关爱对方。

当别人提建议时，要用感恩的心去倾听，看看自己应该做些什么。之后，好好考虑一下这些建议，看看是否有必要采纳。要承认他人的意见是正确的，并加以采纳，往往需要很大的勇气。如果你决定不采纳某个人的建议，却按照自己认为正确的方法去做，而这个人正是你比较敬重的人时，往往需要很大的勇气。

和宝宝相处就像和别人跳舞一

样，两个人在一起跳的时间长了，随着音乐节奏起舞时，通过相互交流配合会越来越好。

父母和你

当你为人父母后，在家庭中的地位也发生了变化。虽然你仍是父母的孩子，但与父母的关系却发生了变化。适应并进入成人世界，与成人交往是你成长中必经之路。这时，父母可能成为你亲密的朋友，你与父母的关系更融洽、更简单。你开始明白，父母在过去的这么多年来为你付出了很多很多，你开始体会到做父母的对儿女的一片良苦用心。

当然，并非所有刚做父母的人都是这样的，有时候情况可能恰恰相反。有些人害怕父母过多干涉自己的新家庭。你的父母可能仍喜欢管束你，他们仍把你当成孩子，甚至有过之而无不及。他们不能接受你已经长大成人，已有自己的处事方式这个事实。既要让父母做他们想做的事，又不让他们察觉出在干涉你的新家庭，这需要耐心。当你觉得自己仍受父母的管束时，尽管他们可能出自一片好心，你仍需要给自己一个可接受的范围，坚持自己的某些决定。最好以友好、关爱的方式坚持自己的选择，这样才会被认可、受尊重。

有时候你可能自己也说不清，是因为坚信自己的立场，还是为了表现个人能力。时间可以证明一切，以后的日子里，你可能有必要改变一下自己的想法，而不应固执己见。

即使你的父母与宝宝之间的关系极为融洽，相处得极为愉快，他们有时也会存在意见分歧。宝宝的（外）祖父母，主要是（外）祖母，可能一时难以适应新角色，不知该为子女提供什么建议，尤其是在面对第一个（外）孙子或孙女时。有时候建议和批评之间的界限并不明确，你的父母可能觉得无法了解你们的内心情感，一旦你们可以自己照看宝宝了，他们就想迅速退居二线。

宝宝的外婆

当一个母亲看到自己的女儿也做了母亲时，骄傲、关爱的情感就会油然而生，同时还会觉得有点悲伤和忧虑，这种复杂的心情会令她感到困惑不已。对于这两个女人来说，有许多无法用语言表达的共鸣，因为她们都经历了怀孕、分娩这一过程，她们都明白了什么是创造新生命，并都感受过母爱。通常这种无声的交流在宝宝出生后数小时或数天内较多。由于两人作为母亲有类似的经历，会有更多的共同语言，母女关系也因此更加亲密。当你们对养育宝宝的方式存在不同意见时，可以想想各自应尽的义务。相对于如何照顾宝宝来说，对宝宝的爱及你们母女之间的相互关爱尤为重要。

(外）祖父母和宝宝的关系

宝宝和（外）祖父母之间是一种特殊的关系。（外）祖父母给宝宝一种踏实感和神秘感，他们的口袋里总藏着令宝宝惊喜的东西，他们常给宝宝一个温暖的拥抱。即使是小宝宝，也会意识到（外）祖父母的爱与众不同。你的父母与宝宝相处得如何取决于三个方面：你的宝宝、你的父母、你与宝宝或父母的关系。宝宝可以察觉到你是否信任他、爱他、对他不满。

一旦你和宝宝之间出现摩擦，应该尽快加以消除，用温和的语气解释你刚才心烦意乱其实是自己的问题，不能怪宝宝。家长应该鼓励宝宝去爱（外）祖父母。

谈到照料宝宝，大家都认为（外）祖父母在这方面比较有经验。但是时代在前进，你的父母可能感到力不从心。如果宝宝的（外）祖父本身就不称职，那他需要相当长的时间才能与宝宝沟通，重新发现自己与宝宝相通的方面，并加深自己与儿女的关系。

不管你的父母准备怎样与宝宝相处，他们都需要一片属于自己的空间来培养与宝宝的感情。他们可能要花数年甚至数十年的时间培育宝宝，不过在照料宝宝方面，他们可能在很多方面还比较陌生。这是因为人们教育宝宝的方法不断改变，你的父母需要不断地学习如何跟上时代的脚步，照料宝宝。

如果你的父母不想照顾宝宝、也不想和宝宝在一起，你应该尽快接受这一点，这更有助于你集中精力构建自己的新家。宝宝的性格发展及时间的推移会改变他与（外）祖父母的关系。

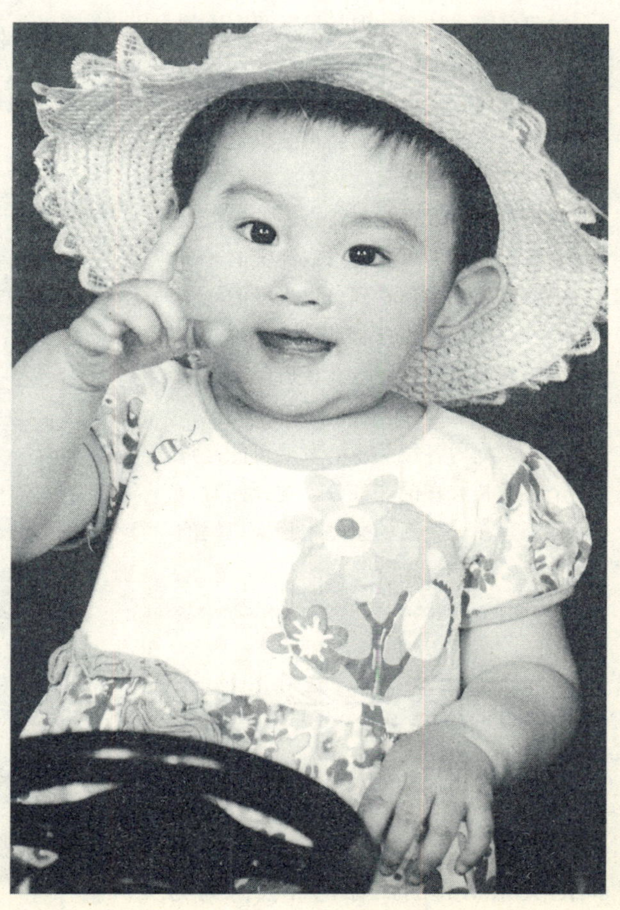

小知识

你的父母和“他”的父母

• 不论你多爱你的公婆，这种感觉毕竟与爱你自己的父母不同，因为他们的文化背景和家庭观念可能与你的不同。如果你总认为父母的建议是最好的，或者公婆的建议会干涉你的生活，就会引发一些矛盾，反之亦然。任何小小的冲突都可能破坏你和爱人的关系，建议你经常和爱人讨论你们对于各自父母的看法，以及你们的父母在你们的新家庭中的地位和作用。

• 最初，丈夫和你的母亲的意见冲突可能比较多，但是日后两个人的关系可能越来越好。丈夫自我保护意识可能比较强，你的母亲的“干涉”会使他不满。如果你的母亲也觉察到了这一点，她会疏远你丈夫，对他百般挑剔，并且更加坚持自己的观点。“岳母问题”可能是家庭冲突的一个主要原因。当你看到自己最爱的两个人——母亲和丈夫总是有冲突时，你会感到很伤心。倾听并认可每个人的想法，这是解决问题的良好的开端。

• 家庭内各层关系的发展可能是每个人成长旅程的一部分，与此同时，你开始在一个新的家庭中扮演妈妈的角色。

当家庭关系比较复杂时

许多情感问题是由家长和宝宝之间的关系引起的，你也许会因为与父母难以相处而伤害自己的自尊，影响了你们之间的关系。但是，等你为人父母后，会发现你现在的人生态度及理想，深受父母潜移默化的影响。

现在你可能发现童年对宝宝来说十分重要，回想你的孩提时代，如果你觉得和父母之间好像总有一堵墙，可能认同下边的某些想法。

下边的想法有些较为常见，有些则较少见，但大部分没有得到人们的公开承认。

父母仍把我当小孩看待，我总是征得他们的同意之后，再作出决定。

我确定自己的所作所为对他们来

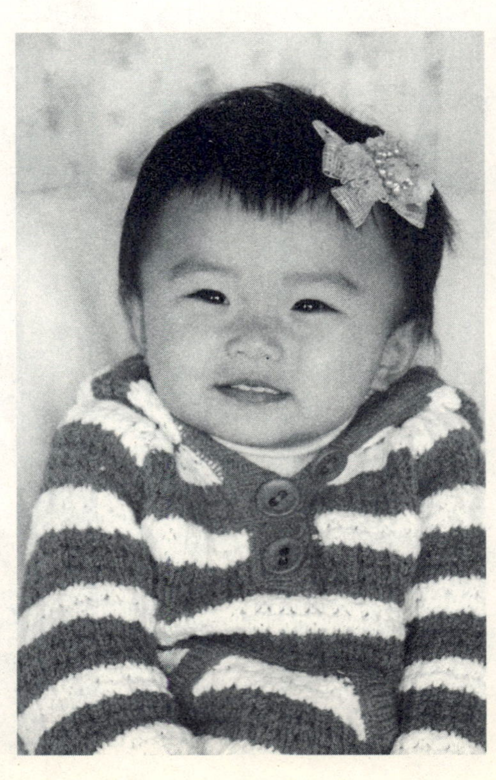

说永远不够好。

我记得总是挨批。

爸爸有时会打我，在学校读书时我曾受人欺负。我很难做到信任他人，我受不了争吵。

我和爸爸之间的关系全完了，他经常打骂我，这让我很生气。

妈妈经常不在家，我不得不照顾自己。

童年时我要照顾病弱的妈妈。

妈妈嗜酒，我和妹妹永远不指望她去学校接我们。

不要打宝宝

没有任何证据表明不体罚会伤害宝宝，反而是反对体罚的理由非常多。这里就有几条：

宝宝也是人，也应该和成人一样受到尊重，体罚会伤害宝宝的自尊。

宝宝并不是要故意调皮捣蛋，所以不应该训斥他，而应对他多进行教育。当宝宝对食物、抚摸、爱或安慰这些基本需求得不到满足时，常常会大哭大闹。

体罚往往会让宝宝感到身体上的疼痛，让宝宝害怕，害怕并不等于尊重。如果你与宝宝的关系建立在他害怕你的基础上，那宝宝对你还有什么诚实可谈呢，还有什么亲密可言呢？

宝宝毕竟还小，比较脆弱。体罚可能会伤害他，会引起比较严重的身体方面的损害。

打并不能解决问题。只会让宝宝把内心世界藏得更深，而冲突仍然存在。这会让宝宝认为有某些情绪是不对的，跟父母存在不同的意见也是不对的。

小知识

家庭责罚或体罚

- 许多家庭仍然以动手打的方式训斥宝宝，这个问题一直受到重视，也是大家经常讨论的一个问题。有些父母在孩提时代时，在家里或学校都受到过体罚。许多家长认为宝宝并没有什么害处，然而越来越多的家长认为体罚会对宝宝产生长期、负面的影响。
- 宝宝被打之后，无论打在屁股上、手上、脸上还是腿上，都会让他感到茫然不知所措，甚至愤怒。即使轻轻地打一下宝宝，并没有伤到他任何部位，宝宝也会说自己的内心受到了伤害，有些宝宝则会感到疼痛和迷惑。难道这就是所谓的“打是亲，骂是爱”吗？若父母告诉宝宝不要伤害他人，比如咬人，这在宝宝上学第一年时会时有发生，那么父母为什么打宝宝呢？宝宝总是喜欢模仿他们看到的、经历过的东西，而不是别人告诉他该怎么做，他就怎么做。事实表明：经常挨打的宝宝会变得爱打人。

当大人打宝宝时，宝宝会认为大人打他是对的，强壮的人欺负弱小的人是天经地义的。

你或丈夫一旦开始打宝宝，以后就会继续。

当你无法控制自己的情绪时

所有的家长都会有生气的时候，这时往往很难控制自己的情绪。有时面对淘气的宝宝，家长一时不知道除了揍他一顿还能怎么办，冲动之下可能就动了手。如果你生自己的气、生宝宝的气或者生其他人的气，涌起打宝宝的冲动，不妨试试下面的办法加以控制：

深而慢地呼吸、长长地吐气，从1数到10。

不要冲宝宝大喊大叫，这和打一样都会吓着宝宝。

如果你实在难以控制住自己的情绪，就去另外一个房间独自呆上几分钟，以保证宝宝的安全。

如果想把烦恼说出来，可以打电话给朋友，可以在室外对着天空大喊几声。

做些可以让你平静下来的事情，比如瑜伽，或者给朋友打电话。如果你心中仍然有火，可以冲着垫子撒气。

走到宝宝身边，告诉他你现在的感受，你为什么生气了。如果可以的话，试着向宝宝道歉。向一个小宝宝说这些会让人觉得莫名其妙，但这对你是有好处的，宝宝也会理解你的。

Q **我无法阻止母亲给7个月的宝宝吃糖，为什么她不听我的话呢？**

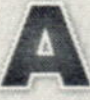

父母希望为宝宝提供最好的条件，（外）祖父母也是如此。（外）祖父母总会想方设法要给宝宝惊喜，因为宝宝惊喜时眼中闪出的光芒让他们十分开心，当宝宝对他们的到来表示热烈欢迎时，他们总是万分高兴。宝宝对（外）祖父母的欢迎是一种爱的表达。如果你的母亲远道而来，最好让她尽情享受一下和宝宝在一起的乐趣。宝宝会满心欢喜地记住外婆慈祥的面容和对自己毫无保留的、无条件的爱。宝宝很容易就能意识到你和外婆的观点是不同的，但母亲的行为并不会影响你在宝宝面前的威严。如果你的母亲总是给宝宝糖吃，并且远远超出允许的量，不妨坐下来向母亲说明你的想法，并提出一些合理的建议，可以在某些天给宝宝糖吃或在饭后某个时间给宝宝糖吃。这时你会发现，原来微笑和温暖离你并不遥远。

抽空儿自我反省一下，问问自己为什么非打宝宝不可，打又有什么用呢？

当你生气的时候，可以向许多人求助，包括朋友、家人、家庭医生和相关机构。

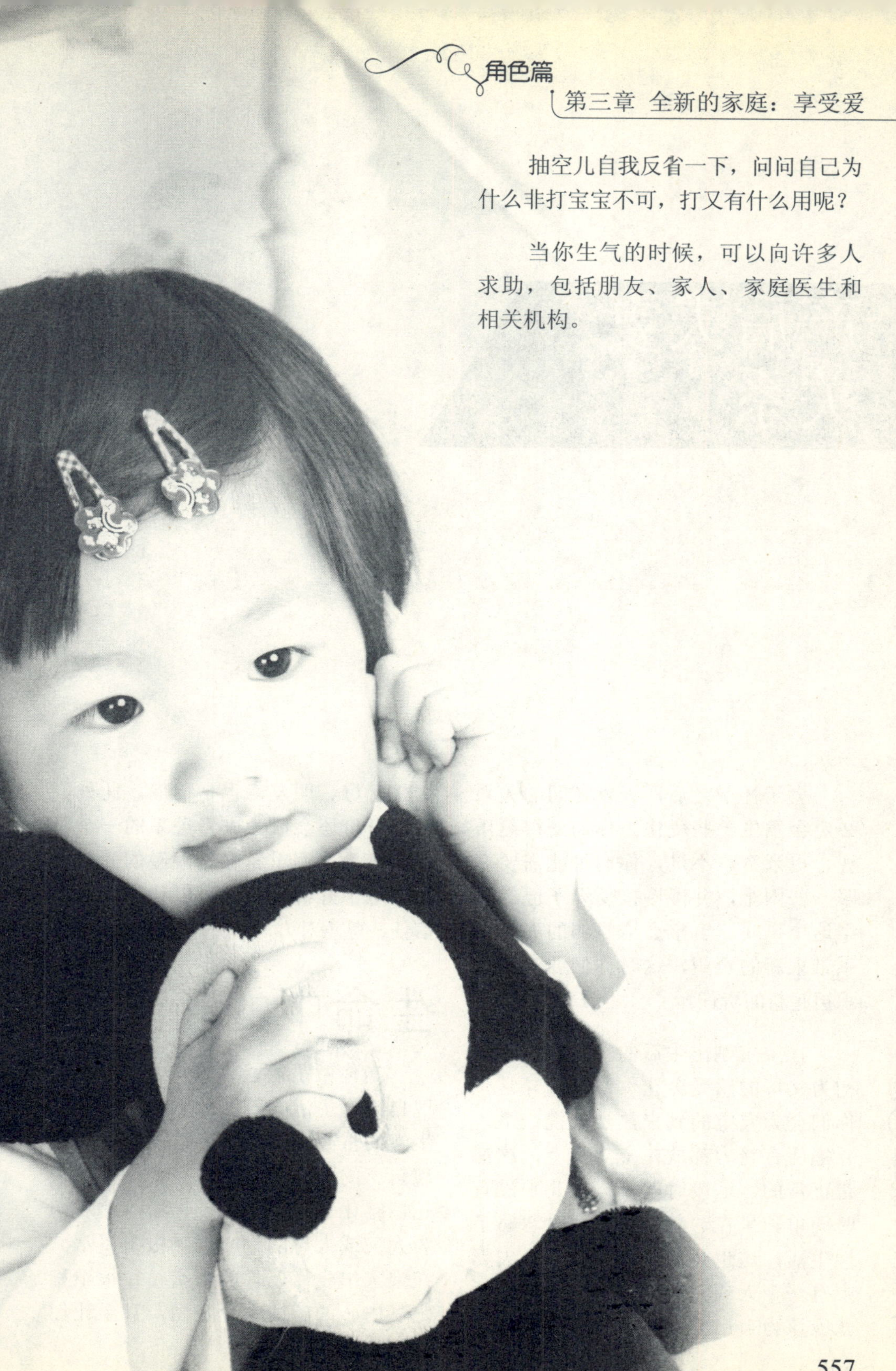

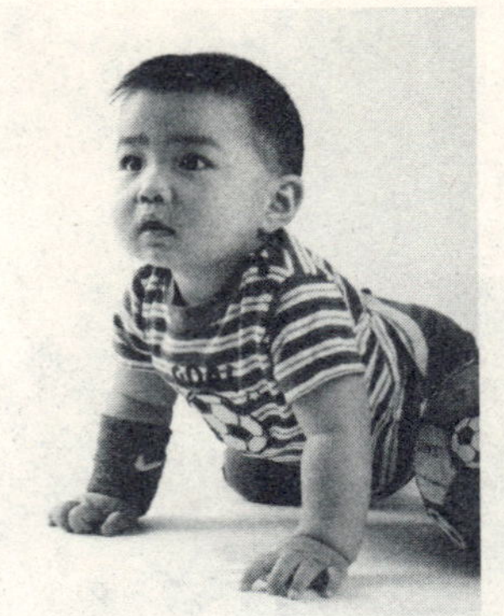

产后夫妻关系

妻子怀孕之后，夫妻之间的关系必定会发生一些变化。你们变得更乐观、更亲密。不过，你们可能需要克服一些困难，并慢慢接受妻子已经怀孕这个事实。宝宝会给脆弱的夫妻关系带来新的希望，这时你们要对彼此承担起新的责任。

在宝宝刚出生后的一段时间里，初为父母的感受会让你们欣喜异常。你们会为宝宝的到来热烈庆祝一番，并把所有精力都放在宝宝身上，这都是正常的。这段时间，你们几乎没有时间单独呆在一起，可能暂时忽略了性生活，这也是很常见的。如果夫妻中有一个人或两个人都想过性生活，就应该为自己创造机会。这期间，你们是父母、朋友，也是情侣。此外，父母身份还会成为夫妻关系的一个新起点，为你们重新燃起浪漫的爱情之火创造了好机会，也可以让你们更加信任、尊重对方。

生命中的新元素

当你做了爸爸或妈妈之后，会发现自己对生活的看法和态度在改变，生活的重心也在改变。这时，你会发现自己的理智似乎在减少，变得越来越情绪化了，不用过于担心，这对初为人父或人母的你来说，极为正常。在宝宝出生后，你的情绪往往很不稳定，内心的感情十分强烈，甚至让你感到窒息。但是，几个月之后，你就慢慢恢复到以前的状态了。

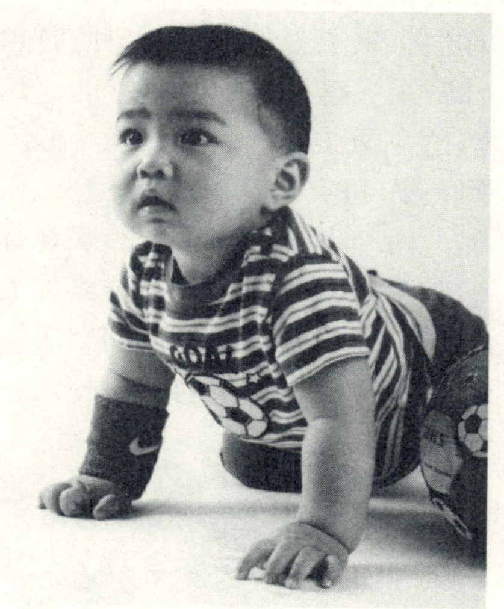

一旦你出现情感压力或情绪困惑，事情就变得有些麻烦，并且可能给你带来负面影响。心理学家认为，在人们的生活中，怀孕、辞职、经济问题、搬家是压力最大的事。宝宝出生前后，在你身上很可能发生两件或两件以上这样的事。在你们快做爸爸妈妈时，可能想和爱人或好朋友谈谈即将面临的压力。你可能无法控制自己的情绪，你可以试着展望一下美好的未来，学着做出各种选择和决定—宝宝出生后，你会发现这一挑战迫在眉睫，令人兴奋，因为你的下一代已经来到这个世界上，正等着你做他人生的引路人。

从怀孕到宝宝学会爬这18个月里，你对生活的某些观点会彻底改变。当这些改变发生时，意识到这些改变是十分重要的。它能使你从家庭生活中得到许多乐趣，还能帮你为宝宝的成长提供一个充满爱的家庭环境。

正确处理你们的分歧

宝宝出生后，夫妻就像走进了一个陌生的王国，会令你们兴奋不已。大多数初为父母的人心中充满了对未来生活的想像与憧憬。不过，也可能你们对生活的期望值并不相同，至少在某些方面不同。你们可能在很多方面有不同看法，如夫妻双方在这个家庭中扮演的角色，对宝宝行为的期望、饮食方式、作息规律等。

如果你在许多方面经常有不同的看法，也不用担心。只要你们能够扬长避短，看到对方正确的一面，你们的关系将会更加融洽。不过，如果冲突无法解决，两个人的意见无法统一，则需要时间和耐心来和解。在这种情况下，你们的关系可能会受到影响。

紧张的情绪、两个人之间的摩擦，都非常浪费彼此的精力，并且还会影响你们初为父母时那种舒适、愉快的心情。当你不喜欢对方时，爱情之花会凋谢；当你生气时，整个人变得更敏感、更脆弱；当你害怕时，可能不信任对方。有时候，你们两个人都会感到被压得喘不过气来，非常需要对方的支持和帮助。

几乎所有夫妻都会经受困难的考验，虽然可能只是小小的波折。宝宝出生后，甚至还未出生，夫妻关系就常常会出现裂缝。这种事情通常表现在夫妻间有了距离感，在一起时无话可说，都沉默不语，争吵越来越多，两个人都对对方不满意，性生活比较少，而两个人都不愿意去解决问题。两个人呆在一起的时间少了，交流也少了。妻子似乎把所有精力都放在了宝宝身上，这让丈夫感到被妻子忽略了；丈夫在家呆的时间也比较少了，因为他不知道该如何照顾宝宝，呆在家里不知道能做些什么。

面对这一系列家庭问题，夫妻两人可能会惊奇地发现彼此之间似乎有太多的不同意见了。你们常常会有意无意地像自己的父母那样处理问题，并且都认为自己是对的。在这种情况下，争吵难免越来越多。

权衡得与失

为人父母会给你带来许多珍贵的东西，不过，你也需要在某些方面改变自己，因为得与失的平衡点在不断发生变化。你会收获许多美好的东西，包括看着宝宝微笑，听他大笑，给他喂奶，抱着他、爱他的同时也感受他的爱。家里的各种关系也会受这个新生命的感染而变得融洽、和谐。但是，在一些日子里，你会觉得比较难熬，除了照顾宝宝比较麻烦外，你还会碰到一些其他困难。

在怀孕期间，宝宝会让你感受到爱和关心，让你感觉很幸福、很满足。宝宝出生后，尽管这个新生命为你们带来了爱与希望，但同时也会给你带来失落感，这是正常的。这种失落感主要与你自己有关，在怀孕期间，你和宝宝可以说是集二者于一体，两个人就像一个人。现在你却突然感觉自己身体的一部分离你而去。感觉身体和感情突然被掏空了，而生产后身体激素水平的变化使这种感觉更加明显。

在这段时期，丈夫也常常会有失落感，宝宝出生后，你要把大部分精力放在宝宝身上，丈夫只能委屈一下了。这种失落感简单地说就是“我失去了原本属于自己的一些东西”，丈夫和你可能都会惊讶于这种强烈的感觉。不用担心，这种悲痛、伤心的感觉会随着时间的流逝而变淡。而丈夫一旦产生这种感觉，就会让别人觉得你容易发怒、烦躁，不好相处。愤怒常常是失落感的表现，也是接受事实、继续前进的表现。从情感上说，你会感到困惑。一方面，你拥有了人

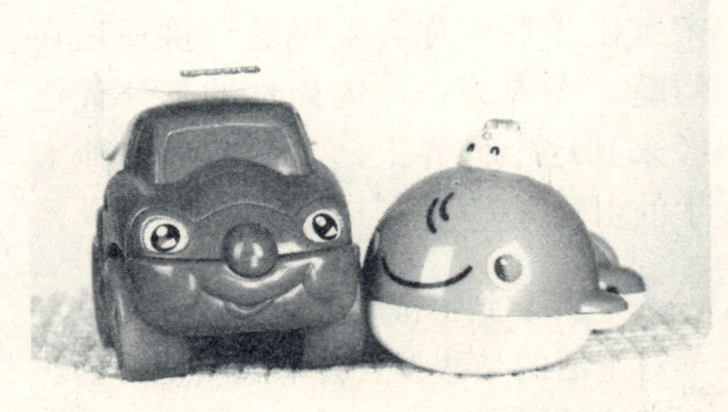

世间最珍贵的礼物——一个新生命；另一方面，你又失去了一些对你来说很重要的东西。丈夫的这种想法和表现应该得到你的理解，你要善于开导他，让他感受到宝宝给你们带来的幸福感，他就会慢慢习惯这种变化。

不再独立

当你们为人父母后，面对自己应尽的责任和义务，不管是你还是丈夫，或多或少都会感到紧张。承担责任，就意味着牺牲一些独立和自由。有些父母认为这很容易做到，因为他们懂得寻求社会支持，他们常常表现得精力充沛，热衷于为自己创造新的机会。对那些因失去独立与自由而感到痛心的父母来说，宝宝是自己富裕、理想生活的绊脚石。正如人们所预料到的，大多数父母不是第一种类型的人，就是第二种。

你的感觉

很多人曾经讨论过与怀孕和为人父母相关的积极情绪——骄傲、爱、责任感、极大的幸福、满足、和谐与融洽。但在现实生活中，这只是其中的一部分。当你心情好时，一般不会只有上述一种心情，而是几种心情交织在一起。当然，有时你也会出现烦躁、郁闷的情绪。

通常别人从你脸上读不到你心中的痛苦，你应该迈出的第一步就是不应该欺骗自己和自己的感觉，而应该坦诚地说出自己的感受，并让宝宝知道你心中的想法，这对你和宝宝都很有好处。如果你习惯或是倾向在任何情况下都微笑着说一切都好，即使事实并非如此，也会向宝宝传达这样一个强烈的信号：感觉不快乐、不开心是不应该的。

实际上，心情不好、不开心本身并没有错，这本来就是每个人生活中最简单的一部分。当你心情不好时，应该告诉宝宝，“刚才我确实生气了，但我依然爱你。”然后到其他地方发泄一下心中的愤怒与不满。在宝宝出生前，你就可以开始练习这样做。承认自己的各种情绪，并想想是什么让你产生了这种情绪，这是一种积极的生活方式。

消极的情绪比积极的情绪要少见，但也难处理。消极情绪一旦被大家否定，就更成问题了。几乎在任何一种情况下，消极情绪都是因为现在的事情引起的，但根源往往追溯到过去。意识到其中的关联性往往是解决问题的第一步。当你情绪低落或发现自己的缺点时，可能感到心里难受。每个人都想抛开这些令人不愉快的事，但是，这些情感毕竟是你人生的一部分，你需要做的事就是忍受、了解它们，并且希望它们不要经常令你沮丧、忧郁。

Q 每当我想对宝宝发脾气之后，就会担心宝宝不再爱我了，我该怎么办?

A 父母普遍担心宝宝是否喜欢他们，尤其是经常哭的宝宝，或在宝宝大些后，有了自主能力时。你不必特意去做什么让宝宝喜欢你，宝宝出生前就在情感上本能地依附你，他爱你，信任你。宝宝的要求往往比较强烈，并且不断发生变化。宝宝需要的是爱、食物、温暖和拥抱，不过，宝宝给你的回报也是一笔很大的财富，随着宝宝的成长，你和宝宝的距离会拉大，他探索生活的热情反映了你对他的爱与信任。

当你想对宝宝发脾气的时候，要想想宝宝还是个孩子，只要他的错误不严重，就没有必要严加指责或惩罚。万一你不小心对宝宝发火，甚至打了宝宝，也要及时告诉他你是爱他的。此外，你还要努力让宝宝知道你会改正对他的方式，让他的心灵时刻生活在平静和幸福中而不是对你的畏惧中。

与家人心连心

许多父母发现，他们对宝宝的爱得到的回报是生命中的无价之宝。爱自己的孩子是每个家长的本能，保护孩子也是每个家长的愿望。当你冲别人的宝宝微笑时，当你抱着自己的宝宝时，这种保护的本能比平时强很多倍。这时，心中对宝宝的爱不同于以往感受到的任何方式的爱。

心灵相通表明你和宝宝已经被彼此坚定不移的爱和诺言连在一起，更确切地说，你很快进入了深深爱宝宝的角色，并且你对宝宝的爱将绵绵流长。这诠释了你对一段新生活的反应，你的信心，你的忧虑，以及你对宝宝的所有感觉，这还受已被生活经历定型的你的本能的影响。

父母如何做到与宝宝心灵相通，因人而异。有些父母在怀孕期间就做到了这一点，有些则在宝宝出生之后。有些父母感觉分娩，尤其是难产

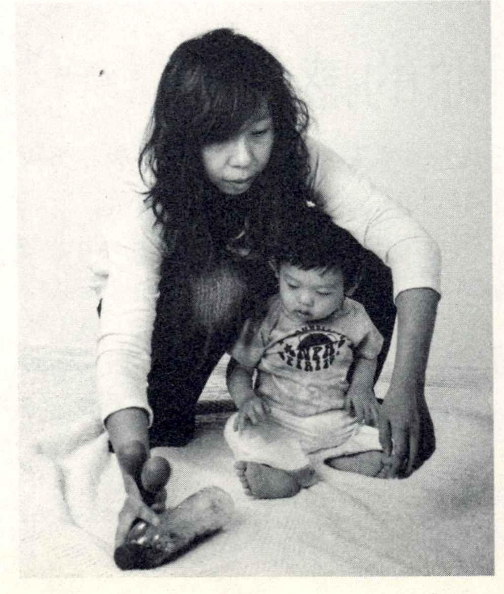

拉大了他们和宝宝的距离，这主要发生在生产数天到数周后。极少数父母发现自己无法做到欢迎这个新生命的到来，并与他心连心。宝宝出生后，你对他的爱，以及爱的程度不只取决于你，也取决于宝宝的性格、感情的表达及感觉。能很快做到和宝宝心灵相通的父母，往往是欢迎这个新生命的到来，并在他身上花了很多时间和精力的人。

你的自尊

你的自尊来自于内心深处，并反应了你的生活经历。在你的一生中，被表扬、鼓励、训斥的方式都会影响你的自尊。如果别人爱戴你、尊重你，你也会信任自己，并形成比较强的自尊心。反之，如果没人对你的成就提出赞扬，或你不受人尊重，或曾受人凌辱，你的自尊心可能比较弱。

在有了宝宝的最初一段时间里，你的自尊心可能骤起骤落。许多事情会影响你的自尊心，包括爱、微笑、大笑、疲惫、疼痛、宝宝大哭、不规则的就餐、社交圈受到限制、被新家庭或他人排斥的感觉，当然，这些只是其中部分影响因素。没有了生活中一些熟悉的支撑点，比如工作，你的自尊心就会受到影响。为人父母是一个新的角色，也是一项艰巨的挑战。对宝宝来说，你意味着一切，可能从来没有人像宝宝那样重视你、尊重你。

难以想像你是否还有机会重新找回生活中的平衡点，享受宝宝出生前的那种生活。有些家长在宝宝出生数周后才会恢复原来的自尊心，有些要在数月后，有些甚至要等到宝宝入学后，才感到自尊心完全恢复。

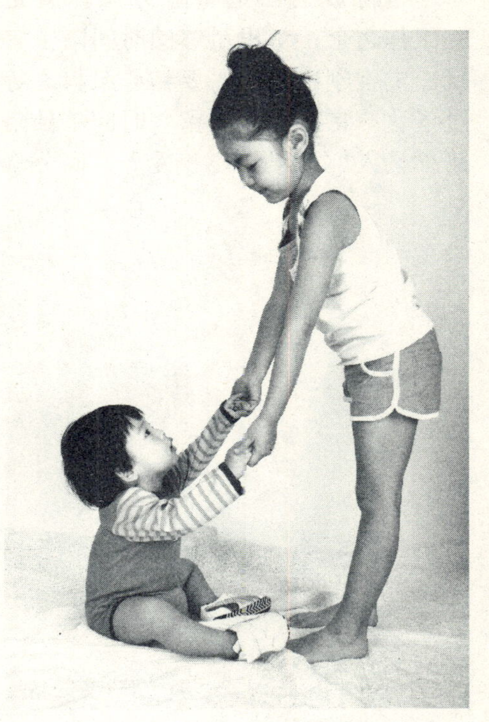

妒忌

妒忌是普遍存在于人类的一种情感。在宝宝刚出生后，许多父亲经常觉得自己受到排斥，油然生出妒忌之情。同样，妒忌心也影响着为数不少的母亲。有些人比其他人更易产生妒忌心。你可能妒忌爱人和宝宝的关系，拥有的自由、人际关系或经济条件。妒忌与缺乏信心有关。如果你由于自己的家庭背景不好而觉得自己很没用，妒忌的原因就变得更加复杂。宝宝的出生为你们打开了一扇门，它通往新的、坚定不移的爱之河，那里的潜在魔力是“接纳对方”。

消除妒忌心的最好办法，就是在工作之余，留出足够的时间陪宝宝玩。宝宝刚出生时需要精心照料，等过了这一特殊时期，留些时间单独陪陪你爱人。如果你能和爱人共同分享彼此的感受，你们的爱情之树就能常青。问问你的父母和兄弟姐妹，她们对小时候的你有什么看法，你可能发现多年来心中隐藏的感触。当你觉得抱着宝宝的感觉很好时，妒忌心可能正在远离你。你全心全意地爱着宝宝，这种爱日久弥深。如果你能同样去爱其他家人，家庭将更和谐。当然，爱别人的同时，别忘了爱自己、照顾自己。

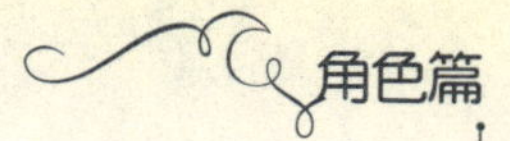

工作与经济状况

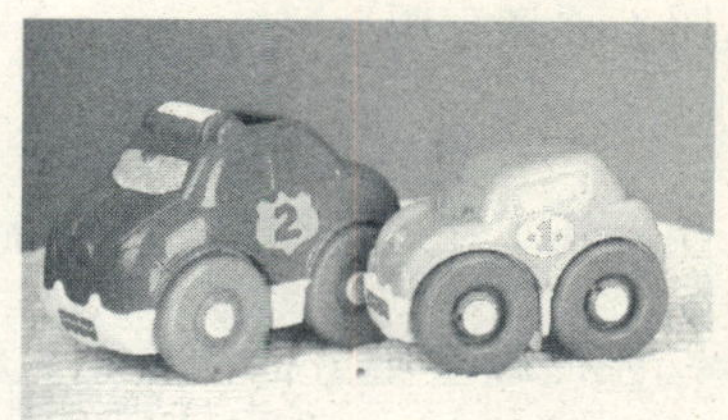

抚育宝宝的费用

许多即将做父母的人会担心宝宝出生后家庭的经济状况，并且，几乎所有父母都发现宝宝出生后，他们的家庭开支增长时，收入却明显减少了。如果你自己，也可能是你的丈夫，想要你缩短工作时间甚至辞职回家做全职妈妈，你可能只拿到原来工资的一小部分，如果是辞职，那当然就拿不到工资了。宝宝出生后，如果两个人都想继续工作，你当然要专门为宝宝请保姆，或送宝宝到托儿所。各个家庭在宝宝身上的花销有多有少，在这方面，你作出的改变可能很小，就像减少不必要的奢侈品的开支一样；也可能很大，就如同搬家一样。最好想想钱该用在什么地方，看看下边哪些情况适合你。

助产士及分娩时其他支持者：保健服务机构、家人、朋友还是花钱请的别人？

孕妇装、宝宝的服装及其他装备：家人和朋友给的？别人送的礼物？旧的还是新的？

尿布：一次性的还是可洗的？

牛奶：母乳喂养不需要花钱；如果你能得到别人的经济支持，或者宝宝摄入的营养素已经足够了，那么购买婴儿配方奶粉的费用也就少了。

家居：一切都是老样子吗？还是重新装修？需要安装暖气吗？要买台洗衣机吗？要为宝宝布置间儿童室吗？要搬家吗？

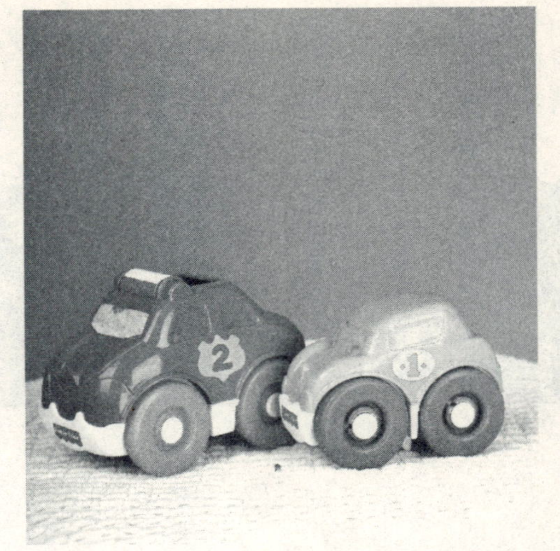

车：继续用现在的这辆车，还是买辆新车？还是继续过没车的日子？

照顾宝宝方面：要别人帮忙吗？还是把宝宝送到托儿所？

家庭饮食：你会改变饮食方式吗？比如，买有机食品。

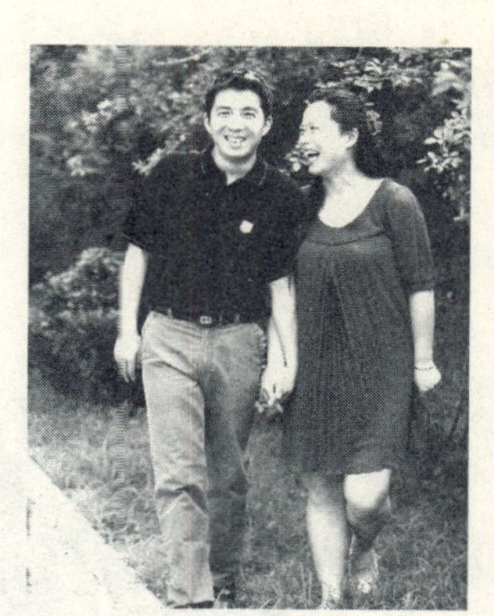

产后性生活

夫妻双方对产后性生活的不同态度

夫妻之间的性生活会使两个人的关系更加亲密，你会感到，你的世界里只有对方。性生活可以带给你无限的快乐，并且能把你从各种压力中解放出来。这对于刚生下宝宝、身体发生了很大变化的你来说更为重要，而身体的变化有利于你经历多次性高潮。

你怀孕或分娩后，和丈夫之间的性生活更加和谐。但为人父母后，夫妻之间的性生活较以往一般会有所减少。

亲密接触

保持亲密接触是维系良好夫妻关系的一种办法。其实，并非所有的亲密接触都与性生活有关。两个人身体上的亲密接触可以使浪漫的爱情之火长燃不熄。夫妻之间相互信任、相互理解，敞开心扉进行交流，可以使两个人更加亲密无间。夫妻间亲密的举止胜过言语之间的交流，比如一个人躺在另一个人怀里看电视，两个人互相按摩，走路时两个人牵着手。许多夫妻认为有了宝宝可以使两个人更加亲密，因为宝宝是他们共同的希望与爱。但有时候，宝宝的出生也会起反作用，因为这时你们又有了新的需

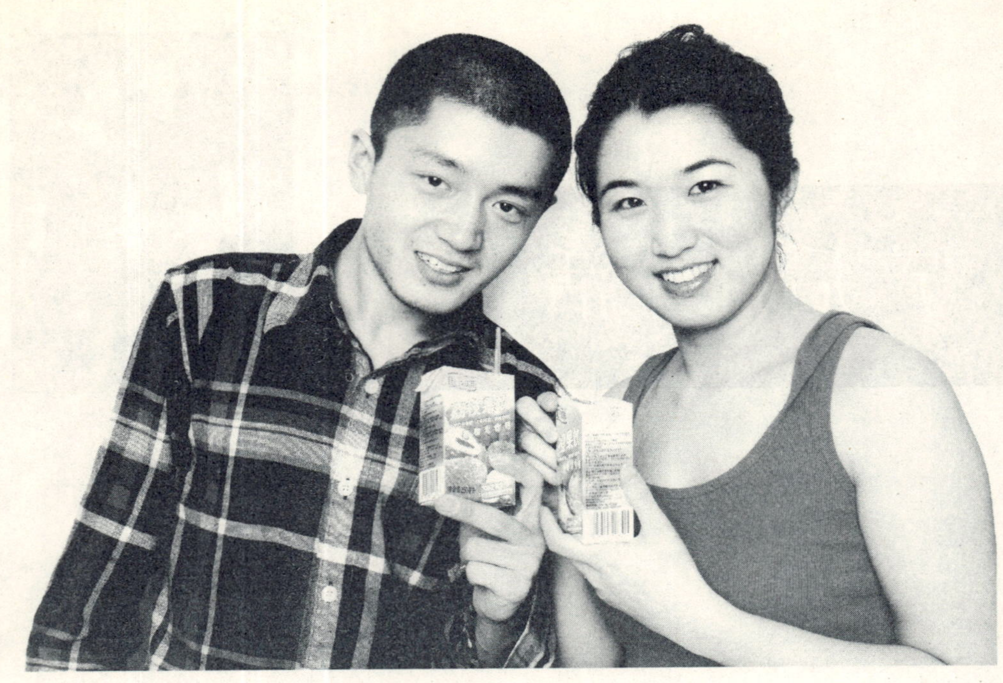

求。此外，宝宝的性格也会影响夫妻之间的关系。

产后性生活注意事项

雌激素的影响

有些夫妻在宝宝出生后不久就开始过性生活了，但大部分夫妻在宝宝出生数周或数月后才开始过性生活。夫妻两人为迎接宝宝的出生，已经身心俱疲，需要一段时间来调整。女性分娩后需要一段时间来恢复元气。在产后阴道出血和产后疼痛恢复之前，大部分女性不想过性生活。对男性来说，在宝宝出生一段时间后，他才确信性生活不会让妻子感到疼痛。

如果女性生产后感到没有性欲，也不要着急。在宝宝刚出生的日子里，女性可能把绝大部分精力放在宝宝身上，要喂养宝宝，了解宝宝。哺乳期女性在性生活中感觉较为迟钝，这可能与体内雌激素水平较低有关。雌激素水平降低会减小阴道润滑度。女性性欲下降会持续6个月或更久。

呵护彼此

宝宝出生后，完全恢复性生活是一个渐进的过程。在这段时间过性生活时，丈夫不要过于着急，要特别注意保护妻子的会阴部和阴道口。由于女性阴道外1/3部分最为敏感，阴茎插入阴道浅处会比深处让女性感到更刺激，也更舒服。过性生活时，如果妻子在上，可以控制性交的力度。

女性体内激素水平改变引起的阴道不润滑十分常见，这可能使女性在过性生活时感到疼痛。不过女性可以在过性生活前，用相关润滑液润滑一下阴道。

实际上，性交有助于女性阴道组织的伸展和阴道伤口愈合，也有助于加强骨盆底部的肌肉韧度。

其他影响因素

过性生活前，可能想起让你们分心的事，首先就是宝宝，不管他睡在你们房间还是其他房间，你都会潜意识地留神听着宝宝的动静。过性生活时，宝宝在你们房间里可能让你们感到不舒服。另一件让你们分心的事就是乳汁分泌，这也很常见。当女性在性生活过程中感到兴奋时，乳汁就会分泌出来，可能流到带有衬垫或纸巾的胸罩中。有些男性会觉得这些乳汁会引起他的性欲，但对另外一些男性来说情况可能相反。

有些夫妻经常交流怀孕期间和宝宝出生后的性生活经验，这个话题在两个人之间逐渐变得公开，他们甚至敢在对方面前说出自己的性喜好。夫妻之间的这种交流会给两个人带来好处。如果性生活中的亲密接触对你来说十分重要，那还是值得去花时间的，你可以减少在其他事情上花费的时间。对许多夫妻来说，尤其是丈夫，性生活过少可能让他心烦意乱。

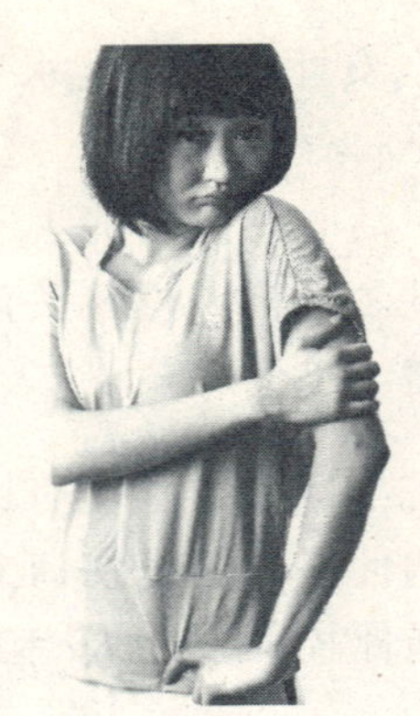

值得注意的问题

如果我在有宝宝后离婚了，怎样继续生活

生活就像旅行，你会走进婚姻的殿堂，之后由于某种原因可能与对方离婚，成为单身父母，并继续你的生活。一般说来，这将是一段漫长而艰难的旅途。最初，这种单身父母的生活似乎单调而乏味，常令你感到十分难受、焦虑。然而，从长远的角度看，作为单身妈妈或单身爸爸，以后的日子里你可能感到更加幸福，对自己也更有信心。尽管时光不能倒流，你不能回到过去重新选择自己的生活，不过，有了充沛的精力、支持你的家人与朋友、你的宝宝，你的生活状况就有改善的机会。对单身父母来说，要学会处理日常生活中的问题，学会享受生活。其中最重要的是倾听自己和宝宝的心声，信任自己，尊重自己，寻求并接受他人的支持和帮助。

面对突如其来的夫妻分离，或是要一个人去抚养宝宝，没有简单的方法让你很会适应。然而生活还要继续，日子还是要过的，你和宝宝要向前看，共同创造幸福美好的未来。你和宝宝生命中最重要的事就是你们之间的亲密关系，这可以让你们对旁人的闲言碎语充耳不闻。日子一天天过

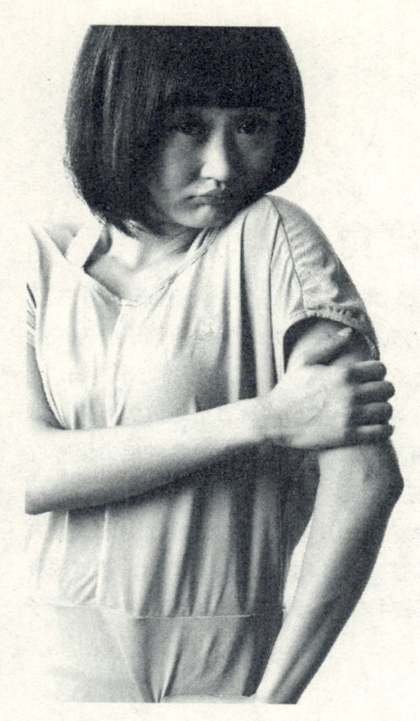

去，你们的生活也渐渐变得丰富多彩起来。在宝宝成长的过程中，你需要家人、朋友的真心帮助和情感支持，这样你才能做到最好。为了自己，也为了宝宝，这也会让你和宝宝的关系更好、更亲密，并给你带来意外的惊喜。随着自信心的增强，你会发现越来越少的人对你一个人抚养宝宝表示反对或猜忌。事实上，许多人会因此从你身上看到希望，并受到鼓舞。

如何积极倾听对方讲话

抽出一段安静的时间，好好听听对方说的话。

听对方说话时，注意别走神儿。一旦走神儿，要尽快收回自己的思绪，认真听对方在说什么。如果此时你想发脾气，应尽力克制，然后继续倾听对方的讲话。不过，如果你认为自己是对的，而对方是错的，做到认真倾听对方讲话尤其困难。

要意识到对方的观点虽然和你的观点不同，但可能也是有理有据的，解决一个问题往往有多种方法。最初，做到这一点并不容易，尤其当你确信自己是对的而对方是错的的时候，就更加困难了。不过，实践多了，做起来就简单些了。

如果夫妻双方每人每周都有一两次“倾听”和“被倾听”的机会，你会惊讶地发现你们之间的许多意见分歧正在悄然消失。试着周全地表达自己的观点，试着承认你们的意见分歧而不要互相责备。用这种方式交谈几分钟，问题可能就解决了。重要的不是时间长短，而是时间质量。

当对方讲话时，尽量不要立即表达自己的观点，可以等会儿再回到这个问题上，想想该怎么解决。当你们的谈话提出了几个问题时，两个人应尽量达成一致意见，一个一个地去解决。

在某些方面，双方和解更有助于问题的解决。你可以试一试，最开始可以用在小问题上，慢慢地再用到大问题上。有些问题看似大问题，实际上是由几个小问题组成的，因此，你们可以分步达成一致意见。

之宝贝推荐之宝贝书系

【意】玛利亚·蒙台梭利 著

伊里奇 编译

中国人口出版社

定价:29.80元

《蒙台梭利的教育智慧》

这本《蒙台梭利的教育智慧》共分为8章，分别为：孩子是个完美的谜、身体的秘密、重视孩子的成长、育儿方法、培养孩子的各种能力、成长中的烦恼、对教育的重新思考、“儿童之家”的教学方法。

本书图文并茂，真挚感人，将蒙台梭利的教育智慧娓娓道来，解读了0～6岁孩子的成长历程。不仅关注孩子出生后的各种能力培养、性格发展问题，以及父母的责任，而且向我们揭示了孩子出生后神秘的心理变化。第8章将“儿童之家”的成功教学方法独立出来，更方便父母阅读与借鉴。更为可贵的是，这本书结合具体事例，通过探寻孩子的心理需求，帮助父母消除对孩子的误解，建构和谐融洽的亲子关系。

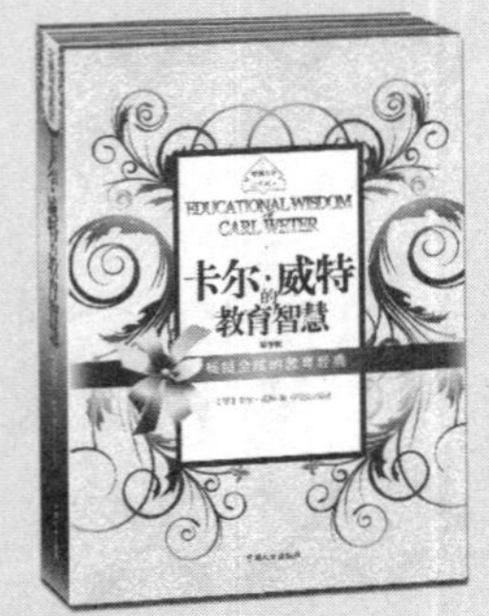

【德】卡尔·威特 著

伊里奇 编译

中国人口出版社

定价：39.80元

《卡尔·威特的教育智慧》

本书详细地记载了卡尔的成长过程，以及自己教子的心得和独辟蹊径的教育方法。该书写于1818年，可以算是世界上最早论述早期教育的文献之一。但这本书问世后并未引起人们重视，几乎绝版，保留至今的只有很少的几部了，哈佛大学图书馆里藏有的一册据说是美国的唯一珍本。因此，如今看过原书的人极其少，老卡尔·威特的教育理论只散见于一些教育论著，诸如《俗物与天才》、《早期教育和天才》等书中。然而，正是由这些残章断片生发出的教育方法，培养出了近代像塞德兹、威纳·巴尔及维尼夫雷特等无数世界级的早期教育天才。

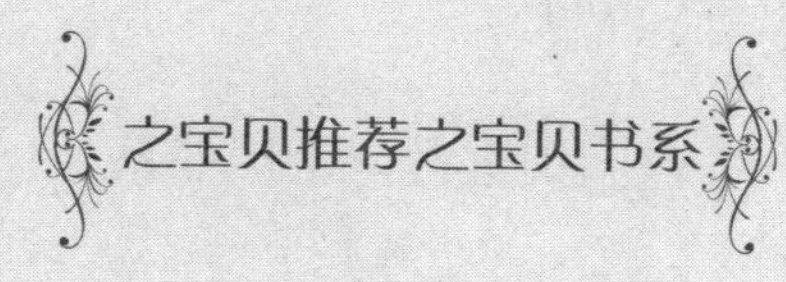

《哈佛的教育智慧》

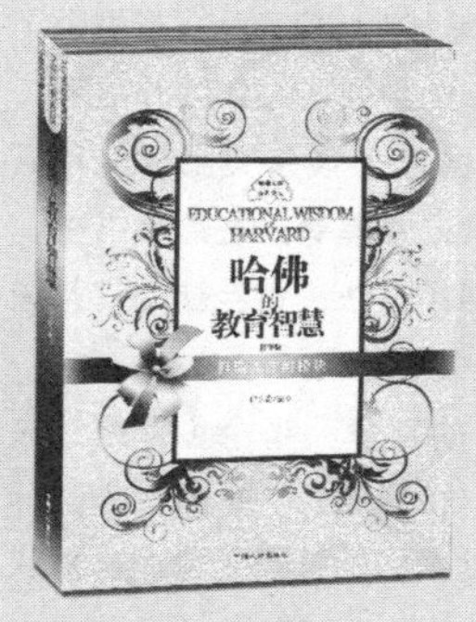

哈佛大学教授威廉·詹姆斯说："哈佛的环境不只允许、而且鼓励人们从自己的特立独行中寻求乐趣。相反的 如果有朝一日哈佛想把她的孩子塑造成单一固定的性格，那将是哈佛的末日。"因此，哈佛教育的成功之处不在于培养出了6位总统和30多位诺贝尔奖获得者，而在于让接受这种教育的孩子的人生更成功。

本书中精选的每一个故事都具有丰富的启迪意义，让人阅读后都会深受感动。100多个关于真爱的家教故事，是给孩子们最好的爱的礼物。阅读这些故事，您每天只需花费15分钟时间，就会深深受益。因此无论你是家长还是孩子，这都是一本值得阅读的经典教育秘笈。

伊里奇 编译

中国人口出版社

定价:39.80元

《耶和迪博士妊娠分娩育儿全书》

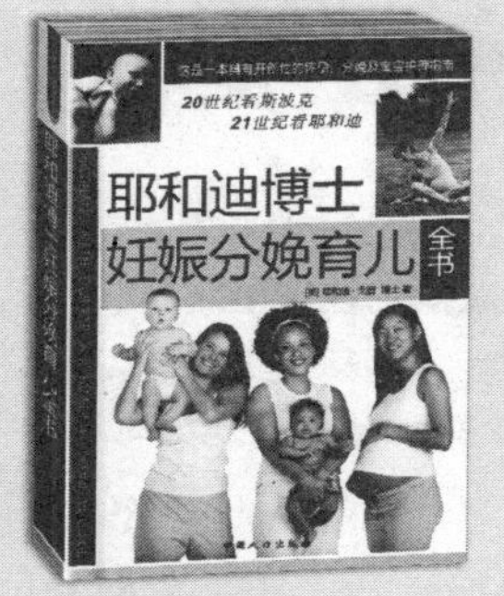

《耶和迪博士妊娠分娩育儿全书》不仅是一本超级实用的指南，而且能激发你去探究这一时期所发生的巨大转变。本书讲述了从宝宝在你子宫中的生长发育，到宝宝出生后9个月形成的哭、睡觉等习惯；从为了生产而做的积极准备，到你所需要的医疗帮助；从母乳喂养和宝宝的日常护理到婴儿抚触及营养膳食。以通俗易懂、引人入胜的表述方式介绍了有关生长发育和医学问题的最新研究成果，并且针对这一特殊阶段要经历的心理和生理变化，提出了很多实用性的建议。同时，通过极有说服力的照片向你传递了大量的信息。

【英】耶和迪·戈登 博士 著

中国人口出版社

定价:68.00

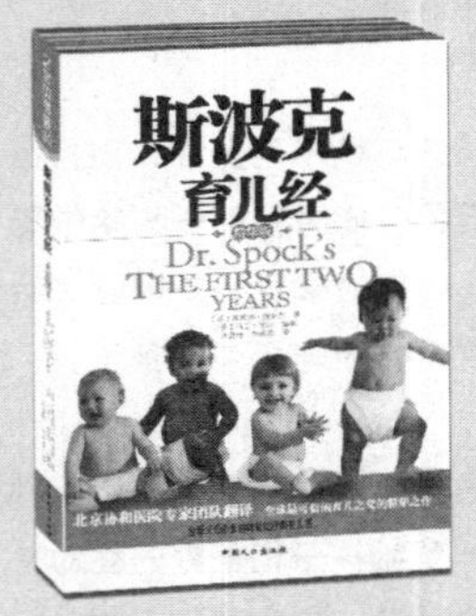

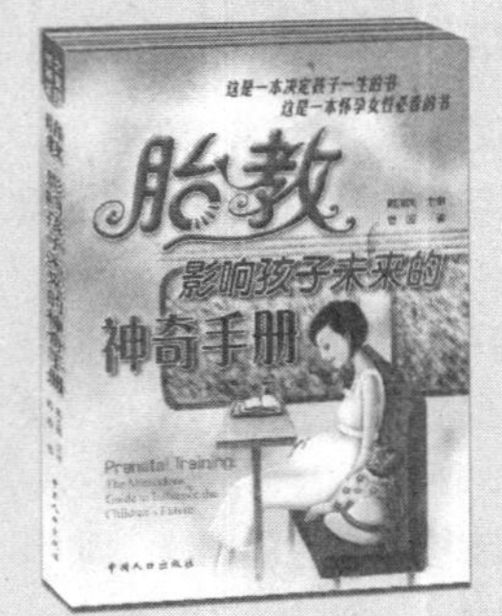

之宝贝推荐之宝贝书系

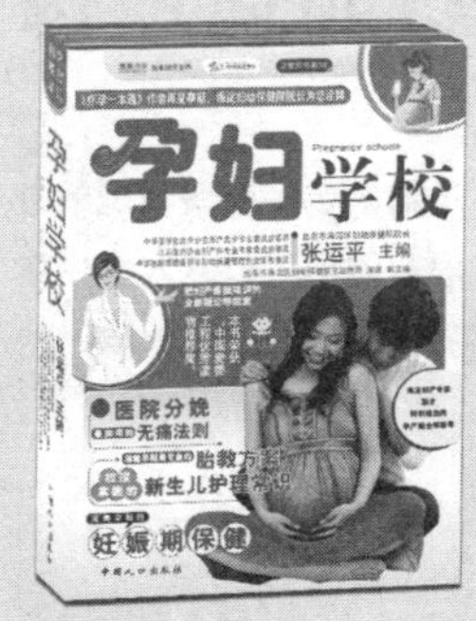

《孕妇学校》

孕育是美妙人生的最好体验，本书从专业的角度诠释了孕前准备、孕期保健、快乐分娩、产后保健及新生儿护理与喂养等多方面内容，同时特别为正在上班的孕妇朋友提供了建议。有了这本书，孕妇朋友即使在家也能享受到孕妇学校提供的贴心服务，和准爸爸共同分享人生的无限喜悦。

张运平 主编

中国人口出版社

定价：38.80元

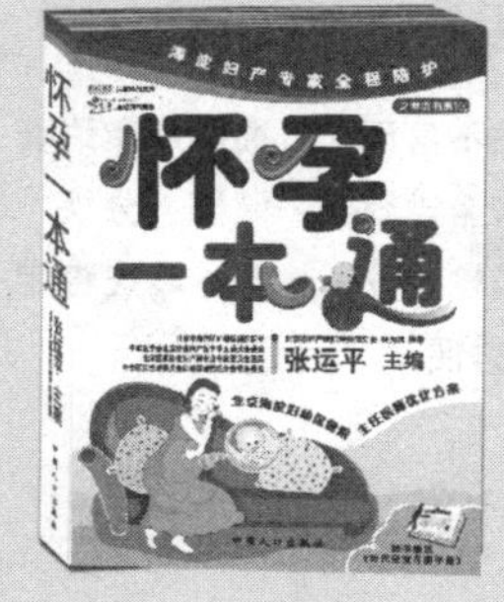

《怀孕一本通》

本书全面介绍了孕前准备、孕期保健、分娩及产后保健、育儿等多方面知识。多名有丰富临床经验的妇产科专家联手解答你在孕期出现的常见疑问，并系统地介绍了从准备怀孕到宝宝出生的过程中你不知道的、想知道的和应该知道的知识。书中幽默活泼的小插图、孕期感言等小栏目更多体现了专家们无微不至的关怀，让你自信地迎接小宝宝的降生。

张运平 主编

中国人口出版社

定价：38.80元